中西医结合肿瘤病学研究

主　编：于　丹　潘　茜　白思嘉　周宗萌
副主编：于　宁　高　原　唐　莹　王晓开
　　　　曲　静　李　楠　张新宇

U0198476

北方联合出版传媒（集团）股份有限公司
辽宁科学技术出版社

图书在版编目（CIP）数据

中西医结合肿瘤病学研究 / 于丹等主编 . —沈阳：辽宁科学技术出版社，2024.6
ISBN 978-7-5591-3580-3

Ⅰ . ①中… Ⅱ . ①于… Ⅲ . ①肿瘤—中西医结合—诊疗—研究 Ⅳ . ① R73

中国国家版本馆 CIP 数据核字（2024）第 094748 号

出版发行：辽宁科学技术出版社
　　　　　（地址：沈阳市和平区十一纬路25号　邮编：110003）
印 刷 者：沈阳丰泽彩色包装印刷有限公司
幅面尺寸：185 mm×260 mm
印　　张：26.5
字　　数：530千字
出版时间：2024年6月第1版
印刷时间：2024年6月第1次印刷
责任编辑：卢山秀　曹　阳
封面设计：顾　娜
责任校对：张诗丁　刘　庶

书　　号：ISBN 978-7-5591-3580-3
定　　价：128.00元

联系电话：024-23284367
邮购热线：024-23284502

编委会

主　编：于　丹　潘　茜　白思嘉　周宗萌
副主编：于　宁　高　原　唐　莹　王晓开
　　　　曲　静　李　楠　张新宇
编　委：王　哲　王　莹　井　欢　徐　畅
　　　　何树诺　张　林　王　燊　牟琪瑞
　　　　李　贺　刘玥彤

目　录

上　篇　现代医学对肿瘤病学的研究

第一章　肿瘤概述 ……………………………………………… 2
　　第一节　肿瘤的定义 …………………………………………… 2
　　第二节　肿瘤相关术语 ………………………………………… 3
　　第三节　肿瘤相关疾病 ………………………………………… 9
　　第四节　肿瘤的流行趋势 ………………………………………13

第二章　肿瘤病因学研究现状 ………………………………… 25
　　第一节　肿瘤与环境 ……………………………………………25
　　第二节　肿瘤与遗传 ……………………………………………44
　　第三节　肿瘤与基因 ……………………………………………47
　　第四节　肿瘤与炎症 ……………………………………………71

第三章　肿瘤的生物学行为研究进展 ………………………… 88
　　第一节　肿瘤的生长 ……………………………………………88
　　第二节　肿瘤的播散 ………………………………………… 104
　　第三节　肿瘤血管生成 ……………………………………… 124

第四章　肿瘤病理学 …………………………………………… 132
　　第一节　肿瘤的一般形态学特征 …………………………… 132
　　第二节　肿瘤的命名与分类 ………………………………… 138
　　第三节　肿瘤的分级与分期 ………………………………… 140
　　第四节　肿瘤的病理学诊断 ………………………………… 141

第五章　肿瘤影像学诊断方法及临床诊断 ………………… 157
　　第一节　肿瘤影像学诊断 …………………………………… 157
　　第二节　MRI 检查 …………………………………………… 163
　　第三节　超声检查 …………………………………………… 166

第四节　PET/CT 检查 ……………………………………169

第六章　肿瘤的治疗进展 ……………………………… 174
第一节　肿瘤的外科治疗 ……………………………174
第二节　肿瘤的化学治疗 ……………………………185
第三节　肿瘤的放射治疗 ……………………………208

第七章　肿瘤学常用的研究方法 …………………… 212
第一节　肿瘤研究方法 ………………………………212
第二节　肿瘤指标检测技术 …………………………221

下　篇　中西医结合对肿瘤病学的研究

第一章　中西医对肿瘤的认识 ………………………… 242
第一节　中医对肿瘤的认识 …………………………242
第二节　西医对肿瘤的认识 …………………………255

第二章　中西医结合治疗肿瘤优势 ………………… 266
第一节　中医药与手术治疗 …………………………269
第二节　中医药与放疗 ………………………………273
第三节　中医药与化疗 ………………………………280
第四节　中医药与姑息治疗 …………………………287
第五节　肿瘤的预防 …………………………………291

第三章　中医治疗肿瘤的主要治法 ………………… 299
第一节　扶正培本法 …………………………………299
第二节　清热解毒法 …………………………………302
第三节　活血化瘀法 …………………………………304
第四节　软坚散结法 …………………………………307

第四章　中西医结合治疗肿瘤研究进展 ………… 310
第一节　中药抗肿瘤发生的机制研究 ………………310
第二节　中药抗肿瘤扩散的机制研究 ………………333
第三节　中药抗肿瘤耐药的机制研究 ………………342

第五章　常用抗肿瘤中药的现代研究 ……………… 350
第一节　扶正补虚药 …………………………………350
第二节　清热解毒药 …………………………………357

第三节　活血化瘀药 ……………………………………………362

第六章　中西医结合治疗化疗并发症 ……………………… 367

第一节　中西医结合治疗化疗并发症的思路 ………………368

第二节　化疗所致骨髓抑制的治疗 ……………………369

第三节　化疗所致肝肾功能的损伤 ……………………375

第四节　化疗所致心肺功能的损伤 ……………………382

第五节　化疗所致周围神经病变 ………………………389

第六节　化疗所致的感染 ………………………………394

第七节　化疗所致静脉炎 ………………………………398

参考文献 ………………………………………………… 408

上 篇

现代医学对肿瘤病学的研究

第一章　肿瘤概述

第一节　肿瘤的定义

一、肿瘤的基本概念

肿瘤（humor）是机体在内外各种致瘤因素作用下，局部组织的某一个细胞在基因水平上失去对其生长和分化的正常调控（包括原癌基因突变、扩增或抑癌基因丢失、失活等），导致其克隆性异常增生而形成的新生物（neoplasm）。这种新生物形成的过程称为肿瘤形成（neoplasia）。目前认为，肿瘤细胞是单克隆性（monoclonality）的，即一个肿瘤中的所有瘤细胞均是一个突变的细胞后代。肿瘤细胞具有自主或相对自主生长能力，当致瘤因子停止后仍能继续生长。

二、肿瘤性增生与非肿瘤性增生的区别

非肿瘤性增生即正常组织在生理状态下的增生，以及在炎症、修复等病理状态下的增生（非肿瘤性增生或者反应性增生）。与肿瘤细胞的克隆性异常增生有着本质上的区别。非肿瘤性增生一般是多克隆性的。非肿瘤性增生或反应性增生有的属于正常新陈代谢所需的细胞更新，有的是针对一定刺激或损伤的防御性、修复性反应，对于机体有利。增生的细胞具有正常的代谢、功能和形态结构，并且能分化成熟；增生具有自限性，去除病因后，可停止增生。

肿瘤性增生一般是单克隆性的。肿瘤性增生的细胞不同程度地失去分化成熟的能力，接近于幼稚的胚胎细胞，细胞的形态结构、功能和代谢异常。同时，细胞具有自主性，获得了不断增长的能力，即使在致瘤因素不存在时，肿瘤细胞仍表现为持续性生长，生长不受机体调控，与整个机体不协调。

一方面表现为有异常的；另一方面表现为自主性的而且对宿主有害。肿瘤的无限增殖与分化异常是肿瘤细胞最基本的生物学特征。

肿瘤性增生和非肿瘤性增生的区别在临床上十分重要。反应性增生，特别是在慢性炎症时的反应性增生，有可能转变为肿瘤性增生。

第二节　肿瘤相关术语

肿瘤发生发展过程中涉及一系列生物学问题，了解这些生物学名词的概念，联系肿瘤生长的实际，有助于更全面确切地认识肿瘤。

一、癌（carcinoma）

癌指来源于上皮组织的恶性肿瘤。命名时在其来源组织名称之后加——"癌"字。例如鳞状上皮来源的恶性肿瘤称为鳞状细胞癌；腺上皮来源的恶性肿瘤称为腺癌。有些恶性肿瘤同时具有腺癌和鳞癌的成分，称为腺鳞癌。有些缺乏特定的上皮分化特征，但由形态和免疫表型可以确定为癌，称为未分化癌。

二、肉瘤（sarcoma）

肉瘤指来源于间叶组织的恶性肿瘤。间叶组织包括纤维组织、脂肪组织、肌肉、血管、淋巴管、骨及软骨组织等。其命名方式是在来源组织后面加上"肉瘤"两字，例如纤维肉瘤、脂肪肉瘤、骨肉瘤、软骨肉瘤等。

三、交界性肿瘤

某些组织类型的肿瘤，除了有典型的良性肿瘤和恶性肿瘤之分，还存在一些组织形态和生物学行为介于两者之间的肿瘤，称为交界性肿瘤，如卵巢交界性浆液性乳头状囊腺瘤。这类肿瘤有发展为恶性的倾向，应积极治疗以免恶变或复发。

四、分化

分化（differentiation）一词在组织胚胎学中指原始或者幼稚的细胞发育成为成熟的细胞的过程，通过分化，细胞在形态、功能、代谢、免疫、行为等方面各有其特色，各显其能，从而形成不同的组织和器官。如上皮细胞、肌细胞、纤维细胞、肝细胞、神经细胞等都由原始干细胞分化而来，但表现和作用各不相同。因而可以认为，分化是细胞特性的获得或存在。

在肿瘤病理学中分化常指肿瘤实质细胞与其来源的正常实质细胞在形态和功能上的相似程度。肿瘤细胞越相似于相应正常细胞，分化越高，否则就是分化低。在形态学上，细胞分化低常表现为：异形性（细胞大小、形状、染色、核质比例、核内染色质浓集）、失极性（排列紊乱）、幼稚性（形态单一、胚胎细胞特点）、生长活跃性（细胞丰富，核分裂象多、异常核分裂象、多核巨细胞形成）等。

肿瘤细胞的分化程度是肿瘤良恶性鉴别的主要依据。一般来说，分化高的肿瘤具有良性行为，分化低的肿瘤多有恶性表现，当然也有例外。分化程度也是恶性肿瘤分级的重要依据，分化高者恶性肿瘤级别低，恶性程度低；分化低者则反之。有的肿瘤细胞从形态上已不易辨认其细胞种类，恶性程度甚高，称之为"未分化癌"。1922 年 Broders 对鳞状细胞癌按细胞分化进行分级，迄今仍被沿用并发展。必须指出，将分化作为肿瘤良恶性或恶性肿瘤恶性程度的唯一指标有时显得不够确切。在动物的一些恶性肿瘤（包括自发的或实验诱发的）中，有的分化甚好，但转移早而明显。人的皮肤基底细胞癌多数分化甚差，但恶性程度不高，甚少转移。熟悉这些规律对确定肿瘤的治疗方案和判断病人预后是很重要的。

正常情况下幼稚细胞有多向分化的特性，肿瘤细胞也可有多向分化的能力，从而产生一些形态复杂、命名特异的肿瘤，如黏液表皮样癌、多形性腺瘤、纤维脂肪瘤、骨软骨瘤、腺鳞癌、癌肉瘤等。此外，已形成的肿瘤细胞还可以发生分化方面的变化，如肺小细胞神经内分泌癌发生转移时，常出现鳞状上皮或（和）腺体的分化，丢失神经内分泌的特有标记。相反，显示分化类似的肿瘤细胞群可以不仅来自同类干细胞，也来自不同类的干细胞，甚至来自不同胚层的干细胞。如免疫组化检测发现中间丝蛋白的表达既见于中胚层来源的肿瘤，也见于神经来源的肿瘤；黑色素瘤未显示来源，但可显示波形蛋白；部分肾腺癌和甲状腺癌既显示角蛋白，也显示波形蛋白等。由此可见肿瘤发生的复杂性以及一般形态学诊断的不足。

有时细胞会过度分化，以致最终发生纤维化、钙化或骨化。在肿瘤组织中这类情况也屡见不鲜，如鳞状细胞癌中出现大量角化珠，骨肉瘤中有明显成骨现象等。

已知细胞分化或分化障碍是决定某些肿瘤抗原，如甲胎蛋白（AFP）、癌胚抗原（CEA）表达的因素之一。在各种肿瘤中有不同的与分化有关的标志物，如前列腺癌中的前列腺特异性抗原（PSA）、造釉细胞瘤中的角蛋白（CK）、中枢神经系统肿瘤囊液中的胰岛素类生长因子（IGF）等。一些细胞分化的特异性标志，如 CK、结蛋白（Des）、胶质纤维酸性蛋白（GFAP）、神经丝蛋白（NF）等已通过免疫组织化学等技术区分细胞种类，用于诊断。此外，可以应用图像细胞仪（ICM）或流式细胞仪（FCM）等测定染色体倍数分布，即核型，进而反映细胞分化、肿瘤性质，估计病人预后。

不同细胞的分化受不同基因转录的选择性调控，也受激素、生长因子，以及其他细胞因子等不同信号的影响，由此促使各类细胞特定基因群的有序表达，形成各式各样的分化细胞。一旦细胞因子的作用不当，或信号转导、障碍等都会导致基因调节失控，影响细胞分化，甚至形成肿瘤细胞。已知人 LAK 细胞、cAMP、IFN、IL－2、抑素（chalone）等都促进细胞分化。与分化有关的诱导因子还包括 β- 顺式 - 视黄酸、β- 全反式 - 视黄酸、丁酸钠、佛波酯等，有的已被选用于肿瘤的治疗。

五、异型性

肿瘤组织无论在细胞形态和组织结构上，都与其来源的正常组织有不同程度的差异，这种差异称为异型性。肿瘤异型性的大小反映了肿瘤的分化程度。异型性小者，说明肿瘤与其来源的正常细胞和组织相似，接近成熟，分化程度高；异型性大者，表示肿瘤与其来源的正常细胞和组织差异大，分化程度低。恶性肿瘤依据其分化程度可分为高分化、中分化、低分化和未分化4类，这是恶性肿瘤病理分级的基础。

肿瘤的异型性包括两个方面，即组织结构异型性和细胞异型性。区分肿瘤的异型性是诊断肿瘤良恶性的主要组织形态学依据。

六、直接蔓延

随着恶性肿瘤的不断长大，肿瘤细胞沿着组织间隙、淋巴管、血管或神经束衣连续不断地浸润生长，侵入并破坏周围正常组织或器官，这种现象称为直接蔓延。例如晚期乳腺癌可蔓延到胸肌、胸腔甚至到达肺脏；晚期子宫颈癌可向前蔓延到膀胱、向后蔓延至直肠；胰头癌可蔓延到肝脏、十二指肠。

七、转移

恶性肿瘤细胞从原发部位侵入淋巴管、血管或体腔，被带到其他处继续生长，形成与原发瘤同样类型的肿瘤，这个过程称为转移。所形成的肿瘤称为转移瘤或继发瘤。转移是恶性肿瘤的确凿证据，但并非所有的恶性肿瘤都会发生转移。例如，皮肤的基底细胞癌多在局部生长破坏，很少发生转移。

八、恶病质

晚期恶性肿瘤患者常常出现疲乏无力、极度消瘦、严重贫血和全身衰竭状态，称为恶病质。其发生原因可能是由于恶性肿瘤生长迅速，消耗大量营养物质，疼痛影响患者的进食和睡眠，肿瘤出血、感染、发热或肿瘤组织坏死所产生的毒性产物等引起机体的代谢障碍所致。

九、异位内分泌综合征

一些非内分泌腺的恶性肿瘤可产生和分泌激素或激素类物质，如促肾上腺皮质激素、甲状旁腺素、生长激素、胰岛素、促红细胞生成素等引起内分泌紊乱而出现相应的临床症状，称为异位内分泌综合征，这类肿瘤称为异位内分泌肿瘤。此类肿瘤以癌居多，如肺癌、胃癌、肝癌、肾癌等；也可见于肉瘤，如纤维肉瘤、平滑肌肉瘤、横纹肌肉瘤等。例如肺小细胞癌可产生促肾上腺皮质激素，造成满月脸、高血脂、向心性肥胖、腹和腿皮肤紫纹、周围性水肿、高血压等库欣综合征。恶性肿瘤异位内分泌的原因可能与肿瘤细胞的基因表达异常有关。

十、副肿瘤综合征

由肿瘤的代谢产物或异常免疫反应及其他原因，引起内分泌、神经、消化、造血、骨关节、肾脏和皮肤等系统发生病变，从而出现相应的临床表现，这种现象称为副肿瘤综合征。例如，肺鳞癌可分泌副甲状腺素，出现多尿、烦渴、厌食、体重下降、心动过速、心律不齐、高血钙及低血磷等症状；肺腺癌患者可表现为杵状指和长骨骨膜炎；肾癌患者可出现红细胞增多症、高钙血症、库欣综合征和高血压等多种副肿瘤综合征。这些表现不是由肿瘤的直接蔓延或转移引起的，而是通过上述途径间接引起的。异位内分泌综合征也属于副肿瘤综合征。正确认识副肿瘤综合征，可以帮助我们发现一些隐匿性的早期肿瘤；同时也要注意，已确诊的患者出现此类症状时，也应考虑有副肿瘤综合征的可能，避免将之误认为是肿瘤转移所致而放弃治疗，如肿瘤治疗有效，这些综合征可减轻或消失。

十一、增生

器官或组织的实质细胞数目增多称为增生（hyperplasia）。增生是通过细胞有丝分裂来实现的。一般增生是因局部产生生长因子增多、相应细胞表面生长因子受体增多或特殊细胞内信号通路的激活所致，这些均可激活细胞内基因，包括生长因子及其受体基因、细胞周期调节基因等导致细胞增殖。激素可起到生长因子的作用，引发各种细胞基因的转录。细胞增殖不仅有原有细胞的增殖也有由干细胞来源的新细胞的参与。成体干细胞有修复损伤组织的潜能。增生可分生理性增生和病理性增生。生理性增生多与不同刺激引起功能增强或与激素分泌有关，如缺氧、失血刺激骨髓导致血细胞增生，为适应特殊生理需要妊娠时雌激素分泌增多引起子宫内膜和乳腺组织增生等。

细胞再生也属于生理性增生，见于部分细胞，如皮肤、黏膜的上皮细胞，乃至内脏的肝细胞等由于种种原因发生缺失，由同类细胞或非同类细胞（如成纤维细胞）替代的情况，这是一种修复性增生。根据组织细胞在进化过程中表现的再生能力的不同，可将所有细胞分为不稳定细胞、稳定细胞和永久性细胞。

由各种致病因素引起的组织细胞增生多有过量的表现，总称为病理性增生。病理性增生包括一般病理性增生和肿瘤性增生。一般病理性增生受到一定机制的控制，有一定限度，增生细胞的形态、功能、代谢、免疫、行为与原来对应细胞的基本一致，即"分化"良好，在消除刺激因素后，增生即行停止。其又分为：①炎性增生：是各种刺激引起慢性炎症的病理组成部分，表现为慢性炎症细胞的增生和浸润，有时还伴有上皮细胞、成纤维细胞和小血管的增生，如消化道炎性息肉、下肢皮肤慢性溃疡等。一旦刺激物消除，或经治疗后炎症消退，增生可以停止。经久不愈的慢性炎症可导致上皮细胞过度增生，甚至恶变。②激素平衡紊乱性增生：见于激素分泌过多或平衡紊乱导致靶器官组织细胞的增生，如肾上腺皮质激素过多引起 Coshing 综合征或醛固酮增多症，雄激素平衡紊乱导致前列腺结节性增生等。一旦激素调节分泌恢复正常，靶器官的增生将消退。③其他类型的一般病理性增生：病因不一，常见的如淋巴结反应性增生、肝结节性增生、瘢痕疙瘩等。

肿瘤性增生与正常组织在生理状态下的增生，以及在炎症、修复等病理状态下的增生

（非肿瘤性增生或者反应性增生）有着本质上的区别。

肿瘤性增生一般是单克隆性的。瘤细胞具有异常的形态、代谢和功能，并在不同程度上失去了分化成熟的能力。肿瘤生长旺盛，并具有相对的自主性，即使致瘤因素已不存在，仍能持续性生长，提示肿瘤细胞的遗传异常可以传给其子代细胞。每个肿瘤细胞都含有引起其异常生长的基因组的改变。肿瘤性增生不仅与机体不协调，而且对宿主有害。

非肿瘤性增生一般是多克隆性的。增生的细胞具有正常的形态、代谢和功能，能分化成熟，并在一定程度上能恢复原来正常组织的结构和功能。非肿瘤性增生有一定的限度，增生的原因一旦消除后就不再继续。非肿瘤性增生或反应性增生有的属于正常新陈代谢所需的细胞更新，有的是针对一定刺激或损伤的防御性、修复性反应，对于机体有利。

肿瘤性增生和非肿瘤性增生的区别在临床上十分重要，但有时是很困难的。反应性增生，特别是在慢性炎症时的反应性增生，有可能转变为肿瘤性增生。如在子宫内膜增生症的基础上可发生子宫内膜癌。

十二、细胞凋亡

细胞凋亡（apoptosis）或程序性死亡（programmed cell death，PCD）是有基因控制的自主性的有序的死亡。1972 年，凋亡的概念首次用于描述具有特殊形态特征的细胞死亡。凋亡在形态学上表现为细胞皱缩、染色质浓缩和出现凋亡小体，不同于细胞死亡（坏死）所特有的核固缩、核碎裂和核溶解变化。凋亡小体具有完整的膜结构，内含部分胞质、细胞器和破碎的细胞核成分。形成的凋亡小体由邻近的正常细胞或吞噬细胞清除，其内容物不会外泄而引起炎症反应。在细胞凋亡的最后阶段，核小体连接部的 DNA 会被核酸内切酶降解成不同倍数的 180 ～ 200bp 的寡核苷酸片段。凋亡过程主要涉及两个进化保守的蛋白家族，其中 Caspase 家族蛋白是凋亡的执行者，而 Bcl-2 家族蛋白调控线粒体完整性。

细胞凋亡参与体内细胞数量的调节，并清除体内无功能的细胞、对机体有害的细胞、突变的细胞以及受到损伤后不能存活的细胞，在发育和机体的稳态调节中发挥重要作用。凋亡的失调可导致多种疾病，凋亡不足可引起肿瘤及自身免疫疾病的发生，凋亡过量或不当可引起败血症、卒中、心肌梗死、缺血、神经退行性疾病和糖尿病等多种疾病。50% 以上的肿瘤细胞在凋亡机制上存在缺陷。凋亡异常直接导致本该死亡的细胞被保留下来，其中有些突变的细胞增殖失控，从而形成肿瘤。因此从某种意义上说，肿瘤是细胞凋亡异常的疾病。细胞凋亡信号识别、整合和执行的相关分子突变和异常表达均可能导致肿瘤发生。目前研究得比较清楚的是肿瘤抑制基因 P53 突变、Bcl-2 家族蛋白表达增加及 TNF 受体家族的突变等。

十三、间变

间变（anaplasia）在现代病理学中指的是肿瘤细胞缺乏分化。间变与分化是两个不同的概念。对肿瘤细胞而言，间变是本质，往往通过细胞的分化低或去分化这类可检测指标来表现和判断，体现间变与分化呈负相关。可以认为间变表现为细胞的低分化，而肿瘤细胞分化低就是因为间变。间变的肿瘤细胞往往具有明显的多形性，即肿瘤细胞彼此在大小和形状上有很大的变异，因此往往难以确定其组织来源。

间变是恶性肿瘤的重要特征。由分化极差的肿瘤细胞构成的恶性肿瘤称为间变性肿瘤（anaplastic tumor）。间变性肿瘤几乎都是高度恶性的肿瘤。间变的表现即肿瘤细胞恶性的表现，间变的程度即肿瘤细胞恶性的程度。肿瘤细胞间变常包括：形态学的异形性、失极性、幼稚性、生长活跃性等；细胞学的染色质、核仁、线粒体、核糖体等的变化；生物化学的 DNA、RNA、糖链、酶（如端粒酶、谷胱甘肽 S —转移酶，尿苷二磷酸葡萄糖醛酸转换酶）、异位激素（如促肾上腺皮质激素、抗利尿激素、甲状旁腺激素）等改变或产生，以及在有氧环境下糖酵解也占优势的倾向（Crab — tree 效应，即反 Pasteur 效应）等；免疫学的抗原异常（增多、缺失、改变），相关抗原和受体如各种生长因子受体的变化；遗传学的核型变化（多倍体、非整倍体）和染色体本身变化（缺失、断裂、移位、畸变）等；细胞生物学的各期细胞变化（如 G0/G1 增高，G2/M 降低），部分外源性凝集素（如刀豆蛋白 A）使肿瘤细胞凝集性增高等；分子生物学的癌基因和抑癌基因变化（突变、扩增、过度表达、阻抑），某些增殖标记（如增殖细胞核抗原）表达增强，以及细胞信号转导变化（酪氨酸蛋白激酶、酪氨酸磷酸酶的表达与作用）等；肿瘤生物学的肿瘤细胞间接触抑制丧失、细胞集堆生长、细胞在软琼脂中集落形成，肿瘤细胞体外培养和接种裸鼠成功等。间变基本上是一个不可逆的变化。

十四、非典型增生和转化

与间变有关的一个概念是非典型增生，这是由慢性炎症或其他刺激引起的一种病理性增生，表现出细胞的异形性、失极性，并可有较多的核分裂象，或出现特殊的酶反应（如非典型增生的肝细胞显示 γ —谷氨酰转肽酶）。非典型增生与一般增生明显不同，但又非真正的间变，一旦刺激消除，病变组织可以恢复正常。也有少数非典型增生的细胞进而恶变，成为恶性肿瘤。应该说，非典型增生是一种细胞生物学中出现的不稳定现象。近年来有学者将之分为炎性非典型增生和瘤性非典型增生，前者容易恢复，后者可视作为一种癌前变化。

非典型增生可发生于各种组织，以上皮组织如子宫颈为例，根据其病变范围可分为轻、中、重 3 级。凡非典型增生的细胞仅限于上皮层的下 1/3 者为轻度（Ⅰ级），占下 2/3 者为中度（Ⅱ级），非典型增生累及上皮全层者为重度（Ⅲ级）。重度非典型增生与原位癌难鉴别。

实验诱癌过程中的细胞转化（transformation）在一定程度上类似于非典型增生。细胞转化常见于体外细胞培养，可由各种因素（射线、病毒）引起，有的细胞经多代培养后可发生"自发性转化"。转化细胞可能回复正常，可能死亡，也可进一步恶变。这是转化和间变不同之处。对于细胞转化曾有不少研究，包括癌基因和抑癌基因在细胞转化中的作用。转化细胞有许多生物学特征，包括：①形态特征：异形、嗜碱性，出现瘤巨细胞、非整倍体或多倍体核型，胞质内微管微丝排列紊乱。②生化特征：细胞黏附性差，表面糖蛋白糖基化不完全，纤维连接蛋白减少或消失，植物凝集素凝集性增强，细胞质中 cAMP 浓度降低。③细胞生物学特征：细胞 G1 期缩短，接触抑制丧失，细胞可以在软琼脂中生长并形成团块，接种裸鼠可获成功等。

十五、恶变

细胞恶变也称癌变（carcinogenesis），是指正常细胞或良性肿瘤细胞转变为恶性肿瘤细胞的过程。细胞恶变决定于多种因素的综合作用，其中包括若干癌基因（如 *RAS*，*MYC*，*MYB*，*JUN*，*FOS*）的被激活，癌基因蛋白破坏生长因子影响细胞增生的信息通道，编码的类生长因子发生异常表达或过度表达。相反起负调节作用的生长因子，如转化生长因子 –β（TGF-β）、肿瘤坏死因子（TNF）、干扰素（IFN）等调控缺失，也可导致细胞恶变。细胞凋亡也参与细胞恶变的选择。可以认为细胞恶变、肿瘤形成是一个多种因子引起的、涉及多基因的、有较多突变发生的、经历多个阶段的过程。所谓"多阶段"包括 3 个阶段，即始动阶段（initiating stage）、促进阶段（promoting stage）和演进阶段（progressing stage）。始动阶段与 c-myc、N-ras、H-ras 启动有关，多发生 DNA 突变，但表型仍正常，有如癌前变化。促进阶段显示表型变化，具有恶性性状表达，形成癌细胞。有称 N-ras 消退可视为判断细胞恶变的指标。演进阶段实质上是恶变的巩固。当然不同的肿瘤上述各阶段的过程、时间和机制不完全相同，以结肠癌的发生为例，从正常腺细胞到增生，早、中、晚期腺瘤，腺癌的发生发展包含 *APC* 基因突变或缺失，DNA 甲基化缺失，*RAS* 基因突变，抑癌基因缺失，以及 *P53* 基因突变等多个进程。

第三节　肿瘤相关疾病

从正常组织到肿瘤是一个渐进过程，可以有各个阶段，也可能显示不同病变，其间并无绝对的界线。这些病变与肿瘤有关，了解熟悉这些病变有助于对肿瘤本质的认识和肿瘤的防治。

一、癌前病变

癌前病变（preneoplastic conditions）是指某些具有潜在癌变可能性的病变或疾病，如长期存在有可能转变为癌。因此，早期发现与及时治愈癌前病变，对肿瘤的预防具有重要的实际意义。癌前病变可分为遗传性和获得性两类，后者常常与慢性炎症有关。常见的癌前病变有以下几种：

（一）黏膜白斑

黏膜白斑常发生在口腔、外阴、子宫颈、食管和阴茎等处。主要病理改变是黏膜的鳞状上皮过度增生和过度角化，并出现一定的异型性。肉眼上呈白色斑块，故称白斑，如长期不愈就有可能转变为鳞状细胞癌。

（二）慢性子宫颈炎和子宫颈糜烂

慢性子宫颈炎和子宫糜烂是已婚妇女常见的疾病。在慢性子宫颈炎等因素影响下，子宫颈阴道部的鳞状上皮可发生坏死、脱落，被来自子宫颈管内膜的单层柱状上皮所取代。由于所覆盖的单层柱状上皮很薄，上皮下血管容易暴露而使该处呈粉红色或鲜红色，好像黏膜上皮出现缺损，称为子宫颈糜烂。但实际上为假性糜烂，因为先前损伤的上皮已被子宫颈管内膜上皮外移取代了子宫颈阴道部的鳞状上皮。随后，又可被化生的鳞状上皮所替代，称为糜烂愈复。如果上述过程反复进行，则少数病例可通过非典型增生进展为子宫颈鳞状细胞癌。现已清楚，慢性子宫颈炎和宫颈糜烂与人乳头瘤病毒的感染有密切关系。

（三）乳腺增生性纤维囊性变

乳腺增生性纤维囊性变常见于 40 岁左右的妇女，由内分泌失调引起，主要表现为乳腺小叶导管和腺泡上皮细胞的增生、大汗腺化生及导管囊性扩张，间质纤维组织也有增生。伴有导管上皮乳头状增生者较易发生癌变。

（四）结肠、直肠的息肉状腺瘤

结肠、直肠的息肉状腺瘤较为常见，可以单发或多发，可发生癌变（尤其是绒毛状腺瘤的癌变率可达到 50%）。家族性结肠多发性息肉病，属于遗传性癌前病变，所有患者在 50 岁前可发生癌变。

（五）慢性萎缩性胃炎、胃溃疡和胃淋巴瘤

慢性萎缩性胃炎时，胃黏膜腺体可有肠上皮化生，这种化生可通过非典型增生进展为胃癌。慢性胃溃疡时溃疡边缘的黏膜因受刺激而不断增生，也可能转变为癌。近年发现胃的慢性幽门螺杆菌感染，不仅与慢性萎缩性胃炎和胃溃疡有关，还可能与胃的黏膜相关淋巴组织来源的边缘区淋巴瘤的发生有关。

（六）慢性溃疡性结肠炎

在反复溃疡和黏膜增生的基础上可发生结肠腺癌，癌变率约为 25%。

（七）皮肤慢性溃疡

经久不愈的皮肤溃疡和瘘管，特别是小腿的慢性溃疡，由于长期慢性刺激，表皮鳞状上皮增生，有的可发生癌变。

（八）肝硬化

由乙型慢性病毒性肝炎所致的肝硬化患者，相当一部分进展为肝细胞性肝癌。

以上癌前病变，大多与慢性炎性有关。早在 1867 年德国病理学家魏尔啸就指出癌常常发生在慢性炎症所在的地方。虽然目前对其发生机制并不完全清楚，但持续的炎症引起的免疫异常，可能促进肿瘤的形成。慢性炎症引起持续的组织损伤，造成免疫活性细胞产生过多的生长因子、细胞因子、化学趋化因子以及其他生物活性物质，促成细胞增生、组织重塑和血管形成。此过程中干细胞的增生可能为致癌因子作用引起基因突变，最后引起癌变。

癌的形成往往经历一个漫长逐渐演进的过程，平均为 15～20 年，并非所有癌前病变都

必然转变为癌。而且大多数的癌目前并未发现明确的癌前病变。至于肉瘤的"肉瘤前病变"目前更知之甚少。

二、非典型性增生

非典型性增生（splasia，atypic）是上皮性癌前病变的形态学改变，常常在化生的基础上出现。指增生上皮细胞出现一定程度的异型性，但还不足以诊断为癌。镜下表现为增生的细胞排列紊乱，极向紊乱。细胞大小不一，形态多样，核大而浓染，核浆比增大，核分裂增多，并且出现基底层以上，但多属正常核分裂象。非典型性增生多发生于皮肤或黏膜表面被覆的鳞状上皮，也可发生于腺上皮。对于发生在鳞状上皮的非典型性增生，根据其异型性程度和（或）累及范围可分为轻、中、重 3 级。轻度和中度的非典型性增生（分别累及上皮层下部的 1/3 和 2/3），在病因消除后可恢复正常。而累及上皮 2/3 以上尚未达到全层的重度非典型性增生则有可能在数年后转变为原位癌。前述癌前病变多通过非典型性增生而发生癌变。近年来提出的上皮内瘤变（intraepithelial neoplasia，IN）的概念，将轻度、中度和重度非典型性增生分别称为上皮内瘤变的I级、Ⅱ级和Ⅲ级，并将原位癌也列入上皮内瘤变Ⅲ级内。

三、瘤样病变

瘤样病变（tumor like lesions）指组织增生，形成形态学上类似于真性实体瘤，但缺乏肿瘤应有特征的肿块。瘤样病变主要依据临床和影像学诊断，有些于一般病理检查中也难定性质，由此可能造成误诊。瘤样病变的增生细胞呈多样性，通常不会向真性肿瘤方向发展，但如病因刺激持续存在，或手术切除不彻底，则可复发。现举例如下：

（一）瘤样纤维组织增生

瘤样纤维组织增生包括误称的"硬纤维瘤""软纤维瘤""弹力纤维瘤"等。

（二）增殖性肌炎

增殖性肌炎指横纹肌组织中有多量成纤维细胞增生，后者可显示核分裂象，肿块边界不清。

（三）动静脉畸形

动静脉畸形即动静脉瘘，大多位于脑组织。

（四）血管内乳头状内皮增生

血管内乳头状内皮增生也称"血管内增殖性血管内皮瘤"，可见血管内局部内皮细胞明显增生，略显异形，可能为血栓机化过程中的一种表现。

（五）瘤样钙化症

软组织局部钙化，含异物巨细胞，肿块质坚硬，边界不清，其发生可能与局部损伤和钙磷代谢障碍有关。

（六）其他

有些根据临床或影像学检查发现的肿块，如囊肿、息肉、皮赘、脂垫等不属瘤样病变范畴。错构瘤属畸形，一旦诊断明确，不应将之列于瘤样病变，如肝局灶性脂肪变等。

四、交界性病变

与瘤样病变不同，交界性病变（borderline lesions）指某些类似肿瘤，又有可能发展为肿瘤的病变。对交界性病变的认识、诊断和处理是肿瘤防治工作中的重要环节。现将可能转变为良性肿瘤和可能转变为恶性肿瘤的两部分交界性病变分别介绍。

（一）可能转变为良性肿瘤的交界性病变

（1）局限性乳腺小叶增生可发展为纤维腺瘤。

（2）乳腺腺病可发展为纤维腺瘤。

（3）肝结节再生性增生可发展为肝腺瘤。

（4）单发性外生骨疣可发展为骨软骨瘤。

（5）甲状腺增生结节部分可发展为甲状腺腺瘤。

（二）可能转变为恶性肿瘤的交界性病变

（1）黄色肉芽肿（xanthogranuloma）多位于腹膜后，可发展为恶性纤维组织细胞瘤。

（2）巨大湿疣（giant condyloma）是一种可能与人乳头状瘤病毒（HIV）感染有关的界于尖锐湿疣与疣状癌之间的病变。

（3）浆细胞性肉芽肿可发展为浆细胞肉瘤。

（4）重度不典型子宫内膜增生症可发展为子宫内膜腺癌。

（5）间质性子宫内膜异位症可发展为子宫内膜间质肉瘤。

（6）唾腺淋巴上皮样病变（Micklicz 病）可发展为淋巴瘤。

（7）甲状腺桥本（Hashimoto）病可发展为淋巴瘤。

（8）重度淋巴结反应性增生可发展为淋巴瘤。

（9）水泡状胎块（"葡萄胎"）可发展为恶性水泡状胎块或绒毛膜细胞癌。

附：交界瘤

上述交界性病变是指像肿瘤、可发展为肿瘤的病变，而交界瘤（borderline tumors）则为界于良性与恶性之间的肿瘤。对于交界瘤，临床上应以积极处理为原则。

交界瘤种类甚多，典型的如：①腹壁纤维瘤病（abdominal fibromatosis）：多次复发可发展为纤维肉瘤。②破骨细胞瘤（巨细胞瘤）Ⅱ级。③星形胶质细胞瘤Ⅱ～Ⅲ级。④成年人中"幼年性黑色素瘤"，细胞增生活跃的类型。⑤有一定数目核分裂象的平滑肌瘤。以上都属难定良恶性的交界瘤。

有些交界瘤属恶性，称癌或肉瘤，但往往侵袭轻、转移少、治疗后预后好，即"恶性肿瘤行为不恶"，像基底细胞癌、黏液表皮样癌、类癌、皮质旁软骨肉瘤等。

有些交界瘤属良性，但倾向于复发、浸润，甚至转移，即"良性形态恶性行为"，如喉、膀胱的乳头状瘤，唾腺多形性腺瘤等，可能影响预后，应在病理诊断中提请临床注意，术后密切随访。

五、"假瘤"

所谓"假瘤"（pseudotumor），指的是类似瘤块的病变，但无肿瘤特征，绝对不是真性肿瘤。其与"瘤样病变"不同者在于不能将瘤样病变直接用于诊断，必须分别写明病名，如增殖性肌炎、肝局灶性脂肪变等，从而被理解为瘤样病变。"假瘤"可直接用作诊断名称，如肺炎性假瘤、肺假性淋巴瘤、眼眶炎性假瘤等。假瘤的病理形态和预后随性质而定，可以是一般炎症，也可以是增生性病变。当然，为避免混淆，"假瘤"一词最好不用。

第四节　肿瘤的流行趋势

一、世界恶性肿瘤的流行趋势

癌症是当前全球共同面对的持续性公共卫生挑战，作为全球第二大常见的死亡原因，癌症预计将成为 21 世纪人口预期寿命增长的最主要障碍。近 30 年来，世界恶性肿瘤发病率以年均 3%～5% 的速度递增，恶性肿瘤作为全球较大的公共卫生问题之一，极大地危害人类的健康，并将成为新世纪人类的第一杀手。2002 年全球新发恶性肿瘤病例 1090 万，死亡 670 万，现患恶性肿瘤病例 2240 万。2008 年恶性肿瘤发病人数和死亡人数分别上升到 1266 万和 756 万。据预测，至 2030 年，全球恶性肿瘤新发病例将达到 2640 万，死亡病例达到 1320 万，带瘤生存病例达到 7500 万。同时，恶性肿瘤已不再只是发达国家的严重疾病，发展中国家面临着更大的疾病负担。2008 年发展中国家的恶性肿瘤新发病例和死亡病例分别占到 56% 和 64%。据预测，在未来几十年中，癌症影响最大和负担增加最快的仍是中低收入国家，其中许多国家目前已面临着难以应付的困难。

2020 年 2 月，国际癌症研究中心（International Agency for Research on Cancer，IARC）发布的《世界癌症报告》系统总结在 134 个国家中，癌症是导致过早死亡（即 30～69 岁死亡）的第一或第二大原因，在另外 45 个国家中则排名第三或第四。不同国家的癌症发病率和死亡率有着明显的差异，这与医疗技术和卫生基础设施方面的固有差距密切相关。在人类发展指数较高的大多数国家，癌症死亡率正逐渐下降，主要是由于有效预防，及早发现和治疗。相比之下，在转型期国家，包括乳腺癌、肺癌和结直肠癌在内的许多癌症的死亡率仍在增加或者趋于稳定。

2008 年全球人口癌症新发病例数约 1270 万，前 10 种癌症依次为肺癌、乳腺癌、结直肠癌、胃癌、前列腺癌、肝癌、子宫颈癌、食管癌、膀胱癌和非霍奇金淋巴瘤，占全癌症发病总数的 67.9%。2018 年全球人口癌症新发病例数约 1810 万，较 2008 年增加了 42.5%，前 10

种癌症依次是肺癌、乳腺癌、前列腺癌、结直肠癌、胃癌、肝癌、食管癌、子宫颈癌、甲状腺癌和膀胱癌,占全癌症发病总数的60.8%。自2008—2018年,全球发病癌谱发生了一定的改变,最显著的是甲状腺癌由2008年的21.2万例快速增加至2018年的56.7万例,增速高达167.5%,取代非霍奇金淋巴瘤成为前十新高发癌症。乳腺癌、膀胱癌、前列腺癌和肺癌均保持了30%以上的高增速,而胃癌和子宫颈癌的增速控制在了10%以下。

目前全世界发病率最高的恶性肿瘤是肺癌,每年新增患者120万,占肿瘤死亡的17.8%。其次为乳腺癌,每年新增患者100万;随后依次为前列腺癌、结直肠癌、胃癌、肝癌、食管癌、子宫颈癌、甲状腺癌和膀胱癌。其中危害最严重的为肺癌、胃癌和肝癌,分别占恶性肿瘤死亡的17.8%、10.4%和8.8%。

(一) 肺癌

进入21世纪后,英美等发达国家男性肺癌的死亡率急骤上升,目前,这一趋势已遍及世界各国。据世界卫生组织国际癌症研究机构的GLOBOCAN项目估计,2020年全球的肺癌新发病例达221万,占全部恶性肿瘤发病构成的11.4%。目前在全球范围内,吸烟仍是导致肺癌发生最主要的危险因素,半数以上的肺癌病例发生于男性吸烟者普遍的中低收入国家中。但从20世纪80年代起,多数高收入国家中男性的肺癌发病率出现大幅下降,而老年女性的肺癌发病率持续上升。肺癌发病率和死亡率随年龄而上升,10岁前罕见,40岁前后迅速上升,70岁左右达高峰,主要死亡年龄为35~69岁,随后有所下降。总体而言,肺癌的发病风险随着年龄增加而上升。肺癌的组织学类型与吸烟密切相关,吸烟者患肺癌的组织学类型多以鳞癌、小细胞肺癌为主,非吸烟者则以腺癌为主。肺癌组织学类型的分布一直在变化。20世纪50—60年代的队列研究中,男性患者肺癌绝大多数为鳞癌,腺癌不到5%。但从80年代初期开始,鳞癌占肺癌的构成比就呈现下降趋势,大细胞肺癌和小细胞肺癌的构成比变化趋势与鳞癌类似,而腺癌的发病率和比例则不断上升。根据世界卫生组织的统计数据,自2004年以来,腺癌已成为世界上最常见的肺癌组织学类型。1990—2019年期间,女性的肺癌世标发病率均低于男性,但男性与女性之间的差异正在缩小,期间女性的肺癌世标发病率上升了22.3%,而男性的世标发病率下降了12.5%。烟草控制是男性肺癌发病率下降的关键原因。2020年的GLOBOCAN项目数据,男性肺癌世标发病率较高的地区在中欧、东欧、东亚、南欧,为(41.7~49.0)/10万,而非洲的西部、东部和中部地区,肺癌发病率较低(<5/10万),中欧和东欧地区的肺癌发病率是西非地区的17.5倍。女性肺癌发病的地理分布与男性略有不同,女性肺癌世标发病率较高的地区包括北美、北欧、西欧[(25.0~30.1)/10万],北美地区的肺癌发病率最高,是肺癌发病率最低的中非地区的16.7倍。肺癌流行程度的差异不仅存在于各地区之间,而且存在于各国之间,甚至存在于各国内部不同地区之间。发达国家肺癌发病率和死亡率维持或上升在一个较高水平,其中美英等少数国家较年轻人群的发病率和死亡率有下降趋势,而发展中国家则增幅显著。从60年代前后起,女性肺癌的发病率也开始上升。在同一个国家

内，城市和工业发达地区肺癌的发病率一般高于农村，城乡差异明显。

（二）乳腺癌

近年来，乳腺癌的发病率也逐年上升，在世界范围内，正以每年 0.2% ~ 8% 的速度上升。直至 2020 年，在女性恶性肿瘤中，乳腺癌的发病人数超过肺癌。不同地区乳腺癌危险因素分布、筛查策略和人口结构的差异导致各地乳腺癌疾病负担分布差异较大。例如，肥胖是乳腺癌发病的重要危险因素，肥胖的患病率具有显著的地区差异。2015 年乳腺癌发病率从日本的 3.7% 到美国的 38.2%。20 世纪 80 年代以来，英国、荷兰、美国等高度发达的国家，乳腺 X 线筛查的广泛应用是该地区乳腺癌发病率升高的主要原因之一。尽管非洲和亚洲国家的乳腺癌发病率相对较低，但由于社会经济发展和生活方式的改变，乳腺癌的发病呈现出快速上升的趋势。此外，世界不同地区的乳腺癌确诊年龄也有所差异。与一些亚洲国家相比，西方国家的乳腺癌发病年龄较晚。在高发区如北欧、北美国家，乳腺癌从 20 岁左右开始出现，在绝经期即 45 ~ 50 岁之前保持快速上升势头，大约年龄每增长 10 ~ 20 岁发病率上升 1 倍，绝经期后上升相对缓慢，75 ~ 85 岁达到最高。而在亚洲等低发地区，乳腺癌的发病率在绝经后会略下降，一般乳腺癌的发病高峰在 45 ~ 55 岁之间，亚洲人移居西方国家后仍保持这种年龄分布特征。

（三）前列腺癌

前列腺癌是前列腺上皮细胞恶性增生所致的一种肿瘤，是目前全球第二大男性恶性肿瘤，约占男性恶性肿瘤的 1/3。根据国际癌症研究机构的统计，全球前列腺癌新发病例估计 127.6 万例，约 35.9 万例患者死于前列腺癌。在一些欧美国家前列腺癌的发病率已超过肺癌，成为危害男性健康的第一位肿瘤。GLOBOCAN 研究估计，与欧美国家相比，中国前列腺癌发病率较低（ASIRW 美国 75.7/10 万，法国 99.0/10 万），前列腺癌新发患者占全球患者的比例也较低（中国 7.8%，美国 16.7%，法国 5.1%），但前列腺癌死亡患者占全球比例却远远超出西方国家（中国 14.5%，美国 8%，法国 2.5%）。从东亚地区发病死亡现状来看，东亚男性前列腺癌发病率普遍低于欧美国家（东亚地区 ASIRW13.9/10 万，ASMRW4.7/10 万），但日本、韩国等发达国家的前列腺癌发病率显著高于我国（ASIRW 日本 35.4/10 万，韩国 36.2/10 万），而死亡率则差别不大（ASMRW 日本 4.4/10 万，韩国 4.7/10 万）。

（四）结直肠癌

结直肠癌是全球高发癌症，其发病人数、死亡人数、SIR、SMR 在各癌种中均处于高位（前 5 位）。世界各地结直肠癌发病率差异可达 20 倍以上。在一项对全球 50 个国家或地区结直肠癌发病和死亡情况分析的研究中，2000—2019 年有 33 个国家或地区的结直肠癌 SIR 上升，平均年度变化百分比（average annual percent change，AAPC）马耳他最低（0.24）、中国最高（3.82）；这 33 个国家或地区有 18 个国家或地区的结直肠癌 SMR 呈上升趋势，AAPC 塞尔维亚最低（0.41）、厄瓜多尔最高（2.22），而这 18 个国家或地区主要来自亚洲、东欧和拉丁美洲。2020 年中国结直肠癌发病人数为 55.5 万，死亡人数为 28.6 万，结直肠癌 SIR 和 SMR 均高于全球水平，中国结直肠癌疾病负担严重。北欧、西欧、北美及新西兰等发达国家和地区（日本和芬兰除外）结直肠癌发病率最高。南欧、东欧和拉丁美洲的一些社会经济较发达的国家发病率居中，亚洲、非洲和大多数不发达拉美国家的发病率最低。WHO 统计世界各地结直肠癌死亡率，其中新西兰最高，调整死亡率为 23.96/10 万，欧洲一些国家结直肠癌死亡率也较高，如丹麦 21.39/10 万，奥地利 19.28/10 万，英格兰与威尔士 19.20/10 万，美洲以美国死亡率最高（16.58/10 万），亚洲则以新加坡为最高（16.44/10 万）。有资料表明，结直肠癌高发人群为白人，其次为黑人，亚洲人及美国印第安人发病率最低，故有人提出结直肠癌的发病率高低与人类的种族有关。结直肠癌发病、死亡情况存在性别差异，2020 年全球男性结直肠癌发病人数、死亡人数、SIR、SMR 均高于女性，这可能与男女之间生活行为方式和饮食习惯不同有关。在对全球 195 个国家或地区 1990—2016 年的数据统计分析发现，男性是酒类消费的主要人群，饮酒导致男性健康的损害远远大于女性。饮酒是增加癌症风险的重要因素，酒精可引起 DNA 损伤，从而导致癌症的发生，饮酒已被证实与结直肠癌风险升高有直接联系。

（五）胃癌

胃癌是严重威胁人类健康的恶性肿瘤之一。最新统计数据显示，2020 年全球恶性肿瘤新发病例数为 1930 万、死亡病例数为 1000 万，胃癌新发病例数为 108.9 万、死亡病例数为 76.9 万，占全部恶性肿瘤新发病例的 5.64%、死亡病例的 7.69%，发病在全部恶性肿瘤中居第 6 位，死亡居第 3 位。世界各地胃癌的发病情况亦有很大差别，胃癌在全球的分布主要集中在东亚地区，东亚地区新发及死亡病例均占全球 50% 以上，发病率和死亡率位居全球首位，日本、中国、智利、芬兰、冰岛等国家是胃癌的高发区，美国、澳大利亚、新西兰等国家胃癌的发病率则较低。中国占全世界的 42%。与其他恶性肿瘤相比，胃癌的预后相对较差，全球年龄标准化的 5 年净生存率一般在 20% ~ 40% 之间，但亚洲各国间的差异较大，中国胃癌 5 年生存率约为 35.9%，与日本、韩国胃癌生存率高于 60% 相比仍有较大差距。近几十年来，世界各国胃癌死亡率均有下降趋势。1950—1979 年斯堪的纳维亚各国胃癌死亡率下降了 65% ~ 73%，西欧各国下降了 59% ~ 62%，其次为澳大利亚（56%）、捷克斯洛伐克、日本和意大利（44%）。美国胃癌死亡率于 1926 年开始下降，英国、新西兰、匈牙利和芬兰于 1940 年开始下降。日本一直持续上升，直到 1950 年开始下降，智利和日本的变化相仿。胃癌死亡率较高的国家开始下降一般较晚，但一开始下降则表现十分明显。20 世纪 90 年代世界各国胃癌死亡率仍在继续下降。日本胃癌的下降，普遍认为与战后国民经济的发展，生活习惯的逐渐西方化、膳食结构的变化及冰箱的普遍应用、食品保存条件的改善有关。总体而言，全球的胃癌发病率和死亡率呈下降趋势，但疾病负担分布严重不均，与地区、年龄、性别等因素密切相关。全球各地区的男性胃癌负担均显著高于女性，且发病率和死亡率越高的地区，ASIR 和 ASMR 男女性别比值越高，即性别差异越大。胃癌在不同年龄组之间同样存在显著差异，发病率和死亡率在 40 岁及以上人群中显著升高，并在 65 岁及以上年龄组达到峰值。

（六）肝癌

2020 年肝癌全球新发病例共 905 677 例，占所有新发癌症病例的 4.7%，位居第 6；死亡患者共 830 180 例，占所有癌症死亡病例的 8.3%，位居第 3。全球范围内肝癌的发病率存在明显差异。据估计，72.0% 的病例发生在亚洲（其中中国超过 50.0%），10.0% 发生在欧洲，7.8% 发生在非洲，5.1% 发生在北美洲，4.6% 发生在拉丁美洲，0.5% 发生在大洋洲。肝癌在经济转型期国家发病率最高，主要集中在东亚、东南亚、北非和西非。肝癌也是蒙古、泰国、柬埔寨、埃及、危地马拉男性和女性癌症死亡的主要原因。世界上肝癌的发病率和死亡率均存在明显的地理差异。非洲撒哈拉沙漠以及东亚为高发区，仅中国就占世界肝癌病例总数 50% 以上。中国肝癌标化发病率男性为 35.2/10 万，女性为 13.3/10 万。其他高发国家有韩国（男性为 48.8/10 万，女性为 11.6/10 万）等。南北美、北欧和大洋洲是发病率较低的地区，如加拿大（男性为 3.2/10 万，女性为 1.1/10 万）等。而南欧如意大利（男性为 13.5/10 万，女性为 4.6/10 万）为典型的发病率居中的国家。肝癌的流行特点与其致病因素的分布特征密切相关。目前认为肝癌的主要致病因素包括慢性乙型肝炎病毒感染、丙型肝炎病毒感染、饮酒、黄曲霉毒素 B1 暴露、非酒精性脂肪性肝病和糖尿病等。经济处在发展转型的发展中国家，其人员流动增加也促进了乙型肝炎病毒感染的传播，这也可能是蒙古、越南、柬埔寨等乙型肝炎病毒高流行地区肝癌发病趋势上升的原因。全球男性肝癌的发病率明显高于女性。近年来，东亚和东南亚许多高风险国家的肝癌发病率和死亡率有所下降，包括中国、韩国和菲律宾等。自 1995 年以来，日本和意大利的肝癌发病率也有所下降。但由于超重和糖尿病发病率上升，此前部分低风险国家和地区，如欧洲、北美洲、澳大利亚、新西兰和南美洲等大多数国家和地区的肝癌发病率却有所上升。肝癌的发病率与年龄密切相关，在美国，男性肝癌诊断的中位年龄在 60 ~ 64 岁之间，而女性的中位年龄在 65 ~ 69 岁之间。非洲埃及（58 岁）和其他非洲国家（46 岁）的诊断年龄中位数与美国存在显著差异。中国肝癌年龄发病率随年龄增长而逐渐增加，30 岁以下年龄组发病率保持较低水平，30 岁及以后开始快速升高，80 ~ 84 岁年龄组发病率达到高峰。

（七）宫颈癌

宫颈癌是目前最常见的女性生殖系统恶性肿瘤，是继乳腺癌、结直肠癌和肺癌之后第 4 大威胁女性健康的恶性肿瘤，是全球重大公共卫生问题。全球范围内，宫颈癌发病率居女性恶性肿瘤的第 2 位，据世界卫生组织国际恶性肿瘤研究所（IARC）数据显示，2002 年全球子宫颈癌有 493 000 例新发病例以及 274 000 例死亡病例。20 世纪 90 年代以来，宫颈癌全球发病率和死亡率总体呈下降趋势，但仍是威胁世界女性健康和制约社会进步的重大公共卫生问题。2020 年全球新发宫颈癌 60.4 万例，粗发病率 15.6/10 万，死亡 34.2 万例，粗死亡率 8.8/10 万，在多个国家女性癌症发病或死亡顺位仍居首位。宫颈癌发病率和死亡率在不同国家或地区间存在显著差异，与社会经济发展水平关系密切。当前全球 80% 以上的宫颈癌新发病例和死亡病例都发生在中低收入水平国家或地区。2020年，全球宫颈癌发病率和死亡率最高的是非洲东部（40.1/10万和28.6/10万）、南部（36.4/10万和20.6/10万）和中非地区（31.6/10万和22.7/10万），而澳大利亚、新西兰、北美洲和欧洲等高收入国家和地区发病率已低于3/10万，国家、地区间发病、死亡率差异已达10倍之多。发达国家在过去的几十年里已经成功地降低了宫颈癌的发病率和死亡率。但在多数发展中国家，宫颈癌仍然是最主要的恶性肿瘤之一。宫颈癌发病率和死亡率随着女性年龄的增长而增加，35～64岁女性是主要发病人群。

（八）食管癌

国内外资料证明，不同的民族食管癌的发病率差别很大。美国的非白种人男性食管癌发病率（20.5/10万）高于白种人（5.8/10万），亚洲的中国人和日本人高于欧洲人和美国人。

（九）鼻咽癌

鼻咽癌在全世界每年发病率约为25/10万，每年鼻咽癌新发病例约8万人，以欠发达国家或地区的发病率相对较高（1.4/10万），尤其是东南亚（4.3/10万）、东亚（1.8/10万）等热带和亚热带国家或地区，而欧美等发达国家或地区的发病率则相对较低（0.4/10万），欠发达国家或地区的鼻咽癌发病率为发达国家或地区的3.5倍，因此具有非常明显的地理分布特征，其中80%以上的病例发生在亚洲，而只有5%发生在欧洲。同时在各个国家其发病率具有明显差异，大洋洲和欧洲等国家和地区发病率非常低，一般在1/10万以下，而在北非东南亚及中国其发病率水平较高，在（100～500）/10万，且表现出逐年增长的趋势。鼻咽癌发病在低年龄组水平相对较低，随年龄增长发病率逐渐升高。其中，男性0～39岁组处于较低水平，40岁以后开始快速升高，并于65岁以上年龄组达到峰值；女性年龄组发病明显低于男性，但发病率水平的上升趋势和男性相似，39岁以前发病水平较低，40岁以后发病随年龄上升，并于75岁以上年龄组达到峰值。无论男性还是女性，欠发达国家或地区的年龄组发病率都高于发达国家或地区，而中国的鼻咽癌发病明显高于世界平均水平，同时也高于发达和欠发达国家或地区的发病水平。全球每年鼻咽癌死亡约5万人，欠发达国家或地区的死亡率（0.9/10万）高于发达国家或地区（0.2/10万），前者为后者的4.5倍。

（十）胰腺癌

胰腺癌恶性程度很高，死亡率非常接近其发病率。由于诊断较晚，胰腺癌患者的5年生存率是所有癌症中最低的。据GLOBCAN 2018数据库显示，2018年胰腺癌发病顺位排在所有癌症的第12位，死亡排第7位；胰腺癌发病世标率最高的是欧洲西部，为8.3/10万；发病世标率最低的为中南亚，为1.1/10万，世界发病世标率平均水平为4.8/10万。20世纪50—80年代，胰腺癌死亡率不断提升，其中一项研究显示，死亡率较高的区域集中在波罗的海、北欧国家，死亡率低的区域集中在拉丁美洲、美国、俄罗斯、日本等。从性别来看，男性胰腺癌发病世标率最高的是欧洲中东部，为9.9/10万；最低的为南亚，为1.1/10万。女性胰腺癌发病世标率最高的是欧洲西部，最低的为中南亚。胰腺癌发病群体在性别上，男性明显高于女性。其中，男性患者远远多于绝经前的妇女，而绝经后的妇女发病率与男性相近。从发病年龄看，男女发病率随年龄增长而增加，70岁以上的发病率最高，可见胰腺癌在老年人群发病率较高，几乎90%的病例是在55岁以后诊断的。

（十一）甲状腺癌

2018年癌症统计数据显示，甲状腺癌在全球范围内已成为第11位高发肿瘤，在全球女性癌症中排名第5，占女性癌症总负担的5.1%，全球2018年新增甲状腺癌病例56.7万，2020年全球185个国家癌症数据仍然显示甲状腺癌新增病例高达58.6万，在2020年全球肿瘤发病率中居第9位，全球女性第5大高发癌症，女性甲状腺癌发病率为10.1/10万，男性为3.1/10万。大部分国家甲状腺癌发病率呈上升趋势，发达国家的甲状腺癌发病率远高于发展中国家，发达国家男性、女性发病率分别为发展中国家的4.0倍、5.5倍。高发地区主要在北美洲、澳大利亚、新西兰、东亚和南欧，据估计塞浦路斯的甲状腺癌发病率为全球最高。美国甲状腺癌发病率自20世纪90年代以来增长速度高于其他任何恶性肿瘤，每年持续以3.6%的速度增加；根据现有发病率数据预测，2030年甲状腺癌将超过结直肠癌，成为发病率第四高的恶性肿瘤。

（十二）膀胱癌

膀胱癌是泌尿系统最常见的恶性肿瘤，每年全球新发病例数约为43万，死亡病例数约为17万。膀胱癌在西方国家高发，男女病例数比例约为3∶1，男性病例确诊的年龄中位数为69岁，女性为71岁。全球不同国家和地区膀胱癌的死亡情况呈现出不同特点，但总体而言全球膀胱癌死亡的地区差异略低于膀胱癌发病的地区差异，全球膀胱癌死亡率存在明显的性别差异，发达国家膀胱癌的ASMR已呈现下降趋势。2020年，膀胱癌位居全球肿瘤新发病例数第10位、全球男性新发肿瘤病例数第6位、全球男性肿瘤死亡病例数第9位。

（十三）皮肤黑色素瘤

皮肤黑色素瘤只占皮肤癌总体的2%，但是由于其恶性程度高，侵袭性强，是死亡率最高的皮肤癌类型。皮肤黑色素瘤患病人数处于明显的上升趋势。据美国国家癌症研究所（National Cancer Institute，NCI）调查显示，2014年美国皮肤黑色素瘤患者超过了116万。大约有2.2%的人在一生中可能会被诊断为皮肤黑色素瘤。每年每10万人口中将出现22个新发病例。据估计2017年全美新发皮肤黑色素瘤病例达到8.7万，占肿瘤总体新发病例的5.2%。数据模型分析显示，在过去的10年里，皮肤黑色素瘤新发病例以平均每年1.4%的速度在增长。黑色素瘤的发生存在一定的性别差异。男性黑色素瘤发生率较女性高，新发病例中男性是女性的1.6倍。白种人是所有种族中发病率最高的人群。此外，根据NCI监测研究项目发布的数据，皮肤黑色素瘤的发生具有一定的年龄趋势，75岁以下人群中，新发病例随着年龄的增长而增多，65～74岁年龄段的新发病例最多，达到22.7%，中位发病年龄为64岁。每年每10万人口中将有2～3人死于皮肤黑色素瘤。在皮肤黑色素瘤患者中，男性病死率是女性的2.3倍。皮肤黑色素瘤病死率存在一定的年龄趋势，84岁以下人群中，病死率随着年龄的增长而升高，75～84岁是死亡率最高的年龄段，达到 24.1%，中位死亡年龄为 70 岁。

（十四）白血病

据 GLOBOCAN 2020 显示，2020 年全球新发白血病 47.45 万例，居恶性肿瘤发病的第 15 位；死亡 31.16 万例，居恶性肿瘤死因的第 11 位。有研究显示，经济发达地区白血病流行水平均高于经济欠发达地区，人类发展指数（Human Development Indexes，HDI）高和非常高的国家与地区白血病发病率最高，中等和非常高的国家与地区死亡率最高。

二、中国恶性肿瘤的流行趋势

作为世界上人口最多的国家，中国约占全球新发癌症病例的 23%，癌症死亡病例的 30%。此外，全世界约 50% 的新发肝癌、食管癌、胃癌和 1/3 以上的肺癌新发病例在中国。近几十年来，中国的癌症负担不断加重，对公众健康构成严重威胁，经济负担沉重。调查显示，2015 年癌症造成的直接经济负担为 2214 亿美元，占卫生总开支的 5.4%，占政府公共卫生支出的 17.7%。中国人口中发病率最高的癌症类型主要为肺癌、胃癌、结直肠癌、肝癌和女性乳腺癌，前十位癌症约占全部新发病例的 76.7%，而肺癌、肝癌、胃癌、食管癌和结直肠癌是最主要的癌症死因，前十位癌症死亡类型约占全部死亡病例的 83.0%。

我国恶性肿瘤发病率总体呈上升趋势。2004 年我国恶性肿瘤发病率为 250.03/10 万，中国人口标化率（中标率）为 138.98/10 万；2005 年发病率为 258.39/10 万，中标率为 140.46/10 万；2006 年发病率为 273.66/10 万，中标率为 146.52/10 万；2007 年发病率为 276.16/10 万，中标率为 145.39/10 万。从以上数据可以看出，2004—2007 年恶性肿瘤发病率总体趋势是上升的。我国恶性肿瘤发病率男性高于女性。2000 年男性恶性肿瘤发病率为 209.2/10 万，女性为 133.6/10 万；2005 年男性恶性肿瘤发病率为 210.8/10 万，女性为 140.6/10 万；2008 年我国男性恶性肿瘤发病率为 211.0/10 万，女性为 152.7/10 万。

在过去 40 年里，中国的肺癌死亡率增加了 4 倍，达到 45.87/10 万。因此，肺癌已取代胃癌成为我国人口癌症死亡的主要原因，虽然中国吸烟率在缓慢下降，但肺癌发展趋势的总体逆转可能需要几十年的时间。因此，目前增长的肺癌新发病例可能是过去吸烟盛行的结果，当前的禁烟运动对肺癌发生的影响将在未来显现。在过去 20 年里，乳腺癌和结直肠癌的发病率呈快速上升趋势，尤其是在城市地区。从 20 世纪 70—90 年代，肝癌、胃癌和食管癌是城市和农村地区最常见的癌症，目前仍是农村居民的主要癌症类型。在《2012 中国肿瘤登记年报》中，从病种看，居全国恶性肿瘤发病第一位的是肺癌，其次为胃癌、大肠癌、肝癌和食管癌。死亡率最高者男女均为肺癌，占到了全部恶性肿瘤死亡总数的 22.7%。世界卫生组织就曾预计，到 2025 年，中国每年新增肺癌病例将超过 100 万例。届时，中国将成为世界第一肺癌大国。

（一）肺癌

1988—2005 年发病率以每年 1.63% 的速度增加，2000—2005 年间肺癌的新发病例增加了 12 万，其中男性肺癌患者从 2000 年的 26 万人增至 2005 年的 33 万人，同期女性肺癌患者从 12 万人增至 17 万人。2020 年，我国是全球当年新发肺癌病例数最多的国家。2020 年，我国的男性肺癌世标发病率为 47.8/10 万，女性肺癌世标发病率为 22.8/10 万。最近 30 年，我国的肺癌粗发病率每年以 3.7% 左右的幅度上升，总体年龄标化发病率从最初的上升趋势发展到近十年呈平稳状态。其中，男性的肺癌世标发病率在 2000 年后保持平稳或略有下降，而女性的肺癌世标发病率以每年 1.0% 左右的幅度增长。近年我国男女间的肺癌发病水平差异明显缩小。1989—2008 年，男女肺癌发病率比由 2.47 降至 2.28。此外，我国的肺癌发病年龄则趋于老龄化，男性肺癌发病平均年龄由 65.32 岁上升至 67.87 岁，女性肺癌发病平均年龄由 65.14 岁升高至 68.05 岁。我国城乡间的肺癌发病水平差异已明显缩小，1989—2008 年，城乡肺癌发病率比由 2.07 降至 1.14。我国北京、上海和广州等经济发达城市的肺癌粗发病率均呈上升趋势，如上海市、大连市、广州市，南通市海门区肺癌发病率居首位。近年来，一些大城市肺癌发病水平的升高主要受人口老龄化的影响，60 岁以上老年人的肺癌发病率远高于年轻人。另外，由于女性人群发生肺癌受一些特定危险因素（如二手烟、烹饪油烟等）的影响较大，其肺癌发病率相对稳定或者呈上升趋势。值得注意的是，云南省宣威市、个旧市和富源县是世界肺癌几个高发地区之一，病因有其特殊性。但是，经过各部门多年的不懈努力，一些地区肺癌高发的情况得到了控制。云南省宣威市是肺癌高发区，在近 40 年中，其肺癌发病率从 127.8/10 万下降到 109/10 万，但仍远高于同期全国水平。

（二）胃癌

我国胃癌新发病例数占全球的 43.94%，占东亚地区的 73.39%，死亡病例数占全球的 48.62%，占东亚地区的 86.47%，我国胃癌的发病率虽低于东亚平均水平，但死亡率高于东亚平均水平，并明显高于所属的高 HDI 及中高 GNI 地区。我国胃癌发病和死亡均处于全球高位，是全球胃癌负担较为沉重的地区之一。国家癌症中心发布的中国 2016 年癌症数据显示：2016 年我国胃癌新发和死亡病例数分别为 39.7 万例和 28.9 万例，分别占全部恶性肿瘤的新发和死亡病例数的 9.7% 和 12%，发病和死亡均居全部恶性肿瘤的第 3 位。胃癌的地区间分布差异很大，高发地区主要集中于苏中里下河及长江以北区域，扬中市 1991—2002 年胃癌发病率为 109.69/10 万，占全部恶性肿瘤发病的 40.81%。2006 年胃癌发病率居于我国首位，为 146.3/10 万。胃癌多见于男性，发病年龄以 40～60 岁为最常见，男女比例为 2.67∶1，30 岁以下少见。我国每年死于胃癌约 16 万人。多年以来，经过在胃癌防控方面的不懈努力，我国胃癌发病率和死亡率均有明显下降。2012—2016 年我国男性胃癌发病率 AAPC 为 −3.4%，女性 AAPC 为 −2.9%；男性胃癌死亡率 AAPC 为 −2.8%，女性胃癌死亡率 AAPC 为 −4.6%。但是，我国胃癌 ASIR 和 ASMR 分别是全球平均水平的 1.87 倍和 2.07 倍，发病和死亡人数分别占全球 43.94% 和 48.62%，防控形势依然十分严峻。目前，胃癌的病因尚不完全明确，幽门螺杆菌（Helicobacter pylori，Hp）感染被认为是最为明确的危险因素，被归为 I 类致癌因子。胃癌的发生是一个多因素参与的复杂过程，与个体和环境的相互作用有关，其他胃癌相关的危险因素包括高盐饮食、腌制食品摄入增加、红肉类及加工肉类摄入增加、蔬菜水果摄入少、吸烟、酗酒、高体质指数（BMI）等。1991—2011年中国健康与营养调查数据显示，2011年有59.8%的胃癌发病归因于以上危险因素。据估计，在2012—2025年间，当我国居民水果和蔬菜摄入量分别达到300g/d和400g/d时，我国可减少10 400例胃癌新发病例。

（三）结直肠癌

我国结直肠癌发病、死亡趋势与全球趋势一致，但由于中国人口基数大，结直肠癌发病人数、死亡人数占全球结直肠癌发病人数、死亡人数的比例较高。我国的发病率呈快速上升趋势，启东市1978—2002年结直肠癌发病率呈明显上升趋势；香港肠癌世界标化发病率1983—2006年增加了近20%，粗发病率增加了190%。结直肠癌的高发地区为上海市，上海市1973—2005年结直肠癌男女性标化发病率均呈明显上升，2006年上海市结直肠癌居全国发病的首位，结直肠癌发病率为53.92/10万。

（四）肝癌

我国是肝癌的高发国家，占全球的50%以上，每年发病约34万人，发病率约为30.3/10万，每年约有14万人死于肝癌，占全世界肝癌死亡人数的50%以上。2020年我国肝癌新发病例数410 038例，占全球的45.27%；死亡病例数391 152例，占全球的47.12%。肝癌是我国65岁以下人群的第一大死亡原因，位于恶性肿瘤所致非成熟死亡原因的首位，男性的发病率和死亡率均高于女性。肝癌的发生率地区差异很大，城市肝癌发病率低于农村。在我国的分布也有其特点，南方高于北方，东部高于西部，沿海高于内地，以江河三角洲地区和沿海岛屿为多发。我国肝癌高发区的共同气候特点是比较温暖、潮湿、多雨。江苏省启东市是我国肝癌高发区，肝癌是严重危害当地人民健康的首位恶性肿瘤，2006年发病率位居全国首位，为116.03/10万。肝癌的男女发病比例严重偏向男性，根据1990—1992年的抽样调查我国男女发病比为2.59。肝癌的发病率随着年龄增长而增加。在上海市区肝癌的发病男性从35岁以后逐渐上升,50岁后发病率较前要快,80岁达到高峰；女性从50岁逐渐上升，到70岁达到高峰。

（五）食管癌

我国是食管癌的高发区，河南省最高，其次为江苏、山西、河北、福建、陕西、安徽、湖南、新疆等省、自治区的部分地区。河南林州市35～64岁男性食管癌发病率为478.87/10万。河北省邯郸市磁县、江苏省扬中市和四川省绵阳市盐亭县的食管癌高发，磁县1974—2002年男性食管癌平均发病率为140.13/10万，女性为95.66/10万；扬中市1991—2002年食管癌发病率为82.44/10万；盐亭县1969—2003年食管癌居首位。我国少数民族中，食管癌死亡率以哈萨克族为最高（39.27/10万），苗族最低（1.09/10万），两者相差35倍。食管癌的发病率男性高于女性，国内外大致相同，我国的性别比例为20∶1。高发区男女比例差别小，低发区男女比例差别大。食管癌多发生于中老年人，30岁以前发病率很低，30岁以后随年龄增加其发病率不断增高。我国食管癌男女合计平均年龄为63.49岁，80%发病在50岁以后。

（六）乳腺癌

在过去 10 年间，一些欧美国家乳腺癌的发病率已达到顶峰并有所下降，而一些亚洲国家的发病率却呈明显增长趋势。近年来，随着社会、经济的发展，生活方式的改变以及生态环境的变化，我国城乡乳腺癌发病率均升高。我国乳腺癌发病率上升较快，乳腺癌发病率 2008 年达 21.6/10 万，估计到 2021 年发病率将达 85/10 万，预计还将继续上升，严重危害我国妇女的生命健康。河北省邯郸市磁县 1991—1995 年乳腺癌发病率为 5.17/10 万，1996—2000 年为 8.51/10 万，2001—2005 年为 9.07/10 万，15 年间女性乳腺癌发病明显上升。

（七）宫颈癌

21 世纪以来，中国宫颈癌发病率和死亡率总体呈现持续上升趋势。20 世纪末、21 世纪初，我国宫颈癌发病率城市高于农村，但近几年农村宫颈癌发病率逐年上升，城乡差异逐渐缩小，且宫颈癌死亡率农村地区始终高于城市，目前我国宫颈癌疾病负担农村高于城市、中西部地区高于东部地区。山西省晋城市阳城县宫颈癌的发病几十年来始终居高不下，而且有向年轻化发展的趋势，2006 年在我国发病率最高，为 37.44/10 万。截至 2020 年，中国宫颈癌新发病例约 10.97 万例，粗发病率 15.6/10 万，死亡病例 5.9 万例，粗死亡率 8.4/10 万。我国宫颈癌发病和死亡率均低于世界平均水平，但由于我国人口基数大，宫颈癌新发病例和死亡病例数分别占全球总病例的 18.2% 和 17.3%，约占全球的 1/5。

（八）鼻咽癌

鼻咽癌在我国是一种较为常见的肿瘤，尤其是中国南方部分省份具有高发性，并且有着较高的发病率和死亡率。根据相关资料显示，世界鼻咽癌高发地区位于我国两广及湖南、福建、江西等南方 5 省，以广东省发病率、死亡率最高，其在所有恶性肿瘤构成比中明显高于其他省份，素有"广东瘤"之称。广州市、四会市、中山市是鼻咽癌的高发地区，2006 年这几个地区鼻咽癌发病率居全国前几位，分别为 14.84/10 万、25.89/10 万和 17.95/10 万。鼻咽癌男性患者显著高于女性，发病率约为女性的 2 倍，在各年龄段均可发病，多以青壮年人群多见，40～60 岁为高发年龄段。

（九）前列腺癌

当前，我国前列腺癌发病率仍处于较低水平，但近些年已呈显著上升趋势，随着人口老龄化、饮食及生活方式的改变，我国前列腺癌的发病形势不容乐观。2015 年全国肿瘤登记地区资料显示，前列腺癌位列男性恶性肿瘤发病率第 6 位，占男性恶性肿瘤发病构成的 3.35%；位列男性恶性肿瘤死亡率第 10 位，占男性恶性肿瘤死亡构成的 2.1%。在全国肿瘤登记地区中，前列腺癌位于目前中国男性泌尿生殖系统恶性肿瘤发病第 1 位，高于膀胱癌。

（十）胰腺癌

2010 年我国胰腺癌死亡人数达 57 735 例，死亡率达 4.39/10 万，其中城市死亡人数 36 465 例，死亡率为 5.50/10 万，农村死亡人数 21 270 例，死亡率为 3.26/10 万。2010 年全国登记地区胰腺癌发病率和死亡率与 2009 年水平基本持平。根据 2012 年中国肿瘤登记年报显示，全国肿瘤登记地区胰腺癌发病率为 7.28/10 万，中国人口标化率为 3.35/10 万，世界人口标化率为 4.63/10 万；城市地区发病率比农村高 51.39%，年龄标化后高 27.76%。同期胰腺癌死亡率为 6.61/10 万，城市地区死亡率比农村高 50.20%，年龄标化后高 27.09%。在 31 个城市肿瘤登记地区中，男性胰腺癌发病率最高的是青海省西宁市（9.58/10 万），女性发病率最高的是安徽省铜陵市（6.53/10 万）；男女死亡率最高的均是辽宁省丹东市，分别为 6.79/10 万和 7.53/10 万。在 41 个农村肿瘤登记地区中，男性胰腺癌发病率最高的是江苏省启东市（8.84/10 万），女性发病率最高的是江苏省嘉兴市嘉善县（4.76/10 万）。男性死亡率最高的是扬中市（6.53/10 万）；女性死亡率最高的是江苏省盐城市大丰区（4.77/10 万）。城市与农村中胰腺癌的发病率与死亡率有明显差异。

（十一）甲状腺癌

我国甲状腺癌发病率快速增高，根据我国 2018 年全国肿瘤登记数据，我国甲状腺癌发病率达到 13.17/10 万，女性发病率为 20.28/10 万，在恶性肿瘤和女性恶性肿瘤中分别是第 7 位和第 4 位，是增长速度最快的恶性肿瘤之一。甲状腺癌发病率在不同人群之间具有显著差异，表现为女性发病率水平高于男性，城市发病率水平高于农村。江苏省女性甲状腺癌标化发病率为 9.41/10 万，男性为 2.68/10 万，城市甲状腺癌发病率为农村的 2.20 倍；与此同时，内蒙古肿瘤数据显示女性发病率（18.47/10 万）是男性（4.91/10 万）的 3.99 倍，城市甲状腺癌标准发病率为 13.63/10 万，农村地区甲状腺癌标准发病率为 7.22/10 万。

（十二）膀胱癌

我国膀胱癌死亡率男性高于女性。在统计的 184 个国家和地区中，男性年龄标化死亡率排第 91 位，女性年龄标化死亡率排第 105 位，属于膀胱癌死亡较低的国家之一。1998—2007 年膀胱癌死亡率居泌尿系恶性肿瘤死亡率第 1 位。2008 年男性前列腺肿瘤死亡率快速增长，超越膀胱癌，而降至中国男性泌尿系恶性肿瘤死亡率第 2 位。我国各地区膀胱癌死亡率的分布也存在不平衡现象，通常城市高于农村。在 41 个肿瘤登记地区中，年龄调整死亡率最高的是江苏省连云港市（男性为 6.74/10 万，女性为 2.45/10 万）。而山西省晋城市阳城县膀胱癌的死亡率最低，男、女性均为 0/10 万。

（十三）皮肤黑色素瘤

据国内一项研究显示，我国 MM 男女发病比例为 1.12∶1，中位诊断年龄 50～55 岁，老年患者占 17.8%。

（十四）白血病

《2019 中国肿瘤登记年报》显示，我国白血病的中标发病率和死亡率分别为 4.85/10 万和 2.95/10 万，且有上升趋势。研究显示，中国白血病标化发病率、标化患病率、标化伤残调整寿命年率、标化死亡损失健康生命年率、标化伤残损失健康生命年率均高于全球，疾病负担沉重。

（于　丹）

第二章　肿瘤病因学研究现状

第一节　肿瘤与环境

一、化学因素

人类肿瘤 80% 以上由化学致癌物质引起，这是从观察到特殊职业人群的肿瘤发病率开始，逐渐认识到化学物质能导致癌症的发生。早在 18 世纪和 19 世纪，科学家就发现伦敦清扫烟囱的工人患阴囊皮肤癌、化学及橡胶厂工人患膀胱癌的发生率明显增加。20 世纪初，日本学者通过用煤焦油涂擦兔耳的实验，首次证实了化学物质能够致癌。继续研究发现，化学致癌物与 DNA 结合是化学致癌的关键。目前研究表明，长期暴露于不良居住环境和生活方式是人类癌症发生风险的主要决定因素；宿主患癌风险的高低与自身遗传易感性关系密切，这主要取决于机体对致癌物的代谢能力、DNA 修复能力以及对肿瘤促进剂（tumor promoters）的反应等。

（一）化学致癌物

化学致癌物（chemical carcinogen）指所有能引发癌症的化学物质。分为 3 种类型，即直接致癌物、间接致癌物和促癌物。

（1）直接致癌物指进入机体后能与体内细胞直接作用，且不需要代谢就能够诱导细胞癌变的化学致癌物。直接致癌物种类较少，主要是烷化剂和酰化剂。有些烷化剂用于临床，如环磷酰胺。环磷酰胺既是抗癌药物，又是很强的免疫抑制剂，用于抗肿瘤治疗和抗免疫治疗，但由于此类物质可能诱发恶性肿瘤，如粒细胞性白血病，所以应遵医嘱谨慎使用。还有一些金属元素如镍、铬、镉等也具有直接致癌性，可能与其二价阳离子能够与 DNA 反应有关。

（2）间接致癌物指化学物质进入机体后需经过代谢活化后才具有致癌作用的致癌物。如存在于石油、煤焦油中的多环芳烃类，可在工厂排烟和烟草烟雾中大量出现，这与近年来肺癌发生率日益增加有密切关联，还可能存在于烟熏的鱼肉食品中，导致胃癌的发病率增加，并呈地域化特点。亚硝胺类物质广泛存在于生活中，尤其在不新鲜的食物中，可引起人的胃癌、肠癌等。如黄曲霉素等真菌毒素，也是常见的直接致癌物，广泛存在于霉变的花生、玉米中，其中黄曲霉毒素 B1 致癌性最强，可诱发肝细胞癌。

（3）促癌物单独使用时无致癌作用，但能促进其他致癌物诱发癌变，也就是说，促癌物可以增加致癌效应，如巴豆油、激素、酚和某些药物。

化学致癌是一个多步骤的过程。虽然小部分化学致癌物具有直接致癌活性，但大部分需要经人体的代谢活化（activation）而获得致癌活性。一些化学致癌物也可通过代谢减毒（detoxication）而失去致癌作用。

美国国家毒理学项目组2005年发布的第11版致癌物报告中，将200余种化学、物理和感染因素列为人类已知或可能的环境致癌物。环境致癌物的致癌过程有高度特异性，目前，绝大多数环境化学物质尚未发现具有致癌性。

（二）化学致癌物的机制

1. 体细胞突变假说

此假说认为，恶性肿瘤的形成起源于一个体细胞的恶变及增殖，从而形成肿瘤组织。其理论依据为致癌物质的致突变性、肿瘤细胞的单克隆性、染色体畸变、原癌基因突变和抑癌基因突变等。

2. 亲电子剂假说

致癌物多数具有遗传毒性，尽管其化学结构和性质不尽相同，但其有一共同特点即一般都是亲电子剂。此假说是指某些亲电性化合物与DNA、RNA、蛋白质的亲核集团共价结合形成DNA加合物，此类物质在血液和尿液中均可检出，从而造成DNA结构损伤，产生基因突变，部分细胞恶性转化，进而导致肿瘤的发生。

3. 癌基因假说

癌基因假说是由于致癌物质导致原癌基因点突变或原癌基因扩增，或染色体易位与基因重排，或原癌基因抑制解除、抑癌基因缺失，从而导致肿瘤的发生。

4. 多阶段学说

多阶段学说包含引发阶段、促长阶段和进展阶段。引发阶段又叫启动阶段，是指化学物或其活化代谢物与DNA作用，导致体细胞突变成引发细胞的阶段，历时较短，引发过程是一个突变过程，引发细胞不具有生长自主性，因此不是肿瘤细胞。促长阶段是引发细胞增殖成为癌前细胞或良性肿瘤的过程，历时较长，早期可逆，晚期则不可逆。进展阶段则是指突变细胞在形态、功能、代谢和行为方面表现出肿瘤的特征，如生长加速、侵袭性、转移能力及生化免疫性能改变，此阶段不可逆，可观察到良性或恶性肿瘤的存在。

（三）化学致癌物的代谢活化

仅有少部分化学致癌物具有直接致癌作用，大部分化学致癌物属于间接致癌物，需通过细胞色素P-450或者其他酶代谢活化为终致癌物（ultimate carcinogen）。该过程从进化学角度分析，就是原本用于清除体内异源性化学物的代谢反应，却错误地导致了致癌物的代谢活化，这些被活化的终致癌物能够结合甚至改变DNA。

代谢酶类是致癌物在体内代谢转归的关键。以经典的化学致癌物芳香胺类的代谢为例，首先通过 *CYP1A2* 的 N- 氧化反应，其产物 N- 羟化 - 芳香胺与 DNA 的反应一方面可以直接被酸催化，另一方面也可通过乙酰辅酶 A 依赖的乙酰化作用途径催化转变成芳香酰胺，再经过一系列酶反应而形成最终致癌物。乙酰化作用的表型在人群中变异很大，具有快速的乙酰化表型的个体患结肠癌的风险高，而具有慢速的乙酰化表型的个体则有患膀胱癌的风险。后者是由于乙酰化作用慢，使芳香胺的 N- 氧化产物存在较多，在酸性尿液条件下，这种被质子化的 N- 羟化产物可形成活性的亲电子物质并与 DNA、蛋白质共价结合导致大分子物质损伤尿路上皮，从而诱发尿路上皮癌。

（四）DNA 加合物的形成

终致癌物可以与大分子、核内或线粒体内的 DNA 形成共价的加合物（adducts）。动物实验显示，终致癌物形成 DNA 加合物的能力与诱导肿瘤形成的能力有明显的正相关关系。能与基因物质作用的致癌物称为基因毒致癌物，常具有如下特点：

（1）基因毒致癌物可以将简单的烷基或复杂的芳基转移至 DNA 碱基的特定位点。相应的基因毒致癌物也叫烷化剂和芳基烷化剂，主要包括 N- 亚硝基化合物、脂肪族环氧化物、黄曲霉毒素类、多环芳香烃类和其他矿物质和植物的燃烧产物。

（2）基因毒致癌物与 DNA 的相互作用具有一定的选择性。不同物质可以选择性作用于嘌呤或嘧啶。

（3）由化学致癌物到 DNA 加合物并最终导致 DNA 突变这一进程，主要取决于致癌物靶向的核苷酸序列、宿主细胞以及选择性的 DNA 修复过程。

（五）化学致癌的多步骤过程

目前研究将癌症发生（carcinogenesis）分为 4 个步骤，即肿瘤启动（tumor initiation）、肿瘤促进（tumor promotion）、恶性转化（malignant conversion）和肿瘤进展（tumor progression）。

1. 肿瘤启动

化学致癌物与 DNA 相互作用导致基因改变的过程，称为肿瘤启动。发生了肿瘤启动的细胞就具有向恶性细胞转变的风险。肿瘤启动通常从不可逆的基因损伤开始。化学致癌物通过对 DNA 分子结构的修饰引起遗传基因错误，导致其在 DNA 合成期间突变。最常见的是化学致癌物的某一功能基团与 DNA 中的一个核苷酸结合形成了 DNA 加合物。这种致癌物 -DNA 加合物的形成是化学致癌理论的中心环节，被认为是肿瘤发生的一个必需条件和细胞恶性转化的启动事件。

2. 肿瘤促进

肿瘤促进主要是指启动细胞的选择性克隆扩增进程，这种选择性的克隆生长优势又形成了前肿瘤细胞团集点。因为细胞分裂率与突变率呈正相关关系，故这些启动细胞的克隆扩增就有进一步基因改变和恶性转化的风险。肿瘤促进剂常常无须代谢激活就能发挥其生物学活性，其作用一方面可增加组织对致癌物的敏感性，另一方面可促进扩增启动细胞的数量，缩短肿瘤形成的潜伏期。

兼具肿瘤启动和促进作用的化学物质或因子称为全致癌物（complete carcinogens），如苯并 [a] 芘（benzo[a]pyrene）和 4- 氨基联苯（4-aminobiphenyl）。巴豆油（croton oil）是一种广泛用于小鼠皮肤癌模型的肿瘤促进剂。

3. 恶性转化

恶性转化是一种前肿瘤细胞转变为表达恶性表型细胞的过程。在此过程中，肿瘤促进剂给予的频次比总剂量更为重要。如果在细胞恶性转化发生前停止给予肿瘤促进剂，那么这种前恶性或者良性损害可能会消退。启动细胞数量的增多以及肿瘤促进剂导致的细胞分裂加快，增加了这些细胞恶性转化的风险。

某些时候或在一定条件下，不精确的 DNA 合成可导致进一步的基因改变。积累的基因改变结果能极大地增加前肿瘤细胞恶性转化的概率。

4. 肿瘤进展

肿瘤进展包括恶性表型的表达和恶性细胞获得更多侵袭性特征的过程，转移还涉及了肿瘤细胞分泌蛋白酶的能力。

恶性表型的一个显著特征是基因组不稳定性和细胞无控制生长的趋势。在此过程中，可能发生进一步的基因改变，包括再次的原癌基因的激活和抑癌基因的功能失活等。原癌基因的激活可以由点突变、基因过度表达、染色体片段扩增等引起。抑癌基因的功能失活可以由一个等位基因的点突变加上第二个等位基因的缺失、重组或染色体不分离等引起。这些改变都赋予细胞生长优势和侵袭能力，最终转移播散。这一演进过程中，决定因素是突变的累加而不是突变的顺序或发生的某一阶段。

（六）化学致癌物与遗传物质的相互作用及遗传易感性

基因 - 环境相互作用的概念是人类化学致癌的理论基础。宿主相关基因的变异决定了不同个体对化学致癌易感性的差异。个体间蛋白的功能多态性在化学致癌过程中起重要作用，这些蛋白包括激活或去除外源化学物的酶、修复 DNA 损伤的酶以及激活磷酸化级联反应的表面受体和细胞周期控制蛋白等。这些个体差异可使接触相同化学致癌物的不同个体表现出明显不同的结果。

1. 致癌物代谢的差异

当化学物质进入机体的代谢系统后，会被代谢过程改变。大多数外源性致癌物进入人体后，需要经过代谢活化才具有致癌活性。同时，体内还存在一些相应的解毒途径，可使进入体内的致癌物失活并且排出体外。两者之间的平衡和效率可能会影响对致癌物的易感性。30 多年前，人们就认识到个体间在致癌物代谢上的差异以及大分子加合物形成的现象。

有时，激活和去毒的途径是竞争性的，导致了个体间对致癌物代谢的更大的差异。由于化学物的暴露也可以引起致癌物代谢相关基因表达的上调或抑制，因而使这一过程变得更复杂。

致癌物代谢过程中有多种酶参与。参与不同化学致癌物代谢的酶可能不同，且同一种酶类对不同类型的化学致癌物的代谢也可能会有不同的作用。此外，在化学致癌物代谢活化或去毒过程中，相关酶表达水平或功能的差异导致了致癌物的不同转归，因而影响了个体对致癌物的易感性。

2. DNA 损伤和修复的差异

致癌物的代谢只是基因 – 环境相互作用的开始。基因 – 环境相互作用的另一方面是化学改变基因。一旦前致癌物被代谢激活为终致癌物，就能与细胞内的大分子包括 DNA 等发生共价结合。这种 DNA 的损伤可以通过一些机制来修复，但是修复速度的不同和修复准确性的差异影响了 DNA 加合物形成的程度和基因损伤累积的总量。致癌物对基因的影响主要表现为：

（1）改变 DNA 的化学结构：包括大块的芳香族型加合物的形成、烷化作用、氧化作用、二聚化和脱氨基作用。

（2）引起表观遗传的改变：例如改变 DNA 的甲基化状态，导致特异性基因表达的沉默。

人类遗传因素对化学暴露的影响非常复杂。分子流行病学研究显示，高外显的癌易感基因可导致家族性的癌，但这种家族基因毒致癌物是强致突变剂，特别是引起碱基错配和小的缺失，导致错义和无义突变，也可引起大的基因损伤如染色体断裂和大的缺失。为保持遗传的稳定性，人体内存在多种对 DNA 损伤进行修复的酶。DNA 修复酶作用于化学致癌物 DNA 的损伤位点，已知的主要相关机制包括直接 DNA 修复（direct DNA repair）、核苷切除修复（nucleotide excision repair）、碱基切除修复（base excision repair）、双链断裂修复（double-strand break repair）、错配修复（mismatch repair）和复制后修复（post-replication repair）。每种修复途径都有各自特殊的酶参与。到目前为止，发现超过 70 个人类基因涉及了以上的 DNA 修复途径。这些基因负责 DNA 修复的准确度，它们的缺陷可导致基因突变和突变表型的增加。

DNA 修复率可通过加合物的去除情况或者非常规的 DNA 合成来粗略检测，个体差异很大。着色性干皮病患者的切除修复能力明显降低，这些患者存在紫外线诱导的皮肤癌风险。但通过体外用致癌物处理淋巴细胞发现，在普通人群个体之间的切除修复率也可以达到 5 倍的差异。DNA 修复率还可以被醛、烷化剂以及一些化疗药物抑制。因此，DNA 修复酶的表达和活性差异影响着不同个体对致癌物的易感性。

许多癌症易感患者被发现存在 DNA 修复缺陷。同样，修复缺陷的哺乳动物细胞在体外对化学和物理致癌物的转化也具有易感性。核苷切除修复的主要作用是帮助去除转录链上的加合物从而保护蛋白质的合成，若该环节中相关酶的基因突变，可导致 DNA 修复缺陷综合征而使患癌率增加。

家族性癌不足癌症总发病率的 5%；更常见的是低外显率基因引起的散发癌。遗传多态性（genetic polymorphism），如单核苷酸多态性（single nucleotide polymorphisms，SNPs）定义为在人群中至少有 1% 以上的变异。因为每 300 个碱基对就可能出现 SNPs，因此这些遗传性状使癌变过程中每一个步骤都变得十分复杂。每种肿瘤都可被检测到相关的遗传易感性，虽然其相关性都有各自的特殊性，但是在某些肿瘤中也有一些相似的规律可循。

（七）化学致癌物的评价方法

1. 致突变试验

致突变试验包括基因突变试验、染色体畸变试验和原发性 DNA 损伤试验，能灵敏地测试出受测物的致癌性或非致癌性，有高度的灵敏性和特异性。

2. 哺乳动物细胞恶性转化试验

哺乳动物细胞恶性转化试验是指哺乳动物细胞在有害因素作用下发生一系列与肿瘤形成有关的细胞形态学及生物学特性的改变。本试验以细胞恶性转化为观察终点，包括形态学变化、凋亡敏感性降低、锚着独立性生长、对血清的生长抑制具有抗性、ConA 凝集时间缩短及凝集度增强、动物体内成瘤等。

3. 哺乳动物短期致癌试验

哺乳动物短期致癌试验如小鼠皮肤肿瘤诱发试验、小鼠肺肿瘤诱发试验、大鼠肝转化灶诱发试验、雌性大鼠乳腺癌诱发试验等。

4. 转基因动物致癌检测模型试验

转基因动物致癌检测模型试验包括过表达癌基因的转基因动物模型及基因敲除动物模型。

5. 流行病学调查

对于化学致癌物评价最可靠的是设计严密的流行病学资料，但由于人类接触物质较为复杂，所以流行病学调查得到"阴性"结果也并不能完全证明某种物质是否致癌性较弱。

二、物理因素

在物理致癌因子中，有直接证据的包括电离辐射、紫外线和石棉等。这些因素的致癌性已经十分明确。电离辐射包括 X 射线、粒子形式的辐射等，放射工作者如长期接触射线而又缺乏有效防护措施，其皮肤癌和白血病的发生率较一般人高，电离辐射能使染色体发生断裂、转位和点突变，导致癌基因激活或者肿瘤抑制基因灭活。紫外线主要来自太阳辐射，与人类皮肤癌、恶性黑色素瘤的发生相关。虽然石棉纤维含有化学成分，但它们致癌的主要原因是其物理作用，其主要危害在于石棉粉尘被人体吸入后，会长期附着并沉积在肺部，因而可能导致肺纤维化、胸膜损害等，可能引起肺癌、恶性间皮瘤等，因此归为物理致癌物。本章节主要讨论辐射致癌的相关问题。

（一）电离辐射的分类及概念

电离辐射是指携带足以使物质原子或分子中的电子成为自由态，从而使这些原子或分子发生电离现象的能量的辐射，是能使受作用物质发生电离现象的辐射，具有波长短、频率高、种类多等特点。

电离辐射的暴露可以来自天然或人为因素。天然的射线主要来自自然界的土壤、岩石、植物以及建筑材料等。其中，氡是最大的天然辐射源之一。此外，我们还暴露在宇宙辐射中，高海拔地区居住的人遭受的宇宙辐射高于海平面地区。这些天然的辐射，又称为本底辐射（background radiation）。根据海拔、地理、房屋建材类型的不同，本底辐射也各不相同。

人源性的辐射暴露是另一重要的辐射来源。绝大多数人为的辐射源来自医疗，包括影像诊断、核医学和肿瘤放射治疗。这些辐射源射线主要是 γ 射线、X 射线和电子线。γ 射线、X 射线属于电磁辐射，电子、质子、α 粒子和中子射线属于粒子辐射。电磁辐射和粒子辐射统称作电离辐射。根据射线在组织中沿着次级粒子径迹上的线性能量传递大小，可分为低传能线密度（或称为低 LET 射线）和高传能线密度（高 LET 射线）。γ 射线、X 射线和电子线均属于低 LET 射线，高 LET 射线是指中子、质子以及氦、碳等重离子。

（二）电离辐射的损伤与修复

电离辐射对人体可造成的损伤有急性核辐射损伤、慢性核辐射损伤、胚胎与胎儿损伤、远期效应及后遗症。急性核辐射损伤常见于核辐射事故，主要损伤造血系统，可引发白血病等；慢性核辐射损伤常见于核辐射工作的职业人群，机体在接受低剂量却长时间的照射后，可以导致局部慢性损伤，如慢性皮肤损伤、造血功能障碍、白内障等；增殖活跃的组织对辐射损伤最为敏感，胚胎和胎儿正处于生长发育的高峰期，因此对辐射较为敏感，胚胎期受到辐射可使胎儿畸形率增高、新生儿死亡率增高，胎儿期受到辐射的儿童中，白血病和其他癌症的发病率较高；从长远来看，曾受到电离辐射的人群白细胞数量下降，肺癌、甲状腺癌、乳腺癌和骨癌等多种癌症的发病率均呈较高水平。

电离辐射与细胞的相互作用结果导致 DNA 的损伤，主要表现为单链断裂和双链断裂、DNA 交联、DNA2 级和 3 级结构的变化、DNA 集簇损伤等。其中双链断裂即染色体折成两段，双链断裂被认为是电离辐射在染色体上所致的最关键损伤，两个双链断裂的相互作用可以导致细胞的死亡、突变致瘤作用。

电离辐射还可以导致细胞死亡，相对于细胞质而言，辐射引起细胞死亡的敏感部位是在细胞核。非增殖细胞受大剂量（100Gy）以上照射后，细胞将在有丝分裂间隙期立即死亡，这种死亡方式称为间期死亡或非有丝分裂死亡；若是处于分裂增殖期的细胞受到辐射，照射后细胞不会立即死亡，仍会进行生命活动有关的代谢过程，并可能发生细胞分裂，细胞可分裂一至数次，然后停止分裂，这种细胞死亡的标志是最终丧失继续增殖的能力，即生殖完整性的破坏，又叫延缓死亡。

哺乳动物细胞的放射损伤常分为 3 种：

1. 亚致死性损伤

亚致死性损伤指细胞受到辐射后，在一定时间内能完全修复的损伤。

2. 潜在致死性损伤

潜在致死性损伤指细胞受到辐射后，在适宜条件下损伤能修复，否则这种损伤将转化为不可逆。

3. 致死性损伤

致死性损伤指细胞所受的辐射损伤达到严重脏器损伤或致死程度，在任何情况或条件下都不能修复。

（三）辐射致癌的机制

辐射致癌的机制是指辐射初期会引发与细胞衰老和端粒缩短相关的克隆性端粒不稳定的自然过程。因辐射相关的端粒重排和不稳定的染色体易位连接，辐射后一部分错配的基因损伤会倾向于在其子代中出现第二次改变。某些放射相关癌症的发生即与这种病理过程有关，这在乳腺癌中已得到了证实。

基因的不稳定性，特别是功能异常的端粒更倾向于与辐射诱导的双链断裂相互作用，增加了错配的可能性。这种情况在单链断裂和双链断裂相对不足或低剂量时特别重要。这可解释在小于 50cGy 辐射时诱导的基因不稳定性呈剂量依赖关系，而当剂量更高时，诱导的不稳定性则不依赖于剂量而呈平台方式。

单个启动细胞进展成肿瘤的可能性是受到周围组织细胞和全身宿主因子的影响。有研究显示辐射能影响细胞—细胞、细胞—组织以及宿主因素之间相互影响。目前研究主要集中于肿瘤发生进展的调节机制。

（四）传能线密度辐射与患癌风险

1. 低传能线密度辐射

理解患癌风险与辐射剂量之间的关系对于评估一般人群在日常情况下遭受低剂量辐射暴露时的风险具有重要意义。对低剂量暴露下风险的准确评估，对于调整环境和职业暴露十分必要。尤其是对于评估某些医用放射的利弊关系并决定其是否可以使用以及怎样使用都有重要的意义。典型案例就是关于儿童进行 CT 扫描的风险评估。一般这种检测使人体所遭受的辐射剂量是一般摄片的 10 ~ 15 倍，该剂量被认为可直接增加癌症发生的风险。儿童对辐射诱癌有较高的敏感性，同时，CT 检查在儿科医学中的应用正逐渐增加。研究者正在评估这一潜在的风险，初步的研究结果提示，这一诊断操作导致了一些新肿瘤的发生。虽然只是初步的结果，尚存在争议，但这些研究结果促使放射学家考虑对儿童患者应尽量减少这种操作或降低所遭受的辐射暴露剂量。

根据在细胞和分子水平的辐射理论模型和流行病学与实验研究，主要有两种剂量反应模式。一种是线性模式，另一种是线性 – 平方模式。线性模式指辐射剂量与患癌风险成正比；线性 – 平方模式指低剂量时患癌风险与辐射剂量成正比，而高剂量时其风险则与剂量的平方呈函数关系即表现为迅速地增加。两种模式都显示，在总的暴露剂量较低时（如小于 200mGy），多分次的低剂量暴露所致的风险累加起来，与遭受总剂量相当的单次暴露所致的患癌风险相当。而在总剂量达到 2 ~ 3Gy 时，线性 – 平方模式则提示了时间依赖的不同，单次高剂量的暴露较多分次剂量的暴露具有更高的风险。这表明，当总剂量达到或高于 2 ~ 3Gy 时，分次给予比一次性给予的癌症发生风险要小。

2. 高传能线密度辐射

普通人群接受的高 LET 辐射最主要的来源是氡暴露（radon exposure）。作为气体，氡能从岩石和土壤中进入空气。地下的矿物，特别是铀矿，常含有高水平的氡气。氡具有辐射性，但是化学上是惰性的和不带电的。而氡自发衰变释放出的次级射线粒子可吸附在灰尘颗粒上，当被人体吸入时，能沉积在肺导致肺的 α 粒子辐射损伤。对遭受高剂量氡暴露的地下矿工进行研究，明确显示了肺癌风险的增加。这种风险是肺特异性的，没观察到其他实体瘤和白血病发病的增加。研究还提示了肺癌风险和氡暴露之间的线性剂量关系。有关从建筑物中遭受低剂量氡暴露的风险，目前还有争议，有分析数据证明肺癌风险是增加的。美国的相关研究和统计表明，有 10% ~ 15% 的肺癌归因于氡。

经低剂量的高 LET 辐射后，细胞出现的旁观者效应也是目前研究重点。在旁观者效应中，被射线如 α 粒子直接击中的细胞，能发出信号给邻近的未被射线直接击中的细胞，这些信号使没有受到照射的细胞出现基因的损伤。这种机制仅发生于低剂量且仅部分细胞被直接击中的情况下。

更高剂量的高 LET 辐射不存在这种旁观者效应。这对于理解氡和其他高 LET 辐射在低剂量时的效应具有重要的意义。关于低 LET 辐射在低剂量时是否有旁观者效应尚不明了。

（五）辐射与癌发生的关系

1895 年伦琴发现了 X 射线后，医学界很快意识到它在诊断和治疗中的价值。但是几乎同时也发现了辐射暴露的危险，其中癌的发生是最主要的风险。皮肤癌是第一种被认识到与辐射暴露有关的肿瘤，报道于 1902 年，距离发现 X 射线仅仅 7 年时间。之前，工人常用手来检测 X 射线管的输出情况，后来发现遭受高剂量暴露的皮肤易患皮肤癌。1911 年又有报道放射工作人员与辐射诱导相关的白血病的关系。因为是较高剂量暴露的原因，一度认为患癌风险的增加可能是由组织的损伤引起的，并没有意识到低剂量的潜在风险。但随后的观察研究证实了低剂量辐射暴露致癌风险。对低剂量辐射暴露致癌风险的认识主要来自以下 3 方面的观察：

1. 原子弹爆炸后遗效应的观察

日本广岛和长崎在原子弹爆炸中的幸存者是研究人类辐射暴露后癌发生风险的最大规模的人群。接受非致死剂量辐射的幸存者接受到的辐射暴露剂量是不同的，多数幸存者受到的平均辐射剂量少于 0.3 剂量当量，这提供了低剂量暴露人群的风险信息。目前对该人群的数据分析初步表明，人类很多癌症的发生风险与剂量呈函数关系，患癌风险存在组织器官不同的易感性等。因为诱导实体瘤发生的潜伏期很长，低剂量致实体瘤风险的重要信息还在进一步追踪分析中。对原子弹爆炸的幸存者人群的观察，可能要持续到这些人去世后才能有明确的结论。现在预期的结果是这些个体一生中实体瘤的发生风险将保持在较高水平。

2. 医源性电离辐射暴露的人群观察

接受医源性辐射的人群主要有两类：一类是接受影像诊断和放射治疗的肿瘤患者，另一类是从事辐射诊断和治疗职业的医务人员。对前者而言，由于是局部低剂量或分次低剂量累加辐射，观察结果主要反映的是特定器官组织的患癌风险。对于后者，尽管辐射安全防护技术和措施有极大的提高与完善，但是依然被纳入高危职业人群而定期体检加以密切观察。

目前还没有证据表明常规影像诊断的辐射会导致成人患癌风险增加，但一般对儿童患者应考虑尽量减少常规影像诊断所带来的辐射暴露，尤其是不必要的频繁 CT 扫描检查。

放射治疗手段曾经用于多种疾病的治疗，包括胸腺和扁桃体的长大、头癣、强直性脊柱炎以及消化性溃疡等。研究数据已显示这些人群中白血病、甲状腺癌、乳腺癌和胃癌的发病风险有不同程度增加。目前放疗主要是针对恶性肿瘤的治疗，但是否会明显增加第二肿瘤的患病风险尚无定论。已有文献报道，在鼻咽癌等头颈部原发肿瘤放疗后会诱发肉瘤等第二肿瘤，这种放射诱发肿瘤是放射治疗最为严重的并发症。最近，美国国立卫生研究院研究报告了 SEER 数据库中的 182 057 名乳腺癌患者，在中位随访 13 年后有 15 498 例发生第二恶性肿瘤，其中 6491 例患有对侧乳腺癌，但统计分析显示，多数患者发生第二肿瘤与放射治疗无关。故目前尚无证据表明癌症患者在接受中低剂量放疗的部位，第二肿瘤的患病风险会增加。但通过遗传易感基因的研究表明，一些存在抑癌基因缺陷的特定患者群，其第二肿瘤的发生风险会有所增加。

3. 其他职业暴露的人群的观察

通过对铀矿和其他地下矿矿工的研究，提供了许多关于慢性和延长电离辐射暴露所致风险的数据，该数据表明了氡暴露与患癌风险的重要关系。

（六）辐射致癌的影响因素与遗传易感性

1. 年龄暴露时的年龄是辐射诱导癌的易感性影响因素

甲状腺癌风险的增加主要是在儿童期遭受辐射暴露的人，但在成人其风险很小甚至可以忽略不计。对于乳腺癌，儿童和青少年风险最大。相比于年幼者，20 多岁和 30 多岁的年轻妇女的风险较低。对于大于 45～50 岁的妇女，则几乎没有影响。若暴露发生在生命的早期，诱导急性白血病、结肠癌、中枢神经系统肿瘤和皮肤癌的风险会更大。对于整个患癌风险的估计是，幼童是中年成人敏感性的 10～15 倍。

20 世纪 50 年代中期发表的报告第一次提示，因诊断操作遭受宫内辐射暴露的妊娠妇女，其子代儿童期患白血病和其他肿瘤风险会增加。目前认为，宫内遭受每剂量当量的辐射暴露，儿童期患癌风险则增加 6%。

2. 对辐射遗传效应的认识

人类最初认识到电离辐射的遗传效应是 Muller 在 1927 年将果蝇进行 X 线照射，诱发其 X 染色体的隐性致死突变效应，从而提出了电离辐射可能具有遗传风险的论断。在研究了广岛和长崎原子弹爆炸的数据后，发现未观察到遗传影响频率的增长。在对马绍尔群岛和切尔诺贝利事故的数据研究中，亦未发现诱发遗传效应的明确依据。但在动物实验的大量数据累积中存在着明确的遗传阳性结果，所以对于人类的辐射遗传性也不可忽视。联合国原子辐射效应科学委员会（UNSCEAR）解释道，可能是在未受照射人口发病率较高的基础上，很难发现与辐射相关的一个小的超额发病率。

3. 遗传易感性

多年来人们知道人群中存在患自发性癌的高风险个体。通过对这些个体及其家族的研究发现，人类存在一系列涉及特异性肿瘤遗传易感性的基因，从中也发现了许多癌症病理发生的重要概念。

存在这种易感性的个体，其一生中发生特异性肿瘤的概率超过50%，有时会更高。但影响这种癌易感性的突变相对罕见。一般在人群中，已知的高外显基因能够解释的癌症大约占癌症总数的5%，但是尚不清楚普通人群中更常见的低外显突变或多态性对患癌风险的潜在影响。用传统的流行病学的方法很难检测这些功能多态性的存在及其影响。但动物模型和人类细胞水平的研究，显示了这种多态性的存在以及其对辐射诱导癌的影响。基于已知的辐射诱导损伤和癌症发展的机制可以预见，与DNA双链断裂修复相关的基因和增加染色体畸变敏感性相关基因的改变是重点的研究对象。

关于易感基因与辐射风险的一些重要信息来自放射治疗后第二原发癌的研究。研究显示，对于遗传性视网膜母细胞瘤的患者其放射诱发的骨肉瘤和软组织肉瘤发病增加。对于基底细胞癌综合征患者的研究显示，在受照射区基底细胞癌和卵巢癌的风险增加。此外，Li-Fraumeni综合征的患者放射诱发的癌的风险也增加。在这些案例中，患者均有相应的抑癌基因的缺陷，来自人和鼠的资料都支持抑癌基因的生殖突变不仅增加自发性癌的风险，也增加辐射诱导癌的风险的观点。

此外，在运动失调性毛细血管扩张症中也发现辐射诱导癌的易感性增加，尤其是在乳腺癌。运动失调性毛细血管扩张症是一种由于ATM基因缺失或突变引起的隐性遗传综合征，它对急性辐射的细胞杀伤效应具有高度敏感性。该基因是DNA损伤信号转导和反应途径的重要成员，该基因纯合缺失的患者患癌或辐射诱导的癌的风险均有增高。ATM基因杂合突变个体的风险尚不确定，但是这些个体对急性辐射效应的敏感性尚在正常范围。ATM基因杂合性突变对患癌风险的影响也正在研究中。

总之，癌症的发生是一个多病因、多步骤的复杂过程，除包括化学、物理、生物致癌因子等环境致癌因素的作用外，个体的遗传易感性在癌的发生和进展中也起重要的作用。虽然对这一疾病的病因和发病机制目前还未完全阐明，但是，随着医学科学技术研究的进步，这一发病过程正变得逐渐清晰。环境致癌物是癌症发生的源头，人们通过认识和鉴定环境中的致癌物，了解致癌物在癌发生机制中的作用对癌症的预防和治疗都具有重要意义。去除或减少环境中的致癌物是降低癌症发生风险的最有效办法。

三、病毒致癌

病毒感染是生物致癌的重要因素之一，由病毒感染引发的肿瘤大约占整体肿瘤发病率的

20%，对于某些肿瘤（例如宫颈癌、肝癌），病毒感染是其发病的主要诱因。能引起人或动物肿瘤或是体外能使细胞恶性转化的病毒均称为致瘤病毒（oncogenic virus）。

关于致瘤病毒的研究最早可追溯到 1908 年，Ellermnn 及 Bang 用无细胞滤液注射到受试鸡体内，成功地诱发鸡白血病，并首次证实了病毒与恶性肿瘤的病因学关系，这时距离 Iwanowski 第一次发现烟草花叶病的致病原是滤过性病毒的结论已经过去 16 年。1964 年 Epstein 和 Barr 观察到 Burkitt 淋巴瘤细胞中有疱疹病毒颗粒，命名为 EB 病毒，后经证实 EB 病毒是引起鼻咽癌的主要病因。20 世纪 60 年代，科学家在应用非洲猿猴肾细胞进行多瘤病毒疫苗生产的过程中发现了病毒样颗粒，将这种 DNA 致瘤病毒接种到地鼠可以产生肿瘤，称为 SV40（Simian Virus）。

病毒致癌的机制，是病毒学与肿瘤学集中研究的课题。生物体细胞中含有正常的原癌基因，是负责细胞生长及分化的一大类基因簇，与个体发育、组织损伤的修复及再生密切相关，原癌基因在生物进化过程中其结构高度保守，在所有真核生物之间具有高度同源性，被认为是生命所必需的看家基因。病毒致癌学说认为，某些病毒可能对原癌基因进行"加工"，原癌基因异常表达，从而形成病毒癌基因。引起细胞原癌基因活化的机制包括：①插入突变：反转录病毒的前病毒在整合到细胞染色体上时，可能插入原癌基因附近，在前病毒增强子或启动子控制下，原癌基因呈现高水平表达。②原癌基因转位：在人的 Burfzitt 淋巴瘤病毒引起的肿瘤细胞内，8 号染色体上的 c-myc 基因转移至免疫球蛋白基因的并置部位，c-myc 在免疫球蛋白调控序列的控制下出现异常表达。③原癌基因扩增：在人的某些癌细胞系中，发现 c-ras 基因拷贝数比正常增加 30 倍以上，其相应的 mRNA 和蛋白质也同时增加。原癌基因的扩增不仅限于其本身，还可能包括原癌基因的旁侧序列。④原癌基因的点突变：由病毒感染造成细胞染色体发生点突变的原因至少有两方面：一是病毒的全基因组或部分片段整合到宿主细胞 DNA 上，可能造成染色体个别碱基的改变，或干扰整合部位 DNA 聚合酶的错误监视系统；二是在同源重组过程中，病毒基因首先重组到细胞染色体中，整合病毒在从细胞染色体释出的过程中可能携带细胞的正常基因。同时，病毒感染也可能造成抑癌基因的失活，病毒不仅可以通过将其基因整合然后释出细胞染色体而引起基因突变，某些病毒编码的蛋白质还可以通过与抑癌蛋白结合，干扰细胞蛋白质磷酸化过程等方式影响抑制基因的活性，进而使细胞的癌基因扩增和过度表达，最终导致癌变。

按核酸类型可将致瘤病毒分为 DNA 病毒和 RNA 病毒两类。确定病毒是否具有致瘤作用，须具备 5 个条件：①病毒感染在肿瘤发生之前。②在肿瘤内找到病毒、病毒核酸及病毒抗原。③体外培养的瘤细胞能产生相应病毒或病毒抗原。④病毒能使正常细胞转化为恶性细胞，并能在实验动物中诱发肿瘤。⑤用免疫干预预防病毒感染能降低肿瘤的发生率。致瘤病毒与肿瘤发生的详细分子机制仍未完全阐明。目前研究表明，致瘤病毒与宿主细胞相互作用后，病毒基因与宿主细胞 DNA 发生整合（integration），影响宿主细胞的基因组成及表达调控，启动一系列分子事件，干扰宿主细胞的分化、增殖、凋亡，从而导致恶性转化。随着分子生物学的发展，人们从癌基因的遗传起源、信号转导及表观遗传学等方面探讨致瘤病毒的致瘤分子机制，为肿瘤的诊断和治疗提供科学依据。

（一）RNA 致瘤病毒

1. RNA 致瘤病毒的特征

致瘤性 RNA 病毒在分类上属于反转录病毒科。根据病毒的形态、基因组的完整性、病毒的生活周期及致瘤机制可分为 A、B、C、D 4 型，C 型病毒与肿瘤发生有明确的病因学关系，B 型的致瘤能力次之，A 型可能是 B、C 型的不成熟形式，D 型病毒来源于恒河猴乳腺分离物，目前还没有找到其致瘤的直接证据。因病毒的基因组结构差异，根据体外培养中是否需要辅助病毒产生完整的病毒颗粒又可分为非缺陷型和缺陷型 RNA 致瘤病毒。这类病毒基因组中的结构基因在感染细胞时与细胞基因组交换或者丢失，取而代之的是病毒癌基因，以至于病毒需要在辅助病毒的协助下才能产生完整的病毒颗粒。根据 RNA 致瘤病毒在动物体内的致瘤能力及时间可将其分为急性和慢性 RNA 致瘤病毒。急性 RNA 致瘤病毒当接种动物后 3 ~ 4 周可以诱发肿瘤，慢性 RNA 致瘤病毒导致动物发生肿瘤的过程可达到 5 ~ 12 个月的时间周期，慢性 RNA 致瘤病毒对培养细胞失去转化能力，由于不携带癌基因，只有通过长末端重复序列（long terminal repeat，LTR）整合到宿主细胞的 DNA，使插入部分以下的基因过度表达而引起肿瘤。

急性转化型反转录病毒的特点可参比父代病毒的序列给予区别，与感染细胞所交换形成的新基因相对稳定，并且与细胞基因序列非常类似，但这类正常的细胞基因是不致瘤的。反转录病毒感染宿主细胞将捕获的细胞基因修饰后，产生具有活性的组合基因称为原癌基因，通常以病毒 v 表示，而细胞的同类的基因以 c 表示。例如，Rous 肉瘤病毒基因组内的癌基因称作 v-Src，而同样序列的基因在细胞内则称作 c-Src，根据 v- 致瘤和 c- 致瘤即可分辨出该癌基因的来源。

已经发现反转录病毒基因组内共有 30 多种细胞癌基因，不同的转化型反转录病毒株基因组中有序列相同的 c- 癌基因，如猿猴病毒和猫科病毒 Fesv 的 PI 株携带有来自 c-sis 的病毒癌基因，另一些病毒，如鼠 Musv 的 Havvey 和 Kirsten 株携带的 v-ras 基因来自两个不同的细胞 c-ras 基因家族。在 3 株不同的猫科病毒（Fesv）发现有同样的非转化型病毒的基序，如 sis、fms 和 fes 癌基因。某些病毒基因组内携带多个细胞基因序列的原癌基因，在不同的病毒分离株基因组中，携带相同系列的 c- 癌基因，例如，不同的病毒均含有 v-myc 基因，且来源与 c-myc 相同，但病毒株之间所含有的 v-myc 基因的末端序列各异并伴随着点突变，这提示目前已被分离获得的 c- 癌基因是可被病毒转录活化的一类基因。最直接的证据是当 RSV 感染宿主细胞后可以观察到细胞转化与 v- 癌基因表达同时发生。当 v-src 发生温度敏感突变所引起的转化可在温度增加的条件下完成，反之亦然，这表明 v-src 在启动和保持宿主细胞的转化中发挥重要作用。

2. RNA 致瘤病毒致瘤的机制

反转录病毒通过垂直或纵向传递遗传物质，其形式有别于 DNA 病毒的横向感染，即通过受感染的宿主细胞传播给邻近细胞，纵向感染是将病毒遗传物质整合到宿主染色体形成原病毒，类似于溶原性细菌噬菌体，然后再将病毒遗传物质传给后代。

反转录病毒生活周期是以 RNA 和 DNA 为模板进行遗传物质的扩增。首先，病毒感染细胞后，利用宿主细胞的 RNA 聚合酶将病毒 RNA 反转录成单链 DNA，然后合成双链 DNA，最后整合到宿主基因组中，此时双链 DNA 可以转录成感染性 RNA，以这种方式整合到染色体的病毒基因参与了反转录前病毒颗粒的产生，当其与人群接触时可横向传染新的人群。

在病毒感染细胞的过程中，病毒与细胞基因交换后丢失了其复制所必需的基因，因此这些病毒是复制缺陷性的，然而当同时感染有"辅助（Helper）"的野生型病毒的细胞时，这种非复制型病毒可以重新获得重组过程中失去的功能而恢复复制能力。显然，这类病毒在感染细胞时通过重组获得细胞基因，这种感染能改变基因的表达谱从而异化细胞表型，这些被病毒基因改变的细胞有利于病毒生长，使其更易于传播。获得细胞基因的病毒可能产生突变，这种突变的基因对细胞表型影响重大。

反转录病毒对宿主细胞的转化并不是唯一的机制，例如 HIV-1 反转录病毒，属于反转录病毒的潜病毒科，可以感染 CD4 受体阳性的 T 淋巴细胞，以杀死 T 细胞从而摧毁机体免疫系统，即所谓的艾滋病，HIV-1 的 *gag-pol-env* 基因参与损坏 T 淋巴细胞的重要功能。

3. RNA 致瘤病毒实例

HTLV 是第一个被发现直接与人类癌症相关的反转录病毒。1980 年以来，美国的 Gallo 实验室和日本的 Miyoshi 实验室分别从成人 T 细胞白血病（ATL）患者的外周血培养的 T 细胞中分离出一种反转录病毒，1982 年又从一名变异的多毛细胞白血病患者中分离出人类 T 淋巴细胞白血病病毒Ⅱ型（Human T cell Leukemia Virus TypeⅡ，简称 HTLV Ⅱ）。随着病毒检测方法的不断进步，对 HTLV-Ⅰ/Ⅱ的认识也更加深入。以下 4 点证据支持 HTLV-Ⅰ是 ATLL 的病因：① ATLL 高发区域与 HTLV-Ⅰ在人群中的分布相似。② HTLV-1 在体外可使人类 T 细胞永生化。③在 ATLL 细胞整合有单克隆 HTLV-Ⅰ前病毒 DNA。④所有 ATLL 患者都有针对 HTLV 的抗体。HTLV-Ⅰ阳性者发生 ATLL 累积发生率为 0.5% ~ 7%，潜伏期通常为 20 ~ 30 年，甚至长达 60 年，可见单纯 HTLV-Ⅰ感染尚不足以导致 ATLL，还需要其他因素的共同参与。

与其他反转录病毒一样，HTLV-Ⅰ前病毒基因组也包含 *gag*、*pol*、*env* 及两个长末端重复序列（LTR）。此外，3'-LTR 和 *env* 之间的 pX 区是 HTLV-Ⅰ的独特结构，该区域编码调控蛋白 *p40tax*、*p27rex*、*p21*、*p12* 和 *p13*。其中 p40tax 对 ATLL 的发生具有重要作用。*Tax* 除可通过 LTR 上调病毒基因的表达，还可激活 NF-κB 信号途径，由此可激活 IL-2Ra、IL-2、IL-6、IL-15、GM-CSF 等细胞因子和 *bcL-xl* 等与细胞凋亡和细胞周期相关基因的表达。*Tax* 对 CREB、SRF 和 AP-1 的信号转导途径也有影响。此外，Tax 还具有转录抑制功能，可以抑制 lck、p18 和 DNA 聚合酶 β 的转录。其中 tax 通过抑制细胞转录因子 E47 与 p300 结合从而抑制 p18 的表达。另外，tax 通过抑制 P53 与 cbp 结合可抑制 P53 的功能；还可抑制转化生长因子 β（TGF-β）的生长抑制作用。

HTLV-I 的主要传播途径有母乳传播、血液传播和性传播。研究发现，受感染的活细胞是 HTLV-I 传播的必要条件，没有细胞成分的血浆不能传播 HTLV-I。HTLV-I 可感染淋巴细胞、单核细胞、树突细胞、成纤维细胞和小鼠细胞、大鼠细胞等多种细胞，但 HTLV-I 的前病毒主要存在于 CD4$^+$ 淋巴细胞，这提示 tax 可能促进 CD4$^+$ 细胞的增殖和抑制凋亡，导致 CD4$^+$ 细胞恶性转化。与其他人类反转录病毒相比，HTLV-I 的基因组非常稳定。研究发现，基因组的这种稳定性并不是因为病毒的复制，而是由于受感染细胞的克隆性增殖引起的。一些携带 HTLV-I 克隆可以持续存在 7 年以上，这与 HTLV-I 在体外可以使 CD4$^+$ T 淋巴细胞永生相一致。

ATLL 细胞可以通过多种机制缺失 tax 蛋白的表达，39% 的患者通过 5'-LTR 的缺失使细胞不表达 tax，5'-LTR 的甲基化也可使细胞 tax 表达缺失。此外，tax 还会出现无义或错义突变，MHC 识别位点的突变可使 tax 蛋白逃逸免疫系统。虽然 tax 可促进 CD4$^+$ 淋巴细胞的增殖，但它也是细胞毒 T 细胞识别和杀伤 HTLV-I 感染细胞的重要靶抗原，故 tax 对 HTLV-I 感染细胞的生存既有有利的一面，也有不利的一面。推测在 HTLV-1 携带状态 tax 对于 HTLV-I 感染细胞的增殖具有重要作用，随着其他遗传学和表观遗传学改变的积累，导致 HTLV-I 感染细胞的增殖不依赖于 tax 蛋白，并且通过灭活 tax 基因的表达而逃逸免疫系统的监测。有 30% 的 ATLL 患者可以发现 P53 的突变，还可以发现 p16INK4A 的缺失，这两种遗传学改变都与疾病的进展有关。P16 基因的甲基化和遗传学改变一样，在疾病进展过程中具有重要作用。

ATLL 细胞被激活后释放细胞因子，引起与 ATLL 相关的各种病理变化。增高的甲状旁腺激素相关蛋白（PTHRP）可激活破骨细胞促进骨吸收，是 ATLL 患者出现高钙血症的重要原因。ATLL 可产生 IL-15 导致 ATLL 患者出现非感染性发热，也是 ATLL 患者嗜酸性粒细胞增高的原因。

（二）DNA 致瘤病毒

1. DNA 致瘤病毒特征

DNA 病毒感染细胞后立即启动早期基因的转录，这些早期基因的表达产物通常是激活中、晚期基因表达的转化蛋白。DNA 病毒感染细胞可分为裂解性感染和流产性感染两种，裂解性感染是病毒感染宿主后能进入 DNA 复制并最终导致细胞死亡。这种细胞往往是病毒的自然宿主，称作允许细胞（permissive cell）。流产性感染（abortive infection）是病毒感染非宿主种属细胞后，病毒 DNA 复制效率很低，甚至感染病毒 DNA 基本不能复制，但是细胞能够存活。允许性感染是病毒完成从吸附、侵入、DNA 复制、转录、衣壳产生、装配、病毒粒子释放等完整的病毒生命周期过程，形成新的病毒使细胞裂解，新的病毒又感染邻近细胞；而非允许性感染则是病毒基因组整合到宿主细胞基因组内，使细胞发生恶性转化。目前与人类肿瘤发病相关的 DNA 致瘤病毒有 EBV、HPV、HHVB、HBV 等，它们分别可以引起鼻咽癌、宫颈癌、Burkitt 淋巴瘤、肝癌等肿瘤。

病毒基因组由双链或部分双链的核苷酸组成，带有双链 DNA 基因组的病毒可分成 22 个家族，其中感染哺乳动物的病毒有腺病毒科、疱疹病毒科、乳头瘤病毒科、多瘤病毒科及痘病毒科。这些双链 DNA 基因组有线形的也有环形的。这些病毒 mRNA 的合成依赖于宿主的 RNA 聚合酶。带有部分双链 DNA 的有缺口的病毒基因组，例如嗜肝 DNA 病毒科，其缺口要在 mRNA 合成之前修补成完整的双链。合成的 RNA 作为带缺口 DNA 基因组复制的模板，该过程需要病毒编码的反转录酶，类似于反转录病毒。

目前已知的单链 DNA 基因组的病毒有 5 个家族，一个属，其中环病毒科及细小病毒科含有能感染哺乳动物的病毒。单链基因组由细胞 DNA 聚合酶作用产生。单链 DNA 复制产生的 mRNA 才能翻译成蛋白。而 RNA 需要以双链 DNA 为模板才能够合成，所以，无论单链 DNA 是正义链还是反义链，在病毒复制周期中在 mRNA 合成之前要先完成 DNA 的合成。

2. DNA 致瘤病毒致瘤的机制

研究证明，病毒可以通过多种生物学途径影响宿主的生长繁殖与恶性转化。致瘤病毒感染细胞后可将它们的遗传物质带入到细胞 DNA，而且可永久性地将其部分或大部分保留在细胞染色体组，这个过程称之为整合，是引起肿瘤发生的必需步骤之一。致瘤 DNA 病毒在细胞酶协助下将病毒基因与细胞基因重组，从而使病毒基因插入到细胞基因的一个和多个位点。癌基因插入到细胞基因组中，以剪切、重新组合表达的方式，产生致瘤蛋白产物激活原癌基因，使其基本的正常生物特征失控，其分子机制是细胞周期紊乱导致细胞无限增殖和凋亡抑制。

致瘤病毒引起肿瘤发生的主要途径可能有以下特点：①该致瘤病毒的感染流行范围是肿瘤发生率的若干倍。②感染致瘤病毒可能是一个关键过程，感染病毒后启动细胞异常化增殖及分化程序，而在肿瘤的发展过程中病毒不留下任何遗传物质。③某些 DNA 致瘤病毒感染细胞后基因组整合到细胞染色体上的特定位点，在细胞染色体的活性区或原癌基因的上游插入，使之激活，引起致瘤蛋白的表达，使细胞分化失控。

有些病毒可通过病毒信号转导蛋白调控被感染细胞的生长和增殖，这些病毒信号蛋白与细胞蛋白没有明显的序列同源性。这些病毒蛋白的作用方式有的与细胞信号通路的成分类似，有的则通过病毒特异的方式对通路进行调节。一些 γ 疱疹病毒的基因组能编码启动信号转导的膜蛋白，这一机制在 EB 病毒的潜伏膜蛋白 1（LMP1）中研究得比较透彻。LMP1 是与人 B 淋巴细胞永生化相关的几个病毒基因产物之一，这个病毒蛋白可以抑制培养的表皮细胞的分化，能在已建立的啮齿目成纤维细胞系中诱导出典型的转化表型。LMP1 是一个细胞膜整合蛋白，作为组成性活化的受体起作用。在缺乏任何配体的情况下，LMP1 蛋白发生寡聚化，在细胞膜上形成通道，活化细胞转录调节因子 NF-κB。LMP1 蛋白能与活化的肿瘤坏死因子受体家族成员结合相同的胞内蛋白。当定位于细胞膜上时，仅 LMP1 C 末端的胞内结合区就足以引起 B 细胞的永生化和细胞转录调节因子的活化。研究认为，LMP1 激活了信号通路，使 NF-κB 从其胞浆抑制子上释放出来，从而入核启动基因转录。在其他的 EB 病毒蛋白缺失的情况下，LMP1 的持续性信号传递可以引起细胞性质及基因表达的改变，这些改变与被 EB 病毒感染发生永生化的原代 B 细胞的典型变化相同。这些变化包括某些细胞黏附分子丰度的增加，以及随之引起的细胞黏附和凝集的增加。在被感染的细胞中，转录激活因子 EBNA-2 蛋白确保 LMP1 的产生。EBNA-2 蛋白也可刺激若干细胞基因的转录，这些细胞基因编码可能会影响细胞生长的蛋白，如 Fgr 酪氨酸激酶。另一个病毒膜蛋白 LMP-2A，可提高 LMP1 稳定性，从而增强它的信号传递。

多瘤病毒科和疱疹病毒科编码的一些蛋白，通过与 Src 家族酪氨酸激酶的结合，永久活化细胞信号转导通路的蛋白。此机制是在对鼠多瘤病毒 mT 蛋白的研究中首次发现的。mT 蛋白是病毒早期的基因产物，在相关的多瘤病毒猿猴病毒 40 中没有它的类似物，这个蛋白能转化已建立的啮齿目细胞系。在转基因动物中过表达该蛋白可诱导产生间皮瘤。mT 抗原定位在被转化或感染细胞的细胞膜上，与 Src 或相关酪氨酸激酶 Yes 和 Fyn 发生相互作用。在 mT 转化的细胞中没有观察到 Src 浓度的升高，但与 mT 结合的 Src 的酶活性提高了一个数量级。这种酪氨酸激酶活性的变化是由自调节机制引起的，当 Src 的 SH2 结构域与磷酸化的 Y527 残基结合时，激酶活性被抑制。mT 能隔绝 Src 上含 Y527 的片段，并诱导它的去磷酸化以稳定激酶的活化构象。但 mT 似乎不能打断这些 Src 结构域之间已经形成的相互作用，因为在被转化或感染的细胞中，只有约 10% 的 Src 分子与相似比例的 mT 分子相结合。这种非化学计量的相互作用显示，mT 只有在正常的细胞激活 Src 分子，瞬间与其相互作用。但为何如此少的 mT 蛋白与细胞酪氨酸激酶相互作用就可引起细胞增殖的永久性改变还未明了。同时 mT 蛋白也可通过 N- 末端的一段序列与细胞蛋白磷酸酶 2A 结合，这个序列在 sT 蛋白中也存在。而 mT 蛋白与这个细胞酶的结合对 mT 与 Src 的相互作用是必需的。这样可以确保蛋白磷酸酶 2A 被带到 Src 附近与之发生相互作用，促使与 mT 结合的 Src 分子上 Y527 去磷酸化。这个位点磷酸酪氨酸的缺失，导致激酶活化。

最初，人们不知为何 Src 家族激酶被激活，但在 mT 转化的细胞中磷酸酪氨酸水平却没有提高。现已明确这是因为 mT 蛋白本身就是这个细胞酶的关键底物：激活的 Src 使 mT 特异位点酪氨酸磷酸化，从而使大量的含磷酸化酪氨酸结合结构域的细胞蛋白与 mT 结合。这些蛋白包括衔接蛋白 Shc 和产生脂类第二信使的酶 PI3K。在任何情况下，只要能阻断细胞蛋白与 mT 结合的代替物都会影响这个病毒蛋白的转化活性。这些信号蛋白与 mT 结合时，活化的 Src 激酶使其酪氨酸磷酸化，激发信号转导。因此，mT 既可调控 Src 激酶活性的正常机制，也可作为病毒特异的接头蛋白。HBV 的 X 蛋白，可能有助于肝细胞癌的形成，也可激活 Src 以及这个酪氨酸激酶家族的其他一些成员。X 蛋白能够延长酶活性并激活 Map 激酶通路。但 HBV X 蛋白是否也像多瘤病毒的 mT 一样，通过直接与 Src 结合来激发相关信号转导通路还有待进一步研究。

细胞外生长因子与细胞表面受体酪氨酸激酶胞外区的结合引发了许多信号转导的级联反应。与配体的结合会使受体分子寡聚化，并使其胞内区特异位点的酪氨酸自磷酸化。配体结合后的受体会通过内吞作用迅速（10~15min）内化，随着内吞小体的酸化，配体与受体分离，受体被降解。因此，信号的起始十分短暂。牛乳头瘤病毒的 E5 蛋白就是通过干扰这种正常的机制来控制这类受体的功能。

E5 蛋白是 I 型牛乳头瘤病毒（bovine papillomavirus）的主要转化蛋白，它是一种只有 44 个氨基酸的疏水蛋白。E5 蛋白能使纤维细胞转化的部分原因在于其能和血小板源性生长因子受体结合。由于 E5 是二聚体，它可诱导受体发生不依赖于配体的二聚化，从而激活其酪氨酸激酶活性，启动信号转导下游的一系列级联反应。此外，E5 蛋白的合成也会在缺乏血小板源性生长因子信号的作用下增加磷脂酰肌醇 -3- 激酶（phosphoinositol-3-kinase）的活性，这些机制对于病毒的致癌性非常重要，使其能够在自然宿主体内诱导纤维乳头瘤。

其他乳头瘤病毒，包括许多人乳头瘤病毒可以转化血小板源性生长因子受体缺失的上皮细胞，使其产生肿瘤。在含有表皮生长因子受体的细胞中合成 16 型的人乳头瘤病毒的 E5 蛋白，可以激活诸如 Map 激酶等下游信号通路。与牛乳头瘤病毒相对应，人乳头瘤病毒也可以调节细胞的信号通路产生脂类第二信使。

非转导反转录病毒前病毒的整合可以通过改变细胞的基因产物来激活细胞的表面受体。在某些鸡中，I 型 Rous 相关病毒诱导的是成红细胞增多症而不是淋巴瘤。在这些肿瘤中，完整的前病毒整合在细胞的 *erbB* 基因中，该基因编码细胞表面表皮生长因子的受体。前病毒可能成簇的整合在负责编码这个受体的胞外区的基因区，转录产生嵌合的 RNAs，由该 RNAs 翻译出来的蛋白缺失配体结合结构域含有截短了的生长因子受体，能组成性激活促有丝分裂信号。转导性反转录病毒捕获 *v-erbB* 基因编码与之相似的截短蛋白。

病毒的基因产物通过永久性或长时间激活调控细胞增殖的信号通路而使细胞发生转化。而在正常细胞中，这些信号转导只是瞬间过程，一旦信号被转导，这些分子就会重新回到基态。因而抑制这种反应同样会使细胞发生转化。猴病毒 SV40 的多瘤病毒的小 T 蛋白就属于这种特性。

小 T 蛋白对于许多类型的细胞转化并非必需，但是它能够通过 SV40 大 T 激活细胞转化，促进静止期的细胞转化并激活其增殖。在被感染和转化的细胞中，小 T 蛋白和蛋白磷酸酶 2A 结合。蛋白磷酸酶 2A 是一种广泛存在的富含丝氨酸 / 苏氨酸的蛋白磷酸酶，它是由一个二亚基的核心酶结合一个调节亚基组成的异源三聚体。小 T 抗原与核心酶的结合位点包括了核心酶与调节亚基结合的位点，因此，这种结合会部分抑制该酶的活性。此结合很重要的一个后果就是使蛋白磷酸酶 2A 无法抑制 Map 激酶，而在正常的细胞中这种抑制作用会通过 Map 激酶的苏氨酸或酪氨酸的去磷酸化来实现。从而，小 T 蛋白就可以增强 Map 激酶下游序列特异性转录激活因子的活性，例如激活蛋白。病毒蛋白也可阻止 cAMP 反应元件结合蛋白的去磷酸化和失活。这些转录刺激因子活性的增加会导致 G1 期和 S 期的 cyclins、cyclin D1 和 A 的合成,这也是为何病毒蛋白 SV40 不需要生长因子或促细胞分裂原也可实现细胞转化。

3. DNA 致瘤病毒实例

(1) 乙型肝炎病毒:乙型肝炎病毒属于嗜肝 DNA 病毒科,所有嗜肝 DNA 病毒的主要复制都是在肝细胞中进行的。这种类反转录病毒的感染可能是急性的(3~12 个月发病),也可能是终生的。不同国家,持续感染的人群从 0.1%~25%,长期携带乙肝病毒者发展为肝细胞癌的危险非常高,每年约有 100 万的人死于这种疾病。对于肝炎病毒致癌机制的研究,一般采用体外模拟慢性感染的肝癌动物模型,这种动物先只表现出急性感染。但在接种前用免疫抑制药物(如环孢素)进行处理,感染呈持续状态,几乎所有感染动物都会在 2~4 年内发展为肝癌。

乙型肝炎病毒的一个特征是持续的轻微肝损伤,几乎所有这类损伤都来源于免疫系统的攻击,从而引起代偿性肝细胞增生。目前普遍认为,这种长期的肝细胞增殖能力加强是促发肝癌的一个重要原因。此外,免疫反应中不可缺少的炎症反应和吞噬作用,能产生局部高浓度的过氧化物和自由基,可能会造成 DNA 的损伤和突变,这可能是嗜肝病毒导致肝癌的过程中的重要环节。因此,针对这种持续感染的抗病毒感染治疗是肝癌防治的重要方向之一。

嗜肝病毒的 DNA 片段可插入到宿主基因组中,该特性在肿瘤发展中起着重要作用。在 90% 患肝癌的土拨鼠中,*MYC* 癌基因附近都有土拨鼠肝炎病毒 DNA 的插入,并伴随着这个癌基因家族成员的活化。但在人类,并没有观察到人乙型肝炎病毒 DNA 的插入导致某个癌基因的活化。越来越多的证据表明,插入的病毒 DNA 序列本身编码的蛋白能导致人肝癌的产生,其中一个是 X 蛋白,它就是由插入的病毒 DNA 编码合成的。乙型肝炎病毒 X 蛋白可以改变转录调节子的 DNA 结合能力和激活 NF-κB 及其他通路,促进细胞基因的转录,包括原癌基因。经转基因小鼠表达的 X 蛋白,可以观察到转录激活作用,并且随着肝组织中 X 蛋白浓度的增大,小鼠最终发展为肝癌。此外,用微阵列方法检测到在乙型肝炎病毒感染的肝脏中,原癌基因和抑癌基因的表达谱发生改变,这些特性表明病毒 X 蛋白激活细胞基因表达,并在肝细胞癌的病原学中发挥重要作用。同时病毒 X 蛋白还能增加转基因鼠对化学致癌物的敏感性,因此被视作一种肿瘤促发剂。某些条件下,它能够抑制外界信号引起的凋亡。在肝细胞癌细胞中,它也能结合细胞 P53 蛋白,但并不清楚其是否具有阻碍 P53 依赖的凋亡的功能。

人肝癌的发展需要较长的时间周期,这个过程会发生一些低概率事件,可能有病毒 X 蛋白和肝癌细胞中其他蛋白的参与。而病毒蛋白和其他因子在肝癌的发生中所起的作用,如免疫损伤等,都还需要进一步验证。

(2) 单纯疱疹病毒:30 年前,科学家发现单纯疱疹病毒具有转化体外培养的啮齿类动物细胞的能力,研究者便花费了相当多的精力去寻找转化基因。在对这种小 DNA 病毒的研究过程中,取得了很多意想不到的结果:①虽然单纯疱疹病毒 1 型和 2 型的基因组组成相同，但是转化需要的位点不一致。②这些位点并不包含可以改变细胞信号转导和周期调控机制蛋白的编码基因。例如，2型单纯疱疹病毒的两个转化位点只编码核糖核苷酸还原酶的两个亚基。病毒编码的A亚基有一个独特的N端结构域，含有丝氨酸/苏氨酸激酶活性，可以诱导细胞Ras蛋白活化，有利于转化。然而，病毒编码的激酶磷酸化细胞信号转导蛋白并不足以转化细胞。具有转化功能的DNA序列非常小，只有500~800bp，并不含有完整的编码序列。③没有一组病毒DNA全部都插入细胞基因组。病毒DNA序列没有必要一直停留在转化细胞内，维持转化表型并不需它们持续表达。

单纯疱疹病毒转化细胞的几种模式与前述的DNA病毒转化方式大相径庭。这些模式包括引起细胞DNA突变、重排，最小的病毒DNA片段可以改变细胞基因转录，瞬时检测表明这些DNA片段具有调控基因转录的功能。这种机制类似于可以转化细胞但是无信号转导的反转录病毒。也有一种说法是Hit and run假说，这在其他病毒中并无先例。这种模式是，一旦病毒基因产物永久改变了细胞的遗传信息，比如引起突变的产生，就不再需要病毒的遗传信息了。此观点有一定的实验依据，因为单纯疱疹病毒的感染确实可以导致多种染色体异常，包括染色体断裂。但是，这种模式和上面所列的其他可能机制都还没有一个坚实的分子基础，因为至少还没有证据表明这些病毒确实能使人或其他动物致癌。

第二节　肿瘤与遗传

目前认为，环境因素是肿瘤发生的始动因素，而个人的遗传特征决定肿瘤的易感性。通过对遗传性或家族性肿瘤综合征的研究，人们已经鉴定出一些符合孟德尔遗传定律的高外显度的肿瘤致病基因，因这些基因处于癌变通路上，所以其胚细胞突变携带者具有很高的患癌风险。但事实上遗传性肿瘤只占极少部分，大部分人类肿瘤起因于环境致病因素的作用，是基因—环境因素交互作用的结果。

一、遗传性家族性肿瘤综合征

在遗传性肿瘤领域，携带肿瘤易感（患）基因变异会导致遗传性肿瘤综合征，遗传性肿瘤综合征又会产生不同的患癌风险。不同的基因可以导致一种遗传性肿瘤综合征，而一种遗传性肿瘤综合征又会导致多种癌症，以基因变异为中心的致癌作用在遗传性肿瘤综合征上表现最为明显。遗传性肿瘤又称遗传性肿瘤综合征，如：*RB*基因突变导致的视网膜母细胞瘤、P53基因突变导致的Li-Fraumeni综合征、*APC*基因突变导致的家族性结肠腺瘤样息肉病等，与散发性肿瘤相比遗传性肿瘤具有如下特点：

（1）明显的家族聚集现象：几乎每一代都会有发病个体，发生同一肿瘤或多种不同肿瘤。目前发现的遗传性肿瘤综合征多为单基因常染色体显性遗传。

（2）发病年龄早：如家族遗传性乳腺癌及大肠癌患者的发病年龄比散发性者提早

10 ~ 30 岁。

（3）原发癌常为多个，在成对器官也常为双侧受累。

（4）常伴有其他异常：如一些非重要生命器官的畸形、免疫功能低下及性功能低下等。

（5）能在体细胞中检测出基因的异常：遗传性肿瘤的致病基因一般是一些抑癌基因，其功能的丧失将导致细胞生长失控从而形成肿瘤。对家族性肿瘤的研究手段大多采用传统的遗传学方法——基因的连锁分析（linkage analysis），其基本原理是假定致病基因与一已知的基因标志物紧密连锁，它们在生殖细胞减数分裂时重组的概率很低，而共同遗传的概率很高。依据群体遗传学的公式计算即可确定这个基因标志物的近旁是否紧密连锁着导致家族性肿瘤的致病基因。

常见的遗传性肿瘤综合征包括林奇综合征、视网膜母细胞瘤、乳腺癌和卵巢癌综合征、利佛劳梅尼综合征、家族性腺瘤性息肉病、遗传性非息肉病性结直肠癌、遗传性弥漫性胃癌等。

但需要强调的是，遗传性肿瘤在整个肿瘤发病中所占的比例极少，绝大多数肿瘤是环境因素和个体遗传易感因素共同作用的结果。

二、肿瘤的遗传易感性

大多数常见肿瘤是散发性的而不是家族性的，散发性肿瘤的遗传易感性因素尚未完全阐明。近年来，国内外学者对具有低外显度的肿瘤易感基因进行了大量研究，发现一些易感基因多态与常见的一些散发性肿瘤的发病风险关系密切。

基因多态性在本质上是染色体 DNA 中核苷酸排列顺序的差异性，在人群中出现的频率不低于 1%。其中单核苷酸多态（single nucleotide polymorphisms，SNPs）是最主要的多态形式，是决定个体之间遗传差异的重要物质基础，占所有已知多态性的 90% 以上。SNP 在人类基因组中广泛存在，平均每 500 ~ 1000 个碱基对中就有 1 个，估计其总数可达 300 万个甚至更多。目前普遍认为 SNP 研究是人类基因组计划走向应用的重要步骤，这主要是因 SNP 将提供一个强有力的工具，用于高危个体的发现、疾病相关基因的鉴定、药物的设计以及生物学的基础研究等。大量存在的 SNP 位点，使人们有机会发现与各种疾病、包括肿瘤相关的基因组变异。有些 SNP 并非直接导致基因的表达，但由于它与某些疾病基因相邻，而成为重要的标记。

研究 SNP 与肿瘤关联最常用的方法是以人群为基础的关联分析，通过在一定人群中选择病例组和对照组，研究某个等位基因或基因型在病例组或对照组中出现的频率，评价其与肿瘤的关联性。随着高通量技术的发展，全基因组关联分析（genome-wide association study，GWAS）应运而生。GWAS 可在全基因组水平上同时研究几万到几十万甚至几百万个遗传变异并加以分析，因此，GWAS 是研究肿瘤相关基因的一项开创性研究方法，最终将会使遗传信息与临床表型成功对接，为肿瘤的预防和诊断治疗提供新的契机。

常见的遗传性肿瘤如下：

1. 林奇综合征（hereditary non-polyposis colorectal cancer，HNPCC）

因林奇综合征而发生的癌症与其他一般癌症没有区别，林奇综合征患者一生中可能遭遇多次发癌，通常以结直肠癌首发。同时满足以下4个条件的怀疑林奇综合征：①血亲中至少有3名癌症病人患有林奇综合征相关的癌症（结直肠癌、子宫癌、小肠癌、尿路或肾盂癌）。②3人中的1人至少与其他2人有直系近亲关系，包括父子、母子、兄弟姐妹。③至少2代人发癌。④至少有1人在50岁以下发癌。

注意，不满足以上4个条件的并不能完全排除林奇综合征的可能，反之，同时满足以上4个条件的也不一定就是林奇综合征，以上条件是为了从群众中筛选怀疑对象。现代社会家庭成员人数偏少，这种筛查条件的准确性会下降，年轻人发生林奇综合征相关癌症的，需要怀疑林奇。林奇综合征的最终诊断由基因检测来决定，相关基因突变包括生殖细胞系的 *MSH2*、*MLH1* 等，体细胞的同基因突变并不是林奇综合征。

2. 家族性腺瘤性息肉病（家族性多发大肠腺瘤）

家族性腺瘤性息肉病是与林奇综合征其名的易发结直肠癌疾病，约1.7万人中有1人患有该病，在结直肠癌中同时患有该病的人不足1%，比林奇综合征的患者发癌频率低。通常，在年轻时可于结直肠内发现100个以上的息肉，通常为家族性发病。结直肠内多发息肉，并不全是结直肠癌，但是这些息肉癌变的比率较高，有时需要预防性地对结直肠进行切除。

此病除结直肠易多发息肉外，上消化管也易发息肉，以及全身任何部位的侵袭性纤维瘤、非转移性良性肿瘤。因该病的存在，患者还可能患有甲状腺乳头癌、骨级牙齿异常、网膜色素变形。其致病基因为 *APC* 抑癌基因突变。

3. 遗传性乳腺、卵巢癌

转移性乳腺癌、卵巢是常见的家族中多发乳腺癌、卵巢癌疾病。致病基因为胚胎系 *BRCA1* 或 *BRCA2* 的2个抑癌基因突变。遗传性乳腺、卵巢癌的特征：①40岁以下的年龄乳腺癌发病。②家族内有乳腺癌或卵巢癌患者。③单侧乳房发癌后，异时性对侧乳房或卵巢发癌。

满足以上条件的患者在乳腺癌患者中占5%~10%。日本的全国乳腺癌调查发现40岁以下乳腺癌并且再次发生乳腺癌或卵巢癌的患者中有38%~46%存在 *BRCA1* 或 *BRCA2* 的突变，同时发现，父亲携带该抑癌基因突变时向女儿遗传的概率并不明确。

携带胚胎系 *BRCA* 突变的男性也可能发生乳腺癌，更容易发生前列腺癌。美国在 *BRCA* 基因普查中发现阳性携带者时，可能推荐携带者做药物性预防，或者预防性切除乳腺、卵巢、输卵管。携带者可以使用抗性激素药物预防癌症的发生，或者定期医学检查尽早发现病变。

4. 利弗劳梅尼综合征

抑癌基因 *P53* 的突变 *TP53* 是臭名昭著的转移性癌症、肉瘤、肾上腺皮质肿瘤、脑肿瘤、白血病、乳腺癌、胃癌、结直肠癌、肺癌等多种脏器相关癌症的参与者。携带该突变的人群在约有 1/4 在 18 岁前发癌，约 1/2 在 30 岁前发癌。

5. 视网膜母细胞瘤

在每 1.5 万 ~ 2 万的新生儿中发生 1 名视网膜母细胞瘤。双眼发癌的患者占 1/3，双眼发癌的所有患者和单眼发癌患者中的 10% 属于遗传因素发症。目前初步鉴定出的突变基因为 *RB1*，它也是抑癌基因之一。几乎所有的遗传性患者都在 5 岁前发生视网膜母细胞瘤，之后可能发生骨肉瘤等其他癌症。早期发现可以保全视力和眼球，怀疑遗传时应尽早进行眼底检查。出生时用脐带血进行基因检测可以鉴定 *RB1* 是否突变。

6. 多发性内分泌肿瘤 *MEN*1

生产激素的内分泌器官中，胰岛、脑垂体、甲状旁腺容易发生该类遗传性肿瘤。因发生肿瘤即可能内分泌过剩，各检查指标异常，也可能器官停止分泌。致病性的遗传基因突变为 *MEN*1。

7. 多发性内分泌肿瘤 *MEN2*

多发性内分泌肿瘤 *MEN*2 具有多种内分泌器官癌症同时伴随甲状腺髓样癌、甲状旁腺增生、肾上腺髓质嗜铬细胞瘤并发的特征。该病的原因与其他遗传性癌症不同，属于基因的过度工作导致细胞癌化，而且突变形式属于基因在某个点位过度集中（热点），这类基因变异检测准确度很高。基因检测发现热点突变后，可以采取切除甲状腺的办法预防癌症发生。

目前科学明确了的遗传性恶性肿瘤占总患者人数的比例非常小，有特定的遗传规律。携带易发癌症的基因缺陷，在一生中比其他人更容易患癌，并不是 100% 患癌。那人群中哪些人需要进行肿瘤遗传性易感基因的检测呢？除肿瘤患者本人外，相关的亲属出现下列症状者，也提示遗传性肿瘤风险较高，也应进行肿瘤遗传性易感基因检测：①2 个或 2 个以上的近亲出现相同或相关联的肿瘤。②1 个或 1 个以上的亲属肿瘤发病年龄早于通常发病年龄。③同一患者出现成对器官的双侧肿瘤。④同一患者患有多种原发性肿瘤，例如既患原发性肠癌，又患原发性胃癌的患者。⑤某些良性改变如皮肤或骨骼异常、消化道息肉、黏膜黑斑等，与已知的遗传性肿瘤综合征相关，如林奇综合征家系。⑥罕见肿瘤的发生，例如男性乳腺癌患者。

第三节 肿瘤与基因

近年来，随着分子生物学的迅速发展，特别是对癌基因和肿瘤抑制基因的研究，已经初步揭示了如 Burkitt 淋巴瘤和视网膜母细胞瘤等某些肿瘤的病因和发病机制。研究表明，肿瘤从本质上说是一种基因病。各种环境和遗传致癌因素可能以协同或序贯的方式引起细胞非致死性 DNA 损害，这是肿瘤发生的中心环节。DNA 损害可激活原癌基因或（和）使肿瘤抑制基因失活，引起肿瘤凋亡调节基因和 DNA 修复基因功能紊乱导致表达水平的异常，以及近年来认识到的端粒酶活性增强等，使靶细胞发生转化（transformation）。其中，原癌基因的突变是显性的，肿瘤抑制基因和一般是隐性的（二次突变）。凋亡调节基因的改变可以是隐性的或显性的。DNA 修复基因突变一般不直接引起细胞的转化，而是间接使受损 DNA 修复受阻来引起其他 3 种基因进一步突变。被转化的细胞可先呈现多克隆性增生，经过一个漫长多阶段的演进过程，其中一个克隆相对无限制的增殖，通过附加细胞突变，选择性地形成具有不同特点的亚克隆（异质化），最终获得侵袭和转移的能力，形成恶性肿瘤。

随着人类基因组计划的完成，相信破译各种恶性肿瘤的基因定位与突变特点将在不久的将来可以实现，达到预防和根治肿瘤这一目前尚未完全解决的世界性难题。

在恶性转化过程中，有 7 个方面的改变决定转化细胞获得恶性肿瘤的生物学行为，它们是生长信号的自我满足；失去对生长抑制信号的敏感性；逃避凋亡；DNA 修复缺陷；相对无限制的增殖能力；持续的血管生成；侵袭和转移能力的获得。后二者将在肿瘤浸润和转移的机制中介绍，本章主要介绍前 5 种改变及其机制。

同时要指出的是，原癌基因和肿瘤抑制基因，实际上是对细胞生长、分化起正向或反向调节的基因，在调节细胞代谢和功能方面起重要作用。如果原癌基因和肿瘤抑制基因发生异常改变，可能引起其编码的蛋白质相应变化，从而导致细胞转化和肿瘤发生。

一、癌基因

Huebner 和 Todaro（1969）首先提出肿瘤发生的癌基因假说，他们认为人类或其他动物（以及致癌病毒）的细胞内均有 C 型 RNA 病毒基因组，病毒基因组中含有可将正常细胞转化为癌细胞的癌基因。正常情况由于阻遏物的存在，癌基因不表达，射线、致癌物、肿瘤病毒和衰老过程都可使阻遏物活性减退，使病毒癌基因表达，产生转化蛋白，使正常细胞转化为癌细胞。在 20 世纪 70 年代，通过对 RNA 肿瘤病毒的深入研究，证实了病毒癌基因的存在。

现代分子生物学的重大成就之一是发现了原癌基因（protooncogene）和原癌基因具有转化成致癌的癌基因（oncogene）的能力。Varmus 和 Bishop 因为在这方面的贡献而获得 1989 年的诺贝尔生理学和医学奖。癌基因在肿瘤发生发展过程中扮演着重要角色，从理论上讲，肿瘤发生的原因可能是环境中的致癌物激活了细胞中的原癌基因。从实际意义上讲，由于癌基因的激活使细胞合成相应的、特异的转化蛋白。而特异的转化蛋白可以被用于恶性肿瘤的诊断。

癌基因有时又被称为转化基因（transforming gene），因为已活化的癌基因可以是从肿瘤细胞里分离出来的癌基因，其可将已建株的 NIH3T3 小鼠成纤维细胞或其他体外培养的哺乳类细胞，转化成为具有癌变特征的肿瘤细胞。细胞的原癌基因被不适当地激活后，会造成蛋白质产物结构改变，原癌基因出现组成型激活，以及过量表达或不能在适当的时刻关闭基因的表达等，也就是说癌基因的形成是反映一种功能的获得（gain of function）。目前已识别的原癌基因有 100 多个。

（一）原癌基因和癌基因的概念

癌基因是首先在逆转录病毒（RNA 病毒）中偶然发现的。某些逆转录病毒能在动物迅速诱发肿瘤并能在体外转化细胞，其含有的能转化细胞的 RNA 片段称为病毒癌基因（viral oncogene，v-onc）。Rous 于 1911 年首先发现鸡肉瘤病毒（RSV），它不但能使鸡胚成纤维细胞在培养中转化，也能在接种鸡之后诱发肉瘤。随后的研究证明，它是一种 RNA 逆转录病毒（retrovirus），除含有病毒复制所需的基因（如 *GAG*、*POL* 及 *ENV*）外，还含有一种特殊的转化基因，能导致培养的细胞转化。后来用分子杂交技术在正常细胞的 DNA 中也发现了与病毒癌基因几乎完全相同的 DNA 序列，被称为细胞癌基因（cellular oncogene，*c-onc*，或 onc）。如 *RAS*、*MYC* 等。在进化过程中，宿主细胞 DNA 中的细胞癌基因可以通过病毒感染而转导（transduction）为病毒癌基因，并能够通过病毒感染其他宿主，而造成细胞癌基因（DNA 片段）在群体中的水平传播。从这一意义上看，发生肿瘤的可能性至少在某些动物是可以传播的。虽说病毒癌基因是来自细胞的原癌基因，但是绝大多数的病毒癌基因不是简单地从宿主细胞中转移过来的细胞癌基因，而是经过拼接、截短和复杂重排之后形成的融合基因。病毒癌基因可以使二倍体细胞转化，而细胞癌基因有时不能使二倍体细胞转化，所以病毒癌基因才是真正的癌基因。

病毒癌基因与细胞癌基因的区别是：

（1）病毒癌基因无内含子，细胞癌基因有内含子。

（2）病毒癌基因序列与相应的细胞癌基因比较，病毒癌基因常有碱基替代和缺失，所以编码产物不尽相同。

（3）病毒癌基因常与病毒结构蛋白 GAG、POL 及 ENV 基因发生融合，形成融合基因，其产物与细胞癌基因产物不同。

（4）病毒癌基因整合至细胞基因组后，不需要激活即可转化细胞，这与细胞癌基因不同。

（5）病毒癌基因的表达水平远远高于细胞癌基因的表达水平。

由于癌基因最早是作为病毒基因发现的，所以癌基因是依据其病毒导致的肿瘤来命名的。病毒癌基因是由小写字母 v 和 3 个斜体大写字母组成。如 v-*FES* 表示从猫科动物肉瘤（feline sarcoma）病毒中分离出来的病毒癌基因，v-*SIS* 则表示从猿肉瘤（simian sarcoma）中分离出来的病毒癌基因。相应的原癌基因则去掉前缀，表示为 *FES* 和 *SIS*。癌基因编码的蛋白则用同样的 3 个正体大写字母表示，如 RAS 表示 *RAS* 基因编码的蛋白。

对于癌基因的现代认识是恶性肿瘤细胞中能够促进细胞自主生长的基因称为癌基因，由于细胞癌基因在正常细胞中是以非激活的形式存在，故又称为原癌基因。原癌基因可以由于多种因素作用使其结构发生改变，从而被激活成为癌基因。

原癌基因是细胞增生和分化的生理调节基因，其编码的蛋白质大多是对正常细胞生长十分重要的细胞生长因子、生长因子受体、信号转导蛋白和核调节蛋白，如血小板衍生生长因子（PDGF）、纤维母细胞生长因子（FGF）、表皮细胞生长因子受体（EGF-R）、酪氨酸激酶

（信号转导蛋白）、丝氨酶－苏氨酸激酶（信号转导蛋白）以及转录激活蛋白（核调节蛋白）等。原癌基因在正常细胞中以非激活的形式存在，可因多种因素的作用而被激活成为能够促进细胞自主生长的癌基因，引起细胞的恶性转化，因此癌基因具有异常的促进细胞增生的能力。但是并非所有癌基因所表达的蛋白质都具有转化活性，因此不是所有的癌基因都具有致癌活性。目前认为广义的癌基因是指凡是能编码生长因子、生长因子受体、细胞内生长信息传递分子以及与生长有关的转录调节因子的基因。但基于历史原因，"癌基因"这一名称一直沿用。癌基因编码的蛋白称为癌蛋白（oncoprotein）。癌蛋白可持续地转化靶细胞，并且使靶细胞的生长变得不再需要生长因子或者其他刺激信号。因此癌基因可以理解为由原癌基因衍生而来的具有转化细胞能力的基因。

对于癌基因的研究目前集中在两个方面：一是癌基因的产物即癌蛋白是如何转化宿主细胞的；二是正常的原癌基因是如何转变成癌基因的。

（二）原癌基因的激活

存在于正常细胞中的癌基因为原癌基因。原癌基因是细胞基因组的正常成分。只有当某些因素作用后，原癌基因的结构发生改变或由于调节原癌基因表的基因发生改变，使原癌基因过度表达。而上述基因水平的改变可继而导致细胞生长刺激信号变得过分活跃，细胞生长和分裂也就更快。由于激活后的癌基因才具有致癌活性，因此，原癌基因的激活是导致肿瘤产生的关键因素。原癌基因的激活有多种途径，主要激活方式有插入激活、基因重排、基因扩增、点突变等类型。

1. 插入激活（promotor insertion）

插入激活指来源于病毒等的启动子或增强子插入到细胞癌基因的附近或内部而使其开放转录。许多动物实验性肿瘤可由致瘤病毒的插入引起的。致瘤病毒可以是急性转化病毒或慢性转化病毒，前者如 RSV，含有扩增了的 SRC 病毒；后者如 ALV 病毒，它的基因组两端含长末端重复序列（LTR）可插入 c-MYC 处而起激活作用，使 c-MYC 活化，导致 MYC 表达比正常高 50 ~ 100 倍。RSV、ALV 病毒都引起动物肿瘤的发生，这在禽类、小鼠和猫中常见，而在人，病毒诱发肿瘤的作用可能不大。

2. 基因重排（chromosome translocation）

原癌基因中染色体某一部分从正常位置移到另一位置可改变原癌基因的结构，使原癌基因激活，这种改变称为基因重排。通过对肿瘤细胞和细胞系的染色体分析，现已经发现在各种肿瘤中都有染色体结构的异常。慢性粒细胞性白血病是第一种被证明与染色体畸变有关的肿瘤，大约 90% 的人出现费城染色体（Philadelphia chromosome，Ph1），因其首先在美国费城发现而得名。Ph 染色体实质是 22 号染色体与 9 号染色体相互易位所致，即 t(9；22)(q34；q11)，Ph1 是 22q，包含 22 号染色体的短臂和近侧 1/3 的长臂以及长臂来的小部分远侧片段，可用原位杂交法检出。22 号染色体的断端含 BCR 基因和 9 号染色体断端含癌基因 ABL，两者重排后所形成的融合基因 BCR/ABL 引起癌基因扩增，融合基因产生的 BCR/ABL 融合蛋白因缺少蛋白的氨基端而具有较高的酪氨酸蛋白激酶的活性，促进白细胞增殖，抑制白细胞凋亡，导致慢性粒细胞性白血病的发生。对 *TRK* 癌基因与大肠癌、乳癌、乳头状甲状腺癌的发生关系研究证明也是基因重排的结果。在大肠癌、甲状腺肿瘤中，可以发现 *TRK* 激酶区的结构未变，而 *TRK* 蛋白的膜外部分或是易位改变或是发生了替换。基因重排使 *TRK* 原癌基因变成具有转化活性的癌基因。在人类肿瘤中，常见的癌基因易位见表 2-1。

表 2-1　人肿瘤中细胞癌基因易位

细胞癌基因	染色体上的位置	染色体易位	人类肿瘤
N-MYC	2p25	t（2；8）t（3；8）	
RAF	3p25	t（6；14）t（8；	Burkitt 淋巴瘤肺癌和肾癌急性淋巴细胞白血病，卵巢癌
YES	6	14），（8；21）t	急性粒细胞白血病，Burkitt 淋巴瘤慢性粒细胞白血病，
MYC	8q24	（9；22），（6；9）	急性非淋巴细胞白血病，急性粒细胞白血病，慢性粒细
ABL	9q34	t（15；17）t（9；	胞白血病，Burkitt 淋巴瘤
FES	15q25	22），（8；22）	
SIS	22q12		

3. 基因扩增（gene amplification）

正常情况下，每经历一个细胞周期，DNA 就复制一次，但在某些情况，DNA 可复制数十次甚至上百次。某些原癌基因复制时可以由一个拷贝而转变为多个拷贝。原癌基因拷贝数的增加就会导致基因产物的增加，从而引起细胞正常功能的紊乱。所以各种原因导致基因扩增是原癌基因活化的另一重要方式，虽然其机制目前尚不十分清楚，推测可能是由于调控区的突变或缺失所致。扩增的 DNA 在细胞核中游离存在，呈成对的圆球状，无着丝粒，形成双微体（double minute bodies，DM）。双微体是一段染色体片段从染色体分离，形成可自主复制的额外染色体成分，经常含有扩增的基因，参与细胞增殖，或为细胞生长提供优势。微粒体的产生及其携带的扩增基因是导致癌基因表达增加的重要基因组改变。扩增的 DNA 或者再次整合入染色体形成较长的浅染区，其中可能包含许多的基因，分带染色时未能显示带型，称为均匀染色区（homogenously staining region，HSR）。这些区域可能是已知的原癌基因，亦可能是未知的原癌基因。DM 及 HSR 在肿瘤细胞内的出现是原癌基因扩增的标志。随着基因扩增，基因编码的蛋白量也相应增加，称为基因剂量效应。在人急性早幼粒白血病细胞株 HL-60 细胞中首先发现有大量 *c-MYC* 扩增，后来在人的乳腺癌、胃癌、结肠癌等均可见到 *c-MYC* 扩增，在神经母细胞瘤、小细胞肺癌、网织细胞瘤中均可见到 n-*MYC* 基因的扩增，急性粒细胞白血病中有 *c-MYB* 的扩增，皮肤癌有 Ha-*RAS* 扩增。基因扩增程度与肿瘤恶性程度有关，基因大量扩增的患者生存期短，容易发生肿瘤的转移。现在认为并非所有肿瘤细胞都有基因扩增，而基因扩增也并不一定伴有 DM 及 HSR 出现。基因扩增在肿瘤细胞系较原发肿瘤多见。

4. 点突变（point mutation）

许多研究结果显示，细胞癌基因的序列结构与其相应的病毒癌基因的序列结构有微小差别，提示细胞癌基因可能在致癌因素作用后发生微小变化而成为有致癌活性的致癌基因。1982 年发现 c-RAS 的点突变证实了上述观点。所谓点突变是指在基因的编码顺序上某一核苷酸发生的突变，大量研究发现基因的点突变是原癌基因激活的重要方式。美国的 3 个实验室同时发现从膀胱癌细胞株 T24 中克隆出的转化基因为 Ha-RAS，其与正常的 c-Ha-RAS 的核苷酸序列只有一个核苷酸的差别，即 Ha-RAS 的第 12 位密码子的 GGC 突变为 GTC，因此，C-H-RAS 编码的 p21 蛋白第 12 位氨基酸由甘氨酸变成了缬氨酸，这种氨基酸改变使细胞具有转化细胞特征。这种氨基酸改变与多种恶性肿瘤的因果关系已经查出，如乳腺癌、肺癌、肝癌、结肠癌、急性髓性白血病、神经母细胞瘤等癌瘤细胞中均发现了 RAS 原癌基因的点突变。RAS 癌基因的点突变，导致其 GTPase 活性下降，使生长信号不断传至细胞核，从而使其保持激活状态。随着 PCR 技术的出现，加上限制性片段长度多态性分析（RFLP）、单链构象多态性分析（SSCP）、寡核苷酸探针杂交（ASO）、PCR 直接测序等技术，发现了更多肿瘤是由于原癌基因点突变所引起的。目前研究发现点突变不一定限于一处，可以在一个基因中发生多处点突变，如 K-RAS 的点突变主要集中在第 12、13、61 位氨基酸（见表 2-2）。

表 2-2　人肿瘤中 RAS 基因的点突变与肿瘤

基因	密码子	点突变	氨基酸改变	肿瘤
Ha-RAS	12	GGC → GTC	甘氨酸→缬氨酸、甘氨酸→门冬氨酸、谷氨酰胺→亮氨酸、甘氨酸→精氨酸、甘氨酸→精氨酸、甘氨酸→丝氨酸、甘氨酸→半胱氨酸、甘氨酸→门冬氨酸、甘氨酸→缬氨酸、甘氨酸→门冬氨酸、谷氨酰胺→组氨酸、谷氨酰胺→亮氨酸、甘氨酸→丝氨酸、甘氨酸→缬氨酸、甘氨酸→门冬氨酸、甘氨酸→精氨酸、甘氨酸→缬氨酸、甘氨酸→门冬氨酸、谷氨酰胺→赖氨酸、谷氨酰胺→组氨酸、谷氨酰胺→亮氨酸	膀胱癌、胃癌、鼻咽癌、宫颈癌、乳腺癌、结肠癌、膀胱癌、肺癌、黑色素瘤、肾癌、膀胱癌、胃腺癌、胆囊癌、肺癌、肠癌、慢性髓性白血病、胰腺癌、结肠癌、卵巢癌、乳腺癌、肺癌、肺癌髓样增生综合征、急性粒细胞白血病、急性粒细胞白血病、畸胎瘤、肺腺癌、急性粒细胞白血病、急性粒细胞白血病神经母细胞瘤、纤维肉瘤、黑色素瘤、横纹肌肉瘤、早幼粒细胞白血病
		GGC → GAC		
	61	CAG → CTG		
		CAG → CGG		
Ki-RAS	12	GGT → CGT		
		GGT → AGT		
		GGT → TGT		
		GGT → GAT		
		GGT → GTT		
	1361	GGC → GAC		
		CAA → CAT		
N- RAS	12	CAA → CTA		
N- RAS		GGT → AGT		
		GGT → GTT		
	13	GGT → GAT		
		GGT → CGT		

基因	密码子	点突变	氨基酸改变	肿瘤
		GGT → GTT		
	61	GGT → GAT		
		CAA → AAA		
		CAA → CAT		
		CAA → CTA		

5. 原癌基因的低甲基化 (oncogene hypomethylation)

DNA 甲基化 (DNA methylation) 是指在 DNA 甲基化转移酶 (DNMT) 催化下，以 S-腺苷甲硫氨酸为甲基供体，将活性甲基转移到 DNA 链中特定碱基上的化学修饰过程。近年来研究发现细胞癌变的重要步骤为：在哺乳动物基因组中，DNA 具有组织特异的 DNA 甲基化谱，DNA 甲基化状态的改变可导致基因结构或功能的异常。在真核生物中，最重要的甲基化碱基是胞嘧啶，多发生在基因调节区附近的 CpG 岛的二核苷酸中的胞嘧啶的 5 位碳原子。DNA 甲基化是在不改变 DNA 序列的情况下，对个体的生长、发育、基因表达模式以及基因组的稳定性起到重要的调控作用，是一种表观 (epigenetic) 修饰，并且这种修饰在发育和细胞增殖的过程中是可以稳定传递的。近年来的大量研究表明，DNA 异常甲基化与肿瘤的发生、发展、细胞癌变有着密切的联系。经过对几种癌、癌旁组织、正常组织的 DNA 分析，发现在人胃癌、肝癌、膀胱癌以及淋巴瘤等肿瘤组织中 c-RAS、c-FOS、c-MYC、AFP 等癌基因低甲基化，而正常组织却无这种现象。甲基化状态的改变与基因点突变、基因缺失及基因表达异常的发生也有密切关系。如 c-MYC 的激活有基因扩增和基因重排两种方式，很少见到 c-MYC 的突变，而 RAS 的激活方式主要是突变。

原癌基因的激活，导致细胞的生长调控异常甚至癌变。在一个肿瘤细胞中，一般不只存在一种原癌基因的激活。多个原癌基因在肿瘤发生的多个阶段上，可以相继或同时被激活。目前认为，在癌变过程中至少有两类原癌基因被激活才能完成癌变过程。一类是使细胞产生不死性的癌基因，这类癌基因通常分布于细胞核中，如 MYC 癌基因等；另一类是细胞迅速增殖、细胞表面形态和功能改变的癌基因，这类癌基因通常分布于细胞质中，如 RAS 癌基因，在致癌过程中 MYC 和 RAS 癌基因互补才能使细胞恶变。总之，原癌基因的激活引起癌基因的高表达可以影响细胞的增殖分化，导致正常细胞在增殖速度和功能分化方面发生改变。因此，一个正常细胞就会变成一个转化细胞或者癌细胞。

（三）癌基因的分类及其产物的定位

目前发现的细胞癌基因已超过 100 种，有多种分类方法，为了有利于对癌基因作用及其致癌机制进行了解，Cooper 等（1990）提出按癌基因产物的功能分类。可将癌基因分为如下几类：

1. 生长因子类

生长因子类癌基因包括 *SIS*、*INT-2*、*HST* 等，其编码产物分布于细胞外，可作用于自身和其他细胞的细胞膜，促进细胞生长。如 c-*SIS* 癌基因，其编码产物为 P28，和生长因子 PDGF 的 β 链在氨基酸序列上相似，用 *SIS* 转化的人成纤维细胞可以分泌具有促进细胞生长的 P28 蛋白，这种自分泌生长因子是 *SIS* 转化细胞的主要原因。

2. 生长因子受体类

生长因子受体类也称受体酪氨酸激酶类，与细胞增殖调控有关的许多膜受体都是癌基因编码产物。如 *ERBB1*、*FMS*、*RET*、*TRK*、*MET* 等癌基因，其编码产物均在细胞膜上，可与外来配体结合，传入生长信号。癌基因 *ERBB1* 编码蛋白为 EGFR，*FMS* 编码蛋白为巨噬细胞集落刺激因子受体，*MET* 编码蛋白为肝细胞生长因子受体，*RET* 编码蛋白为胶质细胞源性生长因子受体，*TRK* 编码蛋白为神经生长因子受体，这些癌基因产物均属于受体酪氨酸激酶类型。

3. 非受体酪氨酸蛋白激酶类

非受体酪氨酸蛋白激酶类也称胞质激酶类，包括 *SRC*、*ABL*、*FPS/FES*、*YES*、*FGR* 等癌基因，其编码产物部分与质膜相连，大部分在细胞质内，可将蛋白质中酪氨酸残基磷酸化，改变其蛋白质的功能。

4. 鸟苷酸结合蛋白类

鸟苷酸结合蛋白类癌基因包括 *RAS* 家族癌基因，其编码产物为存在于细胞膜上的 G 蛋白，可与 GDP 或 GTP 结合，起控制信号转导的作用。

5. 丝氨酸／苏氨酸蛋白激酶类

丝氨酸/苏氨酸蛋白激酶类包括 *RAF/MIL*、*MOS*、*PIM-1*、*CRK* 等，其编码产物在细胞质内，可将蛋白质中丝氨酸或苏氨酸残基磷酸化，成为细胞内信号转导系统下游分子，起转导信号的作用。

6. DNA 结合蛋白类

DNA 结合蛋白类癌基因包括 *FOS*、*JUN*、*MYC*、*ERB A* 等，其编码产物在细胞核内，起转录因子的作用，参与 DNA 复制。

7. 抑制凋亡蛋白类

抑制凋亡蛋白类癌基因包括 *BCL-2* 等，其编码产物分布在亚细胞器和细胞核膜上，抑制细胞自身凋亡。

8. 周期素类

周期素类癌基因包括周期素 D1 等，其编码产物分布在细胞核内，与周期素依赖激酶结合，促进细胞周期，加速细胞增殖。

（四）癌基因编码产物的生物学功能

癌基因编码产物为癌蛋白，按其生物化学性质和功能可分为以下几类。

1. 与生长因子有关的癌蛋白

生长因子（growth factors）是由损伤等刺激细胞分泌的一类蛋白质，可与相应的靶细胞膜上的生长因子受体（growth factor receptors）结合，产生相应的生理功能。有些癌基因的编码蛋白在结构和功能上与生长因子相同或类似，而具有生长因子作用。在许多肿瘤中，瘤细胞可分泌生长因子通过自身的生长因子受体结合来自我促进细胞的生长。

（1）SIS 蛋白与血小板衍生生长因子（PDGF）

SIS 蛋白是第一个有明确功能的原癌基因产物。人类 *SIS* 基因是编码 PDGF B 链的基因。PDGF 是重要的细胞有丝分裂原，平时主要储存在血小板的 α 颗粒中，凝血时释入血清。由于 SIS 蛋白与 PDGF B 链有很大的同源性，因而具有 PDGF 的生物学特性。SIS 蛋白与 PDGF 受体结合后，使受体内酪氨酸磷酸化，启动细胞有丝分裂信号的转入。在人骨肉瘤和脑的星形细胞瘤中，因 *SIS* 基因被激活，导致 PDGF 过度表达，通过与自身细胞膜上 PDGF 受体结合，使细胞无限生长。在 PDGF 过度表达的同时，PDGF 受体也常常过度表达。

（2）INT-2、HST/K-FGR 蛋白与成纤维细胞生长因子

INT 基因是由小鼠乳腺癌病毒整合而形成肿瘤的裸鼠的基因组内克隆出的癌基因定名的，*INT-2* 为其中的一种。*HST/K-FGR* 基因为从人胃肿瘤细胞中克隆出的转化基因，其编码产物与 Kaposi 肉瘤 DNA 转染 NIH/3T3 细胞后克隆出的 *K-FGR* 基因的编码产物相同，故 *HST* 基因与 *K-FGR* 基因是相同的基因。而这两种基因的编码产物 HST 蛋白与 K-FGR 蛋白均与成纤维细胞生长因子（FGF）同源（FGF 广泛存在于人体多种组织中，由于其能明显促进成纤维细胞增殖而得名），具有促进生长的作用。INT-2 蛋白、HST/K-FGR 蛋白与 FGF 都有明显的同源序列。由于正常 FGF 缺失信号序列，其过量表达不能诱导细胞转化，而 INT-2 蛋白与 HST/K-FGR 蛋白具有信号序列，其过量表达将导致细胞转化。

2. 与生长因子受体有关的癌蛋白

正常生长因子受体呈跨膜分布，其结构一般分为细胞外配体结合区、跨膜区和细胞内区 3 部分。*ERB B* 基因是第一个被发现的产物为生长因子受体的基因，其产物 P65 与正常的表皮生长因子受体高度同源。对于上皮生长因子家族受体的研究表明，编码该受体的两个组成部分是 *ERB B1*（*EFGR*）和 *ERB B2*（*HER2/Neu*），*ERB B1*（*EFGR*）基因在约 80% 的肺鳞癌病例过度表达，*ERB B2*（*HER2/Neu*）基因在约 25% 的乳腺癌、卵巢癌、肺腺癌、胃癌中有扩增。由于这种改变仅仅发生在肿瘤细胞，因此针对 *ERB B2* 的治疗用单克隆抗体在临床上已经使用并取得不错的效果，这种治疗称为靶向治疗（targeted therapy），可能是今后肿瘤治疗的方向。

3. 与酪氨酸蛋白激酶有关的癌蛋白

在人基因组中，有 90 个酪氨酸激酶，其中 58 个是受体酪氨酸激酶，32 个是非受体酪氨

酸激酶，非受体酪氨酸激酶也称胞质激酶（crtoplasmic kinases）（Bradshaw，2010）。非受体酪氨酸激酶共有 10 个亚家族，分别为 ABL、ACK、CSK、FAK、FES、FRK、JAK、SRC、SYK、TEC，其中 SRC 是最大的亚家族。蛋白质磷酸化是调节细胞增殖和分化的重要机制，是在蛋白激酶催化下进行的。SRC 家族中许多成员有组织分布特异性，并在造血细胞中表达，只有部分在组织中普遍表达。SRC 家族激酶在结构上有很大程度的相似性，有相同的结构域和调节机制。SRC 蛋白有 4 个结构域：

（1）N 端十四烷基化位点是和膜结合的位点。

（2）SH2 和 SH3 结构域是调节结构域，通过和自身的或其他蛋白的磷酸化位点结合来传递信号。

（3）催化结构域，Tyr-416 的磷酸化与细胞的转化活性有关。

（4）羧基端的抑制结构域。SRC 家族在生长因子诱导的胞内反应中起着重要作用，包括增殖、存活、粘连和迁移等方面。

许多直接证据表明 c-SRC 与人类乳腺癌、肝癌、结肠癌等恶性肿瘤密切相关。ABL 家族包括 ABL 和 ARG 两个成员。ABL 蛋白是有酪氨酸激酶活性的复合物，含有 SH3、SH2、PTK、DNA 结合域、肌动蛋白结合结构域等，有抑制细胞生长作用。ABL 主要定位于细胞核，靠其 C 端的核定位信号（NLS）定位，当蛋白过表达时也可以在细胞质中发现。在慢性粒细胞白血病患者体内 BCR-ABL 融合蛋白普遍表达，该融合蛋白有蛋白酪氨酸激酶活性，为 GRB2、SHC、CRK 等一系列衔接蛋白分子提供结合位点，从而起始激活 Stat 信号转导途径、NF-κB 信号转导途径、PI3-Akt 信号转导途径等多条信号转导途径。这些信号转导途径的异常可使骨髓前体细胞发生癌变，增殖异常，分化和凋亡受到抑制，并且降低了这些细胞与骨髓基质的黏附作用，使其被释放入血而进入慢性粒细胞性白血病的慢性潜伏阶段。

4. 与 G 蛋白有关的癌蛋白

G 蛋白是鸟苷酸结合蛋白的简称，即指在全身各个组织和细胞中细胞内信号转导系统存在一种能结合三磷酸鸟苷（GTP）或二磷酸鸟苷（GDP）的蛋白，参与细胞内外信息的相互传导。细胞外的生长信号从细胞表面受体接受后，通过细胞内信号转导系统传入细胞核内，产生相应的生理功能。G 蛋白与 GDP 结合为非活化形式，与 GTP 结合为活化形式。GTP-G 蛋白复合物能促使腺苷酸环化酶活化，细胞内 cAMP 增多，促进细胞生长。某些癌基因编码的蛋白质也具有类似的功能。其中最著名的就是 RAS 家族。

RAS 基因的突变可扰乱正常状态下活化与非活化 RAS 蛋白的平衡机制，使正常的非活化的 RAS 蛋白转变成活化形式。RAS 蛋白在促进细胞进入有丝分裂上起着重要作用。在正常细胞生长因子与其受体结合后，原与 GDP 结合的非活化的 RAS 蛋白变为与 GTP 结合的活化的 RAS 蛋白，在 RAF-1 蛋白的协助下，活化 MAP 激酶通路，引起特定的核转录因子活化，使细胞进入周期。然后，活化 RAS 蛋白与 GTP 酶活化蛋白结合，促使 RAS 蛋白的 GTP 酶活性增加 1000 倍，使与 GTP 结合的活化 RAS 蛋白尽快失活，变成与 GDP 结合的非活化的 RAS 蛋白，防止 RAS 活性失控。

与人类肿瘤有关的 RAS 基因有三种，即 *H-RAS*、*K-RAS*、*N-RAS*，它们分别定位于 11、12 和 61 号染色体，*H-RAS*、*K-RAS* 是大鼠肉瘤病毒的转化基因，*N-RAS* 是从人神经母细胞瘤中分离得到的。*RAS* 家族的基因往往有共同的特征：

（1）基因组中均含有 4 个编码的外显子和 1 个 5' 端非编码外显子。

（2）外显子所编码的蛋白为 188~189 个氨基酸残基，分子量为 21 000，称为 P21 蛋白。P21 蛋白由于其具有高度特异性和同源性，特别是在氨基酸序列的前 80 个氨基酸残基中，几乎无种属间差别，具有高度保守性，所以提示它有重要的生理功能。

原癌基因 *RAS* 激活的方式主要是点突变，多发生在 N 端第 12、13 和 61 密码子，其中又以第 12 密码子突变最常见，并且多为 GGC 突变成 GTC。不同突变位点对 P21 的活化机制不同，第 12 密码子突变可以减弱 P21 内在的 GTP 酶活性，使蛋白质始终处于兴奋状态，同时向细胞内传递生长信号。第 61 密码子编码与 GAP 接触的氨基酸残基，发生突变可削弱 GAP 对 P21 的内在 GTP 酶活性，并可减弱 GAP 与 P21 结合的稳定性，使 P21 处于持续激活状态，导致细胞生长失控。

自从 1982 年 Weinberg 等发现人膀胱癌细胞系中有活化的 *H-RAS* 基因后，经过数十年的研究，在膀胱癌、乳腺癌、肾癌、结肠癌、肝癌、肺癌、胰腺癌、胃癌及造血系统肿瘤中，均已经检测出了 *RAS* 癌基因的异常，*RAS* 癌基因被认为参与多种肿瘤的形成和发展。

5. 与丝氨酸 / 苏氨酸相关的癌蛋白

在细胞中，丝氨酸 / 苏氨酸蛋白激酶是一类溶解在细胞质中的蛋白激酶，可催化细胞中大多数蛋白所含有的丝氨酸或苏氨酸残基磷酸化。丝氨酸 / 苏氨酸蛋白激酶参与 cAMP 和磷酸肌醇信号转导系统，是该信号转导系统的下游分子。现在已经发现 PIM-1、RAF-1、MOS、蛋白激酶 C 家族等基因编码的产物具有丝氨酸 / 苏氨酸蛋白激酶活性。

6. 与 DNA 结合的癌蛋白

癌基因的编码产物也可以是转录因子，例如 MYC、FOS 和 JUN 等，它们都是核蛋白，能够将信号转导通路活化的信号带入核内，并能与 DNA 的某些部位特异结合，启动 DNA 转录和细胞进入周期的蛋白质，从而影响细胞的生长和分化。当科学家们对细胞信号转导了解尚少时，就已经发现生长因子刺激后可引起核基因在 1min 内迅速表达，他们称这些基因为"立即早期基因（immediate early gene）"。后来研究发现它们都是定位在核内的癌基因。

转录活化蛋白 MYC 是一种既能刺激细胞增殖又能诱导凋亡的转录因子。癌基因 *MYC* 基因家族成员有 3 个，分别为 *C-MYC*、*N-MYC* 和 *L-MYC*，它们具有类似的结构和功能。MYC 是位于细胞核内的信号转导蛋白的下游调节者。MYC 蛋白与 JUN、FOS 蛋白一样，只有形成蛋白质二聚体后才能与 DNA 发生特异性结合，发挥其调节转录功能。*MYC* 原癌基因属于立即早期反应基因，在静止期细胞接受分裂刺激后，MYC mRNA 短暂升高后下降。MYC 蛋白迅速进入核内，与另外的蛋白形成二聚体与靶基因的 DNA 序列结合发挥作用。

MYC 是一种多功能蛋白，具有广泛的生物学功能，一方面可参与细胞增殖、分化和细胞周期的调节，另一方面可启动凋亡和衰老程序。除此之外，它也可以影响细胞转化、基因组不稳定性以及血管生成等。在不同肿瘤中，包括胶质母细胞瘤、乳腺癌、结肠癌、卵巢癌、胰腺癌和神经母细胞瘤等，*MYC* 基因常常呈现持续表达或过度表达，导致靶基因的持续转录。如在 Burkitt 淋巴瘤中，由于 8 号染色体和 14 号染色体长臂的易位 t（8；14）（q24，q32），使位于 8 号染色体的 *C-MYC* 基因易位到 14 号染色体的 *IgH*（免疫球蛋白重链）基因附近，由于 IgH 基因在 B 细胞是一个极其活跃的基因，*C-MYC* 基因在 *IgH* 基因的启动子控制之下可引起过度表达，细胞分化紊乱，过度增殖，导致 Burkitt 淋巴瘤发生。*N- MYC* 和 *L-MYC* 癌基因的扩增分别见于神经母细胞瘤和小细胞肺癌。

癌基因 *C-FOS* 定位于人染色体 14q21-q31，编码 380 个氨基酸，分子量为 55 000 的不稳定核磷酸化蛋白。FOS 是真核细胞转录调控因子，有着广泛的翻译后修饰，这些修饰分别对应着苏氨酸及谷氨酸的磷酸化。但是由于 FOS 本身不能形成同源二聚体，无法与 DNA 结合，所以 FOS 作用的发挥又与原癌基因 *C-JUN* 的核蛋白 JUN 密切相关。*C-FOS* 在大多数正常细胞中处于极低水平的表达，在多种环境或遗传因素的作用下，可发生突变成为癌基因或被激活而过度表达，这两种方式均可导致细胞恶性转化。FOS 和 JUN 可通过亮氨酸拉链途径形成异源二聚体的核蛋白复合物后组成 AP-1 转录因子，既可以发挥促癌的作用，也可以发挥抗癌的作用，这与细胞类型、AP-1 的组成和各组分的相对比例、刺激的种类等密切相关。在骨肉瘤表现为 FOS 的过表达，而 JUN 表达异常与淋巴瘤有关。

7. 与细胞凋亡有关的癌蛋白

体内细胞数目的控制取决于细胞增殖与细胞死亡的平衡。细胞凋亡是没有炎症反应参与的细胞生理性死亡，又叫程序性细胞死亡，是维持组织器官正常形态结构的重要机制，而肿瘤细胞本身不易凋亡。*BCL-2* 是迄今为止研究得最深入、也是最广泛的抗凋亡基因之一，是 B 细胞淋巴瘤 / 白血病 -2 基因的缩写。*BCL-2* 基因最初是从 t（14；18）（q32，q21）的滤泡型淋巴瘤中分离鉴定得到的，位于 18q21-3，编码含有 239 个氨基酸的蛋白质，分子量为 25 000，位于核膜、内质网和线粒体膜上。在 BCL-2 蛋白的氨基酸 C- 末端有一个由 19 个氨基酸组成的疏水性片段，并借此与膜相连。BCL-2 的高表达可明显延长细胞的生长期，引发肿瘤的形成，但是对细胞增殖的影响不明显。目前研究认为，BCL-2 蛋白调节细胞生长的可能机制包括：①抑制细胞内质网中钙离子的释放。②通过调节抗氧化途径来抑制凋亡。③通过直接或间接与肿瘤抑制蛋白 P53 作用而调控细胞的死亡。BCL-2 在多数恶性肿瘤细胞中呈现高表达，滤泡型淋巴瘤（14；18）转位是最典型的例子，即 18 号染色体的 *BCL-2* 基因易位到 14 号染色体的免疫球蛋白重链基因附近，使 *BCL-2* 基因置于免疫球蛋白重链基因的启动子控制之下。在 *BCL-2* 转基因动物中发现 BCL-2 蛋白过量表达可阻断氧化应激所诱发的细胞死亡，延长细胞寿命。

8. 与细胞周期有关的癌蛋白

细胞周期的调控有分两种方式，分别是内源性调控和外源性调控，前者主要是通过外界刺激和细胞因子作用实现的，后者主要是通过周期素（cyclin，CYC）和细胞周期素依赖激酶（cyclin-dependent kinase，CDK）进行网络调控实现的。周期素有多种，由于周期素和周期素依赖激酶在正常细胞周期调节中起重要作用，因此容易理解这些调节蛋白的异常可能造成细胞增殖。比如在一种特殊的淋巴瘤—套细胞淋巴瘤，由于 11 号染色体和 14 号染色体的易位，使 cyclin D1 基因与免疫球蛋白重链基因融合，造成周期素 D1 蛋白过度表达，CDK4 基因的扩增见于某些肉瘤和胶质母细胞瘤。

二、抑制基因

对于正常细胞来说，生长的正信号和生长的负信号的协调表达是调节控制细胞生长的重要分子机制之一。这两类信号相互制约，维持正负调节信号的相对稳定。恶性肿瘤的发生源于细胞生长失控，前已述及，促进细胞生长的癌基因的激活与过量表达与肿瘤的发生有关，而抑制细胞生长的基因则称为肿瘤抑制基因（tumor suppressor gene，TSG），简称为抑癌基因或抗癌基因。肿瘤抑制基因的产物能抑制细胞生长，其功能的丧失也可促进细胞恶性转化。肿瘤抑制基因的失活多数是通过等位基因的丢失或灭活方式实现的。因此又称为隐性癌基因。迄今为止发现的肿瘤抑制基因有数十种。

（一）肿瘤抑制基因的概念

肿瘤抑制基因在许多方面与癌基因不同（表 2-3），它们的作用方式基本上与癌基因相反，在正常细胞中起着抑制细胞增殖、促进细胞分化的作用。如果说癌基因是细胞生长的加

表 2-3　肿瘤抑制基因与癌基因特性的比较

性质	癌基因	肿瘤抑制基因
要求突变基因数目	一个	两个
遗传特点	显性	隐性
功能变化	激活	失活
突变类型	激活、重排、放大	缺失、微小突变
生殖细胞遗传	非遗传性	遗传性或非遗传性
对细胞的影响	促进细胞生长	抑制细胞生长、促进细胞分化
表观遗传改变	启动子甲基化程度降低	启动子甲基化

速器，那么肿瘤抑制基因就是细胞生长的制动器。这两类蛋白在正常细胞中相互制衡，使细胞能够参与构建和维护正常的组织结构。但是这两类蛋白在肿瘤细胞中的平衡被打乱，细胞向生长方向倾斜。原癌基因与肿瘤抑制基因生物学性质差异：

1. 功能上

肿瘤抑制基因在细胞生长中起负调节作用，抑制增殖、促进分化成熟与衰老，或引导多

余细胞进入程序性细胞死亡（PCD），原癌基因的作用则相反。

2. 遗传方式上

原癌基因是显性的，激活后即参与促进细胞增殖和癌变过程，而肿瘤抑制基因为隐性，只有发生纯合失活时才失去抑癌功能。

3. 突变的细胞类型

肿瘤抑制基因突变不仅可发生在体细胞中，也可发生在生殖细胞中，并通过其遗传突变，而原癌基因只在体细胞中产生突变。

早在 20 世纪 60 年代，Harris 就通过细胞杂交实验证明正常细胞带有肿瘤抑制基因。他将癌细胞与同种正常成纤维细胞杂交，所获得的杂交细胞后代只要保留某些正常亲本染色体时就可表现为正常表型，但是随着细胞传代，某条染色体的丢失后，将又可以重新出现恶变细胞。这一现象表明，在这一正常染色体内可能存在某些抑制肿瘤细胞发生的基因，它们的丢失、突变或者功能缺失，都可使激活的癌基因发挥作用而导致肿瘤的发生。重新将该染色体导入肿瘤细胞后可恢复正常表型，证明该染色体带有肿瘤抑制基因。

肿瘤抑制基因的作用方式为隐性作用方式，需要两个等位基因的功能性丢失。1971 年 Knudson 根据他对视网膜母细胞瘤的研究，首先提出两次打击模型（two-hit model），即视网膜母细胞瘤的发生是由于同一细胞两次突变的结果。该学说认为，如果第一次突变发生在生殖细胞，则由此发育而成的个体均带有这种突变，因而是可遗传的。如果第一次突变发生在体细胞，则由此发育而成的个体不带有这种突变，因而是不能遗传的。无论是遗传性还是非遗传性，第二次突变均发生在体细胞。由于遗传性患者的第一次突变发生在生殖细胞，所以患者的体细胞都带有突变基因，因此只要另一相应等位基因发生突变就可以发生肿瘤。这就可以解释遗传性患者发病年龄较轻、不依赖于环境、肿瘤常为双侧性或多发性的原因。非遗传性患者的体细胞需要两次突变才可以发病，故发病率在 1∶100 000，而且发病年龄较晚。两次打击模型主要适用于如视网膜母细胞瘤、Wilms 瘤、软骨肉瘤、神经母细胞瘤等有遗传倾向的肿瘤，而对于大多数散发性肿瘤，更多倾向于是多个遗传学改变积累的结果。

根据 Knudson 的两次打击模型，肿瘤抑制基因需要两个等位基因全部失活，细胞才发生癌变。近年来通过遗传学分析证明，缺失导致一个肿瘤抑制基因等位基因失活后，即使另外一个等位基因功能正常，也可以引起细胞癌变。另一种情况是胚系的一对等位基因在没有发生任何变异的情况下也可能发生癌变，此时其中的一个等位基因可能部分或全部失活。这些现象用 Knudson 的两次打击模型失活是无法解释的，因此提出来单倍体不足（haplo-insufficiency）的概念，它从基因剂量（gene dosage）角度解释了当肿瘤抑制基因活性剂量不足或癌易感基因的活性剂量过高时，细胞就容易引起恶变的遗传学原因，极大地丰富和扩展了 Knudson 的两次打击模型。某些肿瘤抑制基因的表达水平十分重要，如果一个拷贝失活，另一个拷贝就可能不足以维持正常的细胞功能，从而导致肿瘤的发生。

（二）肿瘤抑制基因失活的方式

肿瘤抑制基因失活的方式大致可分为两类：一类是由于一个等位基因通过基因组片段缺失引起的失活（Ⅰ类肿瘤抑制基因），另一类是一个等位基因被表观遗传学机制抑制（Ⅱ类肿瘤抑制基因）。

（1）肿瘤抑制基因功能丢失是由于 DNA 点突变或缺失引起的，如 *RB*、*P53*、*WT1* 等。第一次等位基因灭活为小突变（small mutation），第二次等位基因灭活为大突变（large mutation）。基因的缺失也是基因失活或激活的一个重要方式。缺失可发生于 1~2 个碱基，也可以发生基因的一部分缺失。缺失可能是肿瘤产生的原因，也可能是细胞恶性转化后的结果。从染色体 5q、13q、17q、18q 等位点所克隆出的肿瘤抑制基因，均有抑制细胞转化和肿瘤发展的功能。但它们的缺失，往往会导致肿瘤的形成。染色体的缺失，也可能是细胞转化过程中遗传不稳定性的结果。DNA 在外界因素作用下可以发生突变。如果 DNA 修复功能不佳，细胞就会通过已经突变的基因遗传给子代，获得突变基因的子代细胞最终形成肿瘤。这种基因缺失也可视为肿瘤产生的结果，缺失在肿瘤抑制基因失活中表现得尤为重要。

（2）肿瘤抑制基因功能丢失是由于表观遗传学机制（DNA 甲基化和组蛋白去乙酰化）而被抑制。如 *P16*、*APC*、*CDH1*、*MMR*、血管生成抑制基因等基因启动子的甲基化，这些肿瘤抑制基因的高甲基化改变是细胞癌变的一个重要特征。肿瘤抑制基因和 DNA 修复基因的甲基化使得肿瘤抑制基因沉默和修复基因失活，因而对于肿瘤的抑制作用丧失，同时基因损伤增加。Ⅱ类肿瘤抑制基因的表达调节往往受控于Ⅰ类肿瘤抑制基因，即Ⅰ类肿瘤抑制基因的突变能抑制某些Ⅱ类肿瘤抑制基因的表达。

（三）肿瘤抑制基因的种类和功能

自 1996 年分离出人类第一个肿瘤抑制基因—视网膜母细胞瘤敏感基因后，至今已经鉴定的肿瘤抑制基因有数十种，与癌基因一样，它们的基因产物也广泛分布于细胞的不同部位，参与细胞的不同功能，大致可以分为以下几类：①如 RB、P53、P15、P16、P21 的细胞周期控制蛋白。②如 APC、NF2、DCC、AXIN 的细胞结构蛋白。③如 WT1、P53 的转录因子调控蛋白。④如 FHIT、NF1、PTEN、PTC、RASSF1A、SMAD4 的信号转导蛋白。⑤如 BRCA1、BRCA2、P53 的 DNA 修复因子。⑥如 VHL 的蛋白降解相关蛋白。主要肿瘤抑制基因和相关人类肿瘤，见表 2-4。

表 2-4　主要肿瘤抑制基因和相关人类肿瘤

亚细胞定位	基因	功能	与体细胞突变相关的肿瘤	与遗传型突变相关的肿瘤
细胞表面	*TGF-β-receporE-cadherin*	生长抑制细胞黏附	结肠癌、胃癌	不明家族性胃癌
质膜内表面	*NF-1*	抑制 RAS 信号转导和 P21 细胞周期抑制者	神经母细胞瘤	神经纤维瘤病 1 型和肉瘤

亚细胞定位	基因	功能	与体细胞突变相关的肿瘤	与遗传型突变相关的肿瘤
细胞骨架	NF-2	细胞骨架稳定性	神经鞘瘤、脑膜瘤	神经纤维瘤病2型、听神经瘤、脑膜瘤
胞质	APC/βcatenin-	抑制信号转导	胃癌、结肠癌、胰腺癌、黑色素瘤	结肠家族性腺瘤性息肉病/结肠癌
	PTEN	PI3激酶信号转导	宫内膜和前列腺癌	不明
	SMAD2 SMAD4	TGF-β信号转导	结肠和胰腺肿瘤	不明
细胞核	RB	调节细胞周期	视网膜母细胞瘤、骨肉瘤、乳腺癌、结肠癌、肺癌	视网膜母细胞瘤、骨肉瘤
	P53	调节细胞周期和DNA损伤所致的凋亡	大多数人类肿瘤	多发性癌和肉瘤
	WT-1 P16/INT4α	核转录调节，调节为周期素依赖激酶抑制的细胞周期	肾母细胞瘤、胰腺癌、乳腺癌、食管癌	肾母细胞瘤、黑色素瘤
	BRCA-1 BRCA-2	DNA修复	不明	女性乳腺癌和卵巢癌、男性乳腺癌

必须指出的是，最初在某种肿瘤中发现的肿瘤抑制基因，并不意味着其与别的肿瘤无关，恰恰相反，在多种组织来源的肿瘤细胞中往往可以检测出同一肿瘤抑制基因的突变、缺失、重排、表达异常等，说明肿瘤抑制基因的变异构成某些共同的致瘤途径。目前了解最多的肿瘤抑制基因是 RB 基因和 P53 基因，它们的产物都是以转录调节因子方式调节核转录和细胞周期的核蛋白。下面列出常见的肿瘤抑制基因：

1. 视网膜母细胞瘤基因（RB 基因）

RB 基因是第一个被克隆和完成全序列测定的肿瘤抑制基因，最早发现于儿童的视网膜母细胞瘤，因此称为 RB 基因。当 RB 基因一旦丧失功能或先天性缺乏，视网膜母细胞则出现异常增殖，形成视网膜母细胞瘤。RB 基因失活还见于部分骨肉瘤、乳腺癌、小细胞肺癌等多种肿瘤，具有一定的广泛性。

RB 基因比较大，位于 13q14，全长约 200kb，有 27 个外显子，编码 928 个氨基酸的核磷酸蛋白，称为 RB 蛋白，分子量为 105 000 定位于核内，有磷酸化和去磷酸化两种形式，一般认为 RB 蛋白在控制细胞周期的信息系统中起关键作用，去磷酸化形式是 RB 蛋白的活性形式，具有抑制细胞增殖、促进细胞分化的功能。

RB 蛋白在多种组织中分布广泛，其功能调控主要是通过转录后修饰途径，其中磷酸化修饰为最重要的蛋白活性调控机制。低磷酸化或去磷酸化修饰的 RB 更容易与细胞蛋白结合并发挥功能，高磷酸化修饰的 RB 则失去与其他蛋白结合的能力。

RB 的功能主要是抑制肿瘤生长、调控细胞周期及细胞分化和凋亡。RB 具有控制着细胞周期 $G_0 \rightarrow G_1$ 期、$G_1 \rightarrow S$ 期转换的功能。RB 的磷酸化状态与细胞周期进程密切相关，在 M 期末和 G_1 期开始时，RB 的磷酸化程度最低，S 期和 G_2 期最高，并且通常是在多个位点上的磷酸化，RB 可能发生磷酸化的丝氨酸 / 苏氨酸位点有 14 个。一般来讲，处于静止状态的细胞，RB 处于低磷酸化水平，而处于分裂增殖的肿瘤细胞只含有磷酸化型的 RB。

RB 蛋白没有 DNA 结合区，因此需要通过转录因子来调控基因的表达，它所调控的最经典的蛋白是一类叫作 E2F 的转录因子。细胞 DNA 复制的初始需要 cyclin E-CDK2 复合物的活化，而 cyclin E 的表达取决于转录因子 E2F 家族。E2F 是一类激活转录作用的活性蛋白，在 G_1 早期，RB 蛋白处于低磷酸化的活化形式，与转录因子 E2F 家族结合，抑制 cyclin E 的转录。在促细胞分裂信号作用时，cyclin D 表达，活化 cyclin D－CDK4/6 复合物。后者进一步磷酸化 RB 蛋白，使其处于失活的高磷酸化状态，释放 E2F，诱导 cyclin E 的转录，刺激 DNA 的复制，细胞进入 S 期和 G_2 期。在 M 期，细胞的磷酸酶降解 RB 蛋白的磷酸，使 RB 蛋白恢复到活化的低磷酸化状态。所以，RB 蛋白在细胞周期的调节中，特别是 G_1 期的停滞，扮演"刹车"的作用。当 RB 基因发生缺失或突变，则 RB 蛋白缺失或 RB 蛋白调节 E2F 转录因子的能力受损，受累细胞不再受到 G_1 停滞，可以无障碍地进入 S 期，于是细胞增殖活跃，导致肿瘤发生。

2. 基因组守卫者 P53 基因

P53 基因编码一种分子量为 53 000 的磷酸化蛋白质，故名 P53。编码的正常 P53（野生型）主要集中于核仁区，是一种转录因子和核结合蛋白，能与 DNA 特异性结合从而影响靶基因表达，而其活性也受磷酸化调控。正常 P53 的生物功能好似"基因组守卫者"，在 G_1 期检查 DNA 损伤点，监视细胞基因组的完整性。一旦有损伤，P53 将阻止 DNA 复制，保证足够的时间使损伤的 DNA 修复，如果修复失败，P53 则引起细胞发生凋亡。因此正常的 P53 基因又被称为"分子警察"。

P53 基因在人类、猴、鸡和鼠等动物中相继发现后，对其进行了基因定位，人类 P53 基因定位于 17P13，鼠 P53 定位于 11 号染色体，并在 14 号染色体上发现无功能的假基因。进化程度迥异的动物中，P53 有异常相似的基因结构，约 20kb 长，都由 11 个外显子和 10 个内含子组成，第 1 个外显子不编码，外显子 2、4、5、7、8 分别编码 5 个进化上高度保守的结构域。P53 基因 5 个高度保守区即第 13 ~ 19、117 ~ 142、171 ~ 192、236 ~ 258、270 ~ 286 编码区，编码 393 个氨基酸蛋白，生物物理研究显示 P53 以四聚体形式存在，即由 4 个同样的拷贝装配起来，构成其活性形式。这样的分子结构带来的是一个特殊的问题，如果 4 个亚基中有任何一个是有缺陷的，那么，其他没有缺陷的 3 个亚基的功能也会遭到破坏，这种情况称显性失活突变（dominant-negative mutants）。在广义上凡一对等位基因中因为其中一个突变或丢失所致的另一个正常等位基因的功能活性丧失，都称为显性失活突变。换句话说，显性失活突变即杂合的突变产生了纯合突变的效应。举例来说就是在某些肿瘤中 *P53* 的一个等位基因的失活导致另一正常等位基因也失活。P53 是一种不稳定的核蛋白，因为野生型 P53 蛋白含量低、半衰期短（20～25min），不能用免疫组化方法检出，而突变型 P53 半衰期长（1～24h），可以用免疫组化方法检出，因此采用免疫组化方法检出的大都是突变型 P53。

在正常的情况下，细胞内的 P53 维持在较低水平，一旦细胞受到刺激后，引起细胞核内 P53 水平升高。能够引起 P53 激活的信号有以下 3 类：①基因毒刺激。由于 UV、X 线、γ 线、致癌物、毒物以及一些药物等引起的 DNA 损伤，可通过 ATM、ATR、和 CHK2 等激酶使 P53 激活。②癌基因激活。RAS、MYC 等癌基因能够通过 P14ARF 与 MDM2 结合，下调 MDM2 的表达，引起 P53 水平的升高。③非基因毒应激。如应激、端粒缩短、缺氧及核苷酸耗竭等可激活 P53 的保护机制。

P53 的稳定性受 MDM2 和 ARF 调节，其中 MDM2 能够促进 P53 蛋白降解，ARF 能够提高 P53 的稳定性。在 DNA 损伤后，P53 蛋白与 MDM2 分离，经转录后修饰，其半衰期大大延长。活化的 P53 作为转录因子，可以活化多达上百个调节细胞周期停滞和细胞凋亡的基因的转录。如果在 G_1 末期 DNA 损害能够被修复，细胞可以进入 S 期；如果不能修复，P53 则诱导细胞老化或发生凋亡。

P53 感知 DNA 损害是通过 ATM 和 ATR 蛋白激酶活化，致使 P53 蛋白磷酸化，磷酸化的 P53 蛋白作为转录活化因子与 DNA 结合，这将导致依赖 P53 的 CDK 抑制物 P21 上调性转录，受损细胞在 G_1 末期出现生长停滞，有利于进行 DNA 修复。P53 蛋白还可诱导 DNA 修复基因的活化，进行 DNA 的修复。如果修复成功，P53 可活化 *MDM2* 基因，*MDM2* 基因产物抑制 P53，所以修复成功的细胞可以进入 S 期；如果修复失败，该细胞进入老化或者凋亡，基因组的遗传稳定性得到保证。P53 蛋白引起细胞周期停滞并不涉及 DNA 未受到损伤的细胞，这与 RB 蛋白不同。如果 *P53* 基因缺失或发生突变，DNA 受损伤的细胞不能通过 P53 的介导进入 G_1 停滞同时进行 DNA 修复，因此遗传信息受损的细胞可以进入增殖，最终可能发展成恶性肿瘤。

P53 基因的突变目前在超过 80% 的人类恶性肿瘤中可以发现，而在结肠癌、肺癌、乳腺癌和胰腺癌的突变更为多见。*P53* 基因异常方式包括纯合缺失、杂合缺失、显性正突变和显性负突变。在大多数肿瘤中，两个 *P53* 等位基因的失活均是由于体细胞突变产生的。具有遗传性的一个 *P53* 基因突变的人在 50 岁时发生第二次突变导致恶性肿瘤发生的可能性比 *P53* 基因正常人群高 25 倍，如肉瘤、乳腺癌、白血病、脑肿瘤等。

（四）PTEN 是 PI3K-Akt 信号途径的负调控因子

磷酸酶基因 *PTEN* 是一个具有蛋白性磷酸酯酶活性和脂性磷酸酯酶活性的肿瘤抑制基因，通过对细胞内如 PI3K-Akt 等多条信号转导通路的负性调控，抑制肿瘤细胞的增殖、迁移，诱导肿瘤细胞的凋亡，维持细胞的正常生理功能。*PTEN* 的失活与某些肿瘤的发生、发展有密切关系，也有人称 *PTEN* 为 *P53* 之后最有意义的肿瘤抑制基因。

PTEN 基因位于染色体 10q23.3，含 9 个外显子，可编码蛋白质酪氨酸磷酸酶。从结构

上看 PTEN 蛋白是由 403 个氨基酸组成的多肽，主要定位于细胞质，后来发现细胞核也有，分子量为 55 000，由 N 端的磷酸酶结构域、C2 结构域和 C 端的尾部结构域组成。磷酸化和去磷酸化是调节细胞活动的重要方式。许多癌基因产物通过磷酸化而刺激细胞生长。因此，PTEN 可能与酪氨酸激酶竞争共同的底物而在肿瘤的发生和发展中起重要作用。

PTEN 抑制肿瘤细胞生长的作用主要是通过其磷酸酶活性对 PI3K-Akt 等信号途径负性调控实现的。PTEN 至少控制着两个已知的细胞癌蛋白 PI3K 和 Akt。PI3K 是磷脂酰肌醇激酶，Akt 是 PI3K 依赖的抑制凋亡的关键因子，是一种丝氨酸/苏氨酸激酶。研究人员发现，在各种癌组织中 Akt 蛋白都表现出了非常高的活性，如果 PTEN 蛋白发生了变异，Akt 蛋白活性增强，刺激肿瘤细胞的增殖。

三、凋亡调节基因和 DNA 修复基因

（一）凋亡调节基因

除了原癌基因的激活与肿瘤抑制基因的失活外，近年来还有研究发现，调节细胞进入凋亡或程序性细胞死亡的基因及其产物在某些肿瘤的发生上也起着重要的作用。目前凋亡调节基因研究较多的是 B 细胞淋巴瘤/白血病（B-cell lymphoma/leukemia, BCL）家族、P53 蛋白。正常情况 BCL 家族的 BCL-2 和 BAX 在细胞内保持动态平衡。如 BCL-2 蛋白增多，可以抑制凋亡，细胞则长期存活；如 BAX 蛋白增多，促进细胞凋亡，细胞则进入凋亡。野生型的 P53 蛋白可以诱导 BAX 的合成，而促使 DNA 受损的细胞进入凋亡。肿瘤细胞 BCL-2 基因的过度表达，使其免予凋亡而长期存活。突变型 P53 蛋白失去促进凋亡的功能，而致肿瘤细胞存活。

（二）DNA 修复基因

DNA 修复（DNA repairing）是细胞对 DNA 受损伤后的一种反应，这种反应可能使 DNA 结构恢复原样，重新执行它原来的功能；但有时并不能完全消除 DNA 的损伤，只是使细胞能够耐受这种 DNA 的损伤而能继续生存。也许这未能完全修复而存留下来的损伤会在适合的条件下显示出来（如细胞的癌变等），但如果细胞不具备这种修复功能，就无法对付经常发生的 DNA 损伤事件，也就不能生存。所以 DNA 修复与肿瘤的发生密切相关。

人类生活环境中的许多物质如 X 线、紫外线、电离辐射、化学物质等均可以作为致癌物，这些致癌物都可以使 DNA 受到损伤。如果引起 DNA 轻微的损伤，则由正常细胞内的 DNA 修复系统予以及时的修复。如果超过细胞能够忍受的范围，即可造成严重的细胞损伤，细胞会以凋亡的形式死亡。在一些有遗传性 DNA 修复调节基因突变或缺陷的人中，肿瘤的发病率极高。例如，遗传性非息肉病性结直肠癌就是由 DNA 错配修复基因缺陷导致的结果。DNA 修复基因突变与相关的人类肿瘤，见表 2-5。

表 2-5 DNA 修复基因突变与相关的人类肿瘤

基因定位	部位	突变类型	基因产物和功能	肿瘤类型
MLH1（3q21.3-p23）	核	缺失，甲基化	DNA 错配修复因子	结肠肿瘤

续表

基因定位	部位	突变类型	基因产物和功能	肿瘤类型
MSH（2p22–21）	核	缺失，甲基化	DNA 错配修复因子	结肠肿瘤
BRCA1（17q21）	核	缺失，甲基化	DNA 修复因子	乳腺癌，卵巢癌
BRCA2（13q12–13）	核	缺失，无义	DNA 修复因子	乳腺癌，卵巢癌
P53（17p13.1）	核	错义	转录调节因子	70% 各种肿瘤
RB（13q14）	核	缺失，无义	转录调节因子	视网膜母细胞瘤，骨肉瘤

根据 DNA 损伤的类型可以大致分为碱基损伤、DNA 交联、单链断裂和碱基错配等形式。研究表明，染色质中高转录区域、重复 DNA、核基质相关 DNA 以及位于染色体脆性部位的 DNA 容易受损。而致癌物易与复制期 DNA 特别是复制叉位置结合。如果正常的 DNA 修复系统发生遗传改变导致其功能缺陷或者丧失，必然造成受累细胞 DNA 损伤以及突变的固定和积累，增加基因组的不稳定性，导致细胞的恶性转化。

DNA 损伤修复的过程非常复杂，是与细胞周期的调节、DNA 的复制和转录等生命过程紧密相关。我们将参与这一过程的基因称为DNA 修复基因（DNA repair genes），其与癌基因、肿瘤抑制基因合称为 3 大肿瘤相关基因。针对不同类型的 DNA 损伤，细胞的修复机制也不同，包括直接修复、碱基切除修复、核苷酸切除、单链断裂损伤修复、双链断裂损伤修复和错配修复等，具体见表 2-6。

表 2-6 DNA 修复机制和损伤类型

DNA 修复机制	损伤类型	酶或蛋白	细胞周期
碱基切除修复	氧自由基损伤，胞嘧啶脱氨基作用，烷化作用	DNA 糖基化酶	G_1
核苷酸切除修复	大的加合物，UV 致 DNA 交联	XP–A 到 XP–G	G_1
错配修复	小的加合物，氧自由基损伤，插入/缺失	MGMT	S
烷基化修复	小的烷基化加合物	MGMT	S
DNA 单链断裂修复	DNA 断裂	PARP1、XRCC1	S
DNA 双链断裂修复	DNA 断裂	BRCA1、BRCA2、Rad54、BLM 和 WRN	各期

（1）碱基切除修复：主要修复碱基结构未改变的 DNA 损伤，碱基切除修复启动后，DNA 糖苷酶将受损的碱基切除，切除碱基后的部位称为 AP 位点，核酸内切酶在 AP 位点处切开 DNA 单链，随后，DNA 聚合酶按照碱基互补配对原则填补正确的碱基，DNA 连接酶补平缺口，完成修复。

（2）核苷酸切除修复：主要修复因紫外线照射产生的嘧啶二聚体、6-4 光产物及因化学药物作用产生的较大加合物，修复过程有多种蛋白参与，包括识别损伤、切除损伤、修复合成和连接缺口 4 步反应。

（3）错配修复：主要修复 DNA 分子上的错配碱基对，其关键步骤是区分母链和子链，子链中的错配碱基可被切除修复机制去除。

（4）DNA 双链断裂是最严重的 DNA 损伤，其修复方式主要有两种：同源重组修复和非同源末端接合修复。同源重组修复是断裂的 DNA 以另一条完好的姐妹染色单体或其具有同源序列的染色体为模板进行的一种精确的修复方式。非同源末端接合修复是一种相对简单的 DNA 双链断裂修复方式，贯穿于整个细胞周期，它不需要模板，只是将断裂末端简单加工后进行连接，容易产生 DNA 缺失等错误，因此是一种相对不精确的修复方式。

（5）除上述修复方式外，细胞还存在着一些其他方式的修复机制，多种 DNA 修复机制共同维持基因组的稳定，保证细胞进行正常生命活动。

在肿瘤治疗中，往往通过放疗和化疗导致肿瘤细胞 DNA 损伤，促使肿瘤细胞死亡来达到治疗肿瘤的目的。虽然 DNA 修复功能缺陷能够导致肿瘤的发生，但是目前研究发现已经癌变的细胞本身 DNA 修复功能并不低下，反而有些可能显著升高，可以修复放疗和化疗导致的肿瘤细胞 DNA 损伤，导致肿瘤耐受。因此可以根据某些 DNA 修复途径的缺陷，选择相应的放疗或化疗来提高肿瘤的治疗效果。

四、端粒、端粒酶

许多细胞生长的调节基因及 DNA 修复基因与肿瘤发生有关外，细胞染色体两端的端粒（telomere）长度也与肿瘤的发生有关。人体除了生殖细胞、干细胞以及极少数细胞外，绝大多数体细胞是不能维持端粒长度的，因此细胞经过有限次数的分裂后，发生衰老死亡。但是来源于体细胞的恶性肿瘤细胞却重新出现端粒酶（telomerasa）活性，使细胞获得"永生性"（immortality），导致恶性肿瘤细胞在体内外能够无限制地分裂增殖。

（一）端粒

1.端粒的一般结构和功能

真核细胞线性染色体的两端称为端粒，由端粒 DNA 和端粒结合蛋白组成，是存在于染色体末端、具有控制细胞复制次数的 DNA 重复序列，是保护真核细胞染色体末端并维持其完整的特殊的 DNA/ 蛋白质复合物。端粒 DNA 为不含功能基因的简单、高度重复序列，具有高度保守性。

端粒就像帽子一样对染色体起到保护作用，可以防止染色体降解、端—端融合、重排和染色体丢失。如果染色体的末端受损导致染色体发生粘连，可以引起遗传物质的错排和重排，染色体的完整性就不能保持。端粒结构虽然可以有效保证线性染色体末端传代稳定性，但不能阻止 DNA 缩短。细胞每分裂一次，染色体都要丢失一部分端粒序列（50~200bp），当缩短到一个临界长度（端粒限制性片段）时，细胞就发出阻止进一步分裂的信号，使染色体不再复制，分裂终止，细胞开始衰老。不同物种端粒的重复序列和长度是不一样的，人类的端粒 DNA 总长度为 5~15kb，随着每次细胞分裂的进行，染色体末端丢失 50~200bp，人类体细胞的分裂潜力大致在 60～70 次，这是人类寿命有限的主要原因。因此端粒又被喻为"分子钟"。

端粒 DNA 由两条长短不同的 DNA 链构成，一条富含 G，另一条富含 C。富含 G 的那条链 5'→ 3'指向染色体末端，此链比富含 C 的链在其 3'尾处多出 12～16 个核苷酸的长度，即3'悬挂链（3' overhang strand），在人和小鼠中有 50～200bp，是末端不稳定的根源。一定条件下 3'悬挂链能形成一个大的具有规律性很高的鸟嘌呤四联体结构，此结构是通过单链之间或单链内对应的 G 残基之间形成碱基配对，从而使 4 段富含 G 的链旋聚成一段的四链体DNA。也有人认为，端粒 G 链序列可以形成稳定的发卡结构，它和四联体结构都被认为与端粒 DNA 的保护功能有关。

2. 端粒相关蛋白

端粒有两种端粒相关蛋白，是调节端粒长度的重要成分。一种为端粒结合蛋白，是一类能特异性识别 TTAGGG 序列并与之结合的蛋白质。另一种为端粒相关蛋白，是一类与端粒结合蛋白结合的蛋白质。近年来人们逐渐认识到这两种端粒相关蛋白在端粒长度的控制中扮演着关键的角色，与个体发育、细胞分化、肿瘤发生密切相关。近年来有研究表明，端粒长度的维持可以促进细胞的重复分裂，因此在癌症的形成与恶化中起着核心作用，通过端粒替代延长的方法（ALT），在保持端粒长度的细胞系中，端粒结合 RAP1 蛋白被聚化，与端粒分离，并最终落脚到细胞质，促成 NF-äB-to-Notch 信号的传导，并且介导谷丙转氨酶相关基因的表达，有助于在端粒延长的情况下有效抑制肿瘤。

3. D 环 -T 环结构假说

1999 年 Griffith 等提出端粒结构的 D 环 -T 环假说。端粒的 3'突出部侵入到端粒重复序列后形成 T 环，同时通过单链 G 尾的 TTAGGG 在环的端口内侧与 CCCTAA 碱基互补形成100～200 碱基对的 D 环。T 环的形成为端粒的保护作用提供了一个结构基础，并很好地解析了端粒对染色体的保护作用，因为端粒缩短到极限长度时已无法形成 T 环，使端粒失去了保护功能，从而染色体不能完整地复制导致细胞死亡。

（二）端粒酶

在生殖细胞，存在一种可使缩短的端粒得以恢复的酶，即端粒酶。因此生殖细胞有十分强大的自我复制能力。而在大多数体细胞中，不含有端粒酶，因此体细胞只能复制50～70 次。

端粒酶是一种核糖蛋白复合体，由 RNA 单链和结合的蛋白成分共同构成，能以其自身RNA 为模版合成端粒 DNA 重复序列，补偿复制过程中端粒片段的丢失，是一种逆转录酶。

人端粒酶由端粒酶 RNA、端粒酶相关蛋白质 1、端粒酶反转录酶、HSP90、P23 和Dyskerin 组成，其中端粒酶 RNA 和端粒酶反转录酶是端粒酶发挥作用的核心部分，分别提供模板和逆转录合成端粒 DNA。在人胚胎发育早期，很多组织可以检测出端粒酶的活性，但是随着人类组织和细胞的分化，端粒酶的活性就迅速降低。到成人时大多数体细胞已经检测不到端粒酶活性。研究表明，端粒酶有两大主要功能，一是端粒酶能自主对端粒 DNA 富含 G 的链进行延长，补齐 DNA 复制时缺失的 5' 端。另一功能是修复断裂的染色体末端，避免外切酶对染色体 DNA 的切割，维护基因组的稳定性。

端粒酶的激活是恶性肿瘤中非常常见的。自从 1994 年 Kim 等开始应用一种灵敏的、基于 PCR 的端粒酶检测法（TRAP 法）来探测人体组织中端粒酶活性后，已经证明 90% 以上的恶性肿瘤细胞都有一定程度的端粒酶活性，包括肺癌、结肠癌、乳腺癌、前列腺癌等常见恶性肿瘤以及多数白血病和淋巴瘤。大多数良性肿瘤及正常人体组织则缺乏端粒酶。所以这些恶性肿瘤细胞几乎能够无限制地复制几乎全部要依赖端粒酶的活性。端粒酶活性低的恶性肿瘤预后较好，而端粒酶活性高的恶性肿瘤预后较差，说明端粒酶活性与肿瘤预后之间存在某些相关性。抑制肿瘤细胞端粒酶的活性可能为肿瘤治疗开辟一个新的途径。端粒酶属于受多水平、多途径调控的下游蛋白，它的激活涉及转录水平的调控、蛋白质磷酸化以及蛋白—蛋白相互作用等方面。比如端粒酶活性受 BCL-2 的调控，其稳定高表达可以上调端粒酶活性，反之亦然。在多种细胞系中，端粒酶活性及端粒长度的维持是细胞抗凋亡所必需的。凋亡与端粒酶活性之间有一定的联系。

另外，尚有不到 10% 的恶性肿瘤不表达端粒酶活性，它们的端粒呈多态性，既有长的，又有短的，这些恶性肿瘤细胞端粒长度的维持主要是依靠端粒的替代性延长。在某些白血病、骨肉瘤中较为常见。

五、肿瘤发生的多阶段学说

流行病学、实验动物模型以及分子遗传学研究证明，恶性肿瘤的发生是一个长期的多因素形成的分阶段的过程。

从分子生物学的角度，恶性肿瘤被称为基因病，是由于某些染色体上的 DNA 损伤致使基因突变的结果，导致细胞的生长失控、缺乏分化而异常增生，异常增生的细胞可侵犯正常组织和器官，最终转移至全身。肿瘤细胞是单克隆性的，即一个肿瘤中的所有瘤细胞均是一个突变细胞的后代。然而，肿瘤的克隆性起源并不意味着产生肿瘤的原始细胞从一开始就已经获得了恶性细胞的所有特征。相反，肿瘤细胞是通过一系列进行性的改变而逐渐变成恶性的，因此恶性肿瘤的发生是一个多阶段逐步演变的过程。

单个基因的改变尚不足以造成细胞的完全恶性转化。要使得细胞完全恶性转化，需要多个基因的改变，包括几个癌基因的激活，两个或更多肿瘤抑制基因的失活，以及凋亡调节基因和 DNA 修复基因的改变等。每个恶性肿瘤的产生均需要多个基因突变的累积，对于乳腺癌和结肠癌的基因表达谱扫描发现单个肿瘤平均有 90 个以上基因发生突变，最少的也有 11 个基因发生突变。这些基因包括原癌基因、肿瘤抑制基因和一些原来以为与肿瘤形成无关的基因。以结肠癌的发生为例（结肠癌是目前弄清多部癌变路径的少数肿瘤之一），从结肠的正常上皮增生、腺瘤到结肠癌的演进过程中，首先发生 *APC* 肿瘤抑制基因的灭活（二次突变），然后是 *RAS* 基因的活化，18 号染色体长臂上 *SMAD2* 和 *SMAD4* 的丢失和 *P53* 的灭活。如果 *P53* 基因未发生突变，则形成老化的腺瘤。

恶性肿瘤患者从接触致癌剂到出现临床症状，常有一个相当长的潜伏期，可长达 4～30 年之久，平均 15～20 年，故大多恶性肿瘤好发年龄多为中老年人。这也说明恶性肿瘤的发生是由多种基因异常在多年阶段积累的结果。在动物实验研究的基础上，以及对人类恶性肿瘤的流行病学研究，提出了恶性肿瘤多阶段发病的概念，把致癌过程分为 3 个阶段：启动阶段（initiating stage）、促进阶段（promoting stage）和进展阶段（progressing stage）。这个概念适用于大多数人和实验性致癌情况。

由环境因素和遗传因素引起的人类大多数肿瘤中，肿瘤发生的多阶段特性都很明显。但在有些实验性肿瘤中，特别由大剂量化学致癌剂、电离辐射或生物因子诱发的肿瘤中，促进期可以没有，甚至启动期和进展期可以合为一期。连续各期之间的过渡可以被不同的因子加强或抑制。各期均涉及细胞和基因水平上不同的机制，并显示不同的生物学特征。

（一）启动阶段

启动是指致癌物作用于正常细胞染色体而引起细胞基因组中某些不可逆性改变如突变导致启动细胞产生。一般来说，这一阶段时间比较短暂。致癌剂包括化学致癌剂、电离辐射、特殊病毒以及内源性代谢反应产生的氧自由基等。

机体在内外各种致瘤因素的作用下，细胞基因组中发生不可逆的变化，造成 DNA、细胞膜或蛋白质的损伤，引起基因突变或改变基因表达，或基因以外的变化（epigenetic changes），如异常的 DNA 甲基化，导致细胞过度增殖和去分化，从而引起致癌过程。

启动过程决定细胞的癌变，如果没有这一过程，细胞不可能发生转化。但是启动之后不一定发生转化细胞甚至肿瘤细胞。因为这些损伤可以通过 DNA 修复基因的启动进行修复，或者通过机体的抗损伤反应来清除。启动细胞不是已转化细胞，没有生长的自主性或独特的表型特征。但是它们又与正常细胞不同，常伴有干细胞特征，即受到促进因子刺激时会引起肿瘤的发生。

（二）促进阶段

是指通过促进剂促进启动细胞的表型在组织水平表达的过程。机体在阈下剂量的致癌剂作用后，不一定诱发肿瘤，但如果再用促癌剂多次作用，常常可以发生肿瘤。

促进剂本身不具致癌性或仅有极微弱的致癌作用。因为促进剂不能引起细胞突变而是通过刺激细胞分裂增生使启动细胞产生肿瘤发生早期所需的增生细胞群，导致癌前病变或良性肿瘤的发生。由于促进剂不涉及遗传物质的改变，因此这一作用在细胞和组织水平是可逆的。

肿瘤促进剂包括许多能改变基因表达的物质：最经典的例子是巴豆油的有效成分佛波酯（phorbol ester），通过激活蛋白激酶 C 刺激细胞增生而起作用。研究小鼠皮肤癌的结果显示，致癌剂虽能致突变而启动，但肿瘤并不发生，直到用佛波酯处理突变的细胞后才长出肿瘤。其他如多肽、固醇类激素及生长因子等许多合成的和天然的化学物质，均起到肿瘤促进剂的作用，因为这些物质通过受体机制或改变基因表达的特性，或刺激细胞的繁殖，或抑制细胞的凋亡介导它们的作用。在人类某些恶性肿瘤的发生中雌激素作为肿瘤的促进剂而受重视。如停经后长期应用雌激素使子宫内膜癌的危险增加，需要给予孕酮来对抗雌激素的作用，以减少这种危险。

（三）进展阶段

进展阶段是指肿瘤由低度恶性向高度恶性发展，肿瘤细胞由于更多的基因突变，出现越来越多的核型畸变和染色体不稳定性，使得它取得更多的恶性表型。主要表现自主性和异质性增加，肿瘤获得生长、侵袭和转移能力。这是由于在进展阶段核型不稳定性，导致细胞基因组结构的形态学改变。核型不稳定的机制是多方面的：①有 DNA 的破坏和基因突变的修复机制缺陷。②有原癌基因、肿瘤抑制基因、细胞周期调节基因的产物水平和结构的改变。③有原癌基因的产物水平和结构的改变。④有肿瘤抑制基因的产物水平和结构的改变。⑤有细胞周期调节基因的产物水平和结构的改变。

应该指出，在人的实际情况中，由于可同时或反复接触致癌剂、促进剂，而且一种因素可以起多种作用（如吸烟），因此可能会有反复的 DNA 损伤、促进、细胞克隆性扩增等循环地进行，肿瘤演进阶段就不那么清楚。目前重要的是要了解多阶段致癌机制后如何控制恶性肿瘤。由于启动剂广泛存在很难完全避免，目前最可能控制恶性肿瘤发生的环节是对促进期进行化学预防，如改变生活方式（停止吸烟、合理饮食和生活习惯），以及予以促进剂的抑制剂（如维生素 A 类）、抑制促进期转变成进展期的抑制剂（如抗氧化剂）等。随着对肿瘤发生的分子机制的深入了解，将能进一步增加防治恶性肿瘤的效率和成功率。

第四节　肿瘤与炎症

炎症介质、炎症相关基因多态性和癌变三者之间的相互关系已经被广泛接受，是研究的热点问题，早在 1863 年细胞病理学之父，德国病理学家 Rudolf Virchow 就提出了一个假说：肿瘤可能源自慢性炎症（chronic inflammation）。总的来说，慢性炎症似乎总是先促进后抑制肿瘤的发展，大多数的肿瘤可以从免疫细胞中获益并依赖免疫细胞。慢性炎症的持续存在对肿瘤的启动、增殖和进展发挥作用，故相关机制的阐明将为肿瘤的防治提供新的线索和思路，免疫干预治疗仍将是肿瘤防治的理想目标。

一、慢性感染与肿瘤

流行病学资料显示，高达 15% 的癌症与慢性感染有关，一些非感染性炎症同样可增加罹患癌症的风险。宿主体内的长期感染诱导慢性炎症，炎症中的白细胞和其他的吞噬细胞产生活性氧和氮物质诱导增殖细胞 DNA 的损伤。在增殖的上皮中反复的组织损伤和组织再生使炎症细胞释放高反应性氧和氮物质与 DNA 相互作用，导致基因改变，如点突变、缺失或重排。与肿瘤中的情况相似，P53 突变也常见于慢性炎症性疾病，如类风湿性关节炎、炎症性肠道疾病。凡能引起人或动物肿瘤或体外能使细胞转化为恶性的病毒均称为致瘤病毒，已知有上百种可引起肿瘤的致瘤病毒，其中 1/3 为 DNA 病毒，2/3 为 RNA 病毒。

（一）RNA 致瘤病毒

这类病毒可通过转导（transduction）或插入突变（insertional mutagenesis）这两种机制将其遗传物质整合到宿主细胞 DNA 中，并使宿主细胞发生转化。①急性转化病毒：这类病毒含有病毒癌基因，如 v-SRC、v-ABL、v-MYB 等，感染细胞后，将以其 RNA 为模板通过逆转录酶合成 DNA 片段，并整合（integration）到宿主的 DNA 链中并进行表达，导致细胞的转化。②慢性转化病毒：这类病毒（如鼠乳癌病毒）本身不含有癌基因，但感染宿主细胞后，其病毒基因也可由于逆转录酶的作用合成 DNA，并插入到宿主细胞 DNA 链中原癌基因附近，引起原癌基因过度表达，使宿主细胞转化。

人类 T 细胞白血病 / 淋巴瘤病毒 1（human T-cell leukemia lymphoma virus 1，HTLV-1）是与人类肿瘤发生密切相关的一种 RNA 病毒，与发生于日本和加勒比地区的 T 细胞白血病 / 淋巴瘤有关。HTLV-1 病毒与 HIV 一样，在人类通过性交、血液制品和哺乳传播。其转化的靶细胞是 $CD4^+$ 的 T 细胞亚群（辅助 T 细胞）。受染人群发生白血病的概率为 1%，HTLV-1 转化 T 细胞的机制还不完全清楚。但其转化活性与一个称为 TAX 的基因有关。TAX 基因编码蛋白可激活几种宿主基因（如编码 P55 蛋白的 c-FOS 基因、编码 PDFG 的 c-SIS 基因、编码 IL-2 及其受体的基因、编码髓样生长因子的基因）的转录，它们可使 T 细胞发生转化而形成肿瘤。

（二）DNA 致瘤病毒

DNA 病毒中有 50 多种可引起动物肿瘤。DNA 病毒感染细胞后出现两种后果：①如果病毒 DNA 未能被整合到宿主的基因组中，病毒的复制不会受到干扰，大量的病毒复制最终使细胞死亡。②如果病毒基因被整合到宿主的 DNA 中，并且作为细胞的基因加以表达，则可引起细胞的转化。与人类肿瘤发生密切相关的 DNA 病毒有以下 3 种：

1. 人类乳头状瘤病毒（human papilloma virus，HPV）

HPV 与人类上皮性肿瘤，主要是子宫颈和肛门生殖器区域的鳞癌的关系，近年来已得到证实。在约 85% 的子宫颈癌以及其癌前病变（重度非典型增生和原位癌）的病例中发现 HPV 的 16、18 型的 DNA 序列，并已整合到宿主细胞的 DNA 中。不仅如此，整合的病毒 DNA 在同一种肿瘤的所有癌细胞中均在基因组的同一位置，提示其整合方式是克隆的。整合后 HPV-16、18 的 E6 和 E7 蛋白过度表达，并极易与 RB 和 P53 蛋白结合使其失活，这时如果再转染一个突变的 RAS 基因，就会引起完全的恶性转化。这说明 HPV 的致癌作用是作为始动因子，需要其他基因突变的协同。而微生物的感染、激素和饮食等可能是子宫颈癌发生的协同因子。

2. Epstein-Barr 病毒（EBV）

与之有关的人类肿瘤是 Burkitt 淋巴瘤、鼻咽癌、某些霍奇金淋巴瘤和 B 细胞淋巴瘤。

EB 病毒主要感染人类的口腔上皮细胞和 B 淋巴细胞。EB 病毒感染整合到宿主细胞 DNA 中，可能使其潜伏膜蛋白基因 LMP-1 表达，并通过其上调凋亡调节基因 bcl-2 而阻止受感染细胞凋亡，同时激活生长促进通路，使细胞增生。EBV 对 B 细胞有很强的亲和性，能使受感染的 B 细胞发生多克隆性增生。在此基础上若再发生附加的突变如染色体移位 t（8∶14），最终导致单克隆性增生，形成淋巴瘤。

3. 乙型肝炎病毒（Hepatitis B virus，HBV）

慢性 HBV 感染与肝细胞性肝癌发生关系密切。在癌细胞中，HBV 的整合是克隆性的，但其本身不含有编码癌蛋白的基因，其 DNA 也不接近任何癌基因或肿瘤抑制基因。因此，其致癌的机制可能是多因素参与的：① HBV 导致慢性肝细胞损伤，使之不断增生，同时若有其他致癌因素（如黄曲霉毒素 B1）的致突变作用容易发生癌变。② HBV 可编码一种称为 HBX 蛋白，可使受感染的肝细胞的几种生长促进基因激活，如胰岛素样生长因子Ⅱ和胰岛素样生长因子受体Ⅰ。③ HBV 的整合导致 P53 基因失活。由此可见，肝细胞性肝癌的发生也可能是多步骤的。

（三）细菌幽门螺杆菌

许多研究报道指出，幽门螺杆菌引起的慢性胃炎与胃癌和胃低度恶性 B 细胞性淋巴瘤的发生有关。甚至是与消化系统远隔器官的疾病联系起来，比如胃远端癌、肝胆疾病、动脉粥样硬化及相关心脑血管疾病、血液系统疾病。幽门螺杆菌的持续感染与部分慢性胃炎、消化性溃疡（胃溃疡和十二指肠溃疡）和低度恶性胃黏膜相关淋巴样组织（mucosa-associated lymphoid tissue，MALT）淋巴瘤的因果关系已基本明确。已有的研究表明，幽门螺杆菌的持续感染与远端胃癌也高度相关，尽管确切的致病机制尚存在争议。1994 年，WHO 已经将 H. pylori 列为"一级致癌因子"。

慢性炎症与恶性肿瘤紧密相关最常见于结肠癌症的发生。肠道癌症患者往往伴有炎症性肠道疾病，如慢性溃疡性结肠炎和克罗恩（Crohn）病。血吸虫病与膀胱癌和结肠癌的发病危险性有关。

二、炎症在肿瘤发生发展中的作用

Peton Rous 是第一个意识到癌症是由病毒和化学致癌剂诱导的亚阈瘤样状态（sub-threshold neoplastic states）发展而成。这种亚阈瘤样状态也称为激发态，涉及 DNA 改变。这种改变是不可逆的，可持续存在，直到出现第二个刺激因素（也称为促进态）进一步促进肿瘤的发生。促进信号可能来源于被激发的细胞再次暴露于化学激发物如佛波酯，或者是损伤部位释放的细胞因子，或者是激素和炎症中的慢性刺激因子。许多促进因子不管是直接还是间接都将诱导细胞的增殖、炎症细胞的聚积、活性氧物质的产生，并导致 DNA 损伤，阻止 DNA 的修复。在慢性炎性组织中，细胞死亡和修复程序被抑制，导致 DNA 复制和细胞增殖增加并失去正常的生长调控。正常炎症是自限的，因为在促炎细胞因子分泌之后，将有抗感染细胞因子的产生。然而，在肿瘤相关的慢性炎症中刺激因子持续存在，并且控制炎症反应的正常调控机制通常也发生了改变，细胞发生失控性生长。炎症对于肿瘤是一把双刃剑，既可以促进肿瘤进展，在一定条件下又可以促使肿瘤细胞凋亡。

（一）肿瘤组织中炎症细胞的组成

肿瘤细胞可以分泌各种各样的细胞因子、趋化因子吸引白细胞。进展期肿瘤中炎症细胞组成可包括不同的白细胞群体，如中性粒细胞、树突状细胞、巨噬细胞、嗜酸粒细胞、肥大细胞以及淋巴细胞。所有这些细胞可以产生一系列相关的细胞因子、细胞毒介质如活性氧物质、丝氨酸/胱氨酸蛋白酶、金属蛋白酶和膜穿孔物质，以及可溶性的细胞杀伤介质如TNF-α、白介素和干扰素。

单核细胞在粒–巨噬细胞集落刺激因子（GM-CSF）和白细胞介素4（IL-4）的共同作用下分化成免疫树突状细胞，树突状细胞迁移至炎症的周边组织，在此捕获抗体，成熟后迁移至淋巴结激活T淋巴细胞。来源于肿瘤细胞的细胞因子如IL-6和CSF-1刺激髓样前体细胞向巨噬细胞表型分化，然而肿瘤细胞浸润的树突状细胞常处于未成熟状态，缺乏刺激T细胞活化的能力。

肿瘤相关巨噬细胞（TAM）是肿瘤组织中最主要的浸润细胞，TAM来源于单核细胞并由单核细胞趋化蛋白吸引聚积于肿瘤组织中。TAM在肿瘤组织中具有双重作用，尽管在IL-2、干扰素和IL-12的作用下能杀伤肿瘤细胞，但是TAM能产生一系列的促血管生成因子、促淋巴管生成因子、细胞因子和蛋白酶，所有这些物质都显著促进肿瘤的进展。TAM和肿瘤细胞也产生IL-10，从而抑制T细胞通过细胞毒作用发挥抗肿瘤效应。在黑色素瘤的发展过程中，活化的巨噬细胞产生TGF-β、TNF-α、IL-lα、花生四烯酸代谢物和细胞外蛋白酶。黑色素细胞能反应性表达IL-8和血管内皮细胞因子VEGF（vascular endothelial growth factor），因此，可通过旁分泌途径诱导血管生成。研究表明，巨噬细胞浸润与原发性黑色素瘤侵袭程度密切相关，部分归因于巨噬细胞能够调节肿瘤血管的生成。在黑色素瘤的发展过程中，TAM改变了局部促血管生成因子与抗血管生成因子之间的平衡。此外，在宫颈癌的致癌过程中，TAM表达VEGF-C、D以及VEGFR3。所有这些因素都提示了TAM与肿瘤淋巴管的形成和淋巴结转移密切相关。将TAM置于肿瘤中心并在血管生成因子和淋巴生成因子的刺激下将促进肿瘤的扩散。TAM也可诱导间充质细胞表达VCAM-1，VCAM-1是肿瘤细胞向腹腔扩散的一个关键分子。巨噬细胞聚积于肿瘤形成部位的生物学意义通过转基因小鼠之间的杂交实验得到进一步证实。一种转基因小鼠（PyMT）表达由小鼠乳腺癌病毒（MMTV）长末端重复序列驱动的多瘤病毒中间T抗原，这种小鼠将产生乳腺癌。另一种小鼠（csf-1⁻）含有 csf-1 基因的缺失突变。两种小鼠杂交的结果显示：虽然csf-1的缺失在肿瘤发生的早期作用不明显，但在晚期出现的肿瘤侵袭和肺转移显著减少。在PyMT和PyMT/csf-1⁻小鼠之间的关键差异不是肿瘤上皮细胞增殖能力的不同，而是缺乏csf-1后在肿瘤组织中成熟巨噬细胞的聚积减少。PyMT/csf-1小鼠乳腺上皮特异表达csf-1后，肿瘤组织中出现巨噬细胞的聚积，原发肿瘤的侵袭和转移能力都得到恢复。

（二）细胞因子与肿瘤

炎症反应过程中炎症细胞产生多种细胞因子影响肿瘤的发生发展。这些细胞因子包括 TNF-α、TRAIL、IL-6、IL-17、IL-12、IL-23、IL-10 和 TGF-β，它们促进或抑制肿瘤的发展，影响肿瘤的进程。

1. TNF-α

肿瘤微环境中由瘤细胞或炎症细胞产生的 TNF-α，通过诱导产生 NF-κB 依赖的抗凋亡分子促进瘤细胞的存活。在石棉引起的人恶性间皮瘤中，巨噬细胞吞噬石棉后释放 TNF-α；TNF-α 促进细胞存活因而降低石棉引起的细胞毒性，增加石棉损伤的间皮细胞数量，但这些间皮细胞易发生恶性转化。TNF-α 也被认为通过产生 DNA 毒性分子如 NO、ROS 引起 DNA 损伤，从而促进肿瘤的发生。TNF-α 遗传多态性增加 TNF-α 的产生，导致患多发性骨髓瘤、膀胱癌、肝细胞癌、胃癌、乳腺癌的风险增加，并提示多种血液恶性肿瘤预后不好。TNF-α 的其他作用还包括抑制 T 细胞应答和抑制活化的巨噬细胞的细胞毒性，削弱机体的免疫监视作用，从而促进肿瘤的演进、血管形成和转移。在鼠皮肤癌模型中，角质细胞产生的 TNF-α 的促癌作用已被证实。与 TNF-α 正常的小鼠相比，TNF-α 缺陷型小鼠使用致癌剂 7,12 二甲苯蒽（DMBA）和促癌药后，诱导皮肤癌的发生率显著降低；同时 TNF-α 受体 TNFRl、TNFR2 缺陷型小鼠肿瘤的发生率也降低。TNF-α 的促癌作用也存在于胆汁郁积性肝癌中，在肿瘤的进展阶段，用 TNF-α 特异性抗体中和 TNF-α 的作用，能使恶性转化的肝细胞凋亡，抑制肝癌的进展，因此，TNF-α 在促进肝癌的进展中发挥重要作用。缺乏胆碱饮食诱导的肝干细胞增殖研究中，TNF-α 有高表达，并且已证明肝干细胞增殖和肿瘤发生是 TNFR1 依赖性的。同时另外一些研究表明，TNF-α 信号通路在结肠癌的肝转移中起着非常关键的作用。在其他一些肿瘤转移模型中，LPS 刺激荷瘤小鼠产生 TNF-α，从而促进肺转移癌的生长。综上所述，宿主细胞和肿瘤细胞释放的炎症因子 TNF-α 在各种类型肿瘤的发生、增殖、血管形成和转移中起非常重要的作用。

2. TRAIL（TNF related apoptosis inducing ligand）

TNF 超家族成员 TRAIL 能结合 5 种不同的受体，其中的两种是死亡受体 DR4 和 DR5，其胞质部分具有死亡结构域，传递 Caspase 依赖的凋亡信号通路。TRAIL 主要由 T 细胞、NK 细胞产生，是抗肿瘤免疫的主要介质。不像 TNF-α，TRAIL 可诱导多种肿瘤细胞的凋亡，但是它对正常细胞的损伤也不容忽视。无论是在实验诱导的还是自发产生的肿瘤中，TRAIL 缺陷型小鼠和抗体中和 TRAIL 的小鼠其肿瘤易感性增加，表明内源性 TRAIL 在肿瘤免疫监视中起重要作用。当 T 细胞有 TRAIL 缺陷时，宿主抗肿瘤的效应将大大削弱。然而，并非所有的瘤细胞都对 TRAIL 敏感，TNF-α 活化的 NF-κB 以及其他的生存因子有助于肿瘤细胞抵制 TRAIL 介导的细胞毒作用。因此，要想完全发挥 TRAIL 的抗肿瘤作用需要抑制或中和能活化 NF-κB 的细胞因子的作用，如 TNF-α。

3. IL-6

IL-6 是一种多效性炎症因子，被认为是促生长和抗凋亡的关键因子。IL-6 受体复合物是异二聚体，由 IL-6RQ 和糖蛋白 130（gpl30）组成，后者负责信号传递。活化的 gpl30 通过 JAKl 途径使 STAT 蛋白 STAT1、STAT3 磷酸化。IL-6 的信号转导主要由 STAT3 完成，其作用主要是促进恶性细胞增殖和生存；相反 STAT1 则抑制肿瘤的生长。JAK 介导 STAT 酪氨酸磷酸化使得信号分子聚合，激活核转录因子，启动特异靶基因的表达。大多数 IL-6 的靶基因加速细胞周期和抑制细胞凋亡，这表明 IL-6 在肿瘤形成中起重要作用。IL-6 在 Kaposi 肉瘤和多发性骨髓瘤的病理过程中起关键作用。目前研究证实，循环系统中 IL-6 的含量与 Hodgkin 淋巴瘤的发生相关。启动子基因多态性研究表明，IL-6 是诊断乳腺癌的遗传相关性因素，IL-6 基因启动子区域 G/C 的多态性产生高水平的 IL-6，这是不良的预示。在多发性骨髓瘤中，IL-6 促进浆细胞发生恶性转化，并调控瘤细胞的生长。研究表明，IL-6 基因缺陷小鼠浆细胞瘤的发生显著下降。在多发性骨髓瘤中，骨髓基质细胞产生 IL-6，与恶性浆细胞作用后可反过来增强 IL-6 的表达。此外，微生物感染激活骨髓瘤细胞上的 Toll 样受体（TLR），活化的 TLR 诱导 IL-6 的产生促进肿瘤的生长。因此，瘤细胞能以自分泌的形式促进自身的生长。炎症性肠道疾病（IBD）的发生与高浓度的 IL-6 有关。抗体封闭 IL-6 信号通路能抑制化学致癌物诱导的肠炎相关性结肠癌（CAC）的发生。去除髓样细胞中的 IKKl3 基因也能延缓 CAC 的发展，IKKl3 基因的去除干扰了早期癌症发生过程中 IL-6 的产生。更重要的是抑制髓样细胞中 IKKl3 基因、抑制 IL-6 信号通路能引起肿瘤消退，缩小肿瘤体积。研究表明，对于这些类型的肿瘤，IL-6 是主要的生长刺激因子。除了经典的 IL-6 信号通路，可溶解性的 IL-6（sIL-6）受体活化的 IL-6 信号通路在结肠癌的发展中也非常关键。结肠癌中，屏蔽腺癌细胞释放的可溶性 IL-6 受体（sIL-6R）有利于 T 细胞的存活，促进 T 细胞产生更多的 IL-6。这些研究表明，IL-6 的拮抗剂也许可以应用于 CAC 的预防和治疗。目前研究进一步发现了新的 IL-6 信号途径。多发性骨髓瘤细胞表达高水平的 IL-6Ra，如果这些细胞处于含 IL-6 的环境中，IL-6Ra 以及 IGFl 受体将聚积到细胞的脂质筏，促进两个受体形成异源多聚体并诱导 JAK 非依赖、可能最终由 IGFl 受体介导的 Akt 的活化。这种受体之间的信号相互交流可能提供了另外一种 JAK 非依赖的 1L-6 信号转导途径，从而促进肿瘤细胞的存活。

4. IL-17

IL-17 其产生依赖于 IL-23 活化 STAT3 途径。IL-17 通过与 IL-17 受体的相互作用活化 NF-κB 诱导免疫细胞在外周组织聚集。IL-17 也诱导产生许多炎症后因子，包括 TNF-α、IL-6、IL-1β，表明 IL-17 具有局限炎症和放大炎症的作用。而且来源于 Th-17 细胞的 TNF-α 和 IL-6 不仅促进 Th-17 细胞的发育，而且与 IL-17 协同作用增加炎症介质的产生。许多研究已经开始探索 IL-17 在慢性炎症与肿瘤中的作用。与对照组相比，高表达 IL-17 的宫颈癌、非小细胞肺癌（NSCLC）细胞接种于免疫正常的小鼠后，具有较强的肿瘤形成能力。同样，高表达 IL-17 的纤维肉瘤细胞，其在 C57BL/6 小鼠中的致瘤性更强、肿瘤生长更迅速。IL-17 的促癌作用主要归因于它的促血管形成活性。在 NSCLC 中，肿瘤组织中浸润的炎症细胞大多表达 IL-17，与肿瘤组织中血管床的增加有关。然而，IL-17 加速宫颈癌生长也与 IL-6 的表达增加以及肿瘤部位巨噬细胞的聚积有关。因此，IL-17 也可能通过 IL-6 来促进肿瘤的生长。然而也有证据表明，在免疫功能正常的小鼠中 IL-17 可能参与了肿瘤免疫监视作用。由于目前对 IL-17 在肿瘤发展中作用的研究仍然有限，还不能完全确定 IL-17 在肿瘤发生以及在肿瘤免疫监视方面所起的作用，利用 IL-17 转基因小鼠或基因敲除小鼠模型的研究将可以阐明这个问题。

5. IL-12、IL-23

IL-12、IL-23 属于 IL-12 异源二聚体促炎细胞因子家族成员，分别由 IL-12p40/IL-12p35、IL-12p40/IL-23p19 亚基组成，主要由活化的抗原提呈细胞（APC）、辅助细胞如树突状细胞（DC）和吞噬细胞产生。这些细胞因子的受体也是异二聚体，如 IL-12 结合 IL-12Rt3-IL-12R132 异二聚体、IL-23 结合 IL-12Rβ- IL-12Rβ2 异二聚体。IL-12、IL-23 的受体主要由 T 细胞、NK 细胞、NKT 细胞表达；单核细胞、巨噬细胞和树突状细胞也表达一定水平的 IL-23 受体。IL-12、IL-23 能活化 TYK2、JAK2、STAT1、STAT3、STAT4、STAT5；其中 IL-12 活化 STAT4 的效率最高，而 IL-23 优先活化 STAT3。目前研究表明，尽管 IL-12、IL-23 受体的亚基和信号分子相似，IL-12、IL-23 通过不同的免疫途径，在肿瘤发展中表现出不同的作用。

内源性 IL-12 在宿主抗肿瘤免疫中发挥重要作用，IL-12 的抗肿瘤活性在鼠肿瘤模型中已被广泛报道。IL-12 能抑制肿瘤的形成，缩小肿瘤的体积，其机制主要通过活化 Th1，启动 CTL 介导的适应性免疫应答。未活化的 Th 细胞产生的 IFN-γ 也有助于 IL-12 的抗肿瘤作用。IFN-γ 对瘤细胞有直接的细胞毒作用和抗肿瘤血管形成作用。然而，IL-12 严重的毒副作用限制了它在肿瘤治疗中的应用。IL-23 促进记忆 T 细胞的增殖，活化的 T 细胞产生 IFN-γ 和 IL-12；IL-3 也能诱导 IL-17 的产生，启动 IL-17 介导的应答，促进终末期炎症反应。此外，IL-23 可能以自分泌的形式诱导巨噬细胞产生 TNF-α，诱导 DC 产生 IL-12。用胶原蛋白免疫 IL-23p19$^{-/-}$鼠，将抑制 T 细胞产生 IL-17，从而限制 TNF-α、IL-6 的产生。目前动物实验已证实 IL-23 对肿瘤发生发展的作用十分矛盾。一方面，IL-23p1919$^{-/-}$鼠能抑制化学药物诱导皮肤癌的形成；另一方面，宿主缺乏 IL-23 或 IL-23 受体将抑制转移瘤的生长。研究发现，IL-23 促肿瘤生长的同时也上调 MMP-9，促进血管形成，减少 CD8$^+$T 细胞聚积至肿瘤组织。因此，IL-23 介导的炎症过程可能有助于形成肿瘤发生发展的微环境。然而，在另外的研究中，以转染 IL-23 的瘤细胞输注小鼠体内，表现出增强的抗肿瘤免疫反应，这一效果仅仅在后期阶段才可观察到，实验证实，CD8$^+$T 细胞在 IL-23 介导的抗肿瘤效应中起重要作用。

6. IL-10

活化 STAT3 的另一种细胞因子是 IL-10，与 IL-6 相反，IL-10 具有免疫抑制和抗感染的作用。IL-10 通过一种未知的机制抑制 NF-κB，从而抑制炎症因子 TNF-α、IL-6、IL-12 的产生，因此不难理解 IL-10 能够抑制肿瘤的发展和演进。IL-10$^{-/-}$鼠中，当感染肠道细菌如 HP 后，更易患结肠炎和 CAC。对新生的 IL-10$^{-/-}$鼠，以外源性 IL-10 处理，不会出现任何形式的肠炎和 CAC。

目前的研究着重于 IL-10 依赖的抗肿瘤效应与 CD4$^+$CD25$^+$Treg 的关系。在 RAG 缺陷型小鼠中（没有淋巴细胞），感染 H.hepaticus 引发结肠炎和结肠腺癌，而野生型小鼠 H.hepaticus 的感染并未引起这一病理变化，这表明 IL-10 阻止结肠炎的发生需要淋巴细胞参与。据此，将野生型 Treg 过继转移到 RAG$^{-/-}$小鼠中，阻止 H.hepaticus 诱导结肠癌的发生。同样的将无 H.hepaticus 感染的 IL-10$^{-/-}$小鼠的 Treg 过继转移到 RAG$^{-/-}$宿主，证实 Treg 释放的 IL-10 对维持黏膜免疫稳定、抑制炎症性肠病、非典型增生、结肠癌是必需的。

IL-10 介导的 Treg 抗肿瘤活性也在 Apc$^{Min/+}$ 鼠中得到了证明，Min（multiple intestinal neoplasia）小鼠是具有肠道多发性腺瘤特征的 Apc 基因突变小鼠，APC 是抑瘤基因，它的突变可导致结肠腺癌。将野生型 Treg 过继转移到 Apc$^{Min/+}$ 鼠中，将阻止结肠腺癌的发生并能促进肿瘤的快速萎缩；然而转移 IL-10$^{-/-}$Treg 未表现出这种作用。也有文献报道小鼠体内过继转移野生型 Wreg 降低 TNF-α 和 IFN-γ 的表达。此外，在神经胶质瘤中特异性 CD4$^+$T 细胞的抗肿瘤免疫效应需要 IL-10 的参与；在肿瘤移植研究中发现黑色素瘤、乳腺癌、卵巢癌中表达的 IL-10 均表现出抗肿瘤效应。

IL-10 抑制肠炎的机制目前还未完全弄清楚，可能与清除 IL-12 引起的炎症反应或抑制 NF-κB 的活化有关。事实上，IL-10$^{-/-}$小鼠结肠炎的重要特点是免疫细胞产生大量的 IL-12p40，缺乏 IL-10 的条件下诱导免疫细胞活化 STAT3 将促进 NF-κB 结合到 IL-12p40 启动子部位，上调 IL-12p40 的表达。相反，抑制 DC 和巨噬细胞释放 TNF-α 和 IL-12，也可能促进 Treg 和 IL-10 的抗肿瘤作用。然而，还不清楚 IL-10 怎样活化 STAT3 从而发挥抗肿瘤作用。最近研究也表明 IL-10 具有激活抗肿瘤免疫应答的作用。

IL-10 通过调节凋亡和抑制血管形成产生促进肿瘤消退的效果。乳腺癌和卵巢癌中表达的 IL-10 抑制肿瘤的生长和扩散；IL-10 抑制肿瘤生长的机制之一是调节 MHC-I 类分子的表达，从而激活和提高 NK 细胞介导的溶解肿瘤细胞作用，而对肿瘤间质细胞的抑制作用被认为是 IL-10 抑制肿瘤血管形成的机制。IL-10 下调基质细胞（TAM）产生 VEGF、TNF-α、IL-6，这也许可以解释它对肿瘤的这一抑制作用。

尽管 IL-10 常表现为抗肿瘤的作用，但它的生物学作用并不如此简单，IL-10 也可能促进肿瘤的进展，这与它活化 STAT3 的能力一致。据报道，IL-10 对肿瘤细胞的直接作用可能更多的是促进作用。例如，自分泌或旁分泌的 IL-10 在肿瘤的增殖和存活中起重要作用，这一作用首先是通过活化 STAT3，从而上调抗凋亡基因 *Bcl-2* 或 *Bcl-x*，抑制肿瘤细胞的凋亡。另外，肿瘤细胞和 TAM 表达的 IL-10 促进 Burkitt 淋巴瘤的发展，这一作用被认为是通过产生 TNF 家族成员 BAFF 来实现的，BAFF 能促进 B 细胞和淋巴细胞的存活。血浆中 IL-10 含量与 B 细胞淋巴瘤患者的预后呈负相关。在 IL-10$^{-/-}$小鼠中也证明了 IL-10 在 B 细胞恶性转化中的作用，IL-10$^{-/-}$小鼠 B 细胞瘤生长较慢。在 B-16 黑色素瘤模型中，转染 IL-10 的肿瘤更易形成新生血管，加快肿瘤生长。IL-10 除了直接调节肿瘤细胞的生长外，IL-10 对适应性免疫应答的抑制也被认为是肿瘤免疫逃逸机制之一。

总而言之，IL-10 在肿瘤发生发展中具有非常复杂的作用。在很多实验中 IL-10 表现出抗肿瘤的作用，而另外一些实验中又表现出促肿瘤的作用。IL-10 的这种十分矛盾的作用，可能由于 IL-10 在肿瘤微环境中与其不同的细胞因子相互作用有关，IL-10 不是单独作用的。为了充分了解 IL-10 的促肿瘤生长和抗肿瘤免疫作用，需要对 IL-10 信号通路有更好的认识。

7. TNF-β

与 IL-10 相似，TNF-β 不仅是一个强有力的多方面的免疫抑制因子和抗感染因子，也是调节 Treg 增殖及其功能的重要因子。TNF-β 信号通路主要活化 SMAD 转录因子，也可活化 MAPK。在人结肠癌中Ⅱ型 TNF-β 受体（TNF-βⅡ）常发生突变，这种突变导致 TNF-β 信号通路的失活，而 TNF-β 具有强烈的抑制结肠上皮细胞增生的功能。这一突变发生在腺瘤向癌转变的过程中或更晚期阶段，表明 TNF-β 的肿瘤抑制作用在结肠癌形成的后期阶段十分关键。TNF-β 除了直接抑制结肠上皮细胞的增生外，TNF-β 还通过抑制 T 细胞的免疫应答发挥抗感染作用，TNF-β 也参与 Treg 细胞介导的免疫抑制作用。在结肠中 SMAD3 是介导 TNF-β 抗感染和免疫抑制作用的关键分子。TNF-β 和 SMAD3 缺陷型小鼠，肠内感染 H. hepaticus 较未感染组结肠癌变发生的机会增加，在未感染 H. hepaticus 的条件下不发展为结肠癌。有趣的是，TNF-β 信号通路抑制 CAC 后期阶段 Th1 细胞释放 IL-6，从而控制肿瘤的生长；相反，IL-6 活化的 STAT3 信号通路抵消了 TNF-β 通过 SMAD7 途径介导的肿瘤抑制作用。尽管 TNF-β 具有抗感染和抑制早期肿瘤生长的作用，TNF-β 也可能促进肿瘤的发展。在鼠皮肤癌模型中证实癌细胞常分泌过量的 TNF-β 促进上皮 - 间充质转换、癌细胞的浸润和转移。此外，TNF-β 引起肿瘤微环境的改变，有利于肿瘤血管形成，抑制 CD8$^+$T 细胞应答，从而促进肿瘤发展。总而言之，TNF-β 对肿瘤的抑制与促进的复杂作用可能与肿瘤的类型和肿瘤的阶段有关。

（三）趋化因子与肿瘤

趋化因子趋化活性可延伸至所有类型的细胞，包括人类肿瘤细胞，趋化因子最初作为可溶性细胞因子调节炎症过程中白细胞的定向移动而命名。在没有 T 细胞和 NK 细胞功能的实验动物中接种肿瘤细胞，出现典型的炎性细胞浸润，提示肿瘤细胞产生趋化性因子或者诱导了邻近宿主细胞产生趋化性因子。现已证实趋化因子及其受体家族在肿瘤组织特别在侵袭性边缘部位产生了显著的改变，而且趋化因子除了调节细胞聚积以外，还直接作用于瘤细胞及肿瘤间质细胞。

1. 趋化因子调节肿瘤的生长

许多肿瘤细胞不仅通过调节趋化因子的表达以招募炎症细胞，而且肿瘤细胞利用趋化因子促进肿瘤自身的生长和发展。黑色素瘤是一个最好的例子，其通过自分泌趋化因子GROα / CXCL1，GROβ / CXCL2，GROγ / CXCL3 和 IL-8 /CXCL8 等控制肿瘤的生长。体外阻断

GROα 或其受体 CXCR2 可抑制黑色素瘤的增殖；而过表达 GROα、β、γ 在许多肿瘤细胞中增加瘤细胞克隆形成能力及裸鼠致瘤能力。CXCR2 的其他配体通过自分泌作用促进胰腺癌、头颈肿瘤和非小细胞肺癌的生长。在小鼠模型中，EANA-78 / CXCL5 影响肿瘤的生长、血管形成和凋亡。CC 类趋化因子巨噬细胞炎症趋化因子 3α（MIP-3α/CCL20）在胰腺癌细胞和浸润于肿瘤周边的巨噬细胞中高表达，MIP-3α/CCL20 增加 TAM 移动的同时刺激肿瘤细胞的生长。

2. 趋化因子调节血管生成

趋化因子可影响血管生成，或通过对内皮细胞的趋化作用引起血管内皮细胞增殖、毛细血管形成而促进血管生成；或通过抑制多种促血管生成因子的活性而发挥抑制血管生成的作用。血管生成是受严格控制的，它与慢性炎症性疾病如银屑病、类风湿性关节炎以及肿瘤的生长和转移密切相关。拥有 3 种氨基酸结构（谷氨酸 - 亮氨酸 - 精氨酸、ELR）的 CXC 类趋化因子普遍被认为具有促血管生成作用，并能够刺激内皮细胞的趋化移动，而不具有 ELR 结构的趋化因子如 PF-4/CXCR4、MIG/CXCL9 和 IP-10/CXCI10 具有血管稳定活性。ELR 阳性的 CXC 类配体主要结合至 CXCR2 并低水平结合至 CXCR1，而 ELR 阴性的 CXC 配体结合至 CXCR3、CXCR4 和 CXCR5。与 VEGF-A 相比，鼠 MCP-5/CCL12 对内皮细胞呈现中等程度的促增殖活性，同时它也是一个有效的趋化物质。相反，间质细胞来源的趋化因子 SDF-1/CXCL12 诱导内皮细胞表达 VEGF-A，而 VEGF-A 反过来上调 CXCR4 在内皮细胞的表达。尽管趋化因子的血管稳定和血管生成效应是否通过直接作用还不是十分清楚，但是这两者之间的平衡能够影响肿瘤细胞生理学行为的改变已普遍被认可。

3. 趋化因子和肿瘤转移

具有转移能力的恶性细胞可以侵袭至异位的组织、血管和淋巴管中，并能在其中生存，同时这种细胞可以转移至远处并在此增殖。对于恶性细胞转移至有利于其生长的特殊微环境或器官的机制是否是由于局部微环境中的趋化性因子捕获或吸引特殊类型的恶性细胞引起的，尚存在一些争论。利用小鼠模型的研究显示，乳腺癌的转移至少部分是由趋化因子 SDF-1/CXCL12 与其受体 CXCR4 相互作用介导的。CXCL12 是一个相当独特的趋化因子，在许多器官组织中表达 CXCL12，它在乳腺癌转移的靶器官中表达特别高；体外实验证明 CXCL12 诱导恶性乳腺癌细胞的趋化移动；而乳腺癌转移的靶器官（骨髓、肝脏、肺和淋巴结）蛋白抽取物，在体外具有趋化乳腺癌细胞的能力，其趋化活性可以被拮抗 CXCR4 的中和抗体所阻断。CXCR4 与肿瘤转移的相关性不仅仅限于乳腺癌；CXCR4 还表达于许多其他的肿瘤细胞例如前列腺癌、B 细胞淋巴瘤、星形胶质瘤、慢性淋巴性白血病等，这些细胞对于 CXCL12 具有很好的趋化反应。趋化因子参与了多种类型肿瘤的转移，如黑色素瘤转移至肺、前列腺癌转移至肺、神经母细胞瘤转移至骨髓等。

（四）肿瘤利用白细胞的黏附作用

肿瘤细胞不仅利用炎症细胞分泌的营养因子，同时还利用黏附分子、趋化因子和受体来促进其迁移，扩散至远处。有证据表明，白细胞回巢的机制也同样适用于肿瘤沿血流和淋巴扩散的过程。选择素通常识别血管黏液素类含唾液酸化的路易斯抗原（Sialyl LewisX，SLeX）糖蛋白的黏附受体，从而促进白细胞沿血管向前滚动。许多上皮肿瘤的转移与肿瘤产生含 SLeX 的黏液素有关。在 E/P 选择素缺陷小鼠中，表达 SLeX 的黑色素瘤细胞形成的肺转移结节显著减少。P 选择素的缺陷抑制肿瘤的生长和转移，并且用 P 选择素受体拮抗多肽处理的小鼠肿瘤体积明显减小。在免疫缺陷小鼠模型中 P 选择素通过介导血小板与肿瘤细胞表面的黏液素的相互作用（一个能被干扰素阻断的过程）来促进肿瘤的转移。表达于中性粒细胞、单核细胞和（或）NK 细胞的 L 选择素也能促进肿瘤的转移。转移过程涉及肿瘤 – 血小板 – 白细胞栓子的形成以及与远处器官血管床的相互作用。此外，肿瘤细胞表达的 L 选择素有利于肿瘤细胞向淋巴结的转移。

（五）非可控性炎症

炎症是宿主系统对病原体感染以及各种组织损伤等产生的一系列复杂的应答事件，通过影响机体微环境中多种细胞与因子的相互作用，调控机体多种生理与病理信号网络的平衡走向，表现出"高度的两面性"。在一般情况下，当炎性因素如感染或组织损伤消除后，炎症反应随即终结，之后转变成为一种高度活跃、精细调控的平衡状态，这种炎症被称为"可控性炎症"（resolving inflammation）。但是，在某些不确定因素的存在下，如持续的或低强度的刺激、靶组织处于长期或过度反应时，炎症无法从抗感染、组织损伤模式下转变成为平衡稳定的状态，导致炎症反应的持续进行，称为"非可控性炎症"（nonresolving inflammation）。尽管非可控性炎症通常不是肿瘤、肥胖、动脉粥样硬化、Ⅱ型糖尿病的起始致病因素，但却在这些复杂疾病的发生发展进程中扮演着十分重要的角色。机体内存在一个复杂的网络系统来调控可控性炎症与非可控性炎症之间的平衡。

三、Toll 样受体与肿瘤的发生发展

1988 年，Hashimoto 等发现 Toll 基因编码是一种跨膜蛋白质，并阐明了 Toll 蛋白的结构。1991 年，Gay 等发现，Toll 蛋白在结构上与哺乳动物中一种天然免疫功能分子 – 白细胞介素受体 1（IL–1）具有同源性：二者的细胞质部分相似。这第一次提示了人们 Toll 可能和免疫有关。1994 年，Nomura 等首先报道了人中的 Toll 样受体。然而当时 Toll 的免疫学功能没有得到阐明，所以人们仍然认为 Toll 样受体是和哺乳动物的发育有关的。不过，两年之后的 1996 年，Jules A. Hoffmann 和他的同事们发现 Toll 在果蝇对真菌感染的免疫中起着重要作用，从而确立了 Toll 的免疫学意义。翌年，Charles Janeway 和 Ruslan Medzhitov 阐明了一种 Toll 样受体（后来被命名为 TLR4）能够激活与适应性免疫有关的基因。Bruce A. Beutle 随后发现 TLR4 能够探测 LPS 的存在。后来他们又发现，如果使小鼠中的 TLR4 突变而丧失功能，小鼠不会对 LPS 起反应。后来，科学家们陆续研究中发现每种 TLR 可识别不同的一类分子。

（一）TLRs 的结构

同源性研究在哺乳动物中已鉴别出 12 种 Toll 样受体 （Toll-like receptors，TLR）。所有 Toll 样受体同源分子都是I型跨膜蛋白，可分为胞膜外区，胞浆区和跨膜区 3 部分。TLR 胞膜外区主要行使识别受体及与其他辅助受体 （co-receptor） 结合形成受体复合物的功能。Toll 样受体的胞浆区与 IL-1R 家族成员胞浆区高度同源 （IL-1R 介导的信号转导系统和机制与果蝇类似），该区称为 Toll-IL-1 受体结构域 （Toll-IL-1 receptor domain，TIR 结构域），即 Toll/IL-1R （TIR） 结构域。因此，TLR 与 IL-1R 又同属于 Toll/II-1R 超家族。TIR 具有嗜同性相互作用 （homophilic interaction），借此来募集下游含有 TIR 的信号分子，组成信号复合体。但是二者胞外部分完全不同，TLR 胞膜外区为有 19～25 个富含亮氨酸的重复序列 （Leucine rich repeats，LRRs），并且都含有 3 个胞外段辅助蛋白即 MD-1、MD-2 和 RP105，参与对疾病相关分子模式 （pathogen-associated molecular patterns，PAMPs） 的识别；而 IL-1R 为 3 个免疫球蛋白样结构域组成。在哺乳动物中，一些胞浆蛋白也存在 TIR 域，如 2 种信号接受蛋白，MyD88 和 TIR 域的接受子蛋白 （TIR Domain-containing Adaptor Protein，TIRAP），二者在 TIR 信号转导中起作用。

TLRs 在多种免疫细胞如自然杀伤细胞 （NK）、巨噬细胞、树突状细胞 （DC）、B 细胞和一些非免疫细胞，如成纤维细胞、上皮细胞中都有表达。一些 TLR （TLR1、2、4、5、6） 表达在细胞表面，而另外一些 TLR （TLR3、7、8、9） 则几乎完全表达于细胞质膜，如内含体膜。TLRs 的表达是动态变化的，在病原微生物、细胞因子的作用下以及在应激状况下其表达将迅速发生改变。

（二）TLRs 的配体

TLRs 配体分为外源性和内源性配体。外源性配体主要是微生物进化过程中的保守成分，如细菌脂多糖 （LPS）、细菌 DNA 中未甲基化的胞嘧啶。磷酸盐 - 鸟嘌呤基序和肽聚糖 （PGs） 等。TLR2 识别 G+ 菌的肽聚糖，ILR4 识别革兰阳性菌特有的脂多糖，TLR3 识别病毒双链 RNA，TLR9 识别细菌和病毒的未甲基化的 CpG 基序。内源性配体来自宿主细胞，许多内源性分子可以通过 TLRs 启动免疫反应。除分子之外，免疫系统还能识别表明组织损伤、感染或组织重构的内源性大分子降解产物如硫酸肝素和透明质酸多聚糖片段。这些内源性的配体包括热休克蛋白、纤连蛋白额外区 A、可溶性透明质酸、纤维蛋白原、表面活性蛋白 A、β- 抗菌肽、mRNA、HMGB1 蛋白。到目前为止，TLR10 和鼠类 TLR11、12、13 识别的配体还尚未确定。

（三）TLRs 的分布特点

TLRs 在体内分布广泛，细胞多达 20 余种，主要在固有免疫细胞表面表达，如巨噬细胞、T/B 淋巴细胞、中性粒细胞、自然杀伤细胞及树突状细胞等。一些非免疫细胞如上皮细胞、心肌细胞和子宫平滑肌细胞等也有表达。TLR2、TLR4、TLR5 只在髓系单核细胞上表达，尤其在外周血中的白细胞最为丰富；TLR3 只特异性表达于树突状细胞。鼠 TLR6 优势表达于脾、甲状腺、卵巢和肺；人类 TLR7 在肺、胎盘、脾等组织优势表达；TLR8 高度表达于肺、外周血白细胞；TLR9、TLR10 和 TLR11 则表达于富含免疫细胞的组织，如脾、淋巴结和外周血等。同一细胞有时也能表达多种 TLRs。

（四）Toll 样受体的功能

1. Toll 样受体在天然免疫中的识别作用

TLR 如同天然免疫的眼睛，监视与识别各种不同的疾病相关分子模式（PAMP），是机体抵抗感染性疾病的第一道屏障。其中 TLR4 不但可识别外源的病原体，还可识别内源性物质及降解物。

（1）TLR4 可以识别革兰阴性菌脂多糖（LPS），还可识别宿主坏死细胞释放的热休克蛋白（heat-shock proteins，HSP），体内类肝素硫酸盐和透明质酸盐降解的多糖部分以及局部的内源性酶的级联活化反应也可激活 TLR4。

（2）TLR2 的配体较 TLR4 的广泛，包括脂蛋白、脂多肽、脂壁酸（LTA）、阿拉伯甘聚糖（LAM）及酵母多糖等。

（3）TLR5 可以识别鞭毛蛋白，鞭毛蛋白是目前发现的 TLR5 的唯一配体。具有鞭毛蛋白的 L 型细菌、铜绿假单胞菌、枯草芽孢杆菌和鼠伤寒沙门菌等可被 TLR5 识别。

（4）TLR3 特异识别病毒复制的中间产物 ds-RNA，从而激活 NF-κB 和干扰素 IFN-β 前体。Doyle S E 等证实，抗 TLR3 单克隆抗体能抑制成纤维细胞 IFN-β 的产生。Christopher A 等证实 TLR3 还具有调控鼻病毒对人支气管细胞感染的能力，这也说明了 TLR3 在宿主抵抗活病毒中发挥重要的作用。

（5）TLR7 识别咪喹啉家族低分子量的咪唑莫特、R-848 和 R-847 等。TLR7、TLR8 和 TLR9 高度同源，与其他 TLR 不同，它们在细胞内涵体中起作用，吞噬和胞膜溶解后结合它们的配体。

（6）TLR9 识别细菌的 CpG-DNA，激活 B 细胞和 APC 的免疫刺激特性。另外，TLR 对配体的识别，不同类型的 TLRs 可以组合，从而识别不同的 PMAPs，如 TLR1 与 TLR6 可以协同 TLR2 对不同的 PMAPs 分子进行组合识别；TLR7 可能同 TLR9 组合来介导 CpG 激活免疫细胞。其中 TLR4/TLR4 和 TLR9/TLR9 是以同源二聚体的形式进行；而 TLR2/TLR4、TLR2/TLR6 和 TLR7/TLR8 为异源二聚体，还有的二聚体中有一个亚单位尚未确定，如 TLR3/TLR、TLR5/TLR。

2. Toll 样受体在获得性免疫系统中的作用

首先，Toll 样受体在获得性免疫中具有识别作用。机体最强的抗原呈递细胞—树突细胞可表达 TLR。借助 TLR 识别 LPS、GpG-DNA、肽聚糖、脂蛋白以及分支杆菌的细胞壁成分等具有 PAMP 的分子，树突细胞被活化而成熟，提供获得性免疫的共刺激信号。因此 TLR 是微生物成分引起树突细胞活化的桥梁。第二，Toll 样受体对获得性免疫应答类型具有调控作用。多数 TLRs 活化后可以诱导抗微生物防御系统，产生 IL-1β、IL-6 和 TNF 以及趋化型细胞因子，从而调节机体 Th1 和 Th2 两种方面的平衡。具体地说 TLR3、TLR7/TLR8、TLR9 在病毒核酸成分的刺激下，诱导机体产生干扰素，后者发挥抗病毒免疫作用。TLR2 和 TLR4 激活 DC 后产生不同的细胞因子和化学激活因子。TLR4 主要产生 IL-12 p70、IFN-γ 介导蛋白（IP-10）及转录 IFN-β。TLR2 刺激则优先表达 IL-8 和 IL-23。这些可溶性细胞因子诱导 T 辅助细胞向有利于杀灭病原的方向分化产生细胞免疫应答或体液免疫应答。尤其是 IL-12 和 IP-10，能够刺激 T 细胞产生 IFN，促使 Th 细胞分化为 Th1 细胞。如果缺乏 IL-12 则分化为 Th2 细胞。另一方面，TLR2 优先激活 p19 的转录。p19 是近期才被证明的一种可以和 p40 形成杂二聚体的蛋白，与 IL-12 具有相似的作用。TLR4 激动剂可刺激大量产生 IP-10。IP-10 是不同细胞对 IFN-γ、微生物成分应答后产生的 CXC 化学激活因子，可对单核细胞、NK 细胞产生化学吸附作用，更重要的是 Th1 型细胞优先表达 IP-10 受体 CXCR3，但 TLR2 刺激 DC 不能表达 IP-10。

（五）Toll 样受体信号通路及其在肿瘤细胞中的表达

TLR 在天然免疫系统中发挥重要作用，特别是在对外源性病原体的免疫应答中，TLR 识别特异性病原相关分子，即细菌、病毒、真菌和寄生虫中高度保守的组成成分。此外内源性配体也可活化 TLR。大多数 TLR 信号转导通过一个共同的信号途径— MyD88 依赖的途径，因为它们拥有一个共同的胞内结构域即 IL-1 受体结构域（TIR）。TLR 活化后，通过 TIR-TIR 相互作用，受体的胞内结构域招募连接蛋白 MyD88，导致下游的核转录因子 NF-κB（早期 NF-κB 的活化）和 MAPK 信号通路的激活（如 ERK-CREB 途径、JNK-AP-1 途径、P38 途径）。这一信号级联反应启动细胞因子和趋化因子的产生，从而诱导炎症应答和细胞增殖。

一些 TLR（TLR3 和 TLR4）也能通过另一包含 TIR 结构域的连接分子 TRIF 激活 NF-κB，即 MyD88 非依赖性途径。活化 TLR 后通过 TRIF 聚积不同的信号分子，从而活化不同的下游连接分子和靶蛋白，通过不同的信号途径起作用。聚积 TRAF6 到 TRIF 能通过类似于 MyD88 依赖的方式活化 NF-κB。受体相互作用蛋白 1 与 TRIF 的结合通过一种尚未清楚的途径也活化 NF-κB（晚期 NF-κB 的活化）。

大多数关于 TLR 的报道集中在 TLR 在免疫细胞中的表达及其功能研究。然而，目前 TLR 在肿瘤细胞中的表达及功能、TLR 与肿瘤发生发展的关系已成为一个非常热门的领域。研究报道，小鼠肿瘤细胞表达 TLR4，LPS 活化肿瘤细胞上的 TLR4，使得肿瘤细胞逃逸宿主的免疫监视作用。另有研究发现，人上皮性卵巢癌（EOC）细胞普遍表达 TLR4，EOC 中的一个亚细胞群表达 TLR4 下游的信号分子 MyD88（称为 I 型 EOC 细胞），LPS 诱导活化 I 型 EOC 细胞的 TLR4，引起细胞增殖、细胞因子 / 趋化因子的表达增加。然而，未表达 MyD88 的 EOC 亚细胞群（称为Ⅱ型 EOC 细胞）未出现这种反应。

除了 TLR4 以外，单核细胞性李斯特杆菌（Lm）通过 TLR2 促进肿瘤的生长。体外实验模型发现抗 Lm 的疫苗抑制 H22 肿瘤细胞的生长，而注射 Lm 促进肿瘤细胞的生长。这是由 Lm 激活肿瘤细胞中 TLR2 起作用的，在 TLR2 阳性肿瘤细胞中，注射热灭活的 Lm 增加瘤细胞中 NF-κB 的活化，这一过程尚未出现在 TLR2 阴性细胞中。研究发现，人肺癌细胞也表达 TLR4。激活肿瘤细胞表面的 TLR4 将促进免疫抑制因子的分泌，诱导肿瘤细胞耐受 TNF-α 和 TRAIL 介导的细胞凋亡，保护肿瘤细胞。

（六）TLR 促进肿瘤的发展和介导肿瘤耐药

炎症诱导的化疗耐药被证明与肿瘤细胞中 NF-κB 的过度活化有关。转录因子 NF-γB 上调许多炎症因子、趋化因子、生长因子、基质金属蛋白酶、黏附分子以及抗凋亡蛋白的表达。

凋亡或程序性死亡是大多数抗肿瘤治疗包括化疗、放疗和免疫治疗的关键机制。经证实，活化 NF-κB 诱导上调抗凋亡蛋白如 C-FLIP 和 XIAP，抑制促凋亡蛋白 Bax、Caspase-9 等的表达。这些细胞分子事件可能共同导致肿瘤耐药，其决定因素取决于诱导肿瘤细胞 NF-κB 活化的因子。TNF-α 是诱导因子之一，诱导 NF-κB 早期阶段的活化；而肿瘤细胞中的 TLR 是活化 NF-κB 的另一重要途径。在 I 型卵巢癌细胞中具有功能性 TLR-MyD88 通路，用 TLR4 配体如 LPS 或紫杉醇治疗，上调两个重要的细胞存活调节因子 XIAP 和磷酸化-Akt 的表达，促进肿瘤细胞的存活，抑制肿瘤细胞的凋亡。同样，激活肺癌细胞 TLR2 诱导 MAPK 和 NF-κB 的活化，从而促进肿瘤细胞的存活。

肿瘤的发展与组织修复的过程具有许多相同点。首先，这两者的发生都是由该部位的损伤引起的；其次，它们都是通过该部位的炎症反应激活天然免疫系统从而有益于自身的发展。这两个过程中刺激细胞增殖的能力都不断增强。在正常的组织修复中细胞的增殖受严格的控制，当创伤完全愈合后细胞增殖也将被终止。与此相反，肿瘤组织中细胞增殖失调控从而导致肿瘤的发生发展。因此，可以认为肿瘤的发生是一种异常的组织修复形式，其中由于突变导致细胞增殖调控功能丧失，或者由于异常的促修复信号（如炎症因子和生长因子）而使这种控制功能受到抑制，导致失控性生长。

组织修复过程中释放的分子是激活 TLR 导致细胞增殖和存活效应的一种重要激动剂，组织修复过程依赖于 TLR4-MyD88 信号途径。体外研究表明，LPS 加快创伤愈合，在肠道损伤的应答中 TLR4-MyD88 信号通路对维持肠上皮细胞稳定性非常重要，在 TLR4 和 MyD88 敲除小鼠中代偿性增生减弱、细胞凋亡增加。同样，在急性肺损伤的小鼠模型中，损伤细胞释放的透明质酸激活 TLR2/TLR4-MyD88-NF-κB 信号通路保护上皮细胞避免凋亡。

死亡细胞通过激活免疫细胞上 TLR 和 MyD88 触发炎症反应，这一过程称为"无菌性炎症反应"。正常组织更新和化疗反应中产生的死亡细胞对肿瘤细胞上表达的 TLR 可能存在同样的炎症反应。实验证明，坏死或凋亡细胞释放的某些分子是 TLR 的配体。因此，在肿瘤细胞表达功能性 TLR-MyD88 的条件下（如前面提到的卵巢癌细胞），坏死或凋亡细胞所释放的分子可能激活 TLR-MyD8 信号通路引起 NF-κB 的活化，从而促进肿瘤的生长，抑制它的凋亡，因而可知坏死或凋亡的细胞及其释放的各种分子形成了有利于肿瘤发展的微环境。许多证据表明，联合使用针对细胞周期各个阶段的多种化疗药物能够引起原发肿瘤的消退（敏感细胞的死亡），然而伴随其后的是肿瘤的迅速复发，而且复发的肿瘤更具侵袭性。这种现象可以解释为诱导肿瘤组织中部分细胞的死亡，能够激活经治疗后存活下来的肿瘤细胞上的 TLR，从而介导无菌性炎症反应，并在肿瘤中触发了一个促肿瘤生长的"组织修复"过程。

（七）TLR 诱导肿瘤免疫浸润

肿瘤组织中免疫浸润是一个普遍现象。浸润的白细胞如中性粒细胞、肿瘤相关巨噬细胞（TAM）、树突状细胞、嗜酸粒细胞、肥大细胞和淋巴细胞，位于肿瘤部位和其支持性间质中，形成了有益于肿瘤发生发展的炎症微环境。以前炎症浸润被认为有助于宿主抗肿瘤应答；然而，目前的研究表明，肿瘤部位的炎症浸润并非是对抗肿瘤的，相反有助于肿瘤的生长和转移并产生抗肿瘤免疫抑制作用。1997 年，Menard 等对 1919 例患者的分析发现，免疫浸润与大于 40 岁的乳腺癌患者的存活和预后不相关。此外，有研究发现乳腺癌中浸润的巨噬细胞是产生雌激素的主要来源，而雌激素是刺激肿瘤细胞增殖、促进肿瘤发展的主要因素。口腔鳞状上皮细胞癌的一项研究也表明从形态学和病理学方面，免疫浸润的水平与正常表型向恶性表型转变的恶性程度呈正相关。

在卵巢癌病例中，白细胞标志物 CD45 染色程度表明肿瘤细胞周围和肿瘤基质中炎症浸润的程度。有趣的是，肿瘤坏死中心代表免疫浸润的起始部位，免疫细胞从这些部位迁徙到肿瘤的其他部位。坏死的肿瘤细胞被认为是巨噬细胞迁移和分化的刺激因子之一。与想象的相反，肿瘤细胞坏死的出现与不良预后相关。死亡细胞释放的多种细胞因子可能是免疫细胞尤其是巨噬细胞潜在的刺激因子。

如上所述，不只是感染，死亡细胞也能激活炎症过程，同感染一样，死亡细胞的产物需要被免疫细胞或肿瘤细胞识别，从而激活炎症反应。在癌症和组织修复的过程中，免疫浸润的特点是存在大量的巨噬细胞。对这些细胞进一步的特征分析得出下列结论：依所产生的细胞因子的不同存在两类巨噬细胞（M1 型和 M2 型）。在组织修复过程和炎症微环境中认为主要是 M2 巨噬细胞。M2 巨噬细胞促进组织修复和重塑，位于肿瘤部位的 M2 巨噬细胞可能促进肿瘤的生长。M1 巨噬细胞被认为通过产生 IL-12、IL-23、IFN-γ、IL-18 和 TNF-α 介导抗胞内寄生虫和抗肿瘤反应。不同于 M1 巨噬细胞，M2 巨噬细胞有高水平的清道夫、甘露糖、半乳糖受体，产生 VEGF、IL-6、IL-10、PG、iNOS 和 IDO，因而具有免疫调节和刺激细胞增殖的功能。

在肿瘤微环境中是什么导致巨噬细胞分化为有益于肿瘤的细胞类型（M2 型），一个可能的解释是肿瘤细胞本身。我们把这个炎症过程划分为 3 个阶段：①吸引聚积：肿瘤细胞通过产生趋化因子（MCP-1，GROa 和 IL-8），吸引免疫细胞至肿瘤微环境中。②引导：肿瘤细胞通过分泌细胞因子调节免疫细胞的分化（IL-6，TNF-α 和 MIF），使免疫细胞向有利于肿瘤发展的方向转变。③应答：在肿瘤微环境中，分化的免疫细胞产生细胞因子、激素和生长因子，促进肿瘤生长并诱导免疫耐受。

在这 3 个阶段中，肿瘤细胞表达 TLR 是主要的因素。肿瘤细胞通过 TLR2 或 TLR4 识别微生物和细胞碎片，TLR 激活后促进趋化因子和细胞因子（MCP-1 和 IL-6）的产生和分泌，这些因子作为介质调节免疫细胞的迁移、分化和功能。

综上所述，肿瘤可以被认为是一个异常和失调控的组织修复过程。在组织修复过程起作用的因子如细胞因子、趋化因子、生长因子和 Toll 样受体（TLR）的配体以及代偿性增生中的生长信号，可能是调节和促进肿瘤发展的关键分子。TLR 信号途径在组织修复过程中起重要作用，也是肿瘤发展和化疗耐药中的关键调节因子。激活细胞表面的 TLR 能够引起细胞增殖和耐药相关的信号转导；然而 miRNA 从各个水平调节 TLR 信号分子，阻断或上调 TLR 信号转导，起着促瘤或抑瘤的作用；这些 miRNA 的异常表达会影响肿瘤的发生发展。因此，系统阐明肿瘤中 TLR 信号通路的功能及其调节机制，有助于阐明肿瘤发生发展的机制，同时为提高肿瘤治疗疗效提供新靶点。

炎症促进肿瘤发生发展的全过程。在肿瘤发展的早期，炎症微环境表现为强烈的促肿瘤作用，形成有利肿瘤发展的微环境、增加基因组的不稳定性并促进血管新生。在肿瘤进展的晚期，炎症细胞及其分泌的炎症因子促进肿瘤的侵袭和转移。急性炎症是机体抵御感染损失的重要方式，但是持续的非可控性炎症是多种疾病的重要原因，包括肿瘤。

（于　丹）

第三章　肿瘤的生物学行为研究进展

第一节　肿瘤的生长

肿瘤是机体在各种致瘤因素作用下，局部组织的细胞在基因水平上失去对其生长的正常调控，导致克隆性异常增生而形成的新生物。细胞生长失控是肿瘤最基本的生物学行为，良性肿瘤与恶性肿瘤同时具备细胞生长失控的特点，但良性肿瘤失控的程度较轻，在一定程度上还受机体或细胞本身的控制。恶性肿瘤则不然，其生长呈现相对无限制性。肿瘤细胞生长的失控是肿瘤一切恶性行为的生物学基础，因此研究肿瘤细胞的生长生物学在肿瘤防治中具有极其重要的意义。

一、肿瘤细胞的生长动力学

细胞生长失控是肿瘤最基本的生物学行为，是肿瘤一切恶性行为的生物学基础。细胞增殖动力学（cell proliferative kinetics）简称细胞动力学，是研究细胞群体生长、增殖、分化、丢失和死亡等运动变化的规律。

（一）肿瘤的生长速率

肿瘤的生长速率是指单位时间内肿瘤细胞的增殖数目，其主要与以下 3 个因素有关：

1. 肿瘤细胞倍增时间

肿瘤群体的细胞周期也分为 DNA 合成前期（G_1 期）、DNA 合成期（S 期）、DNA 合成后期（G_2 期）和分裂期（M 期）。多数恶性肿瘤细胞的倍增时间并不比正常细胞更快，而是与正常细胞相似或比正常细胞更慢。

2. 生长分数

指肿瘤细胞群体中处于增殖阶段（S 期 +G_2 期）的细胞的比例。瘤细胞恶性转化初期，生长分数较高，但随着肿瘤的持续增长，多数肿瘤细胞处于 G_0 期，即使是生长迅速的肿瘤生长分数也只有 20%。

3. 瘤细胞的生长与丢失

营养供应不足、坏死脱落、机体抗肿瘤反应等因素会使肿瘤细胞丢失，肿瘤细胞的生成与丢失共同影响着肿瘤能否进行性长大及其长大速度。肿瘤的生长速度决定于生长分数和肿瘤细胞的生成与丢失之比，而与倍增时间关系不大。目前化疗药物几乎均针对处于增殖期细胞。因此生长分数高的肿瘤（如高度恶性淋巴瘤）对于化疗特别敏感。

（二）血管形成对肿瘤生长的影响

肿瘤细胞生长不仅依赖于自身的增殖动力学，肿瘤血供也是影响肿瘤生长重要的因素之一。没有肿瘤血管形成，肿瘤的直径或厚度至多不会超过 2mm。同时肿瘤的血管形成也是肿瘤转移所必需的条件。肿瘤血管形成的机制非常复杂，目前认为一系列促进血管生长的因子参与其中，这些因子由肿瘤细胞本身产生或由浸润在肿瘤组织中的炎症细胞（如巨噬细胞）所分泌。其中最重要的是碱性成纤维细胞生长因子和血管内皮细胞生长因子，其次由巨噬细胞分泌的 TNF-α 也起重要作用。近来研究发现，肿瘤血管的形成是促进和抑制肿瘤血管生长因子之间平衡失调的结果。在抑制肿瘤血管生成的因子中以血小板反应蛋白和血管抑素最引人注意。前者又受 P53 基因的调节，P53 基因如有丢失，肿瘤细胞会降低血小板反应蛋白的产生，使平衡向血管生成倾斜。血管形成不仅对肿瘤生长是必要的，而且与肿瘤转移关系密切，肿瘤内新形成的血管有利于肿瘤细胞进入血循环。据临床报道，乳腺癌内微血管的密度与患者的预后有关，血管密度高往往预示患者预后差。

（三）肿瘤异质性对肿瘤生长的影响

所有肿瘤都是由增殖能力、遗传性、起源、周期状态等性状不同的细胞组成。肿瘤细胞的异质性决定同一肿瘤组织内细胞的活力不同；处于瘤体周边区的细胞获得血液供应多，增殖旺盛；中心区有的细胞衰老退化，有的处于周期阻滞状态。有些肿瘤随着时间延长，其侵袭性更强、恶性程度更高，这种现象就是所谓的肿瘤进展。肿瘤恶性程度增加（包括加速生长、侵袭及远处转移等行为）的生物学基础就是肿瘤内部不断出现具有不同表型的亚群。有的亚群有较快的生长速度，有的具有更强的侵袭性，有的具有更高的转移潜力，有的具有更弱的抗原性以逃避人体的免疫机制，有的亚群对激素和药物的敏感性以及对生长因子的依赖性都发生改变。由此可见，虽然多数肿瘤是单克隆起源的，但肿瘤到了能被临床上发现时，其后代细胞已出现明显的异质性。癌变细胞由于其遗传的不稳定性，如 P53 基因的丢失、先天或获得的 DNA 修复酶基因突变等原因，使该细胞在克隆性扩增时很容易自发地产生突变。这些突变积累到一定程度，就会获得新的生物学特性，这种细胞增殖后即形成新的亚群。在肿瘤的隐伏期，癌变细胞已经过多次分裂增殖，因此远在临床发现以前，肿瘤细胞的异质性就已经开始形成。不同的肿瘤突变亚群发生率不同，有些肿瘤如骨肉瘤，当患者就诊时，其具有转移潜力的亚群就已产生，而另一些肿瘤如混合唾腺瘤，其具有侵袭性的亚群很少产生，即使有也是到了晚期才出现。

（四）恶性肿瘤细胞的生长特点

与正常细胞相比，恶性肿瘤细胞的生长具备许多不同点，简述如下：

1. 接触抑制的丧失（loss of contact inhibition）

正常细胞体外培养时，培养基表面形成单层细胞群，当细胞相互接触时，即停止细胞分裂和运动，这就是接触抑制（contact inhibition）。某些正常细胞的增殖，不仅受其本身基因的调控，还产生转化敏感蛋白，当细胞发生接触抑制时，这种蛋白明显增加，由此认为它是一种"终止细胞增殖的信号"。恶性肿瘤细胞则不同，即使相互接触仍能无序地生长、堆集，在培养基上形成多层细胞群，因此有学者提出，肿瘤细胞除膜脂发生变化外，膜蛋白也有变化，失去了细胞与细胞间的信号转导调节作用。

2. 对生长控制反应的丧失（loss of response to growth controls）

增殖失控是肿瘤细胞的基本特性之一。肿瘤细胞好似寄生于宿主体内的微生物，不受宿主神经体液所控制，周围环境对其影响也甚小，表现为自主（autonomy）性生长。即使宿主体内多种组织细胞处于消耗性萎缩状态，肿瘤细胞也能摄取宿主体内的营养物质而不断增殖。肿瘤细胞自主性生长的相关机制目前尚不十分清楚，通常认为是由于肿瘤细胞胞膜的变化，如膜表面糖蛋白分子发生改变，从而使转化细胞失去对神经内分泌的正常调节作用或逃避机体的免疫监视作用。

3. 生长的锚着依赖性丧失（loss of anchorage dependence for growth）

正常细胞生长需要依附于适宜的表面才能进行，悬浮在液体或半固体状态中培养则难以很好地生长，此现象称为生长的锚着依赖性。肿瘤细胞失去这一特点，能混悬于液体或半固体中生长，不再依赖于锚着。对肿瘤转化细胞的各种生长特点逐一对比研究，发现锚着依赖性和肿瘤转化细胞的体内成瘤性及转移力密切相关，因此它是据以判断体内成瘤性的可靠指征。

4. 细胞生长的密度依赖性抑制作用降低

培养基中的正常细胞增殖到一定密度后即停止生长，这种现象称为细胞生长的密度依赖性抑制作用。细胞培养过程中有赖于培养基中血清所含的许多成分，诸如蛋白质、维生素、激素和矿物质等。当培养基中缺乏细胞生长的必需成分，则培养基变成"密度抑制性"。肿瘤性转化细胞一个显著的特点是对血清成分的需求降低，这样便降低细胞生长的密度依赖抑制作用，表现在一定容积内细胞生长的饱和密度增加。

5. 可移植性（transplantability）

正常细胞除纤维母细胞外被移植于异体后，由于宿主发生免疫排斥反应，移植细胞不容易生存。而恶性肿瘤转化细胞被移植于宿主体内却可以不断地生长繁殖，形成移植肿瘤。自1969 年科学家首次成功将人结肠癌肿瘤细胞在裸鼠（无胸腺小鼠）体内移植后，迄今为止多种恶性肿瘤均已在裸鼠体内成功移植，形成移植肿瘤。

6. 恶性肿瘤细胞的"永生性"（immortality of malignant tumor cells）

正常细胞在体外传代培养中，分裂增殖到一定的次数，比如连续传代 30 ~ 50 次，细胞会到达一个临界点（point of crisis），此时它们虽仍保存活力但停止增殖。正常细胞可停滞于非增殖状态较长时间，这一现象称为"增殖衰减"（proliferative senescence）。恶性肿瘤细胞则不同，细胞增殖衰减过程丧失，具有无限增殖能力，称为"永生性"（immortality）。

7. 恶性肿瘤细胞表型的不可逆性（irreversibility of the malignant cell phenotype）

细胞一旦获得恶性转化表型，其过程即具有遗传性及不可逆转性。Foulds 等学者通过小鼠乳腺癌的研究，提出了肿瘤演进（tumor progression）的概念。认为肿瘤在生长过程中不断获得新的生物学性能，恶性程度递增，几乎总是向着更富于侵袭性方向发展。肿瘤演进概念，已被后来许多临床观察和实验性研究所证实和充实，成为肿瘤生物学研究领域中重要的基本原理之一。

二、细胞周期与肿瘤发生及影响因素

细胞周期与肿瘤关系的研究是近年来生命科学领域中的研究热点。细胞周期（cell cycle）是细胞生命活动的基本过程，在进化过程中，细胞发展并建立了一系列调控机制，确保细胞周期各时相严格有序地交替变更。本章着重介绍细胞周期的调控机制及其调控异常与肿瘤发生的关系。

（一）细胞周期的概念

细胞周期是细胞生命活动的基本过程，是指一个细胞经生长、分裂形成两个细胞所经历的全过程，即细胞从一次有丝分裂结束到下一次有丝分裂结束所经历的全过程。在这个过程中，细胞遗传物质复制并加倍，且在分裂结束时平均分配到两个子细胞中去。

早在1841年，时任职于柏林大学的波兰神经内科学家和生物学家罗伯特·里麦克（Robert Remak，1815—1865）就报道了细胞分裂现象，并得出结论，细胞分裂是细胞增殖的方式也是机体生长发育的"本动力"。更有意义的是，他在此时就已经认为肿瘤组织中细胞的形成机制"几乎与正常动物组织相同"。直到1951年，Howard 和 Pelc 通过采用放射自显影技术，用同位素标记方法发现蚕豆根尖细胞分裂中遗传物质 DNA 的复制发生于静止期中的一个时期，这一时期与有丝分裂期在时间上存在前后两个间隙。由此，他们第一次明确提出了细胞周期的概念，并将细胞周期划分为4个时期：DNA 合成前期（G_1 期）、DNA 合成期（S 期）、DNA 合成后期（G_2 期）、分裂期（M 期）。

1. G_1 期

G_1 期是指从上一次有丝分裂结束到本次 DNA 复制之前的过程。此期内细胞主要完成能量和原料的积蓄，为 DNA 复制做准备，又称 DNA 合成前期。电镜下观察可见进入 G_1 期后，细胞内出现泡状结构及指状微绒毛，细胞边缘变薄，外形扁平，呈皱褶状。

2. S 期

S 期为 DNA 合成期，此期细胞主要完成 DNA 的合成及复制。S 期电镜下观察见细胞外形更加扁平，细胞表面光滑，微绒毛少且不明显。

3. G_2 期

G_2 期又称 DNA 合成后期，是指细胞从 DNA 复制完成到有丝分裂开始的时间间期。此期细胞合成大量蛋白质及 RNA，为 M 期细胞分裂做准备。电镜下，细胞表面仍有微绒毛，

但无 G_1 期细胞表面的泡状结构。

4. M 期

M 期即有丝分裂期，是指细胞从有丝分裂开始到结束的时间间隔。电镜下观察，此期细胞与基质附着不牢固，外观呈球形。在 M 期，细胞 RNA 合成停止，蛋白质合成也开始减少，同时染色体高度螺旋化，继之细胞一分为二，细胞分裂结束。M 期因染色体浓缩，DNA 高度螺旋化，不能转录，故此期细胞无 RNA 合成。

细胞周期的各个时期所经历时间不尽相同，主要取决于 G_1 期时间的长短。后来人们又发现细胞完成一次有丝分裂后，在进入下一次分裂前，存在一个时间长短不等的 G_0 期。故 G_0 期是指细胞暂时离开细胞周期，停止细胞分裂，执行一定的生物学功能所处的时期。

（二）细胞周期的调控

在细胞周期过程中，细胞内存在一系列的调控机制，以确保细胞周期变更依次有序进行。已发现的与细胞周期调控有关的分子主要有 3 大类：细胞周期蛋白（cyclin）、细胞周期蛋白依赖性激酶（cyclin-dependent kinase，CDK）、细胞周期蛋白依赖性激酶抑制剂（cyclin-dependent kinase inhibitor，CKI）。其中 CDKs 是调控网络的核心，cyclins 对 CDKs 具有正性调控作用，CKIs 对 CDKs 有负性调控作用，共同构成了细胞周期调控的分子基础。细胞周期的调控可分为外源性和内源性调控，外源性调控主要是细胞因子以及其他外界刺激引起；内源性调控主要是通过 cyclin、CDK 和细胞周期蛋白依赖性激酶抑制因子（CDK inhibitor，CDI）引起。

在真核细胞的有丝分裂中，有两个重要的过程：DNA 合成（$G_1 \rightarrow S$ 期）和姐妹染色单体均衡地分配到子细胞中（$G_2 \rightarrow M$ 期），这两个过程需要细胞内多种基因激活、关闭来精确调控，这两个过程调控的失调与肿瘤的发生密切相关。cyclin-CDK 复合物是由 cyclin D、E 与 CDK4/6 为主的激酶结合而成，对 G_1 期 DNA 的合成起主要作用，能使 G_1 期跨过限制点（G/S checkpoint），向 S 期转换。此外，磷酸化 S 期 cyclin-CDK 复合物抑制蛋白，可经多聚泛素化途径被降解，是 G_1 期 cyclin-CDK 复合物控制 G_1 期向 S 期转化的另一个方式。当生长条件不适宜，或当机体内在因素（细胞衰老、细胞凋亡、免疫细胞发育）、外来因素（物理化学、药物）对机体细胞基因组 DNA 的完整性造成损害时，细胞不能通过 G_1/S 限制点而被阻滞在 G_1 期，由此可能发生细胞 G_1/S 限制点调控功能丧失，携带损伤 DNA 的细胞不发生 G_1 期阻滞，变异的基因组 DNA 不能被修复或及时清除，从而导致细胞增殖失控，基因组 DNA 处于经常的不稳定的变异中，致基因突变积累，从而引起了肿瘤的发生。细胞周期进入 G_2 期后，cyclin E 降解，cyclin B 积累，并与 CDK2（CDK1）结合，形成促成熟因子（MPF）复合体，即 M-CDK。细胞中的蛋白激酶将 CDK2 的 Tyr15 和 Thr14 磷酸化，形成无活性的前 MPF（pre-MPF）。未磷酸化的活性 MPF 能激活磷酸酶 CDK25，将 CDK2 的 Tyr15 和 Thr14 去磷酸化，从而激活更多的 MPF 促使染色体浓缩，微管蛋白磷酸化，细胞骨架重新组合，推动细胞进行分裂（M 期）。如果此时受到细胞内外环境的影响，细胞不能正确的从 G_2 期向 M 期转化，无法将姐妹染色单体正确的均衡地分配到两个子细胞中，从而引起基因突变的积累和染色体的变异，为肿瘤细胞的发生提供了可能。

致瘤蛋白可通过活化相应的信号传导通路，激活某些重要的核转录因子，通过调控 cyclins 和 CDIs 的转录，从而调控细胞周期行进，促进细胞恶性转化。如果 CDIs 异常，会影响此调节环路和相关调节机制功能的异常，进而可能引起基因突变的积累，为肿瘤的发生提供了可能。cyclins、CDIs、CDKs 等是参与细胞周期调控的重要物质，以它们为主要物质基础构成的细胞周期检测点，对细胞周期事件正确、按序进行发挥着关键作用，上述调节因素及调节结构的改变与肿瘤发生发展密切相关，可以说"肿瘤是一类细胞周期疾病"。

（三）细胞周期调控因子与肿瘤的发生

DNA 合成和细胞分裂是细胞周期的两个主要事件。细胞周期调控是一个复杂的生物学过程，这一过程涉及很多原癌基因、抑癌基因的生物学效应。许多原癌基因、抑癌基因直接参与细胞周期的调控或者本身就是细胞周期调控的主要因子，它们在致癌因素作用下可发生突变、缺失、异位、扩增等变化，导致细胞周期的失控，进而异常细胞无限增殖，形成肿瘤。近年来发现，控制细胞增殖的关卡即细胞周期检验点（checkpoint）在肿瘤细胞和正常细胞中存在差异。相关研究表明，针对细胞周期检验点的治疗将成为肿瘤治疗的新靶点。

1. Cyclins 对细胞周期的调控机制

细胞内外各种信号传导途径通过激活转录因子，转录因子与相应靶基因作用后，影响细胞内 cyclins 的含量，并作用于相应的 CDK，实现对细胞周期进行调控。现已发现的哺乳动物 cyclin 有 9 大类，主要有 cyclin-A、B（1、2）、C、D（1、2、3）和 E 等，cyclin 分子在结构上存在一定差异，但都有一个高度保守的细胞周期蛋白盒（cyclin box）序列（100~150个氨基酸）和降解盒（destruction box）结构，前者结合 CDK，后者参与自身降解。cyclins 的表达具有典型的周期性和时相特异性。各种 cyclin 的含量随细胞周期的变化而变化，cyclin 与在整个细胞周期中表达相对恒定的 CDK 结合后形成复合物，并激活其活性，进而对细胞内的特定底物进行磷酸化，并通过泛素依赖性蛋白酶水解途径降解失活。研究表明，cyclin D、E 在 G_1 期和 G_1/S 期交界处发挥作用；cyclin A、B 与 G_2/M 期转换和细胞分裂活动有关。

Cyclin D 是原癌基因，定位于 11q13。Cyclin D 主要在 G_1 期起调控作用，作为生长因子感受器，其表达量的多少对生长因子有明显的依赖性。在 G_1 期早期，D 型周期蛋白开始表达，并与 CDK4 或 CDK6 等多种激酶结合，促使 RB 磷酸化，释放 E2F，促进多种基因表达，在细胞进入 G_1 期的过程中起重要作用。如果抑制 cyclin D 的表达，细胞将不能进入 S 期。当细胞周期通过 G_1 期后，cyclin D 开始降解，cyclin D 有 D1、D2、D3 3 种。cyclin D1 是细胞周期调控中最重要的成员，受外界刺激因素的影响，其蛋白水平在细胞周期内呈周期性变化。当 cyclin D1 基因变异时，cyclin D1 会出现过度表达，使细胞过度增生，产生肿瘤。

Cyclin E 也是原癌基因，定位于 19q12，cyclin E 与 CDK2 结合形成 cyclin E-CDK2 复合物，对细胞周期进行调控。Cyclin E 表达比 cyclin D 晚，在 G_1/S 期达到峰值，调控细胞由 G_1

期进入 S 期，此期间 Cyclin E 起到限速作用。有研究表明，cyclin E 的异常表达与肺癌、乳腺癌、卵巢癌、结肠癌、血液病等多种肿瘤和预后关系密切。

2. CDK 对细胞周期的调控机制

CDK 是一类依赖 cyclin 的蛋白激酶，在细胞周期调控网络中处于中心地位。目前已发现 7 个成员，即 CDK1 ~ 7，在 DNA 序列上的同源性超过 40%，其蛋白产物相对分子质量为 30 ~ 40kDa，有一个催化核心，均属丝氨酸和苏氨酸激酶。CDKs 在整个细胞周期中的含量是平稳的，CDK 激活的底物主要有 PRB、E2F、P107、P103 等，具有促进细胞周期时相转变、启动 DNA 合成、运行细胞分裂、推进细胞周期运行的重要功能。一种 CDK 可以结合一种以上的 cyclin，如 CDK2 可以与 cyclin D、cyclin E 和 cyclin A 结合，两种 CDK 可以与同一 cyclin 结合，如 CDK1 和 CDK2 均可以结合 cyclinA。有的 CDK 分子并不参与细胞周期调控，而具有调节细胞分化和细胞凋亡的功能。CDK2 ~ 5 参与 G_1 期向 S 期转换，其中 CDK4 和 CDK2 在肿瘤发生中的作用研究较多。

CDK4 是 G_1 期发挥重要作用的蛋白激酶，在一些肿瘤细胞株中有 CDK4 基因的扩增、突变或高表达，如胃癌、乳腺癌、淋巴癌、头颈鳞癌等，当肿瘤细胞被诱导分化时，CDK4 表达下调，其活性及稳定性也随之降低。CDK2 可分别与 cyclin E、cyclin A 和 cyclin D 结合，分别在 G_1/S 期、S 期和 G_2 期一直发挥作用。CDK2 是启动 DNA 复制的关键激酶，也是 G_2 期运行的必要条件，这取决于与 CDK2 结合的 cyclin 的种类。研究表明，细胞由 G_1 期进入 S 期需要 cyclin E 及 CDK2 的共同参与，当细胞进入 S 期后，cyclin E 降解，CDK2 与 cyclin A 结合，推进细胞由 S 期越过限制点进入 G_2 期。通常 CDK 的活化是通过与 cyclin 结合，但也有例外，如 CDK3 不与任何 cyclin 结合，CDK5 可以与 CDK 调节亚基 P35（无 cyclin 结构）结合而被激活。在肺癌中，CDK5 表达阳性率为 37.36%，与 cyclin E 表达呈正相关，正常支气管黏膜和肺组织中无表达或表达很弱，表明 CDK5 参与了肺癌的发生发展，同时 CDK5 在细胞分化和介导神经胶质瘤的细胞凋亡中也具有一定作用。还有一些 CDK-cyclin 复合物的生物学功能有待进一步阐明。

3. CDI 对细胞周期的调控机制

CDI 是 CDK 抑制剂，可阻止细胞通过限制点，具有抑癌基因的活性，与抑癌基因 p53 不同，CKI 的作用方式是直接与 CDK 或 cyclin-CDK 复合物结合，调节细胞周期进程。目前已发现 7 种 CDIs，依其构效性质可分为 INK 4 和 CIP/KIP 两大家族：INK4（inhibitor of CDK4）家族，又称 P16 家族，包括 P15、P16、P18、P19，它们同 CDK4 和 CDK6 结合，能够特异性抑制 cyclin D-CDK4、cyclin D1-CDK6 的活性。CIP/KIP 家族，又称 P21 家族，包括 P21、P27、P57 等，能广谱抑制 cyclin-CDK 的作用。*P16* 基因定位于 9p21，主要作用是抑制 CDK4/6 介导的 RB 基因磷酸化，阻止细胞从 G_1 期进入 S 期。基因的点突变和甲基化修饰均可导致 *P16* 的失活，进而导致细胞过度增殖。*P16* 不仅可直接抑制 cyclin D-CDK4、cyclin D-CDK6 复合体的活性，还可通过活化 CIP/KIP 家族蛋白，间接抑制 cyclin E、cyclin

A-CDK2 复合体的活性。人类恶性肿瘤，如淋巴细胞白血病、神经胶质瘤有 9 号染色体短臂缺失；*P16* 基因与细胞癌变关系十分密切，75% 的肿瘤细胞系有 *P16* 基因纯合性缺失和突变，据报道在肺癌、肝癌、胰腺癌、卵巢癌、乳腺癌中均有较高频率的 *P16* 基因表达异常。Cyclin D1 过表达和 *P16* 基因缺失在肿瘤中普遍共同存在，这种异常使肿瘤细胞获得更大的生长优势，引发一系列连锁反应，影响细胞周期调控。*P21* 即 WAF1/CIP1 基因，定位于 6p21.2，全长约 2.1kb。P21 蛋白为野生型 *P53* 基因的激活产物，是人们发现最早的 CKI。p21 能与 cyclins、CDK 和 PCNA 结合发挥功能作用。当 DNA 损伤和细胞衰老时，P53 增多并诱导 *P21* 基因转录，P21 与相应的 cyclin-CDK 复合物结合，抑制其蛋白激酶激活，阻滞细胞周期运行。P21 的表达水平与乳腺癌的进展和预后关系密切，研究发现在各类型的乳腺癌中，P21 表达水平随肿瘤体积、局部浸润和淋巴结转移而升高。在乳腺癌中 *P21* 基因缺失表达与淋巴结转移、术后生存期短有关。在胆囊癌和肝外胆管癌中，P21 表达定位于肿瘤细胞核。P21 的表达与肿瘤的组织学分级有关，在高、中分化的肿瘤中的表达高于低分化肿瘤。*P27* 基因定位 12p12～12p13 交界处，在细胞静止期相对比合成分裂期表达更高，*P27* 基因很少发生突变，其对细胞的调控主要依赖于蛋白质水平。P27 能够抑制 CDK 的激活，对静止期细胞有调控功能。相关研究表明，P27 表达量是判断恶性淋巴瘤预后的可靠指标，同时 *P27* 基因移位和表达缺失是胰腺癌重要的不良预后因素。CIP/KIP 家族中，P21、P27 和 P57 均通过多种途径抑制 cyclin-CDK 复合体的活性。P21 是 CKI 家族中研究最清楚的一种，P21 为 *P53* 基因的下游调控因子，*P53* 基因突变及 P21 蛋白的异常表达在肿瘤发生发展中起重要作用。

4. 抑癌基因 *P53* 与肿瘤

P53 基因是研究最为广泛、深入的肿瘤基因，属于抑癌基因，定位于人类染色体 17p13，全长约 20kb。*P53* 基因分野生型和突变型两种。正常 *P53* 基因为野生型，表达的野生蛋白极不稳定，半衰期短，约为 20min。P53 是细胞周期由 G_1 期进入 S 期的控制站，通过其下游的 p21 抑制 CDK 完成 G_1 期阻滞，在 DNA 复制前启动对损坏 DNA 的修复，未能对 DNA 进行精确性的修复将会导致 P53 依赖性细胞凋亡。P53 阻滞细胞周期 G_1/S 检验点，能诱导调控 P21、GADD45、mdm2 等多种基因的表达，在细胞增殖、DNA 修复和诱导凋亡中起中心作用，维持细胞基因组稳定，抑制肿瘤发生。活化的 P53 蛋白是一种重要的肿瘤抑制蛋白，可以防止有机体细胞发生恶性转化，超过 50% 的肿瘤患者体内都发现存在 P53 功能丧失，同时也增强了肿瘤细胞对细胞周期阻断剂和细胞凋亡剂的药物抵抗作用。由于 P53 在抑制肿瘤发生中的重要性，科学家设计出两种策略调控肿瘤细胞中的 P53：一方面针对携带野生型 *P53* 基因的肿瘤细胞，主要依赖诱导其活性；另一方面针对含 *P53* 基因突变体的肿瘤细胞，使 *P53* 基因突变体能恢复正常功能。还可以通过 P53 的上游调控子或下游效应因子间接调控 P53 信号通路。将 P53 从 mdm2 的抑制中释放出来，是活化 P53 的一种有效策略。mdm2 和 P53 形成一种自主调控的反馈途径。P53 促进 mdm2 表达，后者反过来又通过泛素化 P53 在细胞核和

细胞质中促进 P53 的降解，阻遏其转录活性。mdm2 蛋白可与 P53 蛋白的 N 末端结合，促使 P53 蛋白由胞核转移至细胞质并被降解，从而阻止 P53 蛋白对细胞周期的阻滞作用。因此，mdm2 和 P53 的之间的相互作用是一种负反馈调控，P53 蛋白的聚集可诱导产生 mdm2 蛋白，后者又可灭活 P53 蛋白的活性，从而对细胞周期进行精细的调控。mdm2 对 P53 蛋白的控制是正常细胞所必需的，已证明 mdm2 缺陷的小鼠胚胎不能存活。

细胞周期调控的理论与肿瘤发生的关系是十分重要的研究领域，细胞周期调节失控导致的细胞异常增殖均是肿瘤细胞的重要生物学特点。细胞的增殖、分化、凋亡均是细胞周期依赖性的，在肿瘤的发生发展过程中，各种调节因子的调节变化，包括原癌基因的激活和抑癌基因的失活，是目前重要的抗肿瘤研究热点。几乎所有的肿瘤都有细胞周期调控机制的破坏导致细胞异常增殖、分化受阻的特征。选择保护正常组织并诱导肿瘤细胞分化和凋亡的新药和有效的治疗新方案，重新激活细胞周期调控机制而使得肿瘤细胞的细胞周期循环回到正常轨道上来，并保证正常细胞的生长、增殖、分化，将是今后肿瘤治疗的新方向。

（四）肿瘤细胞周期调控与细胞死亡

1. 细胞周期调控与肿瘤

细胞周期调控与肿瘤不仅对细胞的正常生长发挥重要作用，在防治肿瘤的发生和发展中也是举足轻重的。肿瘤细胞的典型特征是遗传不稳定性和细胞增殖的失控导致细胞无限制增殖。研究表明，细胞周期调控的失控是正常细胞转化和肿瘤发生过程的关键事件。在 90% 的人类肿瘤细胞中会发生细胞周期信号转导因子的异常，如作为正调控因子的 cyclin 发生突变，导致 CDK 的活性改变，CKI 表达下调；负调控因子 P53、RB、P16、P21、P27 等功能丧失，发生肿瘤细胞周期调控失控。

G_1 监测点功能的失活是肿瘤细胞形成的重要标志，因此参与 G_1/S 时期转换的 RB 和 MYC 信号通路，在肿瘤发生过程中，是常见的破坏靶点。对多种类型肿瘤细胞的检测结果显示，在多数细胞中都发现有监测点基因如 *P53*、*ATM* 和 *ATR* 等基因的沉默突变。当细胞受到遗传毒性损伤、缺氧等致癌因素刺激时，都会引起 P53 蛋白水平的提升。肿瘤抑制基因 *P53* 被激活后发挥 G_1 或 G_2/M 周期监测点的重要调节蛋白功能。在肿瘤细胞中缺陷频率最高的是 *P53* 的基因改变，一旦 *P53* 基因突变或缺失，其 G_1 或 G_2/M 周期监测点不能正常发挥作用，失去了诱导细胞停滞在 G_1 或 G_2/M 期的能力。因此，针对细胞周期信号转导因子错误活化或失活所造成的肿瘤，调控细胞周期及其监测点是阻断肿瘤细胞分裂、抑制其生长、诱导其死亡的有效途径。抑制 cyclin 的表达、下调 CKI 表达及抑制 CDK 的活性是抗肿瘤药物作用的有效靶点之一。

此外，细胞周期在细胞程序性死亡、细胞分化和细胞衰老的调控中均发挥重要作用，因此，以细胞周期调控为策略，选择能同时破坏细胞并诱导细胞程序性死亡的药物，将是今后抗肿瘤治疗的新途径。

2. 细胞凋亡与肿瘤

恶性肿瘤的发生发展是多种致癌因素共同作用的结果，严重地危害人类的生命健康。细胞癌变后就会失去终末分化作用，细胞增殖失去调控，生长不受控制，没有接触性抑制，不再进行细胞凋亡并具有侵袭转移性。因此，能有效清除细胞内不稳定基因组的细胞凋亡与肿瘤的发生有着密切的联系。

化学疗法是目前临床上应用的治疗癌症的主要手段之一。化疗药物尽管有不同的作用靶点和作用机制，但主要还是通过损伤 DNA，抑制细胞增殖，诱导肿瘤细胞凋亡来发挥其治疗作用。另外，很多细胞凋亡的调节分子因为能激活凋亡的信号，或能阻断细胞内抑制凋亡的信号通路，被用来作为抗肿瘤药物筛选的药物靶点。抑癌基因 *P53* 参与细胞周期调控和 DNA 修复。众多报道表明许多化疗药物如三氧化二砷就是通过上调 P53 表达，进而激活 caspase，最终诱导细胞凋亡来消除肿瘤。线粒体是众多化疗药物作用最敏感的细胞器，药物诱导癌细胞凋亡发生时一个最普遍的变化是线粒体膜通透性的改变，导致线粒体通透性转运孔道（PTP）开放，线粒体跨膜电位下降或消失，继而呼吸链解耦联，伴有活性氧的产生及凋亡诱导因子细胞色素 c 等的释放，激活 caspase 进而诱导凋亡。Caspase 激活是凋亡过程中的重要事件，许多化疗药物能诱导 caspase 激活。化疗药物还可通过多种机制使细胞内的氧化还原平衡失调，ROS 产生增多，导致细胞凋亡。

此外，细胞凋亡信号的调控异常与肿瘤细胞的耐药性形成有关，而耐药性是影响恶性肿瘤生存的关键因素。因此，克服肿瘤细胞对细胞凋亡的抵抗性对肿瘤的治疗至关重要。

如前所述，由于细胞凋亡与肿瘤之间的关系，针对肿瘤细胞凋亡异常的信号分子，选择性地诱导肿瘤细胞凋亡成为治疗恶性肿瘤的主要策略之一。同时，细胞凋亡与肿瘤研究的某些突破性成果使特异性抗癌新药的开发成为可能。

3. 细胞自噬与肿瘤

肿瘤的发生常常伴随着细胞内外环境的紊乱。自噬作用是对压力和饥饿条件的一种存活反应，这种存活反应与肿瘤微环境密切相关。在肿瘤发展过程中，自噬与肿瘤存在着双重关系，承担着非常重要的作用。

（1）自噬促进肿瘤发生。自噬作用是饥饿等应激状态下产生能量的一种替代手段，通过降解受损蛋白质和细胞器，减轻细胞损伤和毒性作用。自噬的这种功能，对于应激的组织和肿瘤尤其重要，因为在肿瘤快速生长或转移过程中，由于间歇性地血液供应不足，自噬常发生在远离血管的缺血区，癌细胞利用自噬机制对抗营养缺乏和缺氧，此时肿瘤细胞能通过自噬作用存活。正常情况下，当细胞遭受严重的代谢压力（如放射治疗）时，就会启动凋亡程序。可是多种肿瘤细胞存在凋亡缺陷，此时自噬可以通过去除受损的细胞器，保护癌细胞免于放疗治疗，使细胞逃避凋亡，通过自噬作用继续存活。

（2）自噬抑制肿瘤发生。当细胞处于应激状态时，DNA 和蛋白质受到损伤，需要自噬将其清除或修复来维持细胞的稳态，如果自噬能力降低，DNA 受损将导致肿瘤的发生。在肿瘤发生早期，抑制自噬导致前癌细胞的持续生长，此时自噬发挥的是肿瘤抑制作用。另外，很多药物通过诱导肿瘤细胞发生自噬性程序性死亡，达到抗肿瘤的效果。

总之，自噬对肿瘤的作用受多种因素影响，针对不同的肿瘤细胞，自噬的作用机制可能会有所不同；在肿瘤发生的不同阶段，自噬发挥的作用亦不相同。所以如何有效地选择自噬药物，巧妙地控制自噬对肿瘤细胞的"促进生长"和"抑制生长"作用是很有意义的。

三、肿瘤干细胞

传统的观念认为，肿瘤的发生是由体细胞突变而成，每个肿瘤细胞都可以无限制地生长。但这种观念无法解释肿瘤细胞似乎具有无限的生命力以及并非所有肿瘤细胞都能无限制生长的现象。肿瘤细胞生长、转移和复发的特点与干细胞的基本特性十分相似，因此，有学者提出肿瘤干细胞（tumor stem cell，TSC）的理论。这一理论为我们重新认识肿瘤的起源和本质，以及临床肿瘤治疗提供了新的方向和视角。

（一）肿瘤干细胞的概念

干细胞是指具有自我更新和增殖分化潜能的一类原始细胞，根据分化能力不同，干细胞可分为3大类：胚胎干细胞（embryonic stem cell，ESC）、骨髓干细胞（bone marrow derived stem cell，BMSC）和成体干细胞（adult stem cell，ASC）。胚胎干细胞也称为全能干细胞（totipotent stem cell，TSC），它可分化成机体任何类型或种类的细胞，可塑性最大，是研究组织发生和器官功能修复的最佳材料；骨髓干细胞或造血干细胞（hematopoietic stem cell，HSC），又称多能干细胞（pluripotential stem cell），具有多向分化潜能，是目前国内外研究、应用最多的干细胞类型。研究证实，BMSC可分化成肝脏细胞、肌肉细胞、血液细胞、神经细胞等。由于BMSC具有来源广泛、数量较多、容易操作等特点，已成为目前国内外临床干细胞治疗的主要材料，如白血病的治疗；成体干细胞（adult stem cell，ASC），也称单能干细胞（unipotent stem cell，USC），是一类具有向特定细胞系分化能力的干细胞，又称为祖细胞（progenitor）。

成体干细胞的主要生物学特征是自我更新和增殖分化形成新生成熟组织，这一生物学特征与恶性肿瘤细胞的生长繁殖、转移扩散以及放化疗后的再生复发十分相似。根据干细胞的这种生物学特性和恶性肿瘤在临床上的生物学表现，近年来提出在肿瘤组织中也存在与干细胞具有相似生物学活性的一类细胞群体，科学家将这种存在于肿瘤细胞群体中的特殊细胞命名为肿瘤干细胞，即指存在于肿瘤组织中的一小部分具有干细胞性质的细胞群体，它具有自我更新的能力，是形成不同分化程度肿瘤细胞和肿瘤不断扩大的源泉。

Lapidot等在1994年首次提出肿瘤干细胞的概念，认为肿瘤组织内存在类似于干细胞功能的一类细胞群体，将这类具有形成肿瘤能力的细胞群体称为"肿瘤干细胞"；Bonnet等研究人员于1997年从人类急性粒细胞白血病（acute myelocytic leukemia，AML）中分离出一种带有 $CD34^+$、$CD38^-$ 免疫标记的细胞群体，尽管这类细胞只占AML细胞总数的较小部分（大约为0.2%），却能在非肥胖型糖尿病重度联合免疫缺损小鼠体内存活并大量分裂繁殖，使该品系小鼠患有人类 AML 白血病。有该免疫标记的 AML 细胞仅限于 CD34$^+$、CD38$^-$ 表型细胞，而 CD34$^+$、CD38$^-$ 白血病细胞却在非肥胖型糖尿病重度联合免疫缺损小鼠体内不能成瘤，由此推测 CD34$^+$、CD38$^-$ 白血病细胞可能是 AML 的肿瘤干细胞。这一实验首次证明白血病中存在类似于有干细胞功能的一类细胞群体。随后，又有其他学者利用非肥胖型糖尿病重度联合免疫缺损小鼠模型，从乳腺癌细胞中分离鉴定出具有干细胞类似生物学特性的细胞群体，从而证明了在实体瘤中也存在类似的细胞群体。目前研究人员已经在乳腺、卵巢、前列腺、血液和脑组织等肿瘤中发现并分离鉴定了肿瘤干细胞，而且对这些细胞的生物学活性及功能进行了一些相关研究。科学家根据干细胞的生物学活性和功能，以及肿瘤干细胞的生物学活性和功能做出了大胆假设：肿瘤细胞起源于恶变的正常组织中的干细胞，即肿瘤干细胞。

（二）肿瘤干细胞的起源

关于肿瘤干细胞的起源目前尚无明确的结论。多数研究认为，肿瘤干细胞可能有两种起源：由正常的成体干细胞转化和由定向祖细胞以及分化细胞转化。

1. 成体干细胞转化

与正常成体干细胞相比，肿瘤干细胞也可以自我更新并且不断分化，同时二者含有很多相似的细胞表面抗原标记，提示肿瘤干细胞可能是由正常的干细胞转化而来。正常细胞转变为肿瘤细胞需要经历多次突变，而分化后的细胞生命周期有限，发生多次突变最终形成肿瘤细胞的概率很小。成体干细胞具有不断自我更新的能力，拥有了更长的生命周期，积累更多突变的概率增大，更可能成为肿瘤发生的起源。已有研究证明，乳腺癌小鼠模型内发现干细胞在癌症进一步发展前有扩增现象产生，在肺癌以及急性髓性白血病中也存在相同现象，提示肿瘤干细胞和成体干细胞二者之间可能具有某种紧密联系。

2. 定向祖细胞转化

有研究者认为，肿瘤干细胞可能是定向祖细胞突变后获得自我更新能力后形成的。例如，粒细胞 – 巨噬细胞祖细胞突变激活 Wnt / β–catenin 信号途径后，可以获得自我更新的能力。在髓性祖细胞中共表达 Bcl-2 和 BCR/ABL 蛋白质可以使小鼠获得髓性白血病。MLL–AF9 融合蛋白可以将粒细胞 – 巨噬细胞祖细胞转化为白血病干细胞。再如融合致癌基因 ETV6-RUNX1 和 p190BCRABL，只能在部分患有急性淋巴细胞白血病（acute lymphoblastic leukemia，ALL）的病人体内中具有 CD34$^+$、CD38$^-$、CD19$^+$ 标记的 B 淋巴细胞祖细胞中检测到有表达。将这部分 CD34$^+$、CD38$^-$、CD19$^+$ 细胞从患者体内分离后移植入免疫缺陷小鼠，会重新引起 ALL 发生，而带有 CD34$^+$、CD38$^-$、CD19$^+$ 的造血干细胞的移植没有此现象的发生。在脑肿瘤中也发现定向神经元祖细胞很可能是致癌突变的靶点。多项研究结果表明，肿瘤干细胞可能起源于定向祖细胞。

3. 其他可能来源

目前，也有研究者认为肿瘤干细胞可能是干细胞同其他细胞融合的结果。正常干细胞与其他突变细胞融合后，新的细胞可能获得自我更新的能力，从而积累更多的突变最终导致癌变的发生。有实验表明骨髓来源树突状细胞可以同上皮组织瘤（neoplastic epitheliun）细胞发生融合，细胞融合因子 CD44 是乳腺癌肿瘤干细胞的阳性标记，暗示肿瘤干细胞可能具有与其他细胞融合的能力。关于肿瘤干细胞来源的这种看法尚缺乏直接的实验证据。

（三）肿瘤干细胞与正常干细胞的异同

肿瘤干细胞与正常干细胞同属干细胞种类，其生物学特征有相同之处，亦有不同点。

1. 相同点

生物体内的正常干细胞可以通过持续性的对称及非对称分裂，获得自我更新的能力。在对称分裂中，正常干细胞可产生两个具有与亲代相同表型的子代干细胞；在非对称分裂中，一个子代细胞保持了亲代的特征，作为干细胞保留下来，另一个则不可逆地分化为功能专一的分化细胞。与正常干细胞相比，肿瘤干细胞也同样具有自我更新及多向分化潜能，既能自我克隆产生子代致瘤性细胞，又能分化出不同表型的非致瘤性肿瘤细胞。

2. 不同点

肿瘤干细胞与正常干细胞的区别在于：

（1）调节机制。正常干细胞的自我更新具有负反馈调节机制，其增殖与分化处于平衡状态，是有序的；而肿瘤干细胞的负反馈机制已被破坏，其增殖分化是无序和失控的。

（2）分化成熟。肿瘤干细胞缺乏分化为成熟细胞的能力，其分化程序异常，这与具有正常分化程序的正常干细胞有着本质的不同。

（3）异质性。两者的表型和异质性有某些不同之处。肿瘤干细胞倾向于 DNA 复制错误的积累，而正常干细胞则可通过 DNA 损伤或复制错误的修复机制等多种途径，避免这种情况的发生。

（四）肿瘤干细胞的生物学特征

1. 自我更新

自我更新（self-renewal）是指一个细胞分裂为两个细胞，但其中一个子代细胞仍然保持与亲代细胞完全相同的未分化状态；而另一个子代细胞则定向（commit）分化，这种分裂称为不对称分裂（dissymmetric division）。即自我更新能力使肿瘤干细胞能够进行对称分裂和不对称分裂。对称分裂可以生成两个分化的子代细胞或者两个干细胞。不对称分裂可生成一个分化的子代细胞和一个干细胞。自我更新能力使肿瘤干细胞保持分化为前体细胞的能力。肿瘤干细胞通过自我更新维持着肿瘤的持续生长，同时积累了所在肿瘤的基因突变，正是这些基因突变导致了肿瘤细胞的过度增殖，乃至转移播散。有人认为肿瘤干细胞自我更新的特性是造成肿瘤复发、转移及预后不良的主要原因。

2. 多向分化潜能

多向分化潜能使肿瘤干细胞能够产生大量异质性细胞，进而形成肿瘤。肿瘤中部分细胞多向分化的现象在临床观察中很早就有发现：生殖细胞肿瘤可以转变为非生殖细胞肿瘤的类型，包括肉瘤、癌、神经外胚层肿瘤以及造血组织恶性肿瘤；前列腺瘤经雄激素治疗后可以变成小细胞癌、鳞癌或者是癌肉瘤；大部分混合瘤中虽然肿瘤细胞有各种不同的组织形态，但却具有遗传同源性，说明它们来源于一个共同的祖细胞；单个大鼠结肠腺瘤细胞注射到小鼠，可生成结肠所有类型细胞，如黏膜细胞、柱状细胞、内分泌细胞和未分化的肿瘤细胞；多发性骨髓瘤中得到的肿瘤干细胞属于 B 淋巴细胞亚群，能自我更新并分化为浆细胞和肿瘤细胞；乳腺癌细胞与脑肿瘤干细胞移植到裸鼠，可以生成原来肿瘤的所有细胞类型，说明肿瘤干细胞具备多向分化能力。

3. 高致瘤能力

肿瘤干细胞的数目虽稀少，但其成瘤能力较普通肿瘤细胞大数百倍以上。有研究发现，在小鼠体内需要注射数以百万计的普通肿瘤细胞才能成瘤，而仅注射 100 个肿瘤干细胞就可成瘤，说明肿瘤干细胞比普通肿瘤细胞具有更高的成瘤潜能。肿瘤干细胞的致瘤性因肿瘤种类不同差别较大，主要从两个方面进行评价：一是肿瘤干细胞的体外克隆形成能力（clonogenicity），即源自原发性肿瘤组织或肿瘤细胞系的肿瘤干细胞在软琼脂或基底膜类似物（matrigel）上形成克隆数及其大小；二是肿瘤干细胞在免疫缺陷动物体内的肿瘤形成（tumorigenicity）能力，即将分选的相同数量的肿瘤干细胞和非干细胞分别原位或异位接种免疫缺陷动物，观察其在相同时间内成瘤情况。高致瘤能力是肿瘤干细胞的重要特性，是肿瘤发生、发展与维持的基础。

4. 耐药性

肿瘤干细胞的耐药性是其重要的生物特征之一。肿瘤细胞的多药耐药性（multidrug resistance，MDR）是指肿瘤细胞在接触某一种化疗药物后，不仅对此种药物产生耐受性，而且对其他结构和功能不同的多种药物也产生交叉耐药性。

（1）肿瘤细胞耐药性产生途径：①细胞膜上表达药物泵，通过泵机制把药物从胞内排到胞外，是最主要的耐药方式。② DNA 修复能力增强，药物靶蛋白量或活性的改变。③蛋白激酶 C 活性的改变等。

（2）根据肿瘤细胞形成 MDR 的机制不同，可将 MDR 分为两种：①先天性耐药，也叫原发性耐药。肿瘤干细胞一般处于静止期，通过 DNA 自我修复能力和 ABC 转运蛋白而获得的与生俱来的耐药性，它不仅对作用于其本身的药物产生耐药性，并且对其他多种结构和作用机制迥异的抗癌药物也产生交叉耐药。②获得性耐药。长期暴露于辐射和（或）致癌物后，肿瘤干细胞与它相近的子代细胞可通过与正常干细胞积累突变的同样机制（点突变、基因激活、基因扩增等）出现新的耐药性。肿瘤干细胞与它相近的子代细胞亦可在许多化疗后肿瘤复发的患者体内增殖形成 MDR 细胞群。

肿瘤的多药耐药，一直是肿瘤研究领域中难以攻克的问题，它是导致肿瘤化疗失败，疾病复发难以根治的主要原因。

（五）肿瘤干细胞的表面标志

肿瘤干细胞生物学作用的物质基础是表达于肿瘤干细胞膜表面的蛋白分子，即肿瘤干细胞表面标志。这些表面标志犹如肿瘤干细胞的"指纹"，研究者可以通过识别和利用这些表面标志来准确地筛选与分离肿瘤干细胞。

1. 急性髓系白血病干细胞的表面标志

肿瘤干细胞的存在最早是从急性髓细胞白血病（Acute myeloid leukemia，AML）中得到证实的。Bonnet 和 Dick 在研究中发现，只有表面标志为 $CD34^+CD38^-$ 的白血病细胞能在其他小鼠体内重建 AML。Blair 等通过体外实验和免疫缺陷小鼠异种移植实验发现，白血病的发生源于一种与正常造血干细胞表型（$CD34^+CD71^-HLA^-DR^-CD38^-$）相同的原始细胞。Toshihiro 等则发现了白血病干细胞（leukemia stemcells，LSCs）的 $Thy-1^-$，从而证明白血病干细胞具有与正常造血干细胞的表面标志相同，是 $CD34^+CD71^-HLA^-DR^- Thy-1^- CD38^-$。

2. 实体肿瘤干细胞的表面标志

（1）乳腺癌干细胞表面标志。在实体瘤中，乳腺癌干细胞最早被分离成功，目前的大多数研究者认为，乳腺癌干细胞的特异性标志就是 $Lin^-CD44^+CD24^-/low$。Al-Hajj 等把 $Lin^-CD44^+CD24^-/low$ 的人乳腺癌细胞移植至免疫缺陷小鼠体内，发现新形成的肿瘤与原来肿瘤的表型一致，而且该群细胞的致瘤能力比未分类乳腺癌细胞强，只需 200 个左右，即可在小鼠乳腺中形成肿瘤。而且，该细胞群在体外具有自我更新，并能够分化成其他肿瘤细胞的干细胞样生长特性。

（2）脑肿瘤干细胞表面标志。目前已从星型细胞瘤、胶质母细胞瘤等多种脑肿瘤中分离出肿瘤源性细胞。这种脑肿瘤源性细胞与正常神经干细胞一样表达 CD133 和巢蛋白（nestin），提示不同类型的脑肿瘤可能源于一个共同的神经干细胞，即脑肿瘤干细胞。由于脑肿瘤干细胞的不同突变，导致了不同类型的脑肿瘤产生。

（3）结肠癌干细胞表面标志。最新研究指出，利用特异的表面标志，已成功分离出结肠癌干细胞，这些表面标志有 CD133、CD44、CD166。此外，醛脱氢酶（aldehyde dehydrogenase，ALDH）也是有效分离结肠癌肿瘤发生细胞的生物学标志，但它只在某些类型的结肠癌中具有高度的指引性。Dalerba 等又发现了另一种重要的结肠癌干细胞表面标志 CD166，他们发现这个被认为是间质干细胞表面标志的 CD166 在结肠癌上皮细胞中有异质性的表达形式。并通过体外移植实验证明，其是结肠癌干细胞的复合标志之一，协同于 CD44 出现。

除上述实体瘤干细胞表面标志物外，人们还发现肝癌干细胞表面标志 CD133、CD90；胰腺癌干细胞表面标志 CD44、CD24 等；前列腺癌干细胞表面标志 CD133、$\alpha_2\beta_1$、CD44；头颈鳞癌干细胞表面标志 CD44 等。

（六）肿瘤干细胞生长相关的信号通路

肿瘤干细胞是肿瘤组织中存在的一小群具有自我更新和分化潜能的细胞，在肿瘤的发生、发展中起着非常重要的作用。研究表明，肿瘤干细胞的生长调控与 Wnt、Notch、Hedgehog 等多种信号转导通路密切相关。

1. Wnt 信号通路

Wnt 信号通路因其启动蛋白质 Wnt 而得名。Wnt 最初被发现为果蝇分节极性基因，其功能与胚胎发育和蜕变过程中成体翅的形成有关。Nusse 等于 1982 年在小鼠乳头瘤病毒整合部位发现并报道了 INT-1 基因，随后发现这一基因与果蝇胚胎发育基因 wingless 同源，将两者名称合并后该基因被重新命名为 Wnt。众多证据表明 Wnt 信号途径异常激活参与了多种人类肿瘤的发生，此信号转导途径在维持肿瘤干细胞的特性如肿瘤干细胞的数量、耐药性、克隆形成能力、体内成瘤性等方面有着重要作用。

Wnt 经典信号转导途径即 Wnt/β-catenin 信号转导途径，已被证实在胚胎形成、成体恒态维持中发挥着非常关键的作用。在没有 Wnt 信号刺激的情况下，β-catenin 与 axin/APC、GSK-3β 组成的降解复合物结合，通过磷酸化、蛋白质泛素化等过程发生降解，使胞质 β-catenin 保持在较低水平。TCF/LEF 与抑制物结合，阻碍下游基因的表达。Wnt 信号通路启动后，Wnt 配体与细胞膜表面的 Fz/LRP 受体结合，β-catenin 即从 axin/APC、GSK-3β 组成的降解复合物分离，在细胞内积聚并向细胞核内转移，与 TCF/LEF 结合，从而调节下游靶基因 c-MYC、cyclin D1 的表达。作为决定细胞从 G_0/G_1 期进入 S 期的开关，c-MYC 基因不显示转录活性或呈低水平表达，只有受某些因子激活时 c-MYC 基因才大量表达，使细胞由静止期进入增殖期，促进癌细胞的增殖、浸润与转移。Cyclin D1 是作用于 G_1 期的重要的细胞周期蛋白，可以促进 G_1/S 期转换而加速细胞周期过程。Cyclin D1 经选择性剪切后可得到一种编码特殊的异构体 cyclin D1b。细胞增殖与细胞凋亡相互协调，共同维持细胞数量的相对稳定，不至于细胞数量过度增减。所以 c-MYC 是较早出现的 cyclin D1 的异常表达，是细胞恶化的分子标志与肿瘤启动、恶性增生密切相关。

2. Notch 信号通路

Notch 信号转导通路是由受体、配体和 DNA 结合蛋白 3 部分组成，其功能可调控多种细胞的发育、增殖、分化和凋亡。哺乳动物中有 4 个 Notch 受体和 5 个配体，其受体是 Notch1、Notch2、Notch3、Notch4。这 4 种受体广泛分布于造血干细胞、胚胎干细胞、淋巴细胞和血管内皮细胞等多种细胞的表面。其中 Notch1 不仅对正常细胞分化起重要作用，而且与很多肿瘤的发生、发展密切相关。1991 年，Notch1 在人类急性 T 淋巴细胞白血病（T-LAA）中被鉴定出来，首次提示 Notch 信号通路与肿瘤相关。Notch1 信号通路还可以调节肿瘤干细胞的分化。

3. Hedgehog 信号通路

Hedgehog 基因是一种分节极性基因，因突变的果蝇胚胎呈多毛团状，酷似受惊刺猬而得名。哺乳动物中存在 3 个 Hedgehog 的同源基因：Sonic Hedgehog（SHH）、Indian Hedgehog（IHH）和 Desert Hedgehog（DHH），分别编码 SHH、IHH 和 DHH 蛋白。

近年来临床研究已证明皮肤、血液、内脏、前列腺、肌肉和神经系统等器官的干细胞涉及 Hedgehog 或 Wnt 通路。肿瘤细胞的发生发展也取决于肿瘤内 Hh 或者 Wnt 的信号转导。

约 1/3 的肿瘤死亡病例是由于 Hh 或者 Wnt 通路的活化引起的。应用 Hedgehog 通路特异性抑制剂环巴明（Cyclopamine）还发现内胚层起源的器官的肿瘤生长需要 Hh 通路的活性。这些肿瘤包括食管、胃、胰、胆道和前列腺癌和小细胞肺癌。David M Berman 等甚至认为在所有的消化道肿瘤中，不同于偶发的 Shh 通路成分基因的变异所致的 Shh 通路异常活化产生的基底细胞痣综合征，Hedgehog 信号系统的激活是广泛需要的。点突变导致 Hedgehog 信号通路持续激活，作用于干细胞，致使细胞持续分化、更新。机体内细胞分化通过周期性更新而不断被替代，这意味着突变更容易在干细胞中得以积累，而单一细胞获得 4 ~ 7 次突变将发生恶性转化。组织更新快的上皮组织、造血系统是肿瘤高发部位，组织自我更新越快，复制、转录过程中基因发生突变的概率越高。已有相当多的证据表明，某些结肠癌和白血病产生于积累多次突变的干细胞。

肿瘤干细胞信号转导通路的研究还很初步，对于正常干细胞和肿瘤干细胞中信号途径的异同及其功能性调节机制了解尚少。该领域的研究值得进一步深入，以便为临床有效治疗肿瘤，尤其对研发针对肿瘤干细胞的抗癌药物提供重要参考依据。

第二节　肿瘤的播散

肿瘤的播散包括局部蔓延和转移。良性肿瘤仅在原发部位生长扩大，恶性肿瘤不仅可以在原发部位继续生长、蔓延（侵袭），而且还可以通过各种途径扩散到身体其他部位（转移）。侵袭和转移是恶性肿瘤所特有的生物学特征，是恶性肿瘤生长发展中密不可分的相关阶段。侵袭是指恶性肿瘤细胞从其起源部位沿着组织间隙浸润和破坏周围正常组织的过程。转移是指恶性肿瘤细胞从原发部位侵入淋巴管、血管或体腔，被带到其他处继续生长，形成与原发瘤同样类型肿瘤的过程。

侵袭和转移是威胁恶性肿瘤患者健康乃至生命的主要原因。因此，研究肿瘤侵袭和转移的规律及其发生机制，对恶性肿瘤的防治具有重要意义。尽管肿瘤侵袭和转移的机制迄今尚未彻底阐明，但随着细胞生物学和分子生物学技术的迅猛发展，使该项研究已取得突破性进展。

一、肿瘤播散的过程

侵袭往往是转移的前提和基础，而转移则是侵袭的延续和结果。肿瘤的侵袭和转移是同一过程中的不同阶段，两者既有联系又有各自的特点。但需指出，在临床上，侵袭性生长的肿瘤不一定均伴有转移。如皮肤基底细胞癌以及大多数中枢神经系统原发性恶性肿瘤，局部侵袭性明显，但转移极为罕见。

1.肿瘤的侵袭过程

肿瘤侵袭的标志是肿瘤细胞突破基底膜。肿瘤侵袭是肿瘤细胞与肿瘤间质相互作用的结果，是肿瘤扩散的第一步。瘤细胞沿阻力最小的方向延伸是肿瘤侵袭最基本的途径，如疏松结缔组织、血管、淋巴管和神经周围间隙，在肺泡腔内则通过肺泡孔。遇阻力时，可沿着致密组织（如脏器被膜、筋膜、骨膜等）边旁浸润。沿神经周围间隙的浸润在许多恶性肿瘤是重要的侵袭方式，如在前列腺癌中约 90% 病例有这种侵袭方式。肿瘤侵袭生长行为有以下两个特点：①侵袭的肿瘤细胞能侵占和排挤周围正常组织，但瘤细胞并未与原瘤灶分离。②侵袭的肿瘤细胞对周围正常组织的结构和功能有干扰或破坏。

通过超微结构的观察和分子生物学研究，肿瘤侵袭经历了以下 4 个阶段。第一阶段是由细胞黏附分子介导的肿瘤细胞间的黏附力的下降。在结肠和乳腺的腺癌中，上皮钙黏素表达数量下降，使癌细胞彼此分离。第二阶段是肿瘤细胞与基底膜的紧密附着增加。正常上皮细胞与基底膜的附着是通过上皮细胞表面的整合素黏附分子（受体）与其配体结合来实现的。某些肿瘤细胞有更多的层粘连蛋白受体，使其更容易与基底膜附着。第三阶段是细胞外基质的降解。肿瘤细胞可直接或间接通过成纤维细胞、巨噬细胞分泌蛋白水解酶，使基底膜溶解产生局部缺损，有助于肿瘤细胞通过，为肿瘤细胞的浸润、淋巴道和血道转移创造条件。第四阶段是肿瘤细胞迁移。肿瘤细胞借助于阿米巴样运动通过缺损的基底膜向外移出。肿瘤细胞穿过基底膜后，进一步降解细胞外基质，在间质中移动；到达血管壁时，肿瘤细胞以同样的方式穿过基底膜进入血管。

2. 肿瘤的转移过程及其途径

恶性肿瘤的转移是一个复杂的过程，经历以下 4 个阶段：第一阶段，肿瘤细胞自原发瘤脱离，突破基底膜向周围组织侵袭并生长。第二阶段，肿瘤细胞与局部的毛细血管或毛细淋巴管密切接触并穿入管腔，在血液循环或淋巴循环中继续存在并被运输到达新的远隔部位。第三阶段，肿瘤细胞与该部位的血管或淋巴管内皮细胞和基底膜黏附，进而穿透管壁向周围组织浸润。第四阶段，肿瘤细胞到达继发部位后，在有新生血管生成的前提下增殖，形成转移灶。

（1）淋巴道转移。肿瘤细胞沿淋巴道转移的第一步就是从原发瘤体上脱落，然后侵入处于原发瘤体附近的淋巴管，其中以毛细淋巴管为主，与小动脉和小静脉伴行的较大淋巴管亦可受累。毛细淋巴管的结构虽与毛细血管相似，但仍有自己的一些特点：①毛细淋巴管管壁薄，无完整的基底膜，易被肿瘤细胞附着和穿入。②内皮细胞间有暂时裂隙，利于肿瘤细胞进入。③淋巴液流动缓慢，在有外力作用下，易促进管内肿瘤细胞运动。

以上皮组织恶性肿瘤——癌为例，淋巴道转移过程分以下步骤：①癌细胞穿透上皮基底膜，侵入结缔组织间隙。②癌细胞开始向淋巴管靠近，并接触管壁。③癌细胞穿过淋巴管内皮细胞 – 基底膜屏障，进入管腔内。④癌细胞在淋巴管内移动。⑤癌细胞通过输入淋巴管到达汇流区淋巴结，在淋巴结内滞留。⑥癌细胞在淋巴结内继续生长，可破坏窦壁内皮，穿出淋巴窦，然后在淋巴结实质内增殖，破坏淋巴结的正常结构，最终全部为癌组织所取代。

恶性肿瘤细胞侵入淋巴管，随淋巴液回流，首先到达局部淋巴结，聚集于边缘窦，随后累及整个淋巴结，破坏淋巴结正常结构，使淋巴结肿大，质地变硬。邻近转移的淋巴结可彼此黏连融合成团。局部淋巴结发生转移后，肿瘤细胞随着淋巴循环可继续转移至下一站淋巴结，最后从胸导管进入血流，引起血道转移。值得注意的是，有的肿瘤可以逆着淋巴回流的正常方向转移到离心侧的淋巴结组，发生所谓的逆行转移（retrograde metastasis）。或者循短路绕过途径的淋巴结组，而累及较远的淋巴结组，发生跳跃式转移（skip metastasis）。淋巴道转移是癌转移的常见途径，临床上常见有鼻咽癌颈部淋巴结转移、胃癌左锁骨上淋巴结转移、肺癌右锁骨上淋巴结转移等。

（2）血道转移的过程有如下特点：①动脉壁较厚，不易被侵犯；静脉和毛细血管壁薄，且毛细血管内皮细胞周期性脱落更新，暴露基底膜，容易被侵犯。②肿瘤细胞穿过血管壁的过程中需蛋白酶消化基底膜。③血流是一个恶劣环境，进入血流的肿瘤细胞99%以上会因机械压力、自身畸变、一氧化氮（NO）的溶解作用、宿主免疫系统监控而被破坏。④肿瘤细胞在血液中是以单个细胞或若干个细胞与淋巴细胞和附着的血小板形成聚集体的方式运输。⑤肿瘤细胞与靶器官血管内皮细胞发生黏附，内皮细胞收缩、受损，暴露其下的基底膜，肿瘤细胞附着于基底膜通透性高的Ⅳ型胶原上，通过阿米巴样自主运动转移出血管。

血道转移过程分以下步骤：①由于肿瘤细胞之间的黏附力下降，一些肿瘤细胞可从原发瘤上分离脱落，在蛋白水解酶的协助下浸透组织基底膜，穿透间质内血管壁。②肿瘤细胞自血管壁游离，以单独或形成细胞聚集体（瘤栓）的形式进入血液循环，在循环中的肿瘤细胞大部分被迅速清除。③存活的肿瘤细胞则随血液循环运行，到达远隔靶器官，在该器官小血管内与内皮细胞黏附、滞留。④肿瘤细胞聚集体可在血管腔内增殖，或再穿过血管壁，先与细胞外基质黏附，进入靶器官实质，再同实质细胞发生黏附，并在该处生长，形成微小转移灶。⑤微小转移灶长至一定体积时，瘤组织血管新生，获得营养，继续生长，形成转移瘤。

侵袭性肿瘤自原发瘤脱落后，侵入血管是关键的第一步。肿瘤细胞释放的Ⅳ型胶原酶等蛋白水解酶降解静脉或毛细血管的基底膜，穿过基底膜的肿瘤细胞伸出伪足，于内皮细胞连接处钻入血管，该处的内皮细胞受到肿瘤细胞释放的酶的作用发生收缩，形成细胞间裂隙，肿瘤细胞可以顺势通过血管壁。进入血管的肿瘤细胞能够形成新的转移病灶的可能性小于1‰。绝大多数的单个肿瘤细胞被机体自然杀伤细胞消灭。但是被血小板凝集成团的肿瘤细胞形成瘤栓，不易被消灭，并可与栓塞处的血管内皮细胞黏附。一旦带有血小板的肿瘤细胞与内皮细胞结合，内皮细胞即发生收缩，内皮细胞受损，内皮下基底膜、层黏连蛋白（laminin，LN）和胶原纤维等暴露，使肿瘤细胞膜上大量的LN受体与LN结合，于是肿瘤细胞黏附于基底膜Ⅳ型胶原上（这种黏附远比与内皮细胞的黏附牢固），同时，血小板和纤维蛋白促进肿瘤细胞黏附于内皮细胞上，这样肿瘤细胞就牢固地黏附在血管壁上。滞留在靶器官小血管内的肿瘤细胞以与上述相同的机制穿过血管内皮和基底膜，形成新的微小转移灶。当肿瘤生长至体积 $2mm^3$ 时，肿瘤细胞可以产生血管生成因子，促进肿瘤组织内自身新生血管生成，以利于转移瘤的迅速形成和生长。

肿瘤的血道转移部位和器官分布具有一定的选择性，表现出对器官的"亲和性"。例如甲状腺癌、前列腺癌易转移到骨，乳腺癌常转移至肺、骨、肝、肾上腺等处，肺癌易转移到脑、骨、肾上腺等处。产生这种现象的原因可能有：①这些器官的血管内皮上的配体能与某些癌细胞表面黏附分子（如血管细胞黏附分子）发生特异性的结合。②靶器官能够释放某些吸引癌细胞的化学趋化物质（如胰岛素样生长因子Ⅰ和Ⅱ）。③某些组织或器官的环境不适宜肿瘤的生长，例如，脾脏虽血运丰富但转移癌少见，可能与脾脏是免疫器官有关。横纹肌组织中也很少有肿瘤转移，可能是由于肌肉经常收缩使肿瘤细胞不易停留，或者是肌肉内乳酸含量过高不利于肿瘤生长。

（3）种植性转移发生于胸、腹腔等体腔内器官的恶性肿瘤侵及器官表面时，肿瘤细胞可以脱落，像播种一样种植在其他器官表面，形成多个转移瘤，这种现象称为种植性转移。恶性肿瘤种植性转移至体腔内器官，常有血性积液，抽取积液做细胞学检查，寻找恶性肿瘤细胞，有助于肿瘤的诊断。

浆膜面种植性转移：是腹、胸、颅腔器官恶性肿瘤的重要播散方式之一。例如，晚期胃肠道黏液癌可种植到大网膜、腹膜表面形成多发性的灰白癌结节，种植到盆腔卵巢形成肿块；肺癌可在胸腔内广泛种植；卵巢癌扩散时癌细胞可广泛种植于腹膜腔浆膜表面。脑部恶性肿瘤，尤其是小脑髓母细胞瘤，可通过脑脊液循环途径种植于脑和脊髓蛛网膜。

黏膜面种植性转移：由于黏膜不利于肿瘤细胞的停驻与增殖，故黏膜面发生种植性转移的概率远远小于浆膜面，偶有发生者，如肾盂癌种植于输尿管和膀胱的黏膜，继发转移癌。

二、肿瘤播散的分子机制

关于肿瘤侵袭与转移的分子机制，虽尚未彻底阐明，但与其相关的两个著名的学说"种子-土壤"假说和"肿瘤异质性"理论备受关注。前者是Paget于1889年提出的，他把肿瘤细胞比作种子，组织器官比作土壤，种子的分布是随机的，认为肿瘤的转移与否要看种子是否能在适宜的环境（土壤）中生长。该假说强调了肿瘤细胞只向特定的组织器官进行转移，这个过程取决于靶器官内皮细胞特异性表型的表达、靶器官细胞外基质特异的基底膜蛋白的表达以及靶器官内肿瘤细胞趋化因子的存在。"肿瘤异质性"理论认为大多数恶性肿瘤都是单克隆起源的，但在不断增殖的过程中，其侵袭性增加的现象称为肿瘤的演进，表现为生长加快、浸润周围组织和远处转移等现象。肿瘤的演进与它获得越来越大的异质性有关。在肿瘤的生长过程中，经过多次分裂繁殖产生子代细胞，可能会出现不同的基因突变，这时的肿瘤细胞群体就不再是由完全一样的肿瘤细胞组成，而是出现了不同特性的肿瘤细胞亚克隆，成为了具有异质性的肿瘤细胞群体，其生长速度、侵袭能力、对生长信号的反应、对抗癌药物的敏感性等方面都可以存在差异，这些肿瘤细胞亚克隆具有彼此不同的特性即所谓的异质性。异质性与肿瘤转移直接有关的就是肿瘤细胞的转移潜能，肿瘤细胞的转移潜能有高低之分，具有高转移潜能的肿瘤细胞容易发生转移。高转移肿瘤细胞株的存在，是对"肿瘤异质性"理论的强有力支持。

近些年来，分子生物学技术逐渐渗透到肿瘤病理学研究中，使人们了解到肿瘤的侵袭转移是多因素、多步骤完成的生物化学变化过程，它从分子水平上分成 3 个过程：①黏附：肿瘤细胞通过细胞表面受体与细胞基质成分的黏附蛋白发生特异性结合。②降解：肿瘤细胞或宿主细胞的蛋白水解酶被激活，使肿瘤细胞周围的细胞外基质发生降解。③运动：肿瘤细胞在趋化因子诱导下，通过被蛋白水解酶水解后的基质区，向纵深方向移动。以上步骤紧密配合，不断重复，导致肿瘤细胞持续侵袭直至向远处转移。

（一）黏附

肿瘤细胞与其他肿瘤细胞、宿主细胞或细胞外基质（extracellular matrix，ECM）成分的黏附能力影响其侵袭和转移。黏附在侵袭过程中起双重作用，一方面，肿瘤细胞必须先从原发瘤的黏附部位脱离，故黏附可抑制侵袭；另一方面，肿瘤细胞又需要借助黏附才能移动，肿瘤细胞是在连续的黏附和去黏附中获得运动的动力，如果黏附得太牢，它们就不能脱离和移动，所以侵袭和转移的过程首先是黏附和去黏附的交替过程。黏附可分为细胞 - 细胞黏附和细胞 - 基质黏附两大类，前者又可以根据参与细胞的类型分为同型细胞黏附，如肿瘤细胞间黏附，以及异型细胞黏附，如肿瘤细胞与内皮细胞间黏附。

现已鉴定出参与黏附过程的是一大类肿瘤细胞表面 ECM 糖蛋白成分的特异性受体—细胞黏附分子（cell adhesion molecule，CAM）超家族，它们介导细胞与细胞、细胞与 ECM 以及某些血浆蛋白间的识别与结合，并参与细胞内外的信息传递，在受精、胚胎发育分化、正常组织结构的维持、免疫调节、炎症反应、血栓形成、变态反应、损伤修复等生理及病理生理过程中都发挥重要作用。CAM 可以介导肿瘤细胞之间、肿瘤细胞与血管内皮细胞、淋巴细胞、实质器官细胞或与其他细胞之间的相互作用。

绝大多数 CAM 是存在于细胞膜上的跨膜整合糖蛋白，由较长的细胞外区、跨膜区和较短的细胞内区 3 部分组成，配体结合部位位于细胞外区，细胞外区通过一些连接蛋白与细胞内骨架蛋白结合。少数 CAM 是通过糖基磷脂酰甘油肌醇锚定在细胞膜上的，还有一部分以溶解或循环形式存在于机体的血清或其他体液之中，被称为可溶性细胞黏附分子（soluble cell adhesion molecule，sCAM），他们是 CAM 的细胞外区脱落后形成的。通常一种细胞表面有多种 CAM，而同一种 CAM 也可在不同细胞表面表达。

根据 CAM 的化学结构和功能特征将其分为钙黏素、整合素、免疫球蛋白超家族、选择素和透明质酸黏素 5 大家族。下面简述各类 CAM 的分型、结构特点及其在肿瘤侵袭转移中的作用。

1. 钙黏素（cadherin，Cad）

Cad 是一种相对分子质量为 120 000 的 Ca^{2+} 依赖性跨膜糖蛋白。其分子结构含有一个信号肽、胞外区、跨膜区和胞内区。胞外区决定黏附的特异性，胞内区的尾端只有与胞质中的连环蛋白（catenin）相互作用才能发挥钙黏素的生物学功能。根据其抗原性和组织分布的不同可分为 E-Cad（分布于成人的上皮细胞）、N-Cad（分布于成人的神经组织及肌肉组织）、P-Cad

（分布于胎盘）。后来又陆续发现了一些新的成员，如 V-Cad、M-Cad、B-Cad、R-Cad 及 T-Cad。Cad 主要是通过由组氨酸—丙氨酸—缬氨酸（HAV）序列组成的黏附识别位点来识别和介导同种细胞间的黏附反应。也就是说，在 Ca^{2+} 存在的前提下，位于同一组织类型的邻近细胞间通过完全一样的 Cad 的相互作用，导致细胞聚集。

目前研究最多的是 E-Cad。在上皮的恶性肿瘤中，细胞黏附不如正常组织或良性肿瘤牢固，因此使得癌细胞更容易从原发肿瘤中脱落。这种黏附性的降低被认为是 E-Cad 介导的上皮细胞黏附分子的下调造成的。E-Cad 的胞外部分与相邻细胞的钙依赖性同嗜性结构相互作用，胞内部分通过 α- 连环蛋白（α-catenin）、β- 连环蛋白（β-catenin）及 γ- 连环蛋白（γ-catenin）与肌动蛋白结合，调整细胞黏附及运动功能。

Cad 与肿瘤的分化、侵袭和转移密切相关。一般而言，在高分化、无侵袭和转移的癌细胞中 Cad 高表达，而在低分化、有侵袭和转移的癌细胞中 Cad 表达下降或缺失。因此，Cad 被认为是肿瘤侵袭转移抑制因子。Sakuragi 等研究显示，子宫内膜癌的 E-Cad 表达的强度与癌细胞分化程度呈正相关，同时 E-Cad 表达的强度与癌细胞子宫肌层浸润深度呈负相关。应用人癌细胞系进行的研究发现，侵袭能力被 E-Cad 表达所抑制，而抗 E-Cad 抗体的中和作用可以使侵袭能力被再次诱导出来。Zschiesche 等对 157 例乳腺癌组织中的 E-Cad 表达与转移的关系进行了研究，结果显示原发瘤组织中 E-Cad 表达正常者无腋窝淋巴结的转移，而原发瘤组织中 E-Cad 表达下降时腋窝淋巴结转移的概率大大增加。大量研究结果都表明，分化良好的癌组织 E-Cad 表达多，癌细胞之间保持了良好的连接状态，侵袭转移较少见；相反，分化不良的癌组织 E-Cad 表达下降，癌细胞之间的粘连变得松散，具有明显的侵袭转移倾向。在 IHC 研究中，许多肿瘤的发生伴随着 E-Cad 表达缺失或下调，如头颈部鳞癌、肺癌、食管癌、胃癌、胰腺癌、乳腺癌、前列腺癌、膀胱癌、结肠癌、直肠癌等。

然而，E-Cad 蛋白的减少并不是黏附作用丧失的唯一原因。连环蛋白（catenin）表达的变化也能导致 E-Cad 功能的丧失。E-Cad 是在 β-catenin 的介导下与 α-catenin 相互作用而完成黏附功能的。新合成的 E-Cad 在转运至浆膜之前先与 β-catenin 和 γ-catenin 结合；在浆膜上，α-catenin 本身并不是直接与 E-Cad 结合，而是通过结合在 E-Cad 上的 β-catenin 与 E-Cad 形成复合体。其中，β-catenin 不仅起到连接 α-catenin 和 E-Cad 的作用，而且由于其在 E-Cad/α-catenin 复合体中的核心位置，β-catenin 可能还是调节 E-Cad 功能的位点。在浆膜上与 E-Cad 结合的 catenin 可以与细胞内的 catenin 互换，形成动态平衡，并借此平衡来调节细胞黏附。E-Cad 通过 β-catenin 还具有调节蛋白合成的功能，当 β-catenin 在胞内聚集时，激活 Wnt 通路，启动 Wnt 基因转录。β-catenin 是 Wnt 信号转导通路中关键的调节因子，Wnt 基因家族编码的分泌性糖蛋白，与膜表面 Frizzled 受体结合，经胞质 Dishevelled 蛋白抑制糖原合成酶激酶 -3β（glycogen synthase kinase-3beta, GSK-3β）的活性。当激活 Wnt 通路时，胞质内 β-catenin 积聚并向核内转移，通过 TCF/LEF 的 DNA 结合域和 β-catenin 的转录激活区调节靶基因的转录活性（如 MMP-7）。另外，β-catenin 还能激活 *c-MYC* 基因，导致 c-MYC

蛋白增加，促进细胞生长和增殖。没有和 E-Cad 结合的 β-catenin 迅速被细胞质中的蛋白降解复合体（GSK-3β-APC-axin）降解。因此，钙黏附素/连环蛋白复合体在肿瘤的侵袭和转移中的影响可能是双重性的，一方面调节同型细胞间黏附，而另一方面传导细胞信号至胞核内。已发现，E-Cad 功能的缺失，将导致 MMP-7 的上调，后者是基质降解酶，提示可能存在一条连接细胞黏附与基质降解的信号通路。肿瘤细胞周围基质和血管基底膜的降解是恶性肿瘤细胞侵袭和转移的基础，提示这一过程有可能是被一种特定类型的黏附过程的去调节所启动。

2. 整合素（integrin）

整合素是一类 Ca^{2+} 依赖性的细胞黏附分子，介导细胞与细胞及细胞与 ECM 间的相互作用。整合素是由 α、β 两个亚单位构成的异源二聚体，二者通过非共价键结合。α 和 β 亚单位的分子结构分为 3 区，即胞外区、跨膜区和胞内区，胞内区为 C- 末端，较短，由 30～50 氨基酸残基组成；胞外区为 N- 末端，决定受体的异质性和多样性，较长，均由 200 氨基酸残基组成，呈球形空间结构，含有二价金属离子依赖的黏附部位（同配体结合）。目前已发现 16 种 α 亚单位和 9 种 β 亚单位，它们可以相互结合形成至少 24 种整合素家族（表 3-1）。β 亚单位有很高的同源性（40%～48%）。根据 β 亚单位的不同可将整合素分为若干亚族，如 β1、β2、β3 整合素等。β1 整合素为细胞外基质蛋白质的受体，β2 整合素主要介导白细胞的黏合，β3 整合素主要介导血小板的黏合。

表 3-1　整合素家族及其配体

整合素的亚单位组成		配体	配体上的最小结合序列
β1	α1	胶原、层黏连蛋白	—
	α2	胶原、层黏连蛋白	DGEA
	α3*	纤黏连蛋白、胶原、层黏连蛋白	RGD
	α4	纤黏连蛋白、VCAM-1	EILDV
	α5	纤黏连蛋白	RGD
	α6*	层黏连蛋白	—
	α7	层黏连蛋白	—
	α8	?	—
	αV	亲玻黏连蛋白、纤黏连蛋白	RGD
β2	αL	ICAM-1、ICAM-2	—
	αM	C3b 补体成分（未活化）、纤维蛋白、X 因子、ICAM-1	
	αX	纤维蛋白、C3b 补体成分	GPRP
β3	α2b	纤维蛋白、纤黏连蛋白、vW 因子、亲玻黏连蛋白、血小板反应蛋白	RGD、KQAGDV
	αv	亲玻黏连蛋白、纤维蛋白、Ⅳ型胶原、vW 因子、血小板反应蛋白、osteopontin、纤黏连蛋白、层黏连蛋白	RGD
β4	α6*	层黏连蛋白	—

整合素的亚单位组成		配体	配体上的最小结合序列
β5	αv	亲玻黏连蛋白	RGD
β6	αv	纤黏连蛋白	RGD
β7	α4	纤黏连蛋白、VCAM-1	EILDV
	αE	E 钙黏附素	—
β8	αv	?	—

注：* 表示存在不同的拼接方式

不同整合素对其配体的特异程度不同：有的整合素是单特异性的，只有一种配体。如 α5β1 为纤黏连蛋白（fibronectin，FN）的受体；有的整合素为多特异性，具有多种配体，如 αvβ3 的配体有亲玻黏连蛋白（vitronectin，VN）、纤维蛋白（fibrin）、FN、层黏连蛋白（laminin，LN）、vWF、osteopontin 等。同时，一种细胞外基质也可以有若干种整合素受体，如 FN 有 8 种整合素受体（α3β1、α4β1、α5β1、αvβ1、αvβ3、α2bβ3、αvβ6 及 α4β7）。

整合素一般识别配体分子的短肽序列，最常见的识别序列是 RGD 序列（Arg-Gly-Asp，精氨酸 - 甘氨酸 - 天冬氨酸）。FN、LN、VN、胶原蛋白、纤维蛋白均含有 RGD 序列。当然，整合素也可通过非 RGD 序列与配体结合，如 αLβ2 所识别的 ICAM 就不含 RGD 序列。

整合素与其配体结合后即聚集成簇，从而与细胞骨架牢固地结合，并可启动一定的信号转导途径。整合素与其配体结合后胞内区可与一些连接蛋白和微丝蛋白结合，引起细胞在基质上铺展或影响细胞迁移；可与细胞内信号转导分子作用，启动增殖、分化或凋亡相关的信号转导途径。整合素可介导细胞外信号内传（outside in signaling）和细胞内信号外传（inside out signaling）。前者参与细胞外基质成分的生物学效应，后者引起整合素的活化。有些整合素在激活后方可与配体结合，有些整合素则处于持续的活化状态。

整合素在组织中分布极为广泛，内皮细胞、成纤维细胞、上皮细胞、肝细胞、角质细胞、白细胞、血小板等细胞表面均有表达。一种整合素可在多种不同的细胞上表达，如 α5β1 可表达于成纤维细胞、肌母细胞、角质细胞等；而一种细胞也可表达多种不同的整合素，如肝细胞可表达 α1β1、α2β1。

整合素几乎参与肿瘤转移整个过程的每一步骤，并随着肿瘤的进展而改变，影响肿瘤细胞与其微环境的相互作用。各种整合素在各种癌组织及肿瘤细胞系中的表达有量的改变及构象的改变，目前还不能总结出一个适用于所有肿瘤转移过程中整合素变化情况的普遍规律，也许这个规律根本不存在。其原因一方面由于整合素的种类多、功能复杂；另一方面，所用的各种检测方法只能表明基因的转录水平或翻译水平的整合素的含量，而不能指明其活化状态。某些整合素在非活化状态下不能与其配体结合，因而不能正常发挥其生物学功能。不过，整合素表达的降低或升高确实能影响肿瘤的转移行为。

一般来说，分化程度低、侵袭性强的癌细胞整合素的表达往往降低，如乳腺癌、前列腺癌、结肠癌和肝细胞癌，整合素 α2β1、α3β1、α5β1 的表达减少或缺失。推测整合素表达减少或缺失可能导致肿瘤细胞与细胞外基质相互作用发生障碍，从而增强肿瘤细胞的侵袭性。然而在黑色素瘤中，整合素 αvβ3 表达上调，且与肿瘤侵袭力增强呈正相关，肿瘤的生长方式由早期的放射状生长发展至垂直生长，并由表皮向真皮侵袭，此时肿瘤细胞表面常有 αvβ3 过表达。推测其原因可能是 αvβ3 能与基质金属蛋白酶 MMP-2 特异性结合，后者活化后可降解基底膜Ⅳ型胶原，有利于肿瘤细胞的侵袭。

在肿瘤转移的过程中有规律性改变的整合素主要是 α5β1 和 α6β1。α5β1 一般与肿瘤细胞的转移潜能呈负相关：转化细胞及肿瘤细胞表面的 α5β1 常常减少或缺失；转化的 CHO 细胞经转染 α5β1 后，成瘤性、增殖速度及迁移能力均降低。α6β1 则与某些肿瘤细胞（肝癌、乳腺癌、胰腺癌等）的转移潜能呈正相关：头颈及皮肤的良性肿瘤 α6 表达较弱，而转移瘤 α6 表达增强；通过抗 α6 抗体处理肿瘤细胞或抑制 α6 基因的表达或下调 α6 在肿瘤细胞表面的表达均可使肿瘤细胞的黏附、增殖、迁移、侵袭或转移减少。

3. 免疫球蛋白超家族（immunoglobulin superfamily）

免疫球蛋白超家族的黏附分子是一类细胞表面与免疫球蛋白（immunoglobulin, Ig）的结构相似的跨膜蛋白质，其分子结构与 Ig 有很高的同源性，由一个或多个 Ig 同源单位组成，多数能介导 Ca^{2+} 非依赖性同种或异种细胞之间的黏附反应。目前已发现免疫球蛋白超家族包括 70 多种分子（表 3-2），其主要成员有神经细胞黏附分子（neural cell adhesion molecule, N-CAM）、细胞间黏附分子（intercellular cell adhesion molecule, ICAM）、血管细胞黏附分子（vascular cell adhesion molecule, VCAM）、癌胚抗原（carcinoembryonic antigen, CEA）及结肠癌缺失（deleted in colon cancer, DCC）基因编码的黏附分子。

表 3-2　免疫球蛋白超家族黏附分子

命名	配体	定位
LFA-2（CD2）	LFA-3	淋巴细胞
CD28	B7-1，B7-2	淋巴细胞
CTLA-4	B7-2，B7-3，B7-1	淋巴细胞
B7-1（CD80）	CD28，CTLA-4	淋巴细胞，巨噬细胞
B7-2（CD86）	CD28，CTLA-4	淋巴细胞，巨噬细胞
ICAM-1（CD54）	LFA-1，Mac-I	多种细胞
ICAM-2（CD102）	LFA-1	内皮细胞
ICAM-3（CD50）	LFA-1	内皮细胞
LFA-3（CD58）	LFA-2	多种细胞
VCAM-1（CD106）	LFA-4	激活的内皮细胞
PECAM-1（CD31）	PECAM-1	内皮细胞，白细胞，血小板
NCAM（CD31）		神经细胞
CEA		结肠黏膜细胞

（1）神经细胞黏附分子（neural cell adhesion molecule，N-CAM）。N-CAM 介导同种细胞黏附反应，是一种高度唾液酸化的糖蛋白，在神经细胞和非神经细胞均有表达。N-CAM 的唾液酸化程度随发育阶段而异，细胞的分化程度越低唾液酸化程度越高，成年组织的 N-CAM 一般没有多聚唾液酸。研究显示，N-CAM 可表达于神经源性肿瘤和神经内分泌肿瘤如 Wilms 瘤、嗜铬细胞瘤、小细胞肺癌，这些肿瘤表达的是含高水平唾液酸的胚胎型 N-CAM。在细胞的恶性转化过程中 N-CAM 的可能机制在于使细胞失去了接触依赖的生长抑制。

（2）细胞间黏附分子（intercellular cell adhesion molecule，ICAM）。已发现 ICAM-1 是恶性黑色素瘤发展的标记。ICAM-1 主要与白细胞上的 β2 整合素结合，由于白细胞之间的相互作用，可介导肿瘤细胞和内皮细胞的结合，并在转移部位增强其穿越血管的能力。以溶解或循环形式存在于体内血清或其他体液中的可溶性细胞间黏附分子 -1（sICAM），其重要生物学活性为能与膜性的 ICAM-1 竞争性结合白细胞膜表面的 LFA-1 和 Mac-1，与肿瘤的发生、发展及转移有密切关系。Kitagawa 等研究发现伴肝转移的大肠癌患者血清 sICAM-1 浓度明显高于无肝转移者，提示 sICAM-1 与肿瘤转移相关。在肝癌、膀胱癌等肿瘤组织中也发现有类似的 sICAM-1 表达。

（3）血管细胞黏附分子（vascular cell adhesion molecule，VCAM）。VCAM-1 是一种跨膜糖蛋白，介导白细胞和内皮细胞间的黏附。研究发现，在肿瘤患者的血液循环中 VCAM-1 的数量增加，而在黑色素瘤转移实验模型和肺癌转移患者的血管壁上 VCAM-1 表达缺失。这些结果提示，肿瘤细胞可以通过阻止效应细胞外溢的方式，逃脱宿主的防御机制，因而在肿瘤转移过程中，黏附分子也能在细胞毒介导免疫反应中起作用。

（4）癌胚抗原（carcinoembryonic antigen，CEA）。CEA 是一种高度 N 糖基化的细胞表面糖蛋白，其肽链并不跨膜，而以共价相连的糖基化磷脂酰肌醇（GPI）锚定于胞膜外，因而没有胞质区。CEA 存在于肿瘤细胞间隙，介导不依赖于 Ca^{2+} 的同型细胞间的黏附。CEA 在成人正常胃肠的柱状上皮及其他内胚层源的器官只有很低水平的表达，因其随着细胞分化成熟而逐渐脱落；而在恶性转化的细胞表达水平大幅升高，在结肠癌中可升高百倍。令人费解的是，CEA 既然可以介导细胞间的黏附，而高表达时的恶性瘤细胞却又容易从瘤体脱落，似乎自相矛盾。对于该矛盾的解释：肿瘤细胞表面的 CEA 可能在某种活化的磷脂酶的水解作用下，GPI 脱落而游离于细胞外。这些游离的 CEA 可以竞争性地与细胞表面的 CEA 结合，从而封闭了肿瘤细胞表面的 CEA，削弱了相邻细胞表面膜结合的 CEA 分子介导的细胞间相互黏合，肿瘤细胞因而易于脱落。同时，游离的 CEA 也可释放入血，导致血中 CEA 升高。

（5）DCC 基因编码的黏附分子 DCC 为肿瘤抑制基因，定位于染色体 18q21.2。DCC 基因编码的黏附分子是一种跨膜蛋白产物，在大多数原发性结肠癌、直肠癌中检测发现 DCC 产物表达显著降低或缺失。而且，在许多类型的肿瘤中都存在 DCC 的灭活。该基因功能的缺失可能影响细胞 - 细胞与细胞 - 基质间的黏附，并且可能干扰 DCC 参与的特定信号转导。

4. 选择素（selectin）

选择素是一类以糖基为其识别配体的黏附分子，生理功能是在炎症发生时介导白细胞与血管内皮间的起始黏附，在肿瘤中主要是介导肿瘤细胞与血管内皮及血小板之间的起始黏附。目前已发现的选择素分为内皮细胞选择素（endothelium-sclectin，E-选择素）、血小板选择素（platelet-selectin，P-选择素）、白细胞选择素（1eukocyte-selectin，L-选择素）。E-选择素亦称 ELAM-1、CD62E，表达于被致炎因子（如 IL-1、TNF-α）活化的血管内皮细胞表面。P-选择素亦称 GMP-140、CD62P、PADGEM 蛋白，储藏在内皮细胞和血小板的 α 颗粒中，受到凝血酶、组胺等刺激后的几分钟内转运到细胞表面。L-选择素亦称 LAM-1、CD62L、Leu8、TQ1，组成性地表达于大多数白细胞的表面。这 3 种选择素分子表现出高度的同源性，每种选择素都是由 5 个独立的结构域组成的跨膜糖蛋白，这 5 个结构域依次为，N 末端的 C 型凝集素样结构域、表皮生长因子样结构域、补体调节蛋白重复单位结构域、跨膜区结构域和胞浆内短尾结构域。凝集素样结构域和表皮生长因子样结构域参与了选择素与配体的识别和结合，对选择素的功能十分重要。

3 种选择素的天然配体几乎都是存在于糖蛋白、糖脂或蛋白聚糖的唾液酸化、岩藻糖基化或硫酸化的聚糖。四糖结构 sLe^x 和 sLe^a 是已知的 3 种选择素所能识别的最小配体单位。P-选择素糖蛋白配体 -1（PSGL-1）是白细胞表面的一种黏蛋白类型的糖蛋白，也是研究得最充分的 3 种选择素的共同配体。值得注意的是，选择素的配体不仅存在于白细胞上，而且也表达于许多类型的肿瘤细胞表面。

选择素除在炎症、血栓形成等方面起着重要作用外，还与恶性肿瘤的转移过程密切相关。在肿瘤的转移过程中，肿瘤细胞与内皮细胞、血细胞外基质发生黏附，同时，肿瘤细胞在血液循环中与血小板的结合又可使其逃避吞噬细胞的清除，而在这些黏附过程中，选择素起着重要的作用。

与肿瘤血道转移有关的 E-选择素主要在血管内皮细胞上表达，介导肿瘤细胞与血管内皮细胞之间的黏附，在肿瘤转移中具有重要地位。E-选择素抗体可以阻断结肠癌细胞与内皮细胞的黏附，而且 E-选择素与肿瘤细胞表达的选择素配体 sLe^x 和 sLe^a 相互作用，可以提高肿瘤的转移潜能。在裸鼠体内实验中发现，结肠癌细胞肺转移的能力与其同 E-选择素的黏附相关，使用可溶性的 E-选择素融合蛋白能够阻断实验性的肺转移。另有多项研究观察到 E-选择素及其配体 sLe^x 和 sLe^a 在乳腺病灶的表达，并且可溶性的 E-选择素在肝转移的乳腺癌病人中显著提高。除此以外，E-选择素及其配体 sLe^x 和 sLe^a 的表达，对于胃癌、胆管癌、胰腺癌、白血病、淋巴瘤、膀胱癌等恶性肿瘤的转移均有不同程度的作用。

P-选择素既表达于激活的血管内皮细胞，又表达于激活的血小板。一方面，肿瘤细胞分泌的 sLe^x 和 sLe^a 与 P-选择素结合介导肿瘤细胞与血管内皮间的黏附，并进一步诱导细胞释放蛋白水解酶降解基底膜促进肿瘤细胞从血管壁的迁出；另一方面，肿瘤细胞与血小板结合形成微小癌栓，使癌细胞与癌细胞之间、癌细胞与 ECM 之间黏附力减弱，从而促进癌细胞脱离原发灶。

L-选择素作为淋巴细胞到达外周淋巴结的归巢受体参与肿瘤细胞向淋巴系统转移的过程。Qian 等对致癌的转基因小鼠直接注射肿瘤细胞，发现只有携带 L-选择素的肿瘤细胞才在外周淋巴结检测到，且这种淋巴转移能被抗L-选择素的单克隆抗体阻断。Borsig研究发现，内源性表达于白细胞的 L-选择素能在体内影响肿瘤细胞的转移行为，且 P-选择素和 L-选择素可协同促进肿瘤转移。

5. 透明质酸黏素（hyaladherin）

透明质酸黏素为一组与透明质酸糖链相结合的细胞黏附分子，亦为跨膜糖蛋白，介导细胞与细胞、细胞与 ECM 之间的相互作用。

CD44 属于透明质酸黏素家族，主要参与细胞与细胞、细胞与 ECM 间特异性黏连，特别是与 ECM 中透明质酸、胶原蛋白、LN 及 FN 等分子结合。CD44 基因定位于染色体 11p13.14，由至少 20 个外显子和其间的内含子组成。CD 44 外显子按其转录片段是否存在选择性拼接（alternative splicing）分为两种类型，一种是组成型外显子（constitution exon，C-exon），另一种是选择性拼接外显子，又称变异型外显子（variant exon，V-exon）。CD44 基因的一个突出特点就是转录过程中只有 9 个 C-exon 固定表达，其余外显子可 1 个或多个地通过不同组合插入相应的 mRNA 链中，形成一组不同的转录子，并由此合成一系列结构相似但分子大小、功能各异的 CD44 蛋白，这种情况就是选择性拼接。C-exon 的转录片段存在于所有 CD44 转录子中，仅含 C-exon 的 CD44 转录子编码的蛋白称为标准型 CD44（standard form CD44，CD44s），有 V-exon 插入的 CD44 转录子编码的蛋白称为变异型 CD44（variant CD44，CD44v）。

CD44 作为淋巴细胞的归巢受体和透明质酸的主要受体，能够连接 ECM 成分，并与细胞骨架蛋白结合，参与细胞伪足的形成，引起细胞的形态和游动性改变，能够直接参与肿瘤的侵袭和转移。尤其是 CD44v 可促进肿瘤细胞与血管内皮细胞及细胞外基质的黏附，与肿瘤的侵袭、转移关系密切。现已证实在人类肺癌、肝癌、乳腺癌、胃癌、结肠癌、膀胱癌、宫颈癌、血液系统恶性肿瘤、恶性黑色素瘤等中，除表达 CD44s 外均有不同程度 CD44v 表达，而相应良性肿瘤或正常组织，则不表达 CD44v 或仅偶尔表达极少量 CD44v。Pales 等用单克隆抗体检测 CD44 表达情况，发现在人类结肠癌标本中 CD44v 在浸润和转移的肿瘤中呈阳性表达，认为 CD44v 的表达可作为结肠癌浸润的标志。Hirata 等报道，CD44v6 表达阳性的非小细胞肺癌 5 年生存率为 50%，明显低于阴性的 80%，而 CD44v6 阳性者远处转移发生率为 45%，明显高于 CD44v6 阴性患者的 20%。CD44v6 表达与肿瘤的转移能力有密切关系。Hong 运用 CD44s 和 CD44v6 的抗体研究弥漫型胃癌 CD44 同工型与转移的关系，结果显示弥漫型胃癌中只有 CD44v6 在浸润和转移中起作用，淋巴结转移的数目随着 CD44v6 表达增强而增多，表明 CD44v6 表达对于肿瘤细胞扩散到淋巴结是很重要的。研究认为，CD44v6 变异体可能通过促进癌细胞与血管内皮细胞和 ECM 的黏附促进肿瘤向基质侵袭，从而影响肿瘤细胞的迁移和运动能力。也有研究认为，CD44v6 可能通过影响癌细胞的骨架构象和分布，从而影响癌细胞的运动能力和转移。

（二）降解

在肿瘤细胞的侵袭和转移过程中会遇到一些组织屏障，这些屏障由 ECM 中的基底膜及间质的基质组成，其主要成分包括：各型胶原、LN、FN、弹力蛋白及蛋白聚糖（如硫酸乙酰肝素、硫酸软骨素、骨连接素等）。不同的基质成分是被不同的蛋白水解酶降解的。水解酶可以由肿瘤细胞自身分泌，也可以由诱导后的宿主细胞分泌，还可以是基质内原本存在的酶原激活。肿瘤细胞通过其表面受体与 ECM 成分黏附后，激活和释放各种蛋白水解酶降解基质成分，为肿瘤细胞的运动开辟通道。与基质的溶解有关的另一大类物质是内源性蛋白酶抑制物，它们可来自血液，存在于基质内或由相邻的正常细胞所分泌。因此，肿瘤细胞的侵袭转移与否主要取决于蛋白水解酶与相应抑制物的局部浓度之间平衡。

1. 细胞外基质

细胞外基质（extracellular matrix，ECM）是由蛋白聚糖和糖蛋白凝胶以及包埋于该凝胶中构成三维网架结构的各型胶原纤维和弹性纤维组成。ECM 起着支持和将不同组织分隔的作用。

胶原是 ECM 中含量最多的结构成分。构成胶原分子的基本亚单位是 α 链，目前已分离克隆出 34 种不同的 α 链，每个胶原分子都是由 3 条同源或异源 α 链相互缠绕、折叠而形成的 3 股螺旋结构。迄今已发现 19 种不同类型的胶原分子，构成胶原分子超家族。根据胶原分子结构、功能、分布特点，可将其分为 5 大类：①纤维形成胶原，包括 Ⅰ、Ⅱ、Ⅲ、Ⅴ、Ⅺ型胶原，各同源胶原分子高度有序地排列组成不同类型的间质胶原纤维。②基底膜胶原，主要为 Ⅳ 型胶原。③间断 3 股螺旋纤维结合胶原（FACIT），包括 Ⅳ、Ⅻ、ⅩⅣ、ⅩⅥ 型胶原，主要分布于间质，参与纤维骨架的形成。④多股螺旋胶原，包括 ⅩⅤ 和 ⅩⅦ 型胶原，主要位于基底膜。⑤未分类胶原，包括 Ⅵ、Ⅶ、Ⅷ、Ⅹ 型胶原等；Ⅵ 型胶原位于基质中，Ⅶ 型胶原参与上皮下基底膜锚定纤维的形成，Ⅷ 型胶原是迄今为止所发现的唯一跨膜胶原蛋白，参与上皮下基底膜半桥粒的形成。

糖蛋白（glycoprotein）是多肽链与短的寡糖链共价相连构成的结合蛋白，其侧面或两端有大量结合位点，通过受体或非受体与生长因子、细胞因子和胶原等结合，参与 ECM 纤维网架形成、基质与细胞连接及其信号转导和功能调节，根据分布不同分为间质糖蛋白如 fibronectin，fibrillin，elastin，matrilin 等和基底膜糖蛋白如 laminin，entactin，fibulin 等。

蛋白聚糖（proteoglycans）是以糖胺聚糖为主体，在糖的某些部位上共价结合若干肽链而生成的复合物。糖胺聚糖（glycosaminoglycans）亦称酸性黏多糖，主要由糖醛酸与氨基己糖重复连接形成的长短不等的链，包括透明质酸、硫酸软骨素、肝素和硫酸肝素等。糖分子的残基可被硫酸基团取代。糖胺聚糖相当于选择性滤器，可以调节细胞表面的分子和细胞周围的微环境。

2. 细胞外基质降解酶系统

细胞外基质降解酶系统主要有 5 类：①丝氨酸蛋白酶：包括胰蛋白酶（trypsin）、凝血酶（thrombin）、纤溶酶（plasmin）、尿激酶型纤溶酶原激活因子（urokinase-type plasminogen activator，uPA）、组织型纤溶酶原激活因子（tissue-type plasminogen activator，tPA）及弹性蛋白酶（elastase）等，此类酶主要降解 ECM 中蛋白聚糖和糖蛋白。②半胱氨酸蛋白酶：以组织蛋白酶 B，H，L（cathepsin B，H，L）为代表，是一类溶酶体蛋白酶。③天冬氨酸蛋白酶：主要包括组织蛋白酶 D（cathepsin D，CD）。④糖苷酶：如肝素酶、透明质酸酶等，主要降解 ECM 和基底膜中糖胺聚糖。⑤基质金属蛋白酶（matrix metalloprotinases，MMPs）：具有调节 ECM 动态平衡的最重要的酶系，对 ECM 具有广泛的降解作用。

（1）基质金属蛋白酶（MMPs）是一类活性依赖于 Zn^{2+} 和 Ca^{2+} 的内肽酶，主要的生理作用是降解 ECM。1962 年 Gross 首次发现在蝌蚪尾巴退化过程中含有一种间质蛋白酶（MMP-1）。随后，按发现的顺序 MMPs 已命名至 MMP-28，其中在人类中发现有 23 种。MMPs 主要由巨噬细胞、中性粒细胞、平滑肌细胞、内皮细胞等产生。MMPs 由信号肽结构域、前肽结构域、催化结构域、铰链区结构域、血红素结合蛋白样或纤维结合素样的羧基末端结构域组成（除 MMP-7 外）。根据 MMPs 作用底物和分子结构可分为以下 5 个亚族：①胶原酶（collagenases）：包括 MMP-1、MMP-8、MMP-13，其主要水解底物是纤维类胶原，即Ⅰ、Ⅱ、Ⅲ型胶原。②明胶酶（gelatinases）：分为明胶酶 A（MMP-2）和明胶酶 B（MMP-9），主要水解变性胶原及基底膜的主要成分Ⅳ型胶原。③间质溶解素（stromelysins）：包括 MMP-3、MMP-7、MMP-10、MMP-12，其中 MMP-3 和 MMP-10，如Ⅳ型胶原、蛋白聚糖、明胶及糖蛋白等。④膜型基质金属蛋白酶（MT-MMPs）：包括 MMP-14、MMP-15、MMP-16、MMP-17、MMP-24、MMP-25。⑤其他 MMPs：近年来发现一些功能和结构尚未完全明确的 MMPs，如从人乳腺癌 cDNA 克隆出来的 MMP-19、从卵巢 cDNA 克隆出来的 MMP-23。

MMPs 具有下列理化特征：①各种 MMPs 之间具有序列同源性。②均已无活性的酶前体形式存在，经特定的蛋白水解酶降解后而被激活。③均含 2 个锌离子（Zn^{2+}），其中 1 个位于催化活性中心，为酶活性所必需的辅助因子。④均含 2 个钙离子（Ca^{2+}），参与酶的激活，并为酶活性的稳定所必需。⑤均为内肽酶，能从肽链中间裂解产物。⑥酶活性可被特异性金属蛋白酶组织抑制因子（tissue inhibitor of metalloprotinase，TIMP）所抑制。

MMPs 的活性可以在 3 个水平上调节，即酶的活化、基因转录水平、特异性抑制因子（如 TIMP）。MMPs 酶前体的激活因子主要是纤溶酶 / 纤溶酶原激活因子。MMPs 均以无活性的酶前体形式分泌，其活性封闭是由于该 MMPs 前肽结构域肽链内所含的一个半胱氨酸结合于 Zn^{2+} 活性中心旁所致，该半胱氨酸阻断了活性中心与底物的结合。MMPs 的激活过程，是将 MMPs 前肽结构域肽链劈开，使半胱氨酸与 Zn^{2+} 分离，从而暴露出 Zn^{2+} 活性中心。血浆纤溶酶是在尿激酶型（uPA）或组织型（tPA）纤溶酶原激活因子的作用下而激活的，从而介导 MMPs 激活，引起激活的级联反应。多数 MMPs 基因的转录具有"可诱导性"的特征。生长因子、细胞素、一些癌基因以及某些化学物质等均可以促进 MMPs 基因的表达，而 TGF-β、视黄酸、糖皮质激素等可以抑制 MMPs 基因的表达。这些诱导或抑制因素是通过对基因的转录启动子的作用来实现其调节功能。近年的研究还发现，MMPs 的基因表达与另一类肿瘤转移相关的细胞黏附分子的作用有关。MMP-2、MMP-3 的表达受一种免疫球蛋白超家族成员 M 抗原的诱导。Riikonen 和 Llorens 等发现，整合素和钙黏素对 MMP-1、MMP-9 的表达有影响。再者，MMPs 活性可被特异性金属蛋白酶组织抑制因子（tissue inhibitor of metalloproti-nase，TIMP）抑制。现已发现 4 种 TIMPs，分别命名为 TIMP-1、TIMP-2、TIMP-3 和 TIMP-4。TIMPs 分为两个功能区，其 N 端功能区的半胱氨酸残基与 MMPs 的 Zn^{2+} 活性中心结合，其C 端功能区与 MMPs 的其他部位结合，以 1∶1 的比例形成 MMP-TIMP 复合物，从而阻断MMPs 与其底物结合，是一种转录后调节机制。有趣的是，TIMPs 被细胞分泌在蛋白质降解活跃区域的边缘，从而避免了不必要的基质降解，同时也保护了细胞表面为细胞黏附及迁移所需要的蛋白质不被降解。近年研究显示，MMPs 的过表达，TIMPs 的表达下降，在恶性肿瘤中可以单独存在，但两者往往同时存在，并与肿瘤的侵袭和转移密切相关。

ECM 的降解，是继肿瘤细胞与基质黏附后发生的重要变化，也是肿瘤细胞迁移、浸润基质的前提。在食管癌、乳腺癌、肝癌、直肠癌等高侵袭性肿瘤中普遍存在 MMPs 高表达。当MMPs 抑制物 TIMPs 表达增加时恶性转化细胞侵袭和转移能力则减弱。MMP-2 和 MMP-9 是Ⅳ型胶原酶，而基底膜的主要成分就是Ⅳ型胶原，降解Ⅳ型胶原的能力对转移性肿瘤细胞而言至关重要。有研究已证实小鼠肿瘤模型上Ⅳ型胶原水解活性与转移潜能呈正相关。高侵袭性肿瘤（如黑色素瘤、肝癌、纤维肉瘤、浸润性淋巴瘤等）与其相应的良性对照相比，均有较高的Ⅳ型胶原酶活性。使用亲和纯化的抗 MMP-2 抗体的免疫组化研究显示，该酶在正常、非肿瘤性、非转移性细胞如人乳腺的肌上皮细胞中低表达，而从乳腺非典型性增生到原位癌直至浸润癌的演变过程中，乳腺肿瘤性上皮细胞内伴有特异性 MMP-2 的表达增高。Hofmann 等以 8 种不同转移能力的黑色素瘤细胞株皮下注射裸鼠，转移能力最强的 MV3 和 BLM 细胞株中活性 MMP-2 表达最高，进一步证实了 MMP-2 在肿瘤侵袭与转移中有重要作用。在侵袭性结-直肠腺癌中，MMP-1 的表达与肿瘤侵袭深度分级呈显著相关，从而认为 MMP-1 在结-直肠癌侵袭过程中起着重要作用。MMP-13 主要表达于头颈部鳞癌侵袭边缘的癌细胞中，还高表达于侵袭性外阴部鳞癌癌细胞中。另有研究发现，在鼠皮肤癌细胞株中经常能检测到间质溶解素的 RNA 表达，而在鼠良性乳头状瘤细胞中较少发现间质溶解素，在鼠具有高转移潜能的细胞株中间质溶解素的水平特别高。间质溶解素-1、间质溶解素-2 与头颈部癌的局部侵袭相关，而间质溶解素-3 与乳腺癌的侵袭性增强有关。

实验研究证实，TIMPs 下调 MMPs 的活性后可使肿瘤侵袭、转移能力下降。这些实验多用外源性的 TIMPs、重组 TIMPs 或直接对细胞 TIMPs 基因表达进行调控，然后在体内或体外检测其抗转移的活性。Thorgeirsson 等研究证实，外源性纯化 TIMP-1 和重组 TIMP-1 均有明显抑制肿瘤细胞侵袭和转移的作用，纯化 TIMP-1 可使 M5076 肉瘤细胞的侵袭能力明显下降；在同期腹腔内注射 TIMP-1 的小鼠皮下接种 B_{16}-F_{10} 黑色素瘤细胞，其肺内转移率也明显下降。以 TIMP-1 基因转染 B_{16}-F_{10} 黑色素瘤细胞、人胃癌细胞株、人星形细胞瘤细胞株都可导致侵袭及转移潜能下降。Albini 等应用重组基底膜浸润法发现，向人纤维肉瘤 HT1080 细胞系内加入外源性纯化的 TIMP-2，可使该细胞的侵袭能力下降 85%。另有研究以 TIMP-2 基因转染 c-Ha-ras 转化的鼠胚胎细胞并给裸鼠皮下注射后，局部肿瘤的生长和转移能力被下调。以全长 TIMP-4cDNA 转染 MDA-MB-435 人乳腺癌细胞（TIMP-4-435），将 TIMP-4-435 注射入裸鼠极大地抑制了肿瘤的生长，同时也有效地抑制了腋下淋巴结转移。

综上所述，MMPs 的表达赋予相关肿瘤以侵袭表型。然而，肿瘤的侵袭和转移是极其复杂的过程，MMPs 家族中的某个单一成员的表达改变还不能说明人恶性肿瘤细胞侵袭表型的全部。

（2）丝氨酸蛋白酶包括纤溶酶原激活因子（plasminogen activator，PA）及其所激活的产物纤溶酶、白细胞弹力蛋白酶、组织蛋白酶 G 等，其中对 PA 的研究较多。PA 的生理功能是将无活性的纤溶酶原激活成有活性的纤溶酶，后者除了降解血凝块中的纤维蛋白外，还能降解 ECM 成分，如 LN、FN、蛋白聚糖中的蛋白核心。此外，纤溶酶还可活化蛋白酶前体如前胶原酶以降解胶原。

PA 通常以两种形式存在，即尿激酶型纤溶酶原激活因子（urokinase-type plasminogen activator，uPA）和组织型纤溶酶原激活因子（tissue-type plasminogen activator，tPA）。这两种 PA 的生理功能不同，tPA 主要介导血凝块溶解；uPA 则主要在生理或病理条件下介导细胞分化、迁移、组织重建及细胞周围基质的降解。而与大多数肿瘤细胞侵袭转移过程相关的是 uPA。大量的研究证实了在乳腺癌、卵巢癌、肺癌、肝癌、肾癌、食管癌、胃癌、结肠癌等中，uPA 的存在对这些肿瘤的侵袭转移起着促进的作用，尤其是前 4 种肿瘤组织中的 uPA 表达远远高出正常组织。

uPA 的生物学功能的发挥依赖与 uPA、uPA 受体、uPA（及 tPA）抑制剂（PAI）等的相互作用及调节。uPA 基因的初始翻译产物为前 uPA 酶原，为糖基化的单链多肽，仅具有较弱活性。若在 158 位 Lys 处断开，则成为由二硫键连接的具有活性的双链 uPA。若在 135 位断开，则产生氨基端片段和羧基端低分子量 uPA。前者无催化活性，也不是催化活性所必需；后者以双链形式存在，具有激活纤溶酶原的作用，但不能与 uPA 受体结合。uPA 受体（uPAR）是一种跨膜糖蛋白，uPA 分子与 uPAR 的结合不依赖于 uPA 的酶活性，且这种结合具有种属特异性。细胞表面 uPAR 的存在使细胞获得了激活纤溶酶原的能力，而且由于 uPAR 在肿瘤细胞膜上分布呈局限性，使得纤溶酶只在细胞表面相对集中的区域产生，导致细胞定向溶解基底膜及基质而发生侵袭和转移。同时，uPA 的活性还受到 PAI-1、PAI-2、PAI-3 及蛋白连接酶（proteinase nesin，PN）等 uPA 抑制剂的调节。其中 PAI 是 uPA（tPA）的特异性抑制剂，而 PN 并不是 uPA（tPA）的特异性抑制剂。PN 除了抑制 uPA、tPA 活性外，还可抑制纤溶酶、凝血酶及其他胰蛋白酶样的丝氨酸蛋白酶的活性，而且它与凝血酶及胰蛋白酶的结合率明显高于与 uPA、tPA 的结合率。

细胞的迁移就是细胞穿过 ECM 的运动，它涉及细胞与 ECM 的黏附、细胞骨架和肌动蛋白收缩及 ECM 的溶解过程。首先，在细胞浸润前端的肿瘤细胞与 ECM 黏附，这个过程为拖动细胞整体向前提供了导向和牵引，所需要的动力来自肌动蛋白的收缩，此时，细胞的尾端借助于 uPA、纤溶酶原等参与的降解 ECM 的作用顺利脱离原来的位置，向他处迁移。实验显示，uPA 低表达的细胞经转染 uPA cDNA 后细胞的浸润能力明显增强；同样，将 uPA 转染到低表达 uPA 的细胞中，可使细胞获得较强的迁移能力；通过转染 siuPA RNA 可使 uPA 的表达下调，可使细胞浸润能力下降。肿瘤组织中 uPA 和 uPAR 的表达往往提示肿瘤更早出现转移。如在浸润性结肠癌中，uPA mRNA 阳性率高达 85%，它们主要存在于肿瘤浸润的边缘部位，而良性腺瘤和非典型增生的结肠组织中 uPA mRNA 检出率仅有 30%。将肿瘤移植于动物体内后，观察移植瘤的 uPA 活性与肿瘤转移的关系。Quax 发现 6 株人黑色素瘤细胞株及其裸鼠皮下移植瘤均产生 tPA，但只有 2 株细胞产生 uPA，裸鼠皮下接种后仅有这 2 株细胞株出现了肺转移。PAI-1 是正常人血浆中 uPA 的主要抑制剂，刚合成时有活性，在血清中迅速失活。研究表明，PAI-1 存在于癌细胞浆中，且其浓度与同时测定的 uPA 呈线性相关。PAI-1 在癌组织中的分布，以癌中心部位最高，边缘次之，正常组织中未见。在人工制备的 ECM 模型中，人成纤维瘤细胞侵袭能力可被抗 PAI-1 抗体增强。若加入 PAI-1，则基质降解受到抑制。用 TGF-β 诱导 PAI-1 的释放增加，对基质降解的抑制能力也随之增加。

总之，uPA 系统与肿瘤侵袭转移的相关性已受到普遍认可，但 uPA 系统激活纤溶酶原转化为纤溶酶的过程存在复杂的调节关系，对于 uPA 系统中的每个成员在肿瘤发生发展中到底起什么作用有待于进一步的研究。

（3）半胱氨酸蛋白酶包括组织蛋白酶 B、H、L 等。近年来组织蛋白酶 B（cathepsin B，CB）的作用日受重视。CB 是溶酶体巯基蛋白水解酶，正常情况下只存在于溶酶体内。CB 能降解肌球蛋白、肌动蛋白、蛋白糖苷、FN、LN，并能活化间质胶原酶原和 IV 型胶原酶原，降解基质中的 I、II、III 和 IV 型胶原纤维。正常组织中分离到的 CB 最适 pH 为酸性，而在中性或碱性 pH 条件下无活性，但肿瘤组织中 CB 却在中性或碱性 pH 下时活性升高。肿瘤组织中的 CB 在中性的环境下催化肽键水解，使癌细胞更容易扩散。实验证实小鼠 B16 黑色素瘤细胞中 CB 与转移潜能有关。若用 CB 基因转染各种类型的细胞，均可发现转移能力的增强。

在恶性肿瘤中，CB 活性升高，除了与其合成增加、细胞内转运和分布改变有关外，还与其内源性半胱氨酸蛋白酶抑制剂（cysteine proteinase inhibitor，CPI）的不足或活性改变有关。Smid 检测喉癌的癌组织和癌旁组织中的 CB 及 CPI 的浓度，结果发现癌组织中 CB 及 CPI 的浓度均明显高于癌旁组织中的浓度，提示它们可能共同参与肿瘤浸润的全过程。

（4）天冬氨酸蛋白酶主要包括组织蛋白酶 D（cathepsin D，CD）。CD 跟 CB 一样，也是一种溶酶体蛋白水解酶，在酸性环境下才能发挥酶活性。CD 是一种去雌激素型乳腺癌细胞系的促细胞分裂剂，与乳腺癌的发生密切相关。CD 在体内有多种分子质量的形式，最初合成相对分子质量为 52 000 蛋白质，运送到溶酶体内被加工成相对分子质量为 48 000 的中介蛋白质，最终形成相对分子质量为 34 000 和 14 000 的成熟蛋白质。与正常细胞相比，肿瘤细胞中 CD 的加工过程比较缓慢，结果在肿瘤细胞里堆积了大量的相对分子质量为 52 000 和 48 000 的蛋白质。近年的研究证明，CD 在恶性肿瘤的侵袭转移过程中起着重要作用，通过降解细胞外基质和基底膜，并激活其他蛋白酶如组织蛋白酶 B、L 及胶原酶等，破坏正常组织，从而导致肿瘤的侵袭和转移。目前，在乳腺癌、肺癌、胃癌、子宫内膜癌等肿瘤研究中，CD 可作为肿瘤侵袭转移的标志物。

（5）糖苷酶。糖苷酶是作用于各种糖苷或寡糖使糖苷键水解的酶之总称，已知在生物体中存在着许多种类的糖苷酶，但与肿瘤侵袭转移相关的糖苷酶主要是肝素酶、透明质酸酶等，因它们的主要作用是降解 ECM 和基底膜中糖胺聚糖。糖胺聚糖的主要成分是硫酸乙酰肝素蛋白多糖（heparan sulfate proteoglycan，HSPG），HSPG 主要由一个蛋白核心和数个与之共价连接的线性硫酸乙酰肝素（heparan sulfate，HS）侧链组成。

（6）肝素酶（heparinase）的基因定位于染色体 4q21.3，高度保守，完整的人肝素酶 cDNA 编码一个由 543 个氨基酸残基组成的蛋白前体，经专一性蛋白酶水解切除 N- 末端 157 个氨基酸残基后形成一个 C- 末端 386 个氨基酸残基组成的活性很强的成熟蛋白，相对分子质量约为 50 000。人肝素酶共有 6 个糖基化位点，糖基化与否对于酶活性并无明显影响。在许多正常组织中均可检测到肝素酶活性，但其主要分布在胎盘、脾脏、血小板以及中性粒细胞、单核细胞、活化 T 淋巴细胞和 B 淋巴细胞等免疫细胞内。

肝素酶在转移的恶性肿瘤中普遍存在，而且在乳腺癌、结肠癌、肝癌等高转移性肿瘤细胞中其表达水平往往很高。Hulett 等发现，在高转移的鼠腺癌细胞系中肝素酶 mRNA 高水平表达，而在低转移和不转移的细胞系中只有极少量表达。Vlodavsky 等测试其活性发现，在高转移潜力的肿瘤细胞中肝素酶的活性比低转移或无转移潜力的肿瘤细胞高 4～10 倍。而转基因实验结果更具有说服力：将肝素酶 cDNA 分别转入无转移潜力的鼠淋巴瘤和低转移潜力的黑色素瘤细胞系中，结果两组细胞均获得了高转移潜力，经静脉接种于体内发现肺部瘤灶增大 4～5 倍。

肝素酶可通过降解 HSPG 与蛋白水解酶协同作用，破坏、改变 ECM 和基底膜结构，促进肿瘤细胞侵袭和转移。肝素酶还通过促进 HS 结合性生长因子或细胞因子的释放间接促进肿瘤细胞转移。HSPG 不仅作为碱性成纤维细胞生长因子（basic fibroblast growth factor，bFGF）的辅助受体介导受体形成二聚体并进行信号转导，而且充当 bFGF 在 ECM 中的储存池。通过肝素酶的作用将高活性的 HS-bFGF 复合物释放到 ECM 和肿瘤微环境中，促进肿瘤细胞、内皮细胞和成纤维细胞的增生、迁移，间接诱发肿瘤血管生成反应。肝素酶促进释放 uPA 和 tPA 使纤溶酶原激活为纤溶酶，而纤溶酶除具有活化 MMPs 作用外，还具有促进活性 HS-bFGF 复合物释放的功能。肝素酶可能还促进释放组织特异性生长因子，参与肿瘤细胞转移的组织器官特异性选择。

（7）透明质酸（hyaluronic acid，HA）。是细胞外基质中一种非硫酸化糖胺聚糖，由D-葡萄糖醛酸和N-乙酰氨基葡萄糖组成的重复双糖结构。透明质酸酶（hyaluronidase，HAase）是一组降解HA的内源性糖苷酶的总称，它们的酶切位点是D-葡萄糖醛酸和N-乙酰氨基葡萄糖之间的β-1,4糖苷键。目前人体内已检测到6种HAase基因，分别为HYAL1、HYAL2、HYAL3、HYAL4、PH20和HYALP1。HA在恶性肿瘤生长和转移中有以下作用：①增强肿瘤细胞的运动性。HA的降解片段与肿瘤细胞表面的HA受体（CD44、RHAMM）结合后，使受体蛋白相关的酪氨酸激酶磷酸化，产生一系列细胞内信号，使细胞骨架发生移动，引发肿瘤细胞伪足样伸展运动，从而增强肿瘤细胞的运动性和趋化性。②促进新生毛细血管的生成。可以激活局部的MAPK，促进内皮细胞的增殖和运动。③协助肿瘤细胞逃避免疫监视。HA包围在肿瘤细胞外面，可以使其逃避机体免疫系统的监视，还使肿瘤细胞间失去接触抑制，促进肿瘤的发展。

研究发现，天然的高分子HA可限制多种细胞的分化迁移，当HA被HAase分解为3～10个双糖单位的小片段时这种限制作用即被解除。由此可见，HAase通过降解HA，解除了基质对肿瘤细胞的束缚，有利于肿瘤细胞的扩散和转移。迄今为止，在头颈部鳞癌、结肠癌、乳腺癌、膀胱癌、前列腺癌、肺癌等的研究中均发现HA和HAase水平有明显升高。对分离的肿瘤细胞和肿瘤间质细胞检测表明，肿瘤间质细胞只分泌HA，而肿瘤细胞则能同时分泌HA和HAase，并且随肿瘤细胞的侵袭性增强而增多。在小鼠实验性结肠肿瘤模型中，HYAL1过表达在体外可以抑制肿瘤细胞的生长，体内抑制转移瘤的形成，并在肿瘤组织内形成大面积的坏死区域。有文献报道，血液循环中HYAL1表达水平增高抑制小鼠转移瘤（3LL肺癌和B16F10黑色素瘤）的生长，并且HYAL1表达的水平越高，抑制转移瘤的能力越强。

（三）运动

肿瘤的侵袭转移除了需要黏附反应和蛋白水解作用外，活跃的细胞运动能力也是一个重要的因素。肿瘤细胞的运动能力越活跃，其侵袭能力越强。因此，运动能力是肿瘤细胞侵袭的基本条件。肿瘤的转移也离不开细胞的运动，尤其是出入循环系统的过程。因此，运动能力是肿瘤转移的中心环节。

肿瘤细胞的运动方式有两种，一是随意运动（random movement），二是定向运动（directional migration）。影响肿瘤细胞运动的因素有很多，包括旁分泌运动因子（如扩散因子、生长因子）、自分泌运动因子（autocrine motility factor，AMF）以及ECM成分启动的信号转导。由宿主细胞分泌作用于肿瘤细胞的运动因子称为旁分泌运动因子；而由肿瘤细胞自身分泌并作用于自身的运动因子称为自分泌运动因子。目前已发现的细胞运动因子见表3-3。

表3-3 细胞运动因子

类型	运动因子	相对分子质量	产生细胞	靶细胞
自分泌运动因子	AMF	55 000	鼠恶性黑色素瘤（B16–F1） 大鼠乳腺癌（MTLn3） 人纤维肉瘤（HT1080）	产生细胞
	ATX	125 000	人恶性黑色素瘤（A2058）	
	ISF	78 000	人前列腺癌（PC–3ML）	产生细胞
旁分泌运动因子	MSF	70 000	人胎儿和癌患者的成纤维细胞	产生细胞
	C3b 样因子	200 000	鼠肝窦内皮细胞	鼠淋巴瘤 （RAW117–H10）
	SF	105 000	成纤维细胞 血管平滑肌细胞	多种上皮癌

近来又发现一类诱导细胞运动（迁移）的细胞因子，称为趋化因子（chemokines）。趋化因子为一类低分子量蛋白质，具有吸引多种细胞（如白细胞、肿瘤细胞）向该因子所在位置作定向移动的能力。趋化因子可由多种细胞产生，诸如淋巴细胞、NK 细胞、中性粒细胞、单核 – 巨噬细胞、成纤维细胞、内皮细胞、平滑肌细胞乃至上皮细胞和肿瘤细胞等。

1. 自分泌运动因子

1986 年 Liotta 等研究人黑色素瘤细胞株时发现肿瘤细胞能分泌一种刺激自身运动的促进因子，命名为自分泌运动因子（autocrine motility factor，AMF）。AMF 与细胞膜上的相应受体结合后可激活一种百日咳毒素敏感的 G 蛋白，促进肿瘤细胞定向运动和随意运动。AMF家族的另一个成员自趋化素（Autotoxin，ATX），具有 5'核苷酸磷酸二酯酶活性，能对细胞运动起直接刺激和间接调节的作用。还有迁移刺激因子（migration stimulation factor，MSF），其确切的结构尚不清楚，有肝素样结合位点，目前认为 MSF 通过刺激透明质酸的生成，破坏 ECM 而使细胞运动能力增强，此外，还存在侵袭刺激因子（invasion stimulation factor，ISF）等。

这些自分泌运动因子及其受体子在启动、维持和调节肿瘤细胞的运动中起重要作用，刺激和引导肿瘤细胞沿着蛋白酶溶解的基质通道移动。例如，AMF 可以自分泌方式刺激高转移的黑色素瘤细胞定向移动，它结合特异的受体，通过一系列的细胞内信号传递，最终产生生物学效应，表现为细胞内钙离子从储存处释放，激活胞浆中细胞骨架成分，肌动蛋白的可逆性分解、多聚化、交联及再装配成肌动蛋白网等一系列活动，使细胞膜局部突起，向着趋化因子化学梯度的方向定向地伸出伪足而移动。

2. 旁分泌运动因子

肿瘤细胞需要找到能支持其生长的微环境才能形成转移灶。某些高转移的肿瘤细胞株能产生它们自己运动所需的自分泌运动因子，而宿主细胞分泌的运动因子则有一定的趋化作用，利于建立转移细胞的集落。

扩散因子（scatter factor，SF）最早是作为成纤维细胞产生的一种旁分泌因子，能刺激细胞与细胞黏附功能的丧失和上皮细胞的扩散。但后来发现其序列与肝细胞生长因子（hepatocyte growth factor，HGF）相同，所以统称为 HGF/SF。HGF/SF 是一种很强的致有丝分裂原，也是一个强效的促运动剂，可使肝癌、胃癌、结肠癌、黑色素瘤等细胞的生长和动力显著增加，从而在肿瘤转移的发生和发展中具有重要作用。除 HGF/SF 外，还有 C3b 样因子等旁分泌运动因子。

研究表明，这些旁分泌运动因子可通过各种受体，如 C-met、整合素 $\alpha v \beta 3$ 及细胞表面糖蛋白 gp78 等的作用来刺激肿瘤细胞的移动，还可以引起已到达血管的肿瘤细胞归巢因子的定居作用，引导肿瘤细胞外逸到能提供适宜生长环境的激发部位继续生长。由此可见，宿主器官来源的化学趋化作用、肿瘤细胞与器官内皮细胞表面受体之间特异的黏附作用及局部组织中的旁分泌运动因子等均影响肿瘤细胞的定向移动，最终选择转移器官定居，完成转移过程。

由此可见，肿瘤细胞能对多种刺激以运动的方式进行反应。这些不同的刺激物在转移过程的不同阶段中起不同的作用：原发肿瘤周围的运动可能要靠自分泌运动因子（如 ATX）刺激；当肿瘤细胞移动到间质或侵犯血管和淋巴管时，ECM 蛋白酶在定向运动中起作用；并由旁分泌运动因子（如 HGF/SF）来决定肿瘤细胞选择一个合适的部位定居和继续生长。

20 世纪 90 年代以来，关于肿瘤侵袭转移的分子机制的研究已取得了很大的进展，不仅提出了以黏附、降解、运动 3 步为基础的分子机制，而且阐明了细胞黏附分子、蛋白水解酶及其抑制剂、运动因子及其受体等是肿瘤侵袭转移的分子基础。

第三节　肿瘤血管生成

1863 年，Virchow 在描述肿瘤时，已经注意到恶性肿瘤组织中血管增多、发生卷曲和扩张，而且新生血管多集中于肿瘤边缘。1945 年，Algire 提出了"肿瘤血管生成（tumor angiogenesis）"概念。1971 年，Folkman 首次明确提出"肿瘤生长依赖于血管生成"观点。近 20 年，肿瘤血管生成理论逐渐成为肿瘤的生长、侵袭和转移机制的理论之一。

肿瘤组织是由肿瘤细胞和间质构成，后者主要包括血管、淋巴管、结缔组织、炎细胞及细胞外基质等成分，主要起营养、支持肿瘤细胞的作用。血管，尤其是新生血管，对肿瘤的生长、侵袭和转移等都具有重要意义。肿瘤内的新生血管和淋巴管分别通过血管生成（angiogenesis）和淋巴管生成（lymphangiogenesis）实现。已有研究证实，肿瘤血管生成的活跃程度对组织病理分级、放射治疗以及预后都具有重要的评估价值。肿瘤内血管越丰富，恶性程度越高，预后亦越差。

血管生成是由多种细胞因子参与的动态、协调的过程。参与血管生成的细胞因子可以分为两类：一类是血管生成促进因子，一类是血管生成抑制因子。近些年来，学者提出肿瘤血管生成的分子机制是血管生成促进因子与血管生成抑制因子之间的"平衡与失衡"理论。

一、肿瘤血管生成的分子机制

（一）血管生成促进因子

生长因子对血管形成是必需的，不仅刺激内皮细胞增殖，而且抑制内皮细胞凋亡。血管发生过程受体内多种血管生长因子的调控，最常见的是 VEGF 和 Ang 家族。VEGF 与 Ang 作用于不同环节，而且在很多方面 Ang 可以弥补 VEGF 的不足，如维持新生血管的完整性与稳定性，防止炎症与血管通透性的增加等。近年来的研究显示，Notch 信号转导途径也在血管发生中扮演着重要的角色。内皮细胞在 VEGF 存在的环境下被诱导增殖，形成一个尖端细胞（tip cell）来带领其他细胞进行此过程，Notch 信号参与诱导和挑选尖端细胞的过程。

1. VEGF 和受体 VEGFR 是刺激血管生成的最主要因素

血管内皮生长因子（vascular endothelial growth factor，VEGF）又称血管通透性因子（vascular permeability factor，VPF），为相对分子质量 34 000～45 000 的同源二聚体糖蛋白，属于碱性蛋白。VEGF 基因通过转录水平的剪切，可产生 5 种变异体，即 $VEGF_{206}$、$VEGF_{189}$、$VEGF_{165}$、$VEGF_{145}$ 和 $VEGF_{121}$，分别由 206、189、165、145 和 121 个氨基酸组成。其中以 $VEGF_{165}$ 最具特征性，其次是 $VEGF_{121}$，二者均为可溶性分泌蛋白，扩散力强，易于到达靶细胞。近年又发现其他一些与 VEGF 功能相似、结构上有一定同源性的多肽因子，包括胎盘生长因子（placentor growth factor，PLGF），VEGF-B（VEGF 相关因子，VEGF-related factor，VRF），VEGF-C（VEGF 相关蛋白，VEGF-related protein，VRP），以及 VEGF-D/FIGF 和 VEGF-E 等成员，它们共同构成 VEGF 家族。VEGF 主要由血管旁细胞包括周细胞、血管平滑肌细胞和肿瘤细胞分泌产生，并通过旁分泌机制作用于内皮细胞。

VEGF 可在许多正常人和动物组织中表达，但一般水平较低。在一些代谢旺盛、血供丰富的组织如肾小球足突细胞、心肌细胞、前列腺上皮细胞、精子细胞、肾上腺皮质细胞等中，VEGF 的表达往往高于其他组织；在胚胎组织、胎盘、增殖期的子宫内膜、黄体等中，由于生长发育和血管生成的需要，VEGF 的表达往往呈较高水平。在病理条件下，特别是在肿瘤细胞中，VEGF 无论是在 mRNA 水平还是在蛋白质水平均有过量表达。VEGF 在几乎所有的人体肿瘤和肿瘤细胞株中皆有过表达，包括淋巴瘤、肉瘤、脑膜瘤、胶质瘤、腺癌、黑色素瘤、肾细胞癌、结肠癌、卵巢癌和肝癌等。VEGF 及其受体在肿瘤中的表达常与肿瘤分化程度密切相关。大多数肿瘤 VEGF 基因均有过表达，以 $VEGF_{165}$、$VEGF_{121}$ 两种 VEGF 最常见。另外，上皮胶质细胞以及巨噬细胞在发生表皮损伤愈合、牛皮癣、迟发性过敏反应等时，也过量表达 VEGF，在缺血的心肌细胞、风湿性关节炎中也能观察到 VEGF 过量表达。

2. Ang 和受体 Tie2 主要影响血管的重塑和成熟阶段

促血管生成素（angiopoietins，Ang）家族有 3 个成员，分别为 Ang1、Ang2 和 Ang4，被

认为与血管生成有关。目前研究较多的为 Ang1 和 Ang2。Ang1 和 Ang2 蛋白相对分子质量约为 70 000。两者的氨基酸序列有 60% 的同源性。Ang1 的主要作用是维持血管内皮细胞的稳定性和完整性，但并不刺激细胞分裂。Ang2 的主要作用是通过抑制 Ang1 的作用，降低内皮细胞的稳定性，激活内皮细胞，使内皮细胞对其他刺激因素敏感。

Ang 的受体为受体酪氨酸激酶 Tie（tyrosine kinase with immunoglobulin and EGF homology domains-2），有两个成员：Tie1 和 Tie2（Tek）。Ang1 和 Ang2 都可以与 Tie2 结合，但 Ang1 是 Tie2 受体的兴奋剂，可以磷酸化激活 Tie2，Ang2 则是 Tie2 受体的拮抗剂。Ang2 的主要功能是竞争性抑制 Ang1 形成不稳定的内皮细胞，增加其对生长因子的敏感性。

与 VEGFR 家族成员类似，Tie 家族成员对肿瘤新血管生成有重要促进作用。基因剔除小鼠的研究显示，在 Tie2 缺失的小鼠中，内皮细胞数量正常，形成管腔，但由于缺乏周细胞，血管幼稚，呈散在排列，无法形成网络样分支。同时内皮细胞呈圆形，与周围基质连接疏松，说明 Tie2 参与构建血管非内皮细胞的部分，使得血管结构得以成熟。而 Tie1 缺失的小鼠，镜下发现血管出血、水肿，提示 Tie1 参与调控血管液体交换及血流动力学过程。

3. FGF 及其受体对血管生成也有明显的刺激作用

成纤维细胞生长因子（fibroblast growth factor，FGF）家族有许多具有促分裂作用的多肽组成，目前已发现 23 种 FGF。目前研究最为深多的是 bFGF 和 aFGF，两者在结构上是相关的，两者之间有 53% 的序列同源。FGF 的生物学作用是通过与其特异性的成纤维细胞生长因子受体（FGF receptors，FGFR）结合而介导实现的。已经识别 4 种 FGFR，均为受体酪氨酸激酶，包括 FGFR-1（flg）、FGFR-2（bek）、FGFR-3 和 FGFR-4。

bFGF 是体内分布广泛的生长因子之一，如脑、心、肝、胎盘和白细胞等均有存在。研究发现这些细胞产生的 bFGF 不仅与细胞膜结合，而且还与胞外基质和血管基底膜结合。其功能具有多样性，可促进内皮细胞的有丝分裂、趋化性和迁移，刺激内皮细胞产生胶原酶降解基底膜，诱导来源于中胚层和神经外胚层细胞的增殖和分化。大量研究表明，bFGF 具有促进细胞有丝分裂和诱导新血管生成的作用，与肿瘤的分化、浸润、生长、转移和肿瘤新血管的生成有密切关系。

4. PDGF 通过刺激周细胞来影响血管生成

血小板衍生的生长因子（platelet-derived growth factor，PDGF）是一种强碱性蛋白，相对分子质量为 30 000，是由相对分子质量分别为 13 000 ~ 14 000 和 16 000 ~ 17 000 的 A、B 两条氨基酸链通过二硫键结合而成的二聚体蛋白，根据 A、B 链的组成不同，PDGF 有 3 种异构体即 PDGF-AB、PDGF-AA 和 PDGF-BB。PDGF 必须与细胞膜上的相应受体结合后才能发挥其生物学效应。PDGFR 的相对分子质量为 164 000 ~ 185 000，由 α、β 两种亚单位构成 PDGFR-αα、PDGFR-αβ、PDGFR-ββ 3 种二聚体。PDGFR 是一种跨膜糖蛋白，具有酪氨酸蛋白激酶活性，当受体与其配体结合后促使两个受体形成二聚体，激活细胞内结构域使酪氨酸残基自身磷酸化或促使能激活特殊靶蛋白的酪氨酸残基磷酸化，从而将信号传入细胞内，经级联式放大效应调控细胞的分裂、增殖。在 PDGF 发挥作用的过程中，PI3K 及 ERK 途径是膜内信号转导的两个最重要的途径。同时，PDGF 引起 Ca^{2+} 浓度增加也促进了细胞增殖。

在血管生成过程中，PDGF-BB 是周细胞最重要的生长因子，与周细胞表达的 PDGFRβ 结合维持着周细胞的密度和数量。PDGF-BB 可以明显减少因缺血缺氧导致的周细胞死亡。与正常血管相比，肿瘤血管表现为周细胞连接疏松、密度降低。PDGF-BB 主要表达于内皮细胞和癌细胞，而 PDGFRβ 则表达于周细胞。PDGF-BB 导致周细胞迁移以及 VEGF 生成显著增加，阻断 PDGFRβ 可消除此作用。

5. Notch 和配体与血管新生和发育有着密切关系

Notch 途径中细胞与细胞间的作用不仅参与胚胎发生，也参与血管的生成。虽然早期的研究显示 Notch 受体的配体 D114 的表达局限于胚胎发育时的动脉内皮细胞。体外和体内实验研究均证明，VEGF-A 同时诱导尖端细胞显型和 D114 的表达，因此提出 D114 是 VEGF-A 的下游基因，且与 VEGF-A 一起作用来调控血管萌发和分支的形态。另一方面，Notch 信号传递在生长中的血管系统的前方是最活跃的。

6. TGF-α 和 TGF-β

转化生长因子 -α（transforming growth factor-α，TGF-α）是一个相对分子质量为 5500 的单链多肽，TGF-α 与表皮生长因子（epidermal growth factor，EGF）有 40% 的同源性，并且能与 EGF 的受体结合。纤维细胞、许多肿瘤细胞及巨噬细胞均可分泌 TGF-α。TGF-α 在体外可以刺激牛肺动脉内皮细胞和鼠肺内皮细胞增殖，并且在体内可刺激血管生成。由于肿瘤细胞和巨噬细胞均可分泌 TGF-α，它可能在肿瘤血管生成和炎症过程中是一个重要的调节因子。

转化生长因子 -β（transforming growth factor-β，TGF-β）是一个相对分子质量为 25 000 的同源二聚体多肽，有一个高度同源性的多肽家族，包括 TGF-β1、2、3、4、5。TGF-β 在体内以无活性形式存在，体外加热、酸化和蛋白酶解均可激活。由于 TGF-β 不是内皮细胞的有丝分裂素，推测它可能通过促进已经停止增殖的内皮细胞分化或促进基质的合成刺激血管生成。TGF-β 是单核细胞高度趋化因子，这些细胞在 TGF-β 的诱导下侵袭伤口，同时它还刺激单核细胞释放内皮细胞有丝分裂素。

7. 粒细胞 - 单核细胞集落刺激因子（GM-CSF）

粒细胞 - 单核细胞集落刺激因子（granulocyte-macrophage colony stimulating factor，GM-CSF）的相对分子质量为 14 000 ~ 35 000，是维持造血干细胞前体细胞存活、生长、分化的细胞生长因子。GM-CSF 与肝素结合，并刺激人内皮细胞迁移和增殖，然而同 FGF 相比这种效应较弱。

8. 细胞外基质及其黏附受体与基质金属蛋白酶

在血管生成过程中，不但需要生长因子与相应受体的结合，细胞外基质（extracellular

matrix，ECM）也起着重要作用。内皮细胞独自在接受生长因子的刺激时只表现为增生，而在有细胞外基质的条件下，内皮细胞才能形成管腔样结构。内皮细胞表面存在介导细胞－细胞外基质中蛋白葡萄糖的蛋白分子，其中研究最多的是整合素家族，后者具有黏附和信息传递功能。整合素与其配体结合使细胞骨架在细胞膜表面的特殊位点聚合，以便细胞运动或维持组织稳定；同时也激活调控细胞复制或程序性细胞死亡的胞内通道。

内皮细胞在 ECM 上的运动需要整合素介导的细胞－细胞外基质的结合、解聚及细胞骨架组分的复位与基质的降解过程的循环，除整合素及配体外，基质金属蛋白酶（matrix metalloproteinases，MMPs）也参与了该过程的调节。同时，MMPs 具有促进血管生成的作用，电镜观察显示，新的毛细血管围成环状及新合成的细胞外基质成分沉积、铺垫后，血管环前端新合成的基膜就开始了 MMPs 所介导的蛋白水解过程，内皮细胞迁移将始于局部水解，形成一个新的毛细血管芽，随后又经历了一系列细胞外蛋白水解酶的活化与抑制的动态循环。体外细胞培养发现，当将人脐静脉内皮细胞培养于基膜样物质上时，内皮细胞很快排成直线，围成管状，编织成血管网。

（二）血管生成抑制因子

血管生成抑制因子都能诱导内皮细胞凋亡，进而诱导血管退化。大多数内源性血管生成抑制剂都是无毒、无免疫性的，具有以下特征：①大多都是无活性蛋白质的水解片段。②大多都能单独抑制血管生成刺激物引起的内皮细胞生长。③通常与其他抗肿瘤治疗方法具有协同作用，如放疗或化疗。④通常针对基因组稳定的内皮细胞，避免了耐药的发生。内源性血管生成抑制剂，包括血小板反应蛋白 1（thrombospondin-1，TSP-1）、色素上皮衍生因子（pigment epithelium derived factor，PEDF）、干扰素 α/β/γ（interferon-α、β、γ，IFN-α、β、γ）、血小板因子 -4（platelet factor-4，PF-4）、血管抑素（angiostatin）、内皮抑素（endostatin）及肿瘤抑素（tumstatin）等数十种。

1. TSP-1

TSP-1 是一种内源性血管生成抑制剂，主要以 TSP-1 和 TSP-2 为主。TSP-1 的血管生成抑制作用被认为与它能诱导内皮细胞凋亡、抑制内皮细胞增殖、抑制内皮细胞迁移及血管管腔形成有关。SP-1 对血管生成具有双重作用，低浓度时抑制血管生成，高浓度时促进血管生成。这两种相反的作用结果是跟 TSP-1 作用于两种不同的受体 CD36 和整合素相关蛋白（IAP）相关。在低浓度时，CD36 能够介导 TSP-1 所致的血管生成抑制作用；在高浓度时，IAP 诱导了内皮细胞的迁移。由于 CD36 能够介导吞噬作用，在 TSP-1 浓度较低时，细胞表面的 TSP-1 很快被降解，表现出抑制作用；当 TSP-1 浓度增加，CD36 被消耗殆尽，IAP 得以与 TSP-1 作用，从而表现出刺激作用。

2. 血管抑素

血管抑素主要能抑制内皮细胞增殖、血管生成和肿瘤生长。血管抑素通过阻断裂解纤溶酶原的酶催位点，阻止调节血管生成的基质重塑。选择性阻断内皮细胞对血管生成刺激的反应。体内研究表明，肿瘤模型小鼠全身注射血管抑素后能诱发肿瘤（如乳腺癌、结肠癌、前列腺癌等）的退化。

3. 内皮抑素

内皮抑素具有与血管抑素类似的抗肿瘤作用，是目前已知的作用最强的内源性血管生成抑制物。内皮抑素的抗血管生成活性主要是通过抑制内皮细胞迁移来实现的，它可与内皮细胞表面的整合素 $\alpha5\beta1$ 结合，抑制黏着斑激酶（focal adhesion kinase，FAK）的激活，进一步影响其下游 ERKl/p38 MAPK 的活化，从而抑制细胞的迁移、影响细胞的存活。重组内皮抑素能抑制血管生成、转移灶的生长和原发肿瘤的发展。经内皮抑素处理的肿瘤与未经处理者的增殖速率相似，但前者的凋亡率较后者高 7 倍之多。

4. 肿瘤抑素

肿瘤抑素是Ⅳ型胶原蛋白 $\alpha3$ 链片段，相对分子质量为 28 000，是一种内源性的血管生成抑制因子，它的生理浓度受血管生成诱导因子 MMP-9 的调控。肿瘤抑素在与整合素 $\alpha\nu\beta3$ 结合时，能够抑制内皮细胞的蛋白合成，从而诱导内皮细胞凋亡。由于肿瘤新生血管上整合素 $\alpha\nu\beta3$ 特异高表达，而正常组织整合素 $\alpha\nu\beta3$ 表达缺失，因此，整合素 $\alpha\nu\beta3$ 是一个潜在的肿瘤治疗靶点。

5. PEDF

是丝氨酸蛋白酶抑制因子超基因家族（serpin）的一员，具有高度保守的序列，不具有抑制蛋白酶的功能。PEDF 具有神经营养保护、抑制新生血管增生、抑制内皮细胞迁移等作用。大量体内外研究显示 PEDF 可以通过直接诱导肿瘤细胞凋亡和抑制血管生成从而抑制多种肿瘤的生长。

6. PF-4

血小板既可以产生促血管生成因子，又可以产生抑制血管生成因子。前述 PDGF 是一种血管生成因子，而 PF-4 是一种抗血管生成因子。PF-4 是一种肝素结合蛋白，相对分子质量为 28 000，储存于血小板的 α 颗粒中。肿瘤局部给予过量的 PF-4 重组蛋白可抑制血管新生和肿瘤生长。

7. 基质金属蛋白酶组织抑制剂（tissue inhibitor of matrix metalloproteinase，TIMP）

TIMP 是体内天然存在的金属蛋白酶抑制物，包括 TIMP-1、TIMP-2、TIMP-3、TIMP-4。TIMP 在两个阶段对 MMP 的活性进行抑制。一是在 MMP 酶原活化阶段，TIMP 与 MMP 形成稳定的复合物，抑制 MMP 自我活化；二是在 MMP 活化之后，TIMP 与与 MMP 按照 1∶1 的比例结合，对其活性进行抑制。前述 MMPs 具有促进血管生成的作用，因此，其拮抗剂 TIMP 具有抑制血管生成的作用。

血管生成抑制因子的发现，比较合理地解释了原发瘤抑制转移瘤的现象。很早人们就发现了一个奇怪的现象，手术切除原发瘤有时会加速转移瘤的生长，可见原发瘤对转移瘤是有抑制作用的。学者提出了很多假说，但是中间若干环节始终不清楚。近年来人们试图从肿瘤血管生成的角度解释这一现象。动物实验发现，原发瘤的存在可以抑制转移瘤的数量与生长，而且荷瘤小鼠的血清或经透析处理的尿也能起到相同的作用。荷瘤小鼠的血清或尿体外可以抑制血管内皮细胞增殖，但是接种高转移突变株小鼠的血清或尿体外却没有这种作用。可见，抑制内皮细胞与抑制转移瘤密切相关，这就证实了 Folkman 提出的假说。他认为，肿瘤血管生成受到血管生成促进因子和血管生成抑制因子的共同影响。原发瘤产生的促进因子多于抑制因子，促进本身血管形成，但血管生成抑制因子的半衰期较长，可以到达转移灶，这样会造成对转移瘤血管生成的抑制作用，从而抑制转移瘤的生长，高转移突变株可能也伴随着产生血管生成抑制因子表型的部分丧失。

二、肿瘤的血管依赖性

（一）肿瘤生长的血管依赖性

实验观察到，肿瘤在血管生成前生长速度慢，生长曲线呈线性；而在血管生成后生长速度加快，呈指数式生长。肿瘤生长依赖血管的机制是：当肿瘤体积小于 $1 \sim 2mm^3$ 时，肿瘤细胞可以通过基质扩散方式从周围环境获得充足的营养物质和氧气。如果没有新生毛细血管长入，肿瘤组织将保持休眠状态或发生退化。一旦有新生血管与其相连，肿瘤获得营养，就会以几何级数迅速生长。因此，血管新生是肿瘤生长的限速步骤。

促使肿瘤由无血管期向有血管期转变的因素包括：①微环境的改变：缺氧、酸中毒、缺乏营养、NO 浓度增加等。已证明缺氧可上调 VEGF、PDGF、IGF-2 及 TIE 的表达。②基因的改变：相关基因有 P53、H-RAS 及 VHL。癌变时，突变型 P53 上调 VEGF、bFGF 表达，下调 TSP-1 表达。突变 RAS 基因也可上调 VEGF。③肿瘤细胞与内皮细胞的双向分泌作用：它们相互释放促生长因子，如肿瘤细胞释放 VEGF、PDGF、bFGF 等，能够促进血管生长；而内皮细胞释放的胶原酶、尿激酶、纤溶酶原激酶等则破坏基底膜，使内皮细胞迁出，便于肿瘤细胞的侵袭和生长。

（二）肿瘤侵袭转移的血管依赖性

恶性肿瘤不仅生长速度快，而且往往富有侵袭性，肿瘤细胞分裂增生，常侵入到周围组织间隙中。血管生成对肿瘤的浸润扩散是有利的。肿瘤的快速生长可以增加瘤体的压力，新生血管周围的压力往往较低，而且血管生成过程中内皮细胞分泌的某些水解酶可以降解细胞外基质，使肿瘤细胞易于扩散到组织凝胶基质中去。随着肿瘤不断增大，肿瘤沿着组织间隙侵入到周围或邻近正常组织器官。

恶性肿瘤富有侵袭性的另外一个重要表现是发生转移。肿瘤除在原发部位生长外，常常侵入到淋巴管、血管或体腔，进入远隔组织或器官继续生长，形成与原发瘤相同类型的转移瘤。在无血管期，肿瘤极少发生转移。由于新生的微血管是肿瘤转移的第一站，所以只有启动了血管生成，肿瘤的转移才得以实现。肿瘤新生血管数量越多，肿瘤细胞进入血液循环的机会就越大。肿瘤新生血管结构缺乏完整性，管壁薄弱，仅有单层内皮细胞排列，缺乏平滑肌，基底膜薄或者缺如，使它们比正常成熟血管更容易被肿瘤细胞穿透。再者，血管生成本身就具有一定的组织侵袭性，肿瘤细胞可以沿着新生血管所开启的基质裂隙侵袭。另一方面，肿瘤细胞释放的血浆蛋白酶原激活剂及胶原酶能诱导组织纤维蛋白的形成，进而形成肿瘤细胞转移所必需的基质，使游离的肿瘤细胞通过基质迁移进入血液循环，在远离原发肿瘤的部位形成转移灶。大量研究发现，随着肿瘤微血管密度（microvessel density，MVD）的增加，肿瘤侵袭转移的能力也明显增强。MVD 被认为是预测肿瘤转移、复发和预后的一项重要指标。

（白思嘉）

第四章　肿瘤病理学

第一节　肿瘤的一般形态学特征

肿瘤细胞的形态、功能、代谢、免疫和行为特点共同组成细胞异常分化的可检测指标，是细胞间变的表现，也是细胞基因型向表型转变后的显示，反映了肿瘤这一特殊类型的病理增生与一般增生的区别。肿瘤的形态异常在所有上述各指标中备受关注，是肿瘤诊断的重要依据，是良性肿瘤、恶性肿瘤鉴别诊断的重要依据，同时也是肿瘤分级的参考指标。熟悉肿瘤的形态特点有助于认识肿瘤和诊断肿瘤。

肿瘤的一般形态包括肉眼所见的大体形态，以及借助显微镜观察其组织形态。本节分别从这两方面入手，介绍肿瘤的一般形态及结构特点。

一、肿瘤的大体形态

掌握肿瘤的大体形态特点，有助于肿瘤的诊断并初步判断其良恶性，观察时应注意以下几个方面。

（一）肿瘤的形状

肿瘤的形态受多种因素影响，包括肿瘤的性质、生长部位、生长方式、组织来源等。生长在组织内部的肿瘤，呈分叶状、结节状的一般为良性肿瘤，其形状一般较规则；而呈树根状、蟹足状且形状不规整，与周围正常组织分界不清晰的一般为恶性肿瘤。突出体表、体腔、黏膜表面的肿瘤，良性的肿瘤多呈现息肉状、乳头状，恶性的肿瘤多呈菜花状突出生长的同时，也向周围及底部组织浸润。

（二）肿瘤的大小

肿瘤体积可大可小，体积的大小与肿瘤的性质、生长部位、生长时间、对宿主的影响以及延误治疗等都有密切关系。一般来说体腔或体表的良性肿瘤，因为生长空间较大，且对机体的影响较小，生长时间较长，可出现巨大的肿瘤，重量甚至可达数十千克，如卵巢囊腺瘤。迄今为止最大的肿瘤长径可达 30cm，重达 164.35kg。恶性肿瘤一般比较小，如果是早期就出现明显症状者往往比较小。

肿瘤的生长部位对肿瘤大小影响也比较大，一般来说在后腹膜、腹腔、皮下组织等松软的组织中，肿瘤的体积可以比较大，狭小腔隙内如颅腔、十二指肠壶腹、心壁等部位的肿瘤一般体积较小。良性肿瘤如果没有继发性病变将随着生长时间的延长而体积逐渐增大。如果短期内迅速增大的良性肿瘤，要考虑其有无恶变。恶性肿瘤迅速增大，除了恶性程度较高外，还要考虑是否有出血。

肿瘤对宿主的影响也与肿瘤的大小有关。良性内分泌腺肿瘤可分泌激素（如促生长激素、肾上腺皮质激素、胰岛素等）一般比较小，恶性肿瘤早期就有明显的压迫阻塞症状也不可能长得较大。如颅内、椎管内的肿瘤因为较早出现压迫症状一般比较小。心脏传导束旁生长的间皮瘤是迄今为止体积小但影响最大的肿瘤，多数为米粒大小，往往引起心脏传导束阻滞发生猝死。硕大的良性肿瘤患者可见于医疗条件不足、讳疾忌医等情况，如巨大血管瘤、卵巢囊腺瘤等。

（三）肿瘤的数目

肿瘤多为单个细胞的克隆性生长，所以多数肿瘤是单发的，即在患者体内只有一个肿瘤。而有一些肿瘤呈多发趋势，例如：子宫平滑肌瘤，部分患者为单发，且肿瘤体积可达10cm 以上，如胎头大小，有些为多发的，个数可达数十个。原发肿瘤单发的较常见，转移瘤常为多发的。所谓的多发性肿瘤（multiple tumors）是指同一病人同时发生多个肿瘤，除外复发或转移性肿瘤。这包含两种情况：①肿瘤性质不同，如甲状腺腺癌与乳腺癌并发，食管鳞状细胞癌与胃腺癌并发。②肿瘤属于同一种性质，来源于同一类型组织，如多发性脂肪瘤、子宫平滑肌瘤、淋巴瘤、股软骨瘤、结肠息肉性腺瘤、神经纤维瘤病等。

（四）肿瘤的颜色

肿瘤的颜色与组织细胞来源有关，如脂肪瘤呈黄色，血管瘤呈红色，黑色素瘤呈黑色，绿色瘤呈绿色等。多数恶性肿瘤切面呈灰白色，肉瘤多呈灰红色。随着肿瘤的生长，其内部常出现坏死、出血等改变，使肿瘤的颜色发生变化。如肾腺癌出血、坏死后，切面的出血坏死加上肾盂周围的黄色脂肪，构成了五彩缤纷的外观。

（五）肿瘤的包膜

良性肿瘤常有包膜，与周围组织分界清楚，临床触诊时活动度一般较好。手术时也容易分离和完整切除。而恶性肿瘤一般没有包膜，向周围及底部浸润生长，与周围组织无明显界线，导致边界不清，手术时应扩大范围切除。生长迅速的恶性肿瘤可压迫周围正常组织，形成"假包膜"，要注意与良性肿瘤的包膜鉴别。

（六）肿瘤的质地

一般来说肿瘤的质地比周围的正常组织硬度要大，并且与多种因素有关，包括肿瘤的组织来源、实质与间质的比例，是否伴有出血、坏死等继发性改变，例如：皮下常见的良性肿瘤脂肪瘤和纤维瘤，因为组织来源不同，脂肪瘤较软，纤维瘤较硬。肿瘤内部除了肿瘤细胞外，还有大量的肿瘤间质，纤维间质含量丰富的肿瘤质地较硬，相反则较软，如大肠腺瘤。肿瘤内部发生坏死时变软，发生钙盐沉积（钙化）或骨质形成（骨化）则质地变硬。

综上所述，肿瘤的大体形态特点包括形状、数目及大小、颜色、质地等方面。一般良性肿瘤形状较规则，质地较软，具有完整包膜，与周围界限清晰，活动度较好；恶性肿瘤，形状不规则，质地较硬，向周围及底部组织浸润生长，多无包膜，手术不易彻底清除，活动度较差，不易推动。

二、肿瘤的组织结构

肿瘤的组织结构，是肿瘤诊断的重要依据。尽管不同的肿瘤其大体形态多种多样，但其组织结构都由以下两部分构成。

（一）肿瘤的实质

肿瘤实质是指克隆性增生的肿瘤细胞的总称，是肿瘤的主要成分。肿瘤的生物学特点以及每种肿瘤的特殊性主要是由实质决定的，具有特异性。由于身体内几乎所有的器官和组织都可发生肿瘤，因此肿瘤实质的形态也是多种多样的。而肿瘤的实质也就决定了肿瘤的命名、分类以及判断其来源。在镜下识别各种肿瘤的组织来源，并根据其肿瘤细胞的分化程度、异型性的大小，来确定肿瘤的良恶性、恶性肿瘤的恶性程度是病理医生的重要任务。

（二）肿瘤的间质

肿瘤间质一般由结缔组织、血管组成，还有少量的巨噬细胞和淋巴细胞。虽然肿瘤的生物学行为主要取决于实质，但是肿瘤的间质起着支持和营养的作用，而且构成的微环境以及间质成分与肿瘤的实质相互作用往往对肿瘤的生长和分化起决定性的作用。生长迅速的肿瘤，血管含量更加丰富，肿瘤有诱导血管生成的能力，通过血管获取维持生长的营养物质。在肿瘤间质内往往有数量不等的淋巴细胞、巨噬细胞浸润，这说明机体对肿瘤有一定的免疫反应。有人认为肿瘤内有较多的淋巴细胞浸润者预后较好。有的肿瘤间质中有肌纤维母细胞出现，能够限制瘤细胞的活动及遏制瘤细胞侵入血管内或淋巴管内，减少血道转移或淋巴道转移。

三、良性肿瘤与恶性肿瘤的区别

（一）肿瘤的分化和肿瘤的异型性

肿瘤的形成，是机体正常组织细胞在各种致瘤因素的作用下，细胞生长调控紊乱的结果。所形成的肿瘤在组织结构、细胞形态、功能上与其来源的正常组织存在一定的相似性，即分化（differentiation）；相似的程度称为分化程度（degree of differentiation）。例如：鳞癌，是上皮组织常见的恶性肿瘤，诊断的主要依据是其细胞形态与正常鳞状细胞存在一定的相似程度。根据肿瘤与正常组织细胞相似度的高低，将肿瘤分为高分化、中分化、低分化。个别肿瘤在组织结构，形态等方面与正常组织缺乏相似性，则称为未分化肿瘤（undifferentiated）。肿瘤的分化程度对肿瘤的分级，评估肿瘤患者预后以及指导临床用药都具有重要意义。

分化程度即肿瘤细胞接近于正常细胞的程度。由于分化程度高低不同，肿瘤的组织结构和细胞形态与其来源的正常组织细胞存有不同程度的差异，这种差异称为异型性（atypia）。肿瘤的分化程度和异型性，都是用于描述肿瘤细胞成熟度的概念，肿瘤细胞的分化程度越高，说明与正常细胞越相似，异型性越小，这样的肿瘤预后较好。相反，分化程度越低的肿瘤，与正常组织细胞相似度低，异型性大，预后较差。有些恶性肿瘤细胞分化很差，异型性显著，呈高度恶性称为间变性肿瘤（anaplastic neoplasm）。

区别肿瘤异型性大小是诊断肿瘤及区分良恶性的重要形态学依据。以下将肿瘤的异型性分为两个方面进行讲述：组织结构异型性和细胞形态异型性。

1. 肿瘤的组织结构异型性

肿瘤的组织结构异型性（architectual atypia）是指肿瘤组织结构与其起源的正常组织比较在空间排列方式上有不同的差异，主要表现在肿瘤细胞的排列方式、方向、极性、细胞层次等。良性肿瘤的瘤细胞异型性常常不明显，一般都与其来源组织相似。例如子宫平滑肌瘤的细胞和正常子宫平滑肌很相似，只是其排列与正常组织不同，呈编织状。因此良性肿瘤主要依据其组织结构的异型性进行诊断。恶性肿瘤的组织结构异型性比较明显，瘤细胞排列更为紊乱，失去正常的排列结构、层次或极向。如纤维组织发生的恶性肿瘤—纤维肉瘤，瘤细胞密集排列成鱼骨状，成熟的胶原纤维很少，与正常纤维组织的结构相差很远；腺上皮发生的恶性肿瘤—腺癌，其腺体的大小和形状十分不规则，排列紊乱，腺体内腺上皮细胞排列失去极向，紧密重叠或呈多层。由于恶性肿瘤一般来说生长比较快，血液供应相对不足，所以在肿瘤结节的中央常常可以见到凝固性坏死。

2. 肿瘤的细胞形态异型性

良性肿瘤细胞异型性（cellular atypia）小，一般都与其起源的已经分化成熟的正常细胞相似。恶性肿瘤细胞常常具有高度异型性。具体表现可分为以下几个方面：

（1）肿瘤细胞的多形性。恶性肿瘤细胞大小不一，形态各异。总体来说，肿瘤细胞较正常细胞体积增大，但大小形状差异较大，有些肿瘤镜下可见体积巨大的瘤巨细胞（tumor giant cell）。但有一些肿瘤分化程度低，肿瘤细胞处于原始状态，细胞体积较小且较均匀一致，如肺的小细胞癌，其瘤细胞较正常细胞小，大小也比较一致。

（2）肿瘤细胞核的多形性。肿瘤细胞核在体积、形态、数量、染色等方面表现出明显的多形性；①大小：肿瘤细胞核普遍较正常细胞核体积增大，正常细胞质的体积为细胞核体积的 $4\sim6$ 倍（核浆比为 $1:4\sim1:6$），而肿瘤细胞核与细胞质体积接近相等（核浆比大约为 $1:1$）。②形态、数量：肿瘤细胞核形态不规则，可见巨核、奇异性核、多核、双核等。③染色：肿瘤细胞核内 DNA 含量较多，染色加深，染色质堆积于核膜下，呈粗颗粒状。④核仁：核仁肥厚，体积增大，数量增多，个别肿瘤细胞核仁可达 5 个。⑤核分裂：作为细胞增殖加快的指标，核分裂相常增多。但是核分裂相的出现并不意味着一定是恶性肿瘤，在很多反应性增生中，也可见到核分裂相。核极性丧失，可见病理性核分裂相。细胞内出现不对称的、多极性的病理性核分裂相，可作为诊断恶性肿瘤的重要依据。恶性肿瘤细胞的核异常改变多与染色体呈多倍体（polyploidy）或非整倍体（aneuploidy）有关。

（3）肿瘤细胞胞质的改变。恶性肿瘤细胞的胞质由于分化低而减少，但有时也可以增多。肿瘤细胞内核蛋白体增多，嗜碱性增强，染色较深。有些肿瘤细胞可产生异常的胞质内产物或分泌物（如黏液、糖原、脂质、色素、角蛋白和激素等），如肝癌细胞内有时可见黄褐色的胆色素，黑色素细胞内有时可见黑色素。

在临床病理诊断中，异型性是肿瘤诊断的重要依据，异型性的大小，分化程度的高低决定着肿瘤患者的预后和治疗。上述瘤细胞的形态变化特别是细胞核的多形性是恶性肿瘤的重要形态特征，对于区别良性肿瘤和恶性肿瘤的分级具有重要意义，而胞质内的特异性产物常有助于判断肿瘤的来源，即"核定良恶、胞质定来源"。

（4）肿瘤细胞的超微结构改变。使用电子显微镜观察各种肿瘤细胞的超微结构，观察结果表明，随着肿瘤细胞的分化，胞质内可以观察到各种提示肿瘤来源或者分化方向的细胞器。如神经内分泌肿瘤中可见神经内分泌颗粒（neuroendocrine granule），鳞状细胞癌中可见张力原纤维（tonofilament）和桥粒（desmosome），平滑肌来源肿瘤可见肌微丝（myofilament）和密体（dense body）等。超微结构的改变在鉴别恶性肿瘤的起源上特别是在鉴别癌和肉瘤、鳞癌和腺癌以及黑色素瘤等诊断上有一定的作用。但是目前尚未发现能够区别良恶性肿瘤的特殊超微结构改变。因此要鉴别是否为肿瘤及肿瘤的良恶性仍主要靠光镜观察，表 4-1 为肿瘤病理诊断中有价值的部分电镜特点。

表 4-1　在肿瘤病理诊断中有价值的部分电镜特点

表现	存在范围	用途
细胞间连接	上皮细胞，少数非淋巴性间叶性肿瘤 上皮细胞，少数非淋巴性肿瘤	鉴别淋巴瘤与癌
细胞外基板	上皮细胞，少数非淋巴性肿瘤	鉴别淋巴瘤与癌，有助于识别某些软组织肿瘤
细胞内或细胞间腔		识别腺癌
微绒毛终末网	腺上皮	识别胃肠道来源的转移性癌
胞质张力细丝	消化道腺上皮	识别鳞癌
前黑色素细小体	鳞状上皮	识别黑色素瘤
神经内分泌颗粒	黑色素细胞	识别神经内分泌肿瘤
粗丝和细丝复合物	神经内分泌细胞	识别横纹肌肉瘤
胞质突起	横纹肌细胞	识别神经源性肿瘤
细丝致癌体复合物	神经细胞及神经鞘细胞	识别平滑肌肿瘤
Birbeck 小体	平滑肌细胞	识别组织细胞增生症 X

（二）肿瘤的良恶性

根据肿瘤对人体危害程度不同，可分为良性肿瘤和恶性肿瘤。良性与恶性肿瘤的区别主要依据肿瘤的分化，此外，复发和转移也是重要依据，但是这些区别是具有相对性的。现将良性肿瘤与恶性肿瘤的鉴别要点列表如下（表 4-2）。

表 4-2　良性肿瘤与恶性肿瘤的区别

表现	良性肿瘤	恶性肿瘤
分化程度	分化高，异型性小，与原有组织的形态相似，无间变	分化低，异型性大，与原有组织的形态差别大，细胞有间变
核分裂象	无或稀少，不见病理核分裂象	多见，可见病理核分裂象
生长速度	缓慢，可停止长大或缩小	较快
生长方式	膨胀性或外生性生长，前者常有包膜形成，与周围组织一般分界清楚，故通常可推动	浸润性或外生性生长，前者无包膜，一般与周围组织分界不清楚，通常不能推动，后者常伴有侵袭性生长。有时肉眼可呈膨胀性生长，但镜下浸润周围正常组织
转移	不转移	常有转移，体积越大和分化越低的恶性肿瘤发生转移的概率越大
继发改变	很少发生坏死、出血	常发生坏死、出血、溃疡形成等
复发	如手术完整切除后很少复发	虽经手术切除等治疗后仍容易复发
对机体影响	较小，主要为局部压迫或阻塞作用。如发生在重要器官（如颅内）也可引起严重后果	较大，除压迫、阻塞外，还可以破坏原发处和转移处的组织，引起坏死、出血、合并感染，造成恶病质和死亡

　　良恶性肿瘤在生物学特点上是明显不同的，因而对机体的影响也不同。良性肿瘤一般对机体影响小，易于治疗，疗效好；恶性肿瘤危害较大，治疗措施复杂，疗效还不够理想。

　　如果把恶性肿瘤误诊为良性肿瘤，就会延误治疗或治疗不彻底，造成复发、转移。相反，如把良性肿瘤误诊为恶性肿瘤，也必然要进行一些不必要、不恰当的治疗，使患者遭受不应有的痛苦、损害和精神负担。因此，区别良性肿瘤与恶性肿瘤，对于正确的诊断和治疗具有重要的实际意义。

　　必须指出，良性肿瘤与恶性肿瘤间有时并无绝对界限，有些肿瘤其表现可以介乎两者之间，称为交界性肿瘤（如卵巢交界性浆液性乳头状囊腺瘤和黏液性囊腺瘤）。此类肿瘤有恶变倾向，在一定的条件下可逐渐向恶性发展。在恶性肿瘤中，其恶性程度亦各不相同，有的较早发生转移，如鼻咽癌；有的转移晚，如子宫体腺癌；有的则很少发生转移。

　　此外，肿瘤的良恶性也并非一成不变，有些良性肿瘤如不及时治疗，有时可转变为恶性肿瘤，称为恶性变（malignantchange），如结肠腺瘤性息肉可恶变为腺癌。而个别的恶性肿瘤如黑色素瘤，有时由于机体免疫力加强等原因，可以停止生长甚至完全自然消退。又如见于少年儿童的神经母细胞瘤（neuroblastoma）的瘤细胞有时能发育成为成熟的神经细胞，有时甚至转移灶的瘤细胞也能继续分化成熟，使肿瘤停止生长而自愈。

第二节 肿瘤的命名与分类

一、肿瘤的命名

人体任何部位、任何器官、任何组织几乎都可发生肿瘤，因此肿瘤的种类繁多，命名复杂。一般根据其组织来源（分化方向）和生物学行为进行命名。

肿瘤命名的一般原则是：①表明肿瘤的良性或恶性。②表明肿瘤的组织发生来源（表4-3）。

表4-3 肿瘤的命名原则与举例

类别	命名原则	举例
良性肿瘤		
	组织来源+瘤（可结合形态特点）	纤维瘤、腺瘤、囊腺瘤、乳头状囊腺瘤
	组织来源+瘤病（指多发或广泛弥漫生长的良性肿瘤）	神经纤维瘤病、脂肪瘤病、血管瘤病
恶性肿瘤		
上皮组织	组织来源+癌	鳞状细胞癌、腺癌、肝细胞肝癌
间叶组织	组织来源+肉瘤	纤维肉瘤、横纹肌肉瘤、骨肉瘤
幼稚组织	组织来源+母细胞瘤	神经母细胞瘤、肾母细胞瘤、髓母细胞瘤（个别为良性：骨母细胞瘤、软骨母细胞瘤、脂肪母细胞瘤）
习惯性命名	以"人名""病名"命名	霍奇金淋巴瘤、尤文肉瘤、白血病
	以"恶性"命名	恶性畸胎瘤、恶性黑色素瘤、恶性脑膜瘤
	以"瘤"命名的恶性肿瘤	精原细胞瘤

二、肿瘤的分类

肿瘤的分类通常依据其组织来源或者分化方向，如上皮来源的肿瘤，分为大类。每一大类又分为良性与恶性两组。全世界统一的肿瘤分类是由世界卫生组织（WHO）制定的，并且不断地进行更新。新系列的WHO肿瘤分类不仅以病理学改变作为基础，而且结合临床表现、免疫表型和分子遗传学改变。各组织来源的主要肿瘤分类见表4-4。

表4-4 肿瘤分类举例

组织来源	良性肿瘤	恶性肿瘤	好发部位
1.上皮组织			
鳞状上皮	乳头状瘤	鳞状细胞癌	乳头状瘤见于皮肤、鼻、鼻窦、喉等处；鳞癌见于宫颈、皮肤、食管、鼻咽、肺、喉和阴茎等处
基底细胞		基底细胞癌	头面部皮肤
腺上皮	腺瘤	腺癌（各种类型）	腺瘤多见于乳腺、甲状腺、胃、肠；腺癌见于胃、肠、乳腺、甲状腺等

组织来源	良性肿瘤	恶性肿瘤	好发部位
	黏液性或浆液性囊腺瘤	囊腺癌	卵巢
	多形性腺瘤	恶性多形性腺瘤	涎腺
移行上皮	乳头状瘤	移行上皮癌	膀胱、肾盂
2. 间叶组织			
纤维结缔组织	纤维瘤	纤维肉瘤	四肢
纤维组织细胞	纤维组织细胞瘤	恶性纤维组织细胞瘤	四肢
脂肪组织	脂肪瘤	脂肪肉瘤	前者多见于皮下组织，后者多见于下肢和腹膜后
平滑肌组织	平滑肌瘤	平滑肌肉瘤	子宫和胃肠
横纹肌组织	横纹肌瘤	横纹肌肉瘤	肉瘤多见于头颈、生殖泌尿道及四肢
血管和淋巴管组织	血管瘤、淋巴管瘤	血管肉瘤、淋巴管肉瘤	皮肤和皮下组织、舌、唇等
骨组织	骨瘤	骨肉瘤	骨瘤多见于颅骨、长骨；骨肉瘤多见于长骨两端，以膝关节上下尤为多见
	巨细胞瘤	恶性巨细胞瘤	股骨上下端、胫骨上端、肱骨上端
软骨组织	软骨瘤	软骨肉瘤	软骨瘤多见于手足短骨；软骨肉瘤多见于盆骨、肋骨、股骨、肱骨及肩胛骨等
滑膜组织	滑膜瘤	滑膜肉瘤	膝、踝、肩和肘等关节附近
间皮	间皮瘤	恶性间皮瘤	胸膜、腹膜
3. 淋巴造血组织			
淋巴组织		恶性淋巴瘤	颈部、纵隔、肠系膜和腹膜后淋巴结
造血组织		各种白血病	淋巴造血组织
		多发性骨髓瘤	椎骨、胸骨、肋骨、颅骨和长骨
4. 神经组织			
神经鞘膜组织	神经纤维瘤	神经纤维肉瘤	单发性：全身皮神经
			多发性：深部神经及内脏也受累
神经鞘细胞	神经鞘瘤	恶性神经鞘瘤	头、颈、四肢等处神经
胶质细胞	胶质细胞瘤	恶性胶质细胞瘤	大脑
原始神经细胞		髓母细胞瘤	小脑
脑膜组织	脑膜瘤	恶性脑膜瘤	脑膜
交感神经节	节细胞神经瘤	神经母细胞瘤	前者多见于纵隔和腹膜后，后者多见于肾上腺髓质
5. 其他肿瘤			
黑色素细胞	色素痣	恶性黑色素瘤	皮肤

续表

组织来源	良性肿瘤	恶性肿瘤		好发部位
胎盘组织	葡萄胎	绒毛膜上皮癌、恶性葡萄胎	子宫	
生殖细胞		精原细胞瘤	睾丸	
		无性细胞瘤	卵巢	
		胚胎性癌	睾丸、卵巢	
3 个胚叶组织	畸胎瘤	恶性畸胎瘤	卵巢、睾丸、纵隔和骶尾部	

第三节　肿瘤的分级与分期

肿瘤的分级（grading）和分期（staging）仅用于恶性肿瘤。

恶性肿瘤的分级是根据其分化程度的高低、异型性的大小及核分裂数的多少来确定恶性程度的级别。近年来，较多的人倾向于用简明并且比较容易掌握的 3 级分级法，即I级为高分化，属于低度恶性；II级为中等分化，属于中度恶性；III级为低分化，属于高度恶性。这种分级方法虽然有其优点，对临床治疗和判断预后也有一定的意义，但是缺乏定量标准，也不能排除主观因素。因此，如何建立精确的分级标准还有待于进一步研究。

肿瘤的分期不仅能够反映肿瘤的生长速度和侵及范围，而且能够体现肿瘤的类型和肿瘤对机体的影响。肿瘤的分期目前有不同的方案，其主要原则是根据原发肿瘤的大小，浸润的深度、范围以及是否累及邻近器官，有无局部和远处淋巴结的转移，有无血液性或其他远处转移等来确定肿瘤发展的程度。

TNM 分期系统是目前国际上最为通用的肿瘤分期系统。法国人 Pierre Denoix 于 1943 年至 1952 年间最先提出后，美国癌症联合委员会（AJCC，American Joint Committee on Cancer）和国际抗癌联盟（UICC，Union for International Cancer Control）开始逐步建立国际性的分期标准，并且于 1968 年正式出版了第 1 版《恶性肿瘤 INM 分类法》手册。目前 TNM 分期系统已经成为临床医生和医学科学工作者对于恶性肿瘤进行分期的标准方法。

每一种肿瘤的 TNM 分期系统各不相同，因此 TNM 分期中字母和数字的含义在不同肿瘤所代表的意思不同。但是一般来说 T（"T" 是肿瘤一词英文 "Tumor" 的首字母）指肿瘤的原发灶，随着肿瘤体积的增加和邻近组织受累范围的增加，依次用 $T_1 \sim T_4$ 来表示；N（"N"是淋巴结一词英文 "Node" 的首字母）指局部淋巴结受累及。淋巴结未累及时用 N_0 表示，随着淋巴结受累及的程度和范围的增加，依次用 $N_1 \sim N_3$ 表示；M（"M" 是转移一词英文 "Metastasis" 的首字母）指远处转移（通常是血行转移），没有血行转移者用 M0 表示，有血行转移者用 M_1 或 M_2 表示。

分期常用的符号意义如下：

原发肿瘤（T）

TX 无法评估原发肿瘤

T_0 未发现原发肿瘤的证据

Tis 原位癌

$T_1 \sim T_4$ 原发肿瘤的大小和（或）局部侵及范围依次递增

局部淋巴结（N）

NX 无法评估局部淋巴结的情况

N_0 未出现局部淋巴结转移

$N_1 \sim N_3$ 局部淋巴结的侵及范围依次递增

注：原发肿瘤直接侵犯到淋巴结应被划分为淋巴结转移。

注：除局部淋巴结以外的任何淋巴结转移都应被划分为远处转移

远处转移（M）

MX 无法评估远处转移的情况

M_0 未出现远处转移

M_1 发生远处转移

肿瘤的分级和分期对临床医师制定治疗方案和估计预后有一定的参考价值，特别是肿瘤的分期更为重要，但是必须结合各种恶性肿瘤的生物学特性以及患者的全身情况等进行综合考虑。

第四节　肿瘤的病理学诊断

病理学诊断是肿瘤诊断的金标准，是最有效、最可靠的方法。虽然肿瘤的生化、免疫和影像诊断有了很大的发展，但要确定肿瘤的性质，目前仍然主要依赖病理学诊断。肿瘤病理学诊断不但可以明确肿瘤的良、恶性，还可以判定肿瘤的细胞来源、分化程度、对抗癌药物的反应性，是临床医师制定治疗方案和判断肿瘤预后的主要依据，并指导肿瘤发病机制的科学研究。

随着免疫学、细胞生物学、分子生物学等的发展，以及免疫组织化学、流式细胞术、图像分析技术的应用，极大地推动了肿瘤病理学诊断技术的发展。临床病理学诊断技术应用范围广泛，是外科病理学的一个重要分支，专业性强，通常分为组织病理学和细胞病理学两大部分。

一、组织病理学检查方法

在判断疾病过程中机体所发生的病理变化，除肉眼观察病变器官的形态、质地、颜色等整体的表现，还要借助显微镜观察其组织结构和细胞形态上的微观变化，称为组织学观察或组织病理学观察。病变组织制成切片供显微镜进行观察的技术，称为组织病理学技术。组织病理学技术是整个病理学技术的基础和核心，是疾病诊断尤其肿瘤诊断的主要依据。

（一）病理检验的程序

1. 标本的验收

首先将受检标本与病理申请单进行仔细核对、登记，检查标本号、姓名、组织名称等信息与申请单是否一致，了解病史、临床诊断等资料。如果存在标本未标记患者姓名、送检标本严重腐败、标本过小无法制作切片等情况，不予接受。

2. 肉眼观察

活检小块材料，首先观察送检标本的形态，测量尺寸，大小精确到毫米。如果标本体积较大，或是切除的整个器官，先对标本进行整体描述，再进行测量和称重，较大的标本可以沿长轴切开，记录切面情况，情况较复杂的可以有图解表示。观察病变部位，通过病变局部形状、颜色、质地等情况对疾病做初步判断。

3. 组织块选取

各种脏器进行连续切面检查，同时观察病变部位，选取具有代表性和诊断价值的组织块进行固定、包埋，用于镜下观察。

4. 镜下观察

首先核对病理号、切片数、包埋块数与记录单是否一致，详细阅读申请单。阅片时，先用低倍镜观察切片整体情况，尤其是病变组织与正常组织交汇处要特别注意，再换高倍镜详细观察细微结构，谨慎细致。通过与正常组织及相似疾病的比对和鉴别，结合病人临床信息和肉眼诊断结果，做出综合性判断，对于不能明确做出诊断的疾病，可以采用免疫组化、分子病理学技术等方法进行进一步检测。疑难病例，要慎重做出诊断，必要时可以送上级医院会诊。

5. 书写病理诊断报告

（二）病理标本的处理及取材

组织病理学检查可以用于临床疾病诊断，以及疾病发病机制的基础性研究。因此其标本来源包括临床工作中的病理标本、尸体剖检、实验动物等。临床工作中的标本主要来自患者病变部位的受检材料，包括手术切除的组织标本，以及各类内镜检查所取下的组织块，例如，胃镜过程中，发现有溃疡病灶，为了诊断病变是良性溃疡还是溃疡性的胃癌，就需要在病变处及病变周围取组织送病理检查。还有肠镜、膀胱镜等发现可疑病变都应及时送检。

1. 常见标本的处理

（1）肿瘤标本：参照肿瘤大小，在肿瘤的主体部分，肿瘤与正常组织交界处，肿瘤周围的切缘组织都应该取材，边缘正常组织也应适当取材。按照每隔 0.5～2cm 的间距将肿瘤纵向切割成片状。仔细观察切面，出现黏膜粗糙、出血、颜色异常的部位，缩小间距，多取材料进行检查。有些器官如甲状腺、胰腺、前列腺等器官容易出现微小癌，应该每隔 0.5cm 切开，避免漏诊。

（2）胃：测量胃大弯、胃小弯长度，沿胃大弯剪开，观察胃黏膜溃疡、肿瘤形状大小，如溃疡小于 2cm，取一块组织，如果溃疡大于 2cm，在溃疡边缘呈十字切开，取 4 块标本。淋巴结都要进行病理检查。

（3）小肠：沿病变对肠侧壁剖开，如不能明确病变部位，则沿肠系膜侧剖开肠壁。观察肠黏膜有无充血、出血，集合淋巴滤泡有无肿大，有无糜烂溃疡。

（4）肺、肾：肺组织取支气管切缘，累及气管胸膜时，取部分胸膜进行检查，肾脏，沿肾脏外缘中线朝肾门做水平切面。

（5）乳腺癌：在癌肿中央及周边取材，淋巴结都要逐个取材，胸大肌、胸小肌逐一取材。

器官病变比较明显，则由病变处沿器官长轴剖开器官，病变不明显或体积较大的器官，沿其长径纵向切开。根据标本大小，按间距不超过 2cm 做平行切片，不同的切面应分别取材。所取材料必须包括送检组织的全层、周边淋巴结、病变组织与正常组织交界处、有炎性病变的部位都要仔细取材，以免漏诊。有包膜的脏器取材时应将包膜包括在内，如肾脏、肺、肝脏。

2. 取材时应遵循以下原则

（1）取材组织越新鲜，染色后的效果越好。详细记录待检组织的数量、大小、形状、颜色、质地等。防止组织污染，保持组织原有状态，尽快将组织固定。

（2）根据需要，确定取材部位，既要包括病变部位，也要包括病变与正常组织交界的部位，这样有利于判断肿瘤的侵袭范围，为临床治疗提供理论支持。

（3）小的标本应全部取材，大的标本根据临床资料，选取病变及周围组织，尽量多取材，以避免误诊和漏诊。

（4）取材大小适宜，如果组织太小不能准确地反应病人的真实情况。将组织块切成大小均匀，一般为 2.0cm × 1.5cm × 0.3cm 的小块，不宜太厚，否则影响固定效果。

（5）囊性肿物，要详细记录囊壁厚度、内外表面的情况、有无乳头、囊内容物的形状等，在囊壁不同位置及乳头处分别取材。

（三）制片方法与操作过程

常用的制片方法有石蜡切片和冰冻切片。

1. 石蜡切片

石蜡切片包括常规石蜡切片和快速石蜡切片。

常规石蜡切片：是利用石蜡的硬度，包埋组织，制成石蜡切片的病理实验技术，是病理学中常用的制片方法。各种病理标本固定后，经脱水、浸蜡、包埋、切片以及染色等过程，一般需要 24h 即可完成。石蜡切片的优点包括：切片质量稳定，取材广泛、全面、组织学形态清晰，适用于嵌取、切取以及切除的组织标本。

快速石蜡切片：将常规石蜡切片技术，在加温的情况下完成，大大加快了操作的速度，简化石蜡切片制片的过程。从标本固定开始 20min 即可完成制片的全过程，一般约 30min 即可做出病理诊断。快速石蜡切片的优点包括：设备简单，制片快速，利用全自动脱水机和包埋机实现石蜡切片的程序化、自动化操作。但是快速石蜡切片的制片质量不稳定，因此很少采用。以下以常规石蜡切片技术为例，讲述石蜡切片的制片过程。

（1）取材：根据实验目的和要求，病变程度依照上述取材原则合理取得组织材料。取材是病理制片的第一步，取材准确与否直接关系到制片的质量和病理诊断的准确性。

（2）固定：利用某些化学试剂的特性，使组织细胞内的蛋白质发生分子间的交联，蛋白质分子变性，改变蛋白质的生物活性，从而达到固定的目的。固定的方法有浸泡固定，注射、灌注固定，微波固定，蒸气固定。用甲醛固定的组织，根据组织的大小厚薄、致密程度，固定时间可由数小时至3d。任何组织必须固定充分，这是制片的关键。

（3）洗涤与脱水：组织充分固定后，脱水之前要进行冲洗，冲洗时间要根据所用固定液、固定时间、组织大小而定。目的是将过多的固定液洗去，尽可能清除组织与固定液作用所产生的分解产物。脱水是将组织内的水分用某些化学试剂置换出来。标本经固定和水洗后，组织内含有大量水分，而水与透明剂不能相溶，所以组织透明之前要进行脱水。常用的脱水剂有乙醇、正丁醇、丙酮等。

（4）透明：组织在脱水剂中完全脱水后，置入石蜡前，用透明剂将组织中的脱水剂置换出来，组织全部被透明剂所填充，光线下呈半透明状态。因为大部分的脱水剂不能与石蜡混溶，需要将脱水剂置换成能与石蜡混溶的透明剂，以利于浸蜡包埋。透明剂的选择必须是既能与脱水剂相混溶，又能与石蜡相混溶的，即在脱水剂和石蜡之间形成一个媒介。

（5）浸润与包埋：组织浸润与包埋的目的相同，都是将经过前期处理的标本再置于支持物中，使支持物透入组织内部，并将组织埋入包裹的过程。组织浸润和包埋的介质有石蜡、明胶、火棉胶、环氧树脂等。其中最常用的是石蜡。石蜡一般在60℃左右保持融化状态，组织在其内浸润一定时间，组织内的透明剂可被置换出来，整块组织可为石蜡分子浸透和填充。

（6）切片：用切片机将石蜡包埋的组织块切成适宜厚度的薄片，切片厚度一般在4～6μm薄片。切片过程中应注意及时清洁刀口，除去蜡屑，防止引起组织碎片。切片刀和蜡块的切面应呈5°～10°的倾斜，过大的切片容易卷曲，过小的切片容易起皱。

（7）摊片与染色：摊片是把切出的组织蜡片在摊片机的恒温水内展开，为了便于贴片，应尽量使其平整，无皱褶和气泡。摊片机要求控制恒温，保持摊片水的清洁。染色是用染液对组织切片进行处理，是组织中的不同成分染上相应的颜色，产生不同的折光率，以利于观察。一般常用的染色方法是苏木精 - 伊红染色。另外还有一些特殊的染色方法，比如卡宾胺蓝能够使幽门螺杆菌着色。因此染料应根据检查的目的而做出不同的选择。

（8）封片：切片染色后用胶类物质将其封固，可以进行长期保存。

注意事项：优质的切片其前提是正确的取材，及时有效的固定，准确无误的操作过程。每一个环节都十分重要，环环相扣才能保证结果的准确性和客观性。其中，洗涤环节应注意根据固定时间的长短，以及组织块的大小调整洗涤时间。脱水的步骤很烦琐，耗时较长，要有耐心，按脱水剂的浓度梯度依次进行，并准确按照规定时间进行，才能使脱水效果充分。包埋应注意不同季节和地理环境对包埋影响较大，在固定的实验室环境变化不大，执行起来相对好把握。

2. 冰冻切片

冰冻切片是指新鲜的组织块，不做脱水、透明、浸蜡和包埋等一系列处理，直接进行低温冰冻后马上进行冰冻切片。在临床工作中，冰冻切片应用广泛，例如：手术切除肿物须立即送病理室进行检查，判断肿物的性质，进而指导临床手术方案。冰冻切片的优点很多，首先组织不经有机溶剂的处理，不受浸蜡、包埋时高温影响，能较好地保存各种酶、抗原的活性及脂肪、类脂的结构。并且操作过程简单、快捷，30min左右就能得出结果，是外科肿瘤切除手术必不可少的辅助手段，应用十分普遍。但是，冰冻切片技术与常规的石蜡切片技术相比较也存在一定的缺点，如冰冻切片比石蜡切片要厚，一般8～80μm，且清晰度较差，不能用于回顾性研究，切片标本不易长期保存等。冰冻切片因切片机制冷原理不同可分为：低温恒冷冰冻切片，半导体制冷冰冻切片，甲醇循环制冷冰冻切片，二氧化碳制冷冰冻切片。一般多采用恒温箱切片机切片，在恒冷箱切片机未普及之前，大多使用甲醇制冷器冰冻切片。下面以低温恒冷冰冻切片法为例，介绍冰冻切片操作的流程。

（1）切片机预冷：在切片操作前1h，将切片机打开，进行预冷。达到预冷温度方能开始工作。一般温度设定在−20℃左右。

（2）送检标本处理：如送检的标本表面有大量血污，可以选用生理盐水进行清洗，不加固定物。将标本切成厚度不超过0.3cm的组织块。

（3）包埋：在组织样品表面加入冷冻包埋剂，一般多采用OTC包埋剂进行包埋。组织所需切面朝上，在组织周围表面都加入适量OTC。

（4）切片：将包埋好的组织块放入冰冻切片机内，进行切片。切片时注意使组织靠近刀锋，配合手轮的旋转以及组织推进的速度。掀开防卷板，由于载玻片的温度较高，将组织片吸附在载玻片上。尽量使切片保持完整，较少褶皱。

（5）固定：组织切片用乙醚和95%的乙醇进行固定，最后进行染色。

注意事项：冰冻切片主要用于明确病变性质、是否有淋巴结转移，进而指导手术方式和切除范围。因为冰冻切片并没有破坏各种酶、抗原的活性及脂肪、类脂的结构，可用于免疫酶组织化学和免疫细胞化学的研究，原位杂交、免疫金染色、细胞凋亡等研究也常用冰冻切片技术。制片过程中要注意组织新鲜，无固定，切片时用力均匀。冷冻的温度过高或过低都会影响切片的效果，并且根据受检的组织不同，切片温度应适当做以调整。

3. 术中冰冻切片技术

术中冰冻切片技术主要用于确定病变的性质，明确肿瘤是否完全清除，有无残留，有无淋巴结转移等。与石蜡切片相比，冰冻切片操作步骤简单，出结果时间短，因此主要应用在手术过程中。手术切下的组织，迅速送检，短时间内即可对肿瘤性质做出明确诊断。临床医生根据病理诊断结果，调整手术方案，例如，发病率较高的乳腺癌，术中病理结果显示为良性肿瘤，只需将肿瘤局部切除，但结果是恶性肿瘤，则需要将乳房切除后，还用进行淋巴结切除，患者的后期治疗和生命质量都是截然不同的。但是由于术中冰冻切片一般取材范围较小，并不能完全代表整个标本的病变情况，而且制片时间紧，切片质量不如石蜡切片清晰，使得术中冰冻切片的诊断结果存在一定的假阳性和假阴性。尽管术中冰冻切片准确率可高达95%以上，极低的概率发生在受检患者身上所带来的后果是十分严重的，患者有可能被过度医疗或者需要二次手术。对于一些疑难的、生物学特性介于良恶性之间的肿瘤，给诊断带来困难。同时为了争取时间，术中冰冻切片诊断对于肿瘤的组织学类型、分化程度等生物学特性的判断并不是很明确。但术中冰冻切片技术在目前临床外科仍发挥着不可替代的作用，这种方法大大提高制片速度，短时间即可得出病理结果，随着切片机的不断改良，以及病理工作者对切片技术的提高，使得冰冻切片和石蜡切片的质量基本相似。

（四）诊断报告的书写

1. 常规病理诊断结果的表述一般分为 5 个级别

（1）明确诊断。病变特点明显，能做出十分明确的判断。

（2）有保留的诊断。"考虑"或"可能"为某疾病，见于没有确切的把握，或某些肿瘤性质可以确定，但其分型不是很明确的情况。

（3）可疑的诊断，难以肯定诊断。可以根据实际情况写明"怀疑"或"高度怀疑"。

（4）送检材料病变不是很典型，但结合临床等多方面综合做出的判断时，注明"符合"临床诊断。

（5）既不能肯定，也不能否定的疾病，注明"不能排除"某疾病。一般需进行复查。

2. 术中冰冻切片诊断结果的表述一般分为 3 种

（1）阳性诊断。切片中组织异型性和细胞异型性都非常明显，可以明确诊断为恶性肿瘤，如乳腺癌。

（2）阴性诊断。良性肿瘤，如乳腺纤维腺瘤。临床医生根据结果只需行局部切除手术。

（3）不能肯定的诊断。部分肿瘤的性质不是很显著，很难明确诊断，又由于冰冻切片的制片效果不如石蜡切片等多方面原因，不能做出明确诊断。这种情况只能等待石蜡切片结果。临床医生需要对手术方案做出相应的调整。

（五）组织病理学诊断技术

组织病理学诊断以形态学为基础，从肉眼到镜下，从宏观到微观，将病变组织与正常组织进行，判断肿瘤的异型性，结合临床资料如患者的临床表现、发病年龄、性别、其他系统的症状等做出综合判断。掌握一些常见肿瘤的临床特征、形态学变化、取材要点有利于肿瘤诊断及相似肿瘤的鉴别。常见的肿瘤可分为上皮组织肿瘤和间叶组织肿瘤两部分。

1. 上皮组织常见肿瘤

（1）上皮组织良性肿瘤。乳头状瘤（papilloma）：见于鳞状上皮、移行上皮等覆盖的部位。肉眼观察：乳头状瘤呈外生性生长，与正常组织相比较，明显突出于体表、体腔表面，呈乳头状和指状突起。肿瘤的根部有蒂与正常组织结构相连。镜下观察：乳头状瘤的中央轴心部分染色较浅，为肿瘤的间质，主要由血管、淋巴管和结缔组织构成，起到支撑和营养的作用。细胞排列不整齐，失去了正常的极性和方向，具有明显的组织结构异型性。

腺瘤（adenoma）：常见于肠道、甲状腺、乳腺等器官。肉眼观察：发生在器官黏膜面的腺瘤呈息肉状，器官内部的腺瘤呈结节状，多形成包膜与周围组织分界清楚。镜下观察：正常腺体排列整齐，大小形状一致，腺上皮细胞单层排列，腺瘤内的腺体排列紊乱，大小形状存在明显多形性，腺上皮细胞层次增加，可达到两层或三层。部分腺瘤中腺体分泌量增加，形成大小不等的囊腔，如卵巢黏液性囊腺瘤、卵巢浆液性囊腺瘤。

（2）上皮组织恶性肿瘤。40岁以上癌症发病率显著增高，呈菜花状、息肉状、溃疡状等，多伴有坏死、感染、溃疡等继发性改变，切面可见肿瘤呈浸润性生长，部分肿瘤外生性生长的同时底部向组织内部浸润，呈树根状或蟹足状，颜色苍白，质地较硬，与周围正常组织分界不清，癌细胞常形成癌巢，实质与间质分界清楚。

鳞癌：发生在鳞状上皮覆盖或鳞状上皮化生的部位。肉眼观察：鳞癌呈菜花状，切面可见癌组织，颜色苍白，与正常组织分界不清，呈树根状或蟹足状，质地较硬。镜下对比：正常表皮的鳞状细胞排列整齐，由深至浅依次为基底细胞层、棘层、颗粒细胞层、透明细胞层、角质层。鳞癌细胞排列紊乱，互相聚集，形成癌巢，分化比较好的鳞癌在癌巢内可见同心圆状的角化珠，角化珠的多少可以成为评定肿瘤分化程度的重要依据。同时，分化好的鳞癌，细胞间有细胞间桥。

腺癌：腺上皮细胞发生恶性转化，腺体排列紊乱，大小形状明显异型性，腺腔形状不规则，腺上皮细胞层次增加，染色加深。将正常腺体，腺瘤，腺癌的切片进行比较，异型性呈现明显的递进，而且高倍镜下，腺癌细胞体积增大，核增大，形状不规则，病理性核分裂相等细胞异型性。

2. 间叶组织常见肿瘤

（1）间叶组织良性肿瘤。脂肪瘤：常发生在四肢和躯干的皮下，大体及镜下所见，肿瘤周围有很薄而透明的包膜，肿瘤呈黄色，质地柔软，表面呈分叶状，纤维间隔将每个叶分隔开，较大的脂肪瘤可出现钙化灶，细胞多为正常的脂肪细胞。

平滑肌瘤：多见于子宫，发病率高。按发病部位分宫体肌瘤和宫颈肌瘤，根据肌瘤与子宫肌壁的关系可分为肌壁间肌瘤、浆膜下肌瘤、黏膜下肌瘤。肌壁间肌瘤位于子宫肌壁内，周围被肌层包围，约占子宫肌瘤的70%。浆膜下肌瘤是指肌瘤发生在子宫的浆膜面，呈外生性生长，仅有一蒂与子宫壁相连。黏膜下肌瘤是发生在子宫黏膜面，突向宫腔内生长。虽然没有包膜，但肿瘤与子宫肌层间有疏松的网状间隙，容易剥出。肌瘤呈白色，质硬。镜下观察，瘤细胞呈梭形与平滑肌细胞相似，排列紊乱，呈编织状或束状，其间有不等量的纤维结缔组织。肿瘤切开内部常有变性，包括玻璃样变、红色变、囊性变、肉瘤变、钙化，其中肉瘤变要提高警惕，可能发生恶性转化。

（2）间叶组织的恶性肿瘤。肉瘤常发生在儿童和青少年，肿瘤较软，湿润，灰红色，鱼肉状，细胞弥漫性分布，细胞间有网状纤维，实质与间质分界不清，血管丰富，易发生血道转移。

脂肪肉瘤：包括黏液脂肪肉瘤和多形性脂肪肉瘤两种。黏液脂肪肉瘤多发生在年轻的成年人，形成假膜，容易误认为良性肿瘤。肿瘤呈樱桃红色，切面可见大量血管，因其渗出的半凝胶状黏液较多，取材时应注意避免污染。镜下显示，大量黏液细胞，毛细血管非常丰富，脂肪母细胞呈卵圆形或梭形。多形性脂肪瘤多发生在中老年人群，肿瘤黄白色，较软，表面有许多星状的突起。

骨肉瘤：大体检查骨肉瘤一般体积较大，直径可达 8～10cm，肿瘤可呈粉红色、灰白色，呈鱼肉样改变。由于骨肉瘤中含纤维组织、软骨、骨组织的比例不同，质地略有不同。切面可见黄白色的钙化灶，伴有坏死、囊性变，一般血管含量丰富，若伴有出血则呈紫红色。肿瘤的软组织部分是肿瘤的发展核心，最适宜进行病理检查。镜下观察，由于肿瘤体积较大，不同部分的检查结果有所不同，瘤细胞表现出明显的细胞异型性，大量圆形或卵圆形骨母细胞，细胞核深染。同时应参考影像学资料结合临床做出综合性的判断。

骨巨细胞瘤：骨巨细胞瘤的质地非常松软脆弱，血供丰富，瘤组织呈红褐色。肉眼观察：有棕褐色的含铁血黄素沉积，囊性变多见，由于纤维组织反应性增生，使肿瘤边缘处质地较硬，病理取材时选取肿瘤中心部位典型的瘤组织，避免漏诊。镜下观察：含有大量圆形、椭圆形的间质细胞，多核巨细胞散在分布，与间质细胞互相混入，没有界限，并且两者的细胞核的体积、染色、形状等方面非常相似。血管丰富，常有出血。多核巨细胞的细胞核可多达数百个，是由于肿瘤间质细胞融合后形成的。巨细胞的数量可作为肿瘤分级的重要依据，多核巨细胞越多，肿瘤分化程度越好。Ⅰ级：多核巨细胞多、间质细胞分化良好，Ⅲ级：多核巨细胞少、间质细胞异型性大、病理性核分裂多，Ⅱ级：介于Ⅰ级和Ⅲ级之间。

（六）组织病理学的优点及局限性

1. 优点

（1）组织病理学不仅可判断肿瘤的良恶性及其预后，并且根据世界卫生组织制定的《肿瘤国际组织学分类》中标准化指标进行分类，包括确定肿瘤的性质，恶性程度，对肿瘤进行分级和分期。

（2）冰冻切片是外科手术中快速病理诊断的常用技术，指导临床手术方案，制片快速，过程简单，所起作用是无可替代的。

2. 局限性

（1）组织病理学诊断是一门依赖经验积累的诊断学科，随着不断的实践和总结经验才能不断提高诊断的准确性，减少漏诊、误诊。

（2）诊断结果的准确性受到待检组织取材准确性的制约，比如临床医师切除组织是否具有代表性，以及对大块组织取材、切片均属抽样检查，有时不能代表整个病变。

（3）应用常规的组织学检查方法，大多数肿瘤可以得到明确诊断，但仍有部分肿瘤由于取材的局限性，时间紧迫，肿瘤本身分化程度的因素不能得到准确的判断。

（4）病理标本多数来源于手术切除，属于有创性诊断，给病人或多或少地带来身体上的痛苦和精神上的压力。

（5）冰冻切片受取材、切片质量等因素的影响，可能出现假阳性或假阴性。

二、肿瘤的细胞病理学诊断

细胞病理学（cytopathology）又称为诊断细胞学，是病理学的重要组成部分，通过对细胞的形态、性质进行观察，辅助临床疾病的诊断。根据细胞病理学受检细胞提取方式的不同，将其分为两大部分：即脱落细胞学检查和针吸细胞学检查。利用人体正常或病变脱落的细胞或细针吸取细胞进行涂片，染色后显微镜观察，做出诊断。细胞病理学诊断具有简单、准确、快速、痛苦轻等特点，目前将常规用于组织学切片的许多特殊染色与细胞学诊断相结合更进一步提高细胞学诊断的准确性，广泛应用在肿瘤筛查、体检等领域。

1928 年 G.N.Papaniculaou 宣布通过阴道脱落细胞涂片，可以诊断宫颈癌，并于 1943 年出版《阴道涂片的宫颈癌诊断》，至今脱落细胞学检查被推广应用，逐渐扩大至各器官系统肿瘤的诊断。细胞学检查已经有近 100 年的历史，由于医学影像技术的发展，在 B 超、CT、MRI 指导下，定位取材使疾病的诊断和治疗更加精确。

（一）肿瘤的细胞病理学应用的临床价值

诊断细胞学新技术的运用，如液基膜式薄层细胞学技术、液基离心沉淀式薄层细胞学技术以及宫颈细胞学质量控制的电脑阅片等，使细胞病理学诊断不局限在妇科疾病的诊疗，已经覆盖临床各学科、各系统的疾病诊疗过程。近年来各种内镜检查时微型尼龙刷在病变处直接刷取细胞，或采用细塑料管冲洗后吸取液涂片使细胞学检查的范围进一步扩大。事实证明，细胞病理学具有较高的临床应用价值。

（1）诊断炎性病变。

（2）用于恶性肿瘤的防治，识别癌前病变，及时发现早期癌变。

（3）观察癌症治疗效果，对患者预后进行评估。

（4）测定激素水平，了解卵巢功能；产科可用于监测胎盘功能。

（5）作为癌前病变营养干预试验或药物治疗的监测指标。

细胞学诊断取材方便，患者痛苦小，适用于门诊或无症状体征的人群普查，能够发现癌前病变、原位癌、早期浸润癌。当组织学材料难获得时，细胞学诊断是重要的补充。通过细胞学诊断，提高了癌前病变和早期癌的诊断率，从而提高了肿瘤病人的存活率和生活质量。

（二）细胞学材料采集

1. 细胞标本来源

根据细胞标本来源，临床诊断细胞学检验分为脱落细胞学检验和穿刺细胞学检验。

（1）脱落细胞学检验是采集人体各部位，特别是管腔器官表面的脱落细胞，如女性生殖器、口腔、食道、鼻咽部等病变部位脱落的细胞进行检验。这些细胞或是由阴道分泌物中采取；肺、气管上皮由痰中采取；脱落细胞学检查与活体组织检查关系十分密切，对防止肿瘤有重要意义。癌症患者早期常无明显的临床症状，不容易被发现，此时若应用脱落细胞检查，可以大大提高早期癌的检出率。例如：早期肺癌，患者没有临床症状和体征，X线检查阴性，无淋巴结转移，痰脱落细胞学检查阳性，行手术切除后病理显示为支气管黏膜原位癌或早期浸润癌。同时，对子宫颈癌、食管癌、胃癌进行脱落细胞学检查时往往夹带着部分组织，可以同时进行活检，两种方法相结合，提高诊断结果的准确性。脱落细胞学检查方法设备简单，操作方便，基层医学可以广泛采用。癌细胞检出率高，特别是对一些早期癌、组织学活检无从取材的部位显示出独特的优点。但这种检查方法有一定的误诊率，有时还可以出现2%左右的假阳性，并且不能进行准确的肿瘤分型。

（2）针吸细胞学检验是用细针穿刺病灶，吸取少量细胞成分做涂片检查的方法。如前列腺、肝脏、肾脏、胰腺、乳腺、甲状腺等部位的细胞采集则需要进行穿刺获得。近年来，由于超声、X线、CT等影像学的发展，在这些仪器的指导下进行穿刺取材更加准确。获取的细胞不但可以进行形态学诊断，也可以进行细胞培养，用以蛋白检查及基因检测。穿刺细胞学检查的优点在于多数穿刺方法操作简单易行，不需开刀，不遗留瘢痕，一些深部内脏需要影像学的准确定位下进行。这种操作方式几乎适用于所有的部位，尤其是其他方法不能取得的部位，本方法也可行。另外，其操作安全，所取得的细胞完全新鲜，无自溶变性，有利于镜下观察。但是，穿刺时应尽量避开表面浅静脉和深部大血管，避免引起出血和血肿，另外胸腔周围穿刺不应过深，以免刺破胸膜造成气胸。

2. **标本采集方式**

（1）直视采集法。是在肉眼或内镜的直视状态下，用刮片、吸取的方式采集标本。宫颈、鼻腔、口腔、皮肤等部位可以直接肉眼下直视采集。一些内脏器官，如胃、气管、肺、肠管等可以借助内镜观察，在内镜的指导下进行操作。

（2）分泌液收集法。是将自然分泌物或排泄物收集起来进行检查，如痰液、尿液（一般不少于50mL）、前列腺液等。

（3）针刺抽吸法。是利用细针抽吸采取标本，可以用于深部实体组织器官，如：关节、甲状腺、乳腺、肝脏等。同时，也可用于抽取腔隙内的积液，如胸腔积液、脑脊液、腹腔积液等，送检的浆液量在20～200mL较为合适。

（4）摩擦法。是借助各种摩擦工具，如海绵、线网套、纤维支气管镜等对病变部位进行取材。可用于鼻咽部肿瘤检查，尤其是利用拉网器采集食管脱落细胞筛查食道癌，应用广泛，准确高效。

（5）灌洗法。是通过向空腔脏器内灌注一定量的液体，多采用生理盐水，进行冲洗、振荡，然后收集脱落下来的细胞进行病理检查。

（三）细胞学检查的方法和步骤

1. 取材与涂片

通过适当的采集方式，将采集的细胞进行涂片，涂片时应注意动作尽量轻柔，较少人为造成细胞脱落和损坏。涂片时应该用力均匀，厚薄适宜，过厚容易造成细胞叠加，涂片密度过低，容易造成漏诊。灌洗法取得的液体或尿液，胸、腹水应先进行离心，收集细胞进行涂片。

涂片的方法包括：

（1）推片法。受检的标本较稀薄，应选择推片法。方法是左手持载玻片，右手将涂有样品的玻片与载玻片呈 30° 的夹角由后向前推移。

（2）涂片法。适用于较黏稠的受检样品。方法包括转圈涂片法和往复涂抹法，前一种方法是借助棉签将样品由载玻片的中心按顺时针的方向由内向外涂抹。后者是将样品反复地涂抹在载玻片上，但要注意的是涂抹的样品不要超过载玻片的边缘。

（3）压拉涂片法。多用于黏稠或块状的样品，经标本放置于横竖交叉的两张玻片之间，挤压同时抽拉两张玻片，使样品同时附着在两张玻片上。

（4）喷射法。适用于吸取的液体标本。

另外，还有印片法。适用于小块组织，微孔滤膜过滤法、液基薄层细胞学技术等以及采用自动涂片机进行机器自动制片。涂片前，应根据采集样品的特点、状态选择适合的涂片方法。

2. 固定

固定的目的是为保持细胞的原有形态，防止由于细胞内酶的分解而导致的细胞自溶。固定液的种类繁多，95% 乙醇是最常用的固定液，并且适用于巴氏和 HE 染色，但渗透性较差。乙醚乙醇固定液的渗透性较强，固定效果好，根据需要选择适当的固定液。新鲜标本涂片后，应立即进行固定，固定时间不短于 15min。

固定方法包括：

（1）带湿固定法。适用于涂片后尚未干燥时进行固定，细胞着色新鲜，结构清晰。适用于痰、宫颈刮片、食管拉网涂片。

（2）干燥固定法。涂片干燥后进行固定。

3. 染色

没有进行染色的细胞，在显微镜下难以观察细胞胞浆、胞核内各种细微的结构，因此，通过不同的染料将细胞的形态结构及成分显现出来，增加细胞透明度，便于在镜下进行观察和诊断。常用的染色方法有巴氏染色和苏木精–伊红染色（HE）。巴氏染色的特点是对细胞具有多色性的染色效果，色彩鲜明，细胞核结构清晰。HE 染色在细胞检查中应用最为广泛，是最常用的染色方法，这种方法简单易行，费用较低，在人群的防癌普查中广泛使用。

4. 阅片

阅片前应认真核对涂片和送检编号，以及送检单上病人的相关信息。阅片过程中，采用高倍镜与低倍镜相结合的方法，先采用低倍镜观察涂片空间排列方式，再用高倍镜对细胞形态进行细致的观察。镜检时必须按照依次迂回的顺序检查所有的视野，每个视野部分重叠以免漏诊。

5. 诊断报告

细胞学诊断主要根据细胞的镜下形态、异型性并结合临床表现以及患者的体征。客观谨慎做出诊断，对于有争议或是不能完全确定的受检样品，应当建议再次送检，为了防止漏诊和误诊，可以与多名医生进行会诊，并结合临床资料，做出诊断。诊断结果力求全面，细胞学诊断形式包括直接法和分级法两种。

直接法：通过对受检肿瘤细胞的异型性，结合患者临床资料直接做出诊断，在报告中，直接写出疾病的名称。这种方法多用于穿刺细胞采集的诊断。

分级法：通过所见细胞形态和背景成分，用分级的方法表示，能准确地反映受检样品的本质。常用的分类方法有：

（1）3级分类法：

Ⅰ级　阴性　　正常细胞或炎性病变，未见肿瘤细胞。

Ⅱ级　可疑　　发现疑似肿瘤细胞，但不能完全确定，需要进行复查。

Ⅲ级　阳性　　细胞明显异型性，可以确定是癌细胞，报告中可以明确诊断肿瘤的类型及分化程度。

3级分类法分类简单，容易掌握，但分类方式相对较粗糙，临床应用较少。

（2）5级分类法：源于1945年巴氏的5级分类标准，巴氏分级法是临床常用的宫颈刮片分级办法。但单纯巴氏数字表示分级法，较烦琐，且诊断标准较难统一，已不再采用。我国目前采用的5级分类法是在巴氏分类法的基础上，使用了组织学术语进行描述的诊断法。

Ⅰ级：正常，未见异常细胞。

Ⅱ级：炎症，发现异常细胞，但均为良性。

Ⅱa级：轻度核异质或增生细胞。

Ⅱb级：中度核异质或增生细胞。

Ⅲ级：可疑，发现可疑恶性细胞，核具有某些恶性特征，但难确定是良、恶性。

Ⅳ级：高度，发现高度可疑的恶性细胞，但数量少且不够典型。

Ⅴ级：恶性，发现典型癌细胞，其恶性特征明显或数目较多。

（四）细胞诊断技术

肿瘤的细胞学诊断通过对脱落细胞进行观察，发生癌变的细胞，细胞间的黏附力下降，更容易脱落，在显微镜下观察细胞形态结构的变化，是否与正常细胞存在不同程度的差异，是脱落细胞学检查的主要目的。掌握正常细胞，以及炎性病变的细胞形态是诊断并识别肿瘤细胞的前提，以下对脱落细胞识别的基础知识进行简要介绍。

1. 正常细胞

（1）柱状上皮细胞。细胞呈棱柱状，表面观为多边形，侧面呈柱状，细胞核椭圆形，靠近细胞的基底部。典型的复层柱状上皮分布在眼睑结膜和男性生殖道，单层柱状上皮见于小肠吸收细胞和输卵管的细毛细胞。纤毛柱状上皮呈圆锥形，游离面宽而平，具有纤毛，多分布在呼吸道的腔面。

（2）扁平（鳞状）上皮细胞。复层扁平上皮由多层细胞组成，主要分布在口腔、食管、肛门、表皮、宫颈、阴茎等部位。基底层细胞呈矮柱状，细胞体积小，染色较深，分裂增殖旺盛，逐渐分裂增殖向上推移，补充脱落的细胞。中间层细胞为多边形，细胞较小，圆形或卵圆形。近浅层的上皮细胞为扁平的，表层细胞富含角蛋白，脱落后仍保持原有形态，完全角化的细胞呈橘红色。

（3）移行细胞。位于泌尿系统肾盂、输尿管、膀胱、尿道等处的腔面。在尿液涂片中可大量出现，表层细胞体积大，大小相当于鳞状上皮表层细胞，呈扁圆形或多边形，胞膜光滑，可见双核或多核。底层细胞为圆形或多边形，核居中位，染色质较致密。中层细胞介于两者之间也可呈多边形、梭形。

（4）间皮细胞。主要分布在胸腔、腹腔、心包的浆膜面，细胞形状不规则，呈多边形。脱落的间皮细胞多为单个散在，呈圆形或卵圆形，可见双核的细胞。

2. 炎症性脱落的细胞

炎症病变往往有大量炎性渗出液，渗出液中含有大量的炎细胞。中性粒细胞胞浆染色较浅，细胞核呈杆或2～5分叶状，叶与叶间有细丝相连。巨噬细胞呈圆形，或因伸出伪足而形状不规则，核圆，胞质嗜酸性。浆细胞呈圆形或椭圆形，细胞核圆形，常偏于细胞一侧，胞核旁有一染色较浅的亮区。不同的炎症类型，不同的病因，渗出液或病变局部浸入的炎细胞也不同。在肿瘤病理诊断的过程中，掌握各种炎细胞的形态，辅助肿瘤诊断。

3. 损伤的细胞

在各种体内外刺激因素的作用下，细胞内出现异常物质或正常物质异常增多的现象，导致细胞出现可逆性损伤，称之为变性。当细胞发生致死性的代谢、结构和功能障碍时，细胞便可出现不可逆性的损伤，导致细胞坏死。同时，体内外的因素触发了细胞内预存的死亡程序可导致细胞出现主动性的凋亡。这些变化在细胞学中极其常见，有时与癌细胞很难鉴别，因此应该对其形态学特点有清楚地认识。

（1）变性的细胞。细胞发生变性的表现形式有很多种，细胞水肿，是细胞损伤后出现的最早的变化，由于线粒体功能受损，细胞膜钠钾泵功能障碍，导致细胞内钠离子和水潴留。细胞水肿后，细胞体积增大，染色变淡，光镜下可见胞浆内含有大量粉红色的颗粒状物质，电镜显示为发生肿胀的线粒体和内质网。进一步发展，呈气球样变。如果损伤加重，还会导致细胞脂肪变性，细胞体积增大，细胞质内脂肪聚集融合成脂滴，互相融合形成大小不等的球形脂滴，甚至整个细胞将细胞核挤到细胞一侧。

(2) 坏死的细胞。细胞核的变化是细胞坏死的重要标志，坏死细胞的胞核出现：核固缩，细胞核染色质浓缩，体积缩小，嗜碱性增强；核碎裂，核膜破裂，核染色质崩解，裂解成小碎片；核溶解，DNA酶和蛋白酶的激活，将核DNA和核蛋白分解，细胞核逐渐消失。坏死的细胞胞质嗜酸性增强。有时胞浆消失呈裸核，容易与肿瘤细胞混淆，尤其是较多的细胞坏死，容易造成误诊。

(3) 凋亡的细胞。程序性的细胞死亡，细胞发生皱缩，胞质致密，核染色质边集，细胞核裂解，胞质以出芽的方式包裹细胞核、细胞器的碎片脱落下来，形成膜包被的凋亡小体。肿瘤细胞亦可出现细胞凋亡，细胞凋亡散在发生，不引起炎症反应。在细胞的涂片中也可见凋亡细胞。

(4) 化生、增生。化生是细胞的适应性变化，当细胞受到刺激因素的影响，有一种分化成熟的细胞转化为另一种同源的分化成熟的细胞。例如：长期吸烟可使呼吸道纤毛柱状上皮细胞化生为鳞状上皮细胞，但化生的上皮细胞可以分化成熟，与肿瘤细胞不同，肿瘤细胞失去了分化成熟的能力。增生，一般指同类细胞大量增殖，修补邻近受损的细胞，称为再生，属于修复的范畴。再生的细胞胞浆嗜碱性，细胞核增大，染色加深，因分裂增殖旺盛，可见双核的细胞。因肿瘤细胞，胞核呈明显多形性，容易与其混淆。

4. 非典型增生的细胞

非典型增生主要用来描述上皮细胞增生并出现异型性，但不足以诊断为癌。根据异型性大小和累积的范围，将非典型增生分为轻度非典型增生、中度非典型增生、重度非典型增生。①轻度非典型增生：增生的细胞异型性较小，病变范围累及上皮层下 1/3。②中度非典型增生：增生的细胞异型性中等，病变范围累及上皮层下 2/3。③重度非典型增生：增生的细胞异型性较大，病变范围累及上皮 2/3 以上，但未达到全层。重度非典型增生很难逆转，进一步发展，即为原位癌。从病理形态学角度及大量临床实践来看，癌症的发生发展过程大多经历了非典型增生、原位癌、早期浸润癌等阶段。从非典型增生到原位癌是逐渐演化的过程，并且重度非典型增生和原位癌两者的生物学行为并没有明显的界限，二者的鉴别诊断有一定困难。临床病理诊断应将细胞学诊断和组织学诊断结合起来，并参考患者的临床资料进行综合性的分析，得出诊断性的描述。既要避免漏诊，同时也要注意避免增加患者不必要的心理负担。

5. 肿瘤细胞

恶性肿瘤细胞表现出明显的异型性，肿瘤细胞涂片的背景有一些特征性的表现。恶性肿瘤常发生继发性的改变如出血、坏死、感染，因此肿瘤细胞涂片的背景中会出现大量的红细胞，坏死细胞，变性的细胞，炎细胞浸润，淋巴细胞、巨噬细胞增多从另一方面也证明机体对肿瘤有一定的免疫反应。伴有大量黏液和纤维素。这些涂片背景有利于查找肿瘤细胞并作为诊断结果的参考。

（五）临床常见脱落细胞检查

1.宫颈细胞检查

宫颈细胞检查是采用宫颈吸取黏液并结合宫颈外口刮片进行涂片。因宫体、宫颈、阴道脱落的上皮或肿瘤细胞都汇集在阴道后穹隆，采集时可吸取此处分泌物进行涂片检查。宫颈外口刮片选择鳞状上皮与柱状上皮交界处进行取材，以提高宫颈癌的检出率。采集方法可选择刮板或塑料毛刷进行取材。染色方法首选巴氏染色，如果发现可疑病变，应定位活检或重复涂片检查。一般首次宫颈脱落细胞检查阳性的患者，短期内在进行复查，有出现假阴性的比例较高。

2.尿液细胞检查

尿液采集一般选择清晨第一次尿液，收集中段、后段尿液送检，避免前段尿液污染干扰诊断的准确性，尿量不少于100mL。为防止细胞腐败自溶应尽量在尿液收集后的1~2h内涂片，特殊情况不能及时制片可在受检样品中加入1/10的浓甲醛溶液或95%的乙醇。送检的尿液需要进行离心，去上清保留沉淀物进行涂片，一般需离心两次，若尿液中沉淀较多，离心一次即可，如果尿液中有胶冻样或大量盐类结晶，可滴加0.5mol/L的氢氧化钠将其溶解后再进行离心。在固定和染色过程中，为防止细胞脱落，可在涂片前先涂上血清液或甘油蛋白，或者涂片半干后再进行固定。

3.痰液细胞检查

痰液检查，要求痰液标本必须是新鲜的，最好采患者清晨咳出痰液，并于1h内进行制片，痰液尽量由肺部咳出，这样更能反映肺部的病变。痰液量2~3mL，以保证取材充足。同时观察痰液的外观，痰液的性状对诊断有很大的意义。临床检查黏液痰很多见，痰液透明、无色、较黏稠，这种情况往往见于慢性支气管炎、支气管哮喘等慢性阻塞性疾病。如果痰液中伴有乳白色的颗粒，提示有癌变的可能。有时痰液中伴有大量的泡沫，可将泡沫除去，选择其中的黏液丝进行涂片检查。黄色或绿色的脓性痰，见于化脓性炎症如气管、支气管的化脓性炎症或小叶性肺炎、支气管扩张等。切片镜下多伴有大量的中性粒细胞和核丝可帮助诊断。

（六）细胞病理学诊断技术的优点与局限性

1.优点

（1）细胞病理学诊断操作简单，容易掌握，费用较低，出结果时间快，各级医疗机构可广泛开展。

（2）受检者痛苦小，一般无不良反应，不留瘢痕，适用于门诊或无症状体征的人群普查。

（3）阳性率、准确率均可以达到近90%，能够发现临床没有明显临床症状的隐匿性肿瘤，提高了癌前病变和早期癌的诊断率，为病人早期治疗提供线索。

（4）脱落细胞多取自受检者的分泌物、排泄物，如尿液、痰等，可反复取材，具有实用价值。

（5）除在应用最广泛的妇科肿瘤诊断外，细胞病理学诊断在其他各系统肿瘤及非肿瘤疾病的诊断都有广泛应用。

（6）当组织学材料难获得时，细胞学诊断是重要补充。

2. 局限性

（1）假阴性：细胞学诊断的阴性结果并不能否认肿瘤的存在，由于取材细胞数量较少，相当于抽样检测，部分深部肿瘤如肝癌、肺癌等很难取得理性的标本等原因都有可能造成假阴性、漏诊。

（2）假阳性：在非癌症病人的受检涂片中，报告癌细胞阳性，造成误诊。如非典型增生细胞出现异型性，但还不足以诊断为癌。局部损伤时，细胞增生修复，可见双核细胞，有时可见核分裂相。这些都有可能误导，造成假阳性。

（3）细胞学诊断的准确率可达 80% ~ 90%，细胞学涂片没有组织结构关系，取材较少，黏膜及体腔抽取液中的细胞，难以辨别精细结构，都使细胞学诊断的准确率低于组织学病理诊断。

（4）细胞学检查结果基本可以诊断肿瘤的良恶性，但对于肿瘤细胞的来源、分型、分化程度的判断，不如组织病理学诊断准确。

细胞病理学虽然存在一定的局限性，但仍是各系统肿瘤筛选和诊断的重要手段。随着医学的不断发展，临床对病理学诊断的要求越来越高，因此将细胞病理学与组织病理学诊断相结合，充分利用新的仪器、新技术提高病理学诊断的准确性。

（于　宁）

第五章 肿瘤影像学诊断方法及临床诊断

第一节 肿瘤影像学诊断

医学影像学是一门以成像技术为基础，为疾病诊断、治疗效果判断等提供依据的学科，是由成像技术和临床问题共同驱动的学科。随着科学技术和临床医学的快速发展，医学影像技术发展迅速。肿瘤影像学作为其重要组成部分，已成为肿瘤筛查、诊断、分期和疗效评估的最主要手段。肿瘤影像学检查依据成像技术分为 X 线检查、CT 检查、MRI 检查、超声检查、PET/CT 检查和核医学显像。本节分述其发展历史（产生）、现状，包括检查分类、适应证、禁忌证和注意事项、此项检查优缺点评价与应用范围等，以及探讨存在问题并展望其未来研究方向。

一、X 线检查

（一）X 线的产生

1895 年 11 月 8 日伦琴在进行实验研究中发现了一种人眼看不见、但能穿透物体、使荧光物质发光的射线，以 "X" 将其命名，称为 X 线。X 线的发现在人类历史上具有极其重要的意义，它为自然科学和医学开辟了一条崭新的道路，伦琴因此获得 1901 年诺贝尔物理学奖。

（二）X 线成像的现状

1. X 线检查分类

X 线检查分为常规 X 线检查和特殊 X 线检查。常规 X 线检查包括透视和摄片，是 X 线检查中最基本和应用最广泛的检查方法。特殊 X 线检查包括特殊摄影（体层摄影、高千伏摄影、软 X 线摄影等）和造影检查。

（1）透视。是一种简便易行的影像学检查方法，适合于人体天然对比好的部位，如胸部、腹部等。透视可转动患者体位进行多角度观察，除观察其形态变化外，还可观察器官的动态活动，但透视不能留下永久记录以供随访或复查比较。而且各种造影检查和介入操作也常需要在透视下进行。此外需要注意的是，透视的射线剂量较大，不提倡做体检或筛查。

（2）摄片。是最常用与最基本的 X 线检查手段，应用范围广泛，射线剂量较小，可做永久性资料保存。但其检查范围受胶片大小限制，不能观察器官的运动功能。

（3）体层摄影。是通过特殊的装置和操作显示某一特定层面的影像，而不属于该选定层面的结构则被模糊。体层摄影被用来显示重叠较多和位置较深的病变，如气管肿瘤所在平面的气管结构图像。随着 CT 重建技术的出现和发展，临床上体层摄影已经很少应用。

（4）高千伏摄影。是指摄影时用高于 120kV 的管电压产生穿透力较强的 X 线，获得在较小密度值范围内显示层次丰富的密度影像照片的检查方法。由于其穿透力强，可以显示致密结构中被遮蔽的病变。主要用于尘肺疾病的评价。

（5）软 X 线摄影。是指摄影时用低于 40kV 的管电压所产生的 X 线，由于该射线的能量低、穿透能力较弱，故称为"软 X 线"。临床上主要用于乳腺、咽喉侧位等部位的检查。

（6）造影检查。对于缺乏自然对比的结构或器官，将高 / 低于该结构或器官的物质引入器官内或其周围间隙，使其产生对比显影的过程即为造影检查。如胃肠钡气双重造影，血管造影等检查。造影检查极大拓宽了 X 线检查的范围。

2. 数字 X 线成像

X 线成像最重要的进展就是数字 X 线成像的出现，数字 X 线成像包括计算机 X 线摄影（computed radiography，CR）、数字 X 线摄影（digital radiography，DR）、数字减影血管造影（digital subtraction angiography，DSA）等。

（1）CR。CR 是 X 线平片数字化比较成熟的技术，目前已在国内外广泛应用。CR 系统是使用可记录并由激光读出 X 线成像信息的成像板（imaging plate，IP）作为载体，以 X 线曝光及信息读出处理，形成数字或平片影像。CR 系统实现常规 X 线摄影信息数字化，使常规 X 线摄影的模拟信息直接转换为数字信息；能提高图像的分辨、显示能力，突破常规 X 线摄影技术的固有局限性；可采用计算机技术，实施各种图像后处理功能，增加显示信息的层次；CR 系统获得的数字化信息可传输给图像存储与传输系统。CR 的主要不足是空间分辨率低与时间分辨率较差。随着 DR 技术的发展和普及 CR 将以其便捷性的优点逐渐应用于急诊医学。

（2）DR。DR 是在 X 线电视系统的基础上，利用计算机数字化处理，使模拟视频信号经过采样、模 / 数转换后直接进入计算机中进行存储和分析。X 线数字图像的空间分辨率高、动态范围大，其影像可以观察对比度低于 1%、直径大于 2mm 的物体，在患者身上测量到的表面 X 线剂量只有常规摄影的 1/10。量子检出率（detective quantum efficiency，DQE）可达 60% 以上。X 线信息数字化后可用计算机进行处理。通过改善影像的细节、降低图像噪声、调整灰阶及对比度，并可进行影像放大、数字减影等处理，显示出未经处理的影像中所看不到的特征信息。借助于人工智能等技术对影像做定量分析和特征提取，可进行计算机辅助诊断。

（3）DSA。DSA 的成像是由 X 线发生器产生的 X 线穿透人体组织，产生不同程度衰减后形成 X 线图像，这些图像经过影像增强器转换为视频影像，然后经电子摄像机变为电子信号，最后经对数增幅、模 / 数转换、对比度增强和减影处理，产生 DSA 图像。DSA 比常规血管造影所用对比剂量更少，有较高的密度分辨率和对比分辨率，对全身各部位血管性病变的诊断和介入治疗发挥着重要的作用，对指导肿瘤的经血管化疗栓塞有很大的帮助。

发现 X 线、进行常规 X 线摄片和诊断已历经 100 多年，随着计算机技术的飞速发展，近几年，常规 X 线已逐步从模拟模式发展为数字模式，正从胶片向通过医用显示器数字阅片转化，数字图像具有较高分辨率，图像锐利度好，细节显示清楚；放射剂量小，曝光宽，容度大，并可根据临床需要进行各种图像后处理（包括双能量减影摄片等）等优点，还可实现放射科无胶片化，通过 PACS 和 HIS 科室之间、医院之间数字化快捷实时调阅，提高了准确性，节约物质成本和时间成本，也便于会诊与教学。

3.X 线成像展望

数字化是 X 线成像发展的必然趋势，众多国际及国内医疗设备公司正在对数字化 X 线医疗设备大力研发及大胆创新；低剂量亦是未来 X 线成像发展的必然要求，随着影像探测器新材质的开发使用及高频高压发生器等的新技术的应用医用 X 线成像将大大降低辐射剂量，有效减少 X 线对人体的辐射伤害；由于常规 X 线成像是重叠成像，部分小病灶易被掩盖显示不清，其应用有逐渐减少的趋势；随着宽带网络的应用及远程影像学的普及，医学图像更加清楚，图像传输更加快捷，医学影像的网络化不仅使得疑难病例的全球会诊成为可能，也使得影像学科医生移动办公（在家或旅途中）成为现实；近几年随着大数据医疗时代的到来，人工智能技术的应用，有利于提高基层医院 X 线片诊断的准确性，同时降低影像科医生的工作量，这也将成为智能精准医疗应用在影像诊断中所迈出的第一步。

二、CT 检查

计算机体层成像（computed tomography，CT）是 X 线被发现以来在应用方面的一次革命性拓展。于 20 世纪 70 年代发展起来的 CT 成像技术，其主要特点是断层成像和数字影像，并可用 CT 值反映人体组织密度。CT 图像的密度分辨力高，获得的横断面图像没有邻近组织的干扰，经过数据的后处理，可以得到各种效果的图像，且 CT 开创了数字成像方式提供优质断层解剖图像的先河，对医学影像学的发展起到了举足轻重的作用。

（一）CT 的发展历史

1972 年，英国工程师亨斯菲尔德（G.N.Houn- sfield）在英国放射学年会上宣布世界上第 1 台用于颅脑影像检查的 CT 设备研制成功，并在 1979 年与南非核物理学家 Cormack 共同获得诺贝尔生理学医学奖，为了表达对该科学家的敬意，后人将 Hounsfield 名字作为 CT 值单位。

1974 年，美国 George Town 医学中心的工程师 Ledley 设计出全身 CT 扫描机，让 CT 检查从颅脑扩展到全身。

1983 年，美国 Douglas boyd 博士开发出超高速扫描的第 5 代 CT- 电子束 CT，并应用于临床，使扫描速度提高到以毫秒为单位，为心脏、大血管及冠状动脉疾病的检查提供了有力的武器。

1989 年，螺旋扫描技术问世，由传统二维（轴面）采样的 CT 扫描模式发展为三维（容积）采样，不仅大大地缩短了患者检查时间，而且实现了各种真正三维重建图像（如 CTA、内镜技术等），从而进一步充实、丰富和提高了 CT 机的应用。

1992 年，以色列 ELSCINT 公司研制成功双层螺旋 CT，开创了多层螺旋扫描的先河。1998 年，4 层螺旋 CT 的问世将扫描速度提高到 0.5s/ 图；2001 年，16 层螺旋 CT 研制成功，扫描一圈可获得 16 层 0.5～2mm 层厚的原始图像，每圈扫描速度也进一步提高到 0.4s；2003 年 64 层 CT 也已经应用于临床，2007 年，Toshiba 的 320 层 CT 开始装机正式进入临床。

（二）CT 的现状

CT 扫描是 X 线检查的一种特殊形式，用 X 线对检查部位进行扫描，检测到的信号经电子计算机处理，形成检查部位的横断面图像。CT 以横断面体层成像为主，不受层面上下组织的干扰；同时，由于密度分辨力显著提高，能分辨出 0.1%～0.5%X 线衰减系数的差异，比传统的 X 线检查密度分辨力高 10～20 倍；还能以 CT 值（CT 值是以水为 0HU 的 X 线吸收系数的相对值）做定量分析。CT 在医学影像诊断中占重要地位，特别是在颅脑、胸部、腹部的肝、胆、胰和后腹膜腔、肾、肾上腺等病变的影像诊断占主导地位。

1. CT 检查的分类

CT 检查有 3 种方式：一是平扫，即常规检查；二是增强扫描，从静脉注入水溶性有机碘进行扫描，增加病变与周围结构的密度差使病变显示更清楚，通过多时相动态扫描显示病变的血流动力学变化特征以诊断病变；三是造影扫描，向器官或组织注入对比剂或空气再进行扫描。

2. CT 检查适应证

（1）神经系统病变。颅脑外伤、脑梗死、脑肿瘤、炎症、先天畸形等，属于常规和首选检查方法，可清楚显示脑挫裂伤、急性脑内血肿、硬膜外及硬膜下血肿、颅面骨骨折、颅内金属异物等 CT 诊断急性脑血管疾病如高血压脑出血、蛛网膜下腔出血、脑动脉瘤及动静脉畸形破裂出血脑梗死等有很高价值，急性出血可考虑作为首选检查，急性脑梗死特别是发病 6h 内者，CT 不如 MRI 敏感。

（2）胸部病变。对于显示肺部病变有非常满意的效果，对肺部创伤、感染性病变、肿瘤等均有很高的诊断价值。对于纵隔内的肿物、淋巴结以及胸膜病变等的显示也令人满意，可以显示肺内团块与纵隔关系等。

（3）腹部器官。对于实质性器官肝脏、胆囊脾脏、胰腺、肾脏、肾上腺等器官显示清晰，对于肿瘤、感染及创伤能准确地显示解剖部位并清晰地显示病变程度，对病变分期等有较高价值，对腹内肿块的诊断与鉴别诊断价值较大。

（4）盆腔脏器。盆腔器官之间有丰富的脂肪间隔，能准确地显示肿瘤对邻近组织的侵犯，因此 CT 已成为卵巢、子宫、膀胱、精囊腺、前列腺和直肠肿瘤等的诊断、临床分期和放射治疗方案设计的重要依据。

（5）骨与关节。①骨、肌肉内细小病变，X 线平片检查中常被骨皮质遮盖不能显示。②结构复杂的骨、关节，如脊椎、胸锁关节等。③X 线可疑病变，如关节面细小骨折、软组织脓肿、髓内骨肿瘤造成的骨皮质破坏。④对骨破坏区内部及周围结构的显示，如破坏区内的死骨、钙化、骨化以及破坏区周围骨质增生、软组织脓肿、肿物内部情况及肿瘤向软组织浸润的情况等显示明显优于常规 X 线平片。⑤对于关节软骨、韧带、半月板、滑膜等则以行 MRI 检查为宜。

3. CT 检查禁忌证

（1）病情严重难以配合者。

（2）严重心、肝、肾功能衰竭。

（3）孕妇和其他不宜接触 X 线病员（如再生障碍性贫血等）。

（4）含碘对比剂过敏者不能做增强检查。

4. CT 检查注意事项

（1）病员检查前由 CT 室工作人员核对 CT 检查申请单，了解病情，明确检查目的和要求，对检查目的要求不清的申请单，需要请临床申请医生核准确认。

（2）病员应尽可能详细提供既往疾患、手术史、外伤及过敏史，确认没有上述禁忌证，以保障检查安全性。

（3）所有 CT 检查应尽可能除去检查部位体表金属及高密度物品，清洁污染物，以避免造成伪影干扰。

（4）检查中病员不得随意运动，若有不适，可和工作人员联系。

（5）腹部检查前 1 周内不服重金属药物，如 1 周内曾进行过胃肠道钡剂造影者，则于检查前先行腹部透视，确认腹腔内无钡剂残留（因病情需要需尽早检查病员，视情况可适当使用缓泻剂加速钡剂排出后检查）。

（6）腹部检查前至少禁食 4h，其中胃肠道检查应于检查前一天晚饭后开始禁食，盆腔检查应适当留尿使膀胱充盈，肠道检查病员应预先做肠道准备，防止粪便干扰。

（7）对婴幼儿、外伤、意识不清及躁动不安的患者，应由临床医师给予相应处理，根据情况可给以适当的镇静剂，在能配合的情况下进行检查。

（8）造影增强检查患者应有家属陪同，在听取 CT 室医师讲解相关注意事项及可能的副反应后在知情同意书上签字同意后方可进行检查；检查后患者留观 15min，以观察有无迟发过敏反应。

（9）危重病员应有临床医护人员及家属陪同观察，以便应急处理。

5. CT 检查的优缺点

（1）CT 为无创性检查，检查方便、迅速，易为患者接受。

（2）有很高的密度分辨力，密度相差 5～6HU 的不同组织能被区分。能测出各种组织的 CT 值。

（3）CT 空间分辨率高，图像清晰，解剖关系明确。

（4）CT 能提供没有组织重叠的横断面图像，并可进行冠状位和矢状位图像的重建，以及包括血管重建的三维重建。

（5）用对比剂进行增强扫描，不仅提高了病变的发现率，而且一部分能做定性诊断。

虽然 CT 扫描发现病变的敏感性极高，但在定性诊断上仍有很大的局限性。由于 CT 机测定的是物理参数，即人体组织对 X 线的衰减值或物理密度，医生就是根据正常组织和异常组织呈现的衰减值差异作为诊断的依据，如果衰减值无差异，再大的肿瘤也难以鉴别。可见由于 CT 扫描的局限性，只有与其他设备、其他诊断手段相配合，才能充分发挥其作用。

三、CT 技术展望

随着多排螺旋 CT 技术的发展，能谱 CT 成为 CT 技术研究的最新发展方向。能谱 CT 除了可以获得常规扫描图像外，还可在不增加辐射剂量的基础上提供更多有用信息，从形态和功能变化两个层面对疾病的发生、发展和预后进行评估和监测。

2005 年，西门子公司推出了双源 CT（dual source CT，DSCT），使时间分辨力成倍提高。所谓"双能量"成像，即利用两个 X 线球管之间 X 线能量的不同来获得一组能量不同、解剖相同的图像，这种配对的"双能量"图像可用于能量分析、能量减影等，以进一步区分组织间的差异，为 CT 检查开创了一条新路。2008 年，GE 公司推出单源双能 CT，通过宝石探测器和电压瞬切技术实现原始数据空间内的能谱成像。2014 年，GE 公司推出了 Revolution CT，实现主机多通道重建，成为能谱临床化的坚实基础。

能谱 CT 可应用于病变内成分的无创性分析，通过对同一部位高低两种能量的采样，并充分利用能谱 CT 重建技术，在不增加辐射剂量的前提下提高信噪比，从而实现对病变内部化学成分的判断和分析。总之，能谱 CT 利用不同的 X 线谱和某些化学元素的特性，监测全身各个系统形态和功能的改变，在成像方面显示出巨大优势。

CT 技术的未来发展，超宽探测器甚至平板探测器的发展是一个方向，它利于采集更大范围的容积信息以及提高采集速度，但它也将在一定程度上限制图像分辨力的进一步提高，层数的进一步增加给临床带来的意义可能也越来越有限。相反 CT 功能的发展可能是下阶段研究的重点，突出器官与疾病特异性功能的趋势已经凸显，如某公司产品的"四引擎技术"：神经 CT 引擎、心脏 CT 引擎、肿瘤 CT 引擎和急症 CT 引擎，均是以器官或疾病为主线，把一系列相关技术融入一套完整的诊断方案中，一次采集到所有有助于诊断的尽可能完整的信息。最终，根据患者的具体情况，建立个性化、前瞻性的诊疗方案，将针对性的临床应用、有效的辐射剂量控制、便捷的工作流程和科学的质量管理与质量控制有机整合起来的放射学个性化医疗方案将是未来发展的另一体现。

第二节　MRI 检查

一、磁共振成像的发展历史

磁共振成像（magnetic resonance imaging，MRI）亦称核磁共振成像（nuclear magnetic resonance imaging，NMRI）是基于核磁共振现象的一种成像技术。核磁共振是一种核物理现象，1946 年分别由美国的 Bloch 和 Purcell 领导的研究小组同时独立发现并应用于波谱学研究。此后 10 余年，核磁共振主要用于探索物质的化学结构。20 世纪 70 年代初，由于美国人 Lauterbur 和英国人 Mansfield 在核磁共振成像领域取得的突破性进展，使核磁共振成像进入了临床诊断和医学研究。

核磁共振应用于临床以来，为了与影像医学中放射性核素检查相区别，消除该检查的电离辐射之嫌，故改名为磁共振成像。虽然磁共振成像临床应用时间较其他影像学技术晚，但其发展速度在各种影像检查技术中却最为迅速，对临床工作也显示出越来越大的推动与支持作用。

二、磁共振成像的现状

（一）磁共振设备的工作原理及其基本组成

磁共振成像完全不同于传统的 X 线成像和 CT，它是一种生物磁自旋成像技术，人体内的氢原子在外加的强磁场内受到射频脉冲的激发，产生核磁共振现象，经过空间编码技术，用探测器检测并接收以电磁波形式释放出的核磁共振信号，输入计算机后，经过数据处理转换，最后将人体各组织的形态显示为图像用作医学诊断。

一般的医用磁共振成像仪通常由主磁体、梯度系统、射频系统、计算机系统及其他辅助系统 5 部分构成。

1. 主磁体

主磁体是磁共振设备最重要的部件，其作用是产生一个均匀而稳定的静磁场，使进入其中的人体氢原子核被磁化形成磁化矢量，该磁化矢量在受射频脉冲激励时即发出磁共振信号。主磁体的性能将直接影响磁共振图像的质量。根据磁场的产生方式可将主磁体分为永磁型与电磁型，永磁型主磁体一般由多个永磁材料制成的磁块拼接形成，电磁型主磁体是由线圈绕制而成，根据绕制线圈的材料不同又可分为常导磁体与超导磁体。电磁型主磁体是根据电流产生磁场的原理设计的，常导磁体的线圈导线由普通导电材料绕制，通常由铜或铝线制作，由于耗电量大，对电源稳定性要求高等缺点，目前已经基本被超导磁体取代。超导磁体的线圈导线由超导材料绕制，通常由铌钛合金制作，此类物质的电阻具有在接近绝对零度超低温下急剧下降为零的性质，所以在很小的截面可流过巨大的电流且不产生热量，而且通电后导线内的电流持续存在，能产生稳定的磁场。场强的单位为特斯拉（Tesla，T）。用于医学成像的磁共振设备主磁体的磁场强度通常在 0.02 ~ 3T 范围，一般把磁场强度在 0.5T 以下的磁共振设备称为低场强磁共振；磁场强度在0.5～1.0T的称为中场强磁共振；磁场强度在1.0～2.0T的称为高场强磁共振；磁场强度大于2.0T的称为超高场强磁共振。

目前，低场强的磁共振设备一般使用永磁型磁体。因为永磁型磁体虽然场强较低，磁场均匀度欠佳，对磁体间的温度稳定性要求亦很高，但永磁型磁体结构简单，价格低廉，开放式结构使检查者更为舒适，能耗低，维护费用低。高场和超高场强的磁共振设备一般使用超导型磁体。因为超导型磁体易产生高磁场，磁场稳定性及均匀性高，但超导型磁体工艺复杂，造价高，需定期补给液氦，维护费用相对高。

高场强的磁共振设备具有如下优点：能提高图像的信噪比，能缩短磁共振信号采集时间，能提高磁共振波谱（magnetic resonance spectroscopy，MRS）对代谢产物的分辨力，亦能使脂肪饱和技术容易实现，能使脑功能成像的信号变化更明显。但高场强磁共振设备亦存在一些问题，如设备结构复杂，价格昂贵，噪声增加，人体内射频脉冲能量的蓄积明显增大，各种伪影增加明显。

2. 梯度系统

梯度系统主要由梯度发生器产生梯度电流，经放大后由驱动电路传送至线圈产生梯度磁场，用于产生磁共振信号的空间编码。

3. 射频系统

射频系统主要由射频发生器产生所需的射频脉冲电流，送至射频发射线圈产生射频脉冲，激发人体内氢原子核产生磁共振信号并由接收线圈接收处理。

4. 计算机系统

计算机系统将采集得到的数据进行图像重建，并将图像数据送至监视器进行显示。计算机还对整个系统的运行进行控制与协调，使之产生高质量的磁共振图像。

5. 辅助系统

辅助系统包括检查床及定位系统，液氦及水冷却系统，空调系统，生理监控仪器等。

（二）磁共振检查的适应证

氢质子在体内分布极为广泛，故磁共振能在体内任意部位成像。由于磁共振成像的特点决定了该检查尤其适合于中枢神经系统、心脏及大血管系统、肌肉关节系统，也适合于纵隔、腹盆腔实质脏器、乳腺等部位的肿瘤及非肿瘤性病变，随着新技术的应用，其临床应用范围仍在进一步拓展。

（三）磁共振检查的禁忌证及注意事项

1. 体内人工植入物

体内人工植入物如内支架、血管夹、人工瓣膜、静脉滤器、内固定器、人工关节、节育器等，如为铁磁性，则无法行 MRI 检查；若为不锈钢或钛合金材质，则可行 MRI 检查。无法明确植入物材质者，不可贸然行 MRI 检查。

2. 体内金属异物

体内金属异物者（特别是眼球内铁磁性异物）则不宜行 MRI 检查。

3. 心脏起搏器

由于主磁场及射频脉冲都会对传统心脏起搏器的工作产生干扰，严重者可引起心律失常或组织烧伤，故安装传统心脏起搏器者不能接受 MRI 检查。但随着磁共振兼容性心脏起搏器的出现，这一问题得到了有效解决，在患者行 1.5T 及以下场强的 MRI 检查时，将起搏器调整为 MRI 模式，即可进行全身任何部位的磁共振扫描，基本不会对起搏器功能造成影响，更不会导致严重不良事件。

4. 监护仪器和呼吸机

普通监护仪器和呼吸机由于易受磁场干扰甚至会引起危险而不能在磁共振磁体室中使用。

5. 铁磁性物质的抛射

铁磁性物质受主磁场吸引，可高速向磁体抛射，引起人员或设备的损坏。因此，在进入扫描室前，医护人员及患者均应将铁磁性物质去除。此外，和 CT 一样，幽闭恐惧症者亦难以完成 MRI 检查；亦有人主张怀孕 3 个月内的孕妇不宜从事 MRI 工作或接受 MRI 检查。

（四）磁共振成像的优缺点

磁共振设备与其他影像设备相比较具有明显的优势：无电离辐射危害，用于激励的射频脉冲为短波或超短波的电磁波，经计算其容积功耗低于推荐的非电离辐射的安全标准，是一种对人体安全的检查方法；能多方位成像，在无须搬动患者的前提下能实现横断、冠状、矢状及任意方位的断层成像；多参数成像，具有纵向弛豫时间 T 横向弛豫时间 T、质子密度等成像的组织参数，能提供解剖之外的生理、生化等诊断信息；软组织对比分辨力高，图像对比度高；不使用对比剂可无创性显示心脏及大血管结构；成像无骨伪影干扰，可清晰显示后颅窝结构。

当然，磁共振的临床应用亦有其局限性。和其他影像设备比较，扫描速度慢是其主要缺点，因此，不适合危重症患者及运动性器官的成像；对钙化灶及骨皮质显示不敏感，因此，在发现此类病变及定性诊断方面有一定限制；另外，MRI 检查禁忌证多、图像易受多种伪影的干扰亦影响了其应用范围。

三、磁共振成像展望

磁共振成像的出现堪称医学影像学的一场革命，作为一种先进的成像方法，磁共振成像技术发展飞快，高性能梯度磁场、相控阵线圈及快速成像序列、并行成像技术、压缩感知技术、人工智能等的发展使得磁共振成像的时间在缩短、图像质量在提高、应用范围也在不断拓展。常规磁共振平扫和增强扫描已经能够很好地帮助肿瘤诊断。随着磁共振成像技术的发展，特别是功能磁共振成像如血氧水平依赖磁共振成像（blood oxygenation level dependent，

BOLD)、磁共振波谱（magnetic resonance spectroscopy，MRS)、弥散张量成像（diffusion tensor imaging，DTI）以及灌注加权成像（perfusion weighted imaging，PWI）等技术的发展，磁共振对肿瘤的诊断、鉴别及对肿瘤周围重要结构、功能的评估展现出重要的意义，我们不仅可以判断肿瘤的位置和性质，同时也可以对肿瘤的代谢、生长以及肿瘤引起的功能障碍进行影像学的定量、定性分析；不仅可以为外科手术计划提供直观的影像学指导，也可以对术后、放疗、化疗后的疗效和康复进行影像学前瞻性评估与指导。

第三节　超声检查

一、超声检查发展历史

超声波是指频率超过人耳听觉范围（20~20 000Hz）的高频声波，即振动频率 > 20 000Hz 的机械振动波。超声诊断学是指向人体发射超声波，并利用其在人体器官、组织传播过程中，由于声波的透射、反射、折射、衍射、衰减、吸收而产生各种信息，将这些信息接收、放大、处理形成波型、曲线、图像或频谱，借此进行疾病诊断的方法学。

1942 年德国 Dussik 将超声仪器应用于脑肿瘤诊断。20 世纪 50 年代国内外采用 A 型超声仪及 B 型超声仪开展了广泛的临床应用。70 年代实时灰阶超声出现，是超声诊断技术的一次重大突破，因为它不仅可以获得层次清晰的肿瘤影像学检查与诊断的人体组织器官的断层声像图，而且能显示心脏、大血管等许多器官的动态图像。随后，多普勒超声的应用也逐渐成熟，多普勒频谱能检测多项血流动力学参数。彩色多普勒血流成像（color Doppler flow imaging，CDFI）能直观地显示心脏和血管内的血流方向和速度，并能显示组织内的血流分布情况。80—90 年代以来超声造影、弹性成像和三维超声等技术相继问世，使超声诊断技术更加多样化。

二、超声检查现状

（一）检查分类

1.超声声像图

现代超声诊断仪应用回声原理，由超声诊断仪的探头向人体发射超声波，超声波进入体内，在不同声阻抗组织中进行传播，并有超声波反射回来，由探头接收反射的回波信号，经过信号放大和信息处理，以不同灰度的光点来显示不同强弱回声而形成的所扫查组织器官的灰阶断层图像是超声检查的成像基础。

2.频谱多普勒

多普勒效应是指振动源与接受体之间存在相对运动时，所接受的振动频率发生改变的物理现象。频谱多普勒是利用多普勒效应，提取多普勒频移（Doppler shift）信号，并用快速傅立叶变换（fast Fourier transform，FFT）技术进行处理，最后以频谱形式显示血流速度、方向等信息的超声诊断技术。

3. 彩色多普勒

彩色多普勒血流成像（color Doppler flow imaging，CDFI）是使用一种运动目标显示器，计算出血流中红细胞的动态信息，根据红细胞移动的方向、速度、分散情况，调配红蓝绿三基色，变化其亮度，表现红细胞的运动信息，并将彩色血流信号显示在二维灰阶图像的相应区域内，可以显示血流分布及方向。常规把迎着换能器方向（即入射声束方向）而来的血流显示为红色，远离换能器（入射声束）而去的血流显示为蓝。血流速度快，彩色显示亮而色淡；血流速度慢，彩色显示暗而色深。

4. 彩色多普勒能量图（color Doppler energy，CDE）

彩色多普勒能量图利用血流中红细胞散射的能量总积分，采用颜色编码显示红细胞能量，彩色亮度表示多普勒能量的大小，血流信号显示与血流方向无关。

5. 三维超声成像

三维超声成像为 20 世纪 90 年代面世的新方法，三维超声成像是在二维超声的基础上，用机械的或电子的方法，甚或手动的方法采集立体的回声数据，用计算机加以重建显示。其显示方式有：表面三维显示、透视三维显示、血管树三维显示等。

6. 超声造影

超声造影采用声学对比剂，如声诺维（六氟化硫微泡）等，通过静脉注入超声对比剂，采集对比剂微泡的信号进行成像，从而实时动态观察组织器官及肿瘤的血流灌注情况。

7. 弹性成像

弹性成像是一种对生物组织弹性（或硬度）特征成像的新技术。目前主要有两种成像技术，一是应变力弹性成像技术，其原理是：组织被压缩时，组织内所有的点都会产生一个纵向（压缩方向）的应变，如果组织内部弹性系数分布不均匀，组织内的应变分布也会有所差异。通过收集被测体的某时间段内的信号，利用自相关技术（combined autocorrelation method，CAM），对压缩前、后的射频信号进行分析，估计组织内部不同位置的位移，计算出组织内部的应变分布情况，从而反映正常组织和病变组织的弹性差异。一是剪切波弹性成像技术，其原理是声波在传播途径中会产生声辐射力，该力可作用于该处粒子产生横向振动而产生一种横向的剪切波，剪切波在不同组织内传播速度与组织弹性模量相关，因此可通过检测组织剪切波速度差异来反映组织硬度差异。

8. 腔内超声

腔内超声采用特殊探头，将探头送进空腔脏器内对邻近的深部组织器官进行扫查，如经阴道、直肠、食管超声等，用于观察女性盆腔、男性前列腺、纵隔等部位的肿瘤。

（二）超声检查的应用现状

超声检查在肿瘤影像诊断实际应用中具有很多优势：无放射性损伤，连续、重复检查对受检者和操作者都是安全的；无创伤，易被患者接受；取得的信息量丰富，具有灰阶的切面图像，层次清楚，接近于解剖真实结构；对活动的界面能动态实时显示，便于动态观察；能发挥管腔造影功能，无须任何对比剂的情况下便能显示管腔结构，如腹腔内大血管及肝内门静脉、肝静脉和胆总管等；对小病灶有良好的显示能力，实质脏器内 2 ~ 3mm 的囊性或实性病灶已能清晰显示；能自如地取得各种方位的切面图像，并能根据图像显示的结构和特点对病灶进行定位；能及时取得结果并可反复多次进行动态观察，对危重患者可行床检查，几乎没有绝对禁忌证；与其他影像学诊断技术相比，检查费用低，仪器普及范围广，在肿瘤诊断中有重要地位。

浅表器官肿瘤如甲状腺、腮腺、颌下腺、乳腺、阴囊等部位肿瘤，由于高频浅表探头分辨率高，所以超声检查较 MRI、CT 显示肿瘤的内部细节及血流、血供情况好，是这些部位肿瘤的首选影像检查方法之一。其中甲状腺和乳腺肿瘤超声检查，由于良、恶性病变在超声声像图上分别有着较为特征性的表现，所以诊断准确率较高，对甲状腺癌的诊断准确率可达 72% ~ 97% 对于甲状腺微小乳头状癌，超声可以检出其内的微小钙化，边缘的微分叶及内部血流信号，诊断准确率高于 CT；乳腺癌的超声诊断，准确率可以达到 89% ~ 98%，对于致密型乳腺，哺乳期乳腺，青年女性乳腺，超声对乳腺病灶的检出及诊断要优于乳腺钼靶相。因此在浅表器官肿瘤的影像诊断中，超声有着非常重要的应用。

超声检查也是肝脏、胆囊、胰腺、脾脏、肾脏、子宫、卵巢等腹部和盆腔脏器肿瘤首选检查方法之一，不仅能检出肿瘤，还能显示肿瘤血供情况；超声检查还是肝脏、肾脏等部位癌症大规模人群筛查的主要方法；近年来，由于超声对比剂的发展，超声造影技术的进步，弥补了常规超声缺乏对比剂，不能观察肿瘤血流灌注的不足，使超声对肝脏、肾脏等部位肿瘤的诊断准确率大大提高。超声引导下穿刺更是取得这些部位肿瘤病理诊断的有效、微创的方法，广泛应用于肿瘤诊断中。此外，术中超声的应用能够发现术前难以发现的微小病灶，或者术中不能触摸到的病灶，使手术的精确性和有效性显著提高。超声引导下肿瘤消融术可用于肝脏、肾脏、甲状腺等部位肿瘤的局部治疗。

（三）超声检查的发展与展望

在过去半个世纪，超声医学发展非常迅速，随着声学理论研究的深入，仪器性能和检查方法有很大改进，从早期的 A 型、M 型、B 型二维超声，演进到动态、实时三维超声，甚至四维超声，由黑白灰阶图像发展到彩色血流和彩色组织多普勒成像，声学造影发展到实时灌注成像。同时由于计算机技术的发展，数字成像速度加快，超声图像清晰度和分辨率有很大提高，使得超声诊断水平也日益提高。未来超声成像技术会向着更加多元化的方向发展，如弹性成像技术，除了传统的静态 / 准静态弹性成像、声弹性成像，目前，声辐射力弹性成像的研究也是热点，预计将在肿瘤的早期检测及热疗的监测中发挥作用；超声对比剂也向着分子影像方向发展，会在分子水平为肿瘤早期诊断、精准治疗提供帮助；同时，随着通信技术、计算机技术的发展，远程超声医学图像工作站将成为重要角色，以实现远程会诊及相关医疗信息的共享。随着计算机辅助诊断技术的进步，人工智能也将在超声诊断中发挥作用。

第四节 PET/CT 检查

一、PET/CT 检查的发展历史

正电子发射计算机体层成像（positron emission tomography/computed tomography，PET/CT）是在 PET 的基础上发展而来的。PET 是 20 世纪 70 年代发展起来的一项医学影像技术，它利用正电子核素显像剂进行成像。正电子核素（如氟［18F］、碳［11C］、氮［13N］、氧［15O］等）标记的显像剂注入人体后参与人体组织细胞代谢，或与受体、酶进行特异性的结合。这些正电子核素显像剂中的正电子和人体内的负电子结合发生湮灭辐射作用，生成一对方向相反、能量相等（511keV）的两个 γ 光子。PET 采用符合探测技术，能够探测到这一对光子，获得机体内正电子显像剂分布的图像，从而反映机体组织的功能代谢、受体或酶活性的信息。以往的 PET 受其探测原理及探测技术的限制，图像分辨率相对 CT 及 MRI 而言略差，单独使用所获得的信息量较小，使其应用受到了很大的限制。而 PET/CT 将 PET 和 CT 成像技术有机结合在一起，进行同机图像融合，一次扫描能够获得病变的解剖形态、功能代谢、受体、酶或基因表达等信息，对大多数肿瘤性疾病具有高敏感性、高特异性及高准确性的特点，是一种安全、无创伤的影像检查技术。第一台 PET/CT 于 1999 年在北美放射学年会上首次展出。目前，已经广泛应用于肿瘤的早期诊断、临床分期和疗效评价中。近年来随着 PET 探测器的不断改进及新重建算法的应用，其分辨率得到了极大的提升，可达到 2～3mm，扩大了 PET/CT 在临床上的应用。

18F- 氟代脱氧葡萄糖（fluorine 18-fluorodeox-yglucose，18F-FDG）是临床上最常用的正电子显像剂。它是一种葡萄糖类似物，可以通过细胞膜上的葡萄糖转运蛋白（glucose trans-porter，GLUT）进入细胞内，在胞质内经己糖激酶催化生成 6- 磷酸 -8F-FDG，但该产物不能被葡萄糖 -6- 磷酸酯酶继续催化生成 18F- 葡萄糖 -1,6- 二磷酸，因而滞留在细胞胞内显像。细胞对 18F-FDG 的摄取量与其葡萄糖代谢率呈正比。恶性肿瘤糖分解代谢旺盛，细胞的己糖激酶活性较高，细胞膜上的 GLUT 表达增高，从而对 18F-FDG 的摄取增加，与正常组织产生对比反差，这就是 18F-FDG PET/CT 鉴别病变良恶性的基本原理。

二、PET/CT 检查的现状

PET/CT 目前主要应用于肿瘤、神经系统疾病和心血管系统疾病。神经系统疾病方面，PET/ CT 主要用于癫痫病灶的定位，在老年痴呆、心理学和认知功能领域也有一定的作用。心血管系统疾病方面，PET/CT 则主要用于心肌功能的评价。无论在临床实践中，还是在科研活动中，肿瘤疾病都是 PET/CT 应用最为广泛的领域。本章节主要讨论 PET/CT 检查在肿瘤诊治中的应用。

（一）PET/CT 检查的适应证

PET/CT 在肿瘤诊治中主要应用于以下方面：

（1）肿瘤的早期诊断和良恶性鉴别。

（2）肿瘤的精确临床分期和再分期。

（3）寻找肿瘤原发灶，判断有无转移。

（4）肿瘤疗效评估与预测，制定个体化治疗方案。

（5）早期发现肿瘤复发和转移。

（6）制订放疗计划，指导精确放疗。

（7）指导肿瘤活检。

（8）用于肿瘤高危人群筛查。

（9）肿瘤的基础性研究。

（二）PET/CT 检查的禁忌证和注意事项

一般来说，PET/CT 检查没有绝对的禁忌证。根据所用的机型新旧，PET/CT 全身检查需要患者在狭小的半封闭空间内平卧 10～30min，因此幽闭恐惧症患者及不能耐受平卧 10～30min 者无法完成此项检查。糖尿病患者需要把血糖控制在正常范围内，否则将影响检查的效果。孕妇和哺乳期妇女原则上避免进行 PET/CT 检查，如果病情确实需要，检查医师应详细向患者说明对胎儿的可能的影响。哺乳期妇女在注射显像剂后 24h 内应避免哺乳。患者在注射显像剂后 24h 内应远离婴幼儿。

（三）PET/CT 检查的优缺点及应用范围

目前临床上使用最广泛的显像剂是 18F-FDG，它是葡萄糖的类似物，能够反映组织器官和病灶的葡萄糖代谢水平。因此，18F-FDG PET/CT 有其自身的优势，也存在着一定的不足。

1. 定性诊断方面

恶性肿瘤组织的代谢水平通常比正常组织要高，在 PET/CT 图像上表现为 18F-FDG 的高摄取，据此可以鉴别肿瘤的良恶性。由于 18F-FDG 是非特异性肿瘤显像剂，会出现假阳性和假阴性的情况。假阳性主要见于活动性炎症和肉芽肿，这就需要有经验的医师结合临床资料作出判断。假阴性主要是由于病变太小（＜1cm）、病变肿瘤细胞含量太少、低代谢肿瘤和肿瘤分化较高所致，如分化较好的肺腺癌和肝细胞肝癌、早期或较小的甲状腺乳头状癌、胃肠及肺的黏液腺癌、胃印戒细胞癌、类癌、肾透明细胞癌等。因此，如果有条件的话，可以联合使用其他类型的 PET 显像剂，作为 18F-FDG 的有益补充，以克服 18F-FDG 单一显像剂的局限性，提高肿瘤诊断的准确性。

2. 分期方面

PET/CT 可以发现肿瘤的淋巴结转移和远处转移。一些转移灶由传统影像学检查未能发现，或者难以定性，而代谢显像则有助于明确病灶的性质，从而作出准确的分期。研究表明，合理应用 PET/CT 检查，有 10%～40% 肿瘤患者的分期得到了调整，从而为正确的治疗决策奠定基础。

3.原发灶的寻找方面

临床上不乏发现转移灶,而原发灶不明的肿瘤患者。在其他检查无法找到原发灶的情况下,PET/CT能够发现其中一部分(6%~55%)原发肿瘤,最多见于腺癌,其次是未分化癌和鳞癌。不过,仍有部分患者无法找到原发灶,即使尸检也不能发现。

4.疗效监测方面

根据治疗前后病灶对显像剂摄取水平的变化,PET/CT可以监测治疗效果,这在判断化疗效果,尤其是术前的新辅助化疗效果上有很大的帮助。由于代谢变化较形态学变化出现得更早,因此PET/CT能够早期判断化疗是否有效,从而为后续治疗手段的调整提供依据。靶向治疗同样如此,相应的多种特异性显像剂正在进行临床研究。目前,国际上已开始应用基于PET/CT检查的疗效评价标准,如针对实体瘤的PERCIST(PET Response Criteria in Solid Tumors)标准、针对淋巴瘤的Deauville标准等。近年来,继放化疗和靶向治疗后出现的新型治疗方法——免疫治疗也取得突破性进展,但传统的疗效评价标准已不足以反映病灶的治疗情况,免疫治疗相关疗效标准(immune-related response criteria,irRC)、实体肿瘤免疫相关疗效评价标准(immune-related response evaluation criteria in solid tumor,irRECIST)等相继诞生,但由于疾病假性进展、疾病超进展等应答模式的存在,免疫治疗相关疗效标准还面临许多问题与挑战,还急需更多的临床研究。

5.复发病灶的检出与再分期方面

一些肿瘤患者在治疗后随访过程中出现肿瘤指标的持续升高,但常规影像学检查却没有阳性发现。而PET/CT可以发现很大一部分复发及转移病灶(如脏器浆膜面、肌肉、骨髓等转移),并为再分期和后续治疗提供许多有价值的信息。

6.放疗计划的制订方面 PET/CT

PET/CT能够根据代谢水平的不同,对肿瘤组织的不同部分及其周围组织加以区分,从而实现对肿瘤生物靶区的精确定位,以更好地进行适形调强放疗,在消灭肿瘤组织的同时,最大限度地保护正常组织。近十余年来精确放疗技术发展迅速,三维适形放射治疗(three-dimensional conformal radiotherapy,3D-CRT)和调强放射治疗(intensive modulated radiotherapy,IMRT)逐渐取代常规放疗。临床对靶体积勾画的精确性要求也越来越高,精确的靶体积不仅能给予肿瘤区域更高的剂量,还能减少照射区域,从而降低治疗并发症的发生,更好地保护正常组织。PET/CT能够根据代谢水平的不同,对肿瘤组织的不同区域及其周围组织加以区分,从而实现对肿瘤生物靶区的精确定位。研究显示,应用PET/CT融合图像勾画靶区,可提高25%~50%患者靶区界定的准确性,缩小靶区体积,减少周围正常组织或重要器官的受照剂量。

三、PET/CT 展望

从 PET/CT 的原理可以看出，显像剂的特性决定了 PET/CT 的检查效果。对于肿瘤的诊治来说，理想的显像剂应当能够被肿瘤组织大量摄取，而不被或很少被正常组织摄取。目前临床上最常使用的显像剂 18F-FDG 离这种要求尚有一定的距离，并且对不同种类的肿瘤其显像效果也有区别。其他一些类型的正电子显像剂目前仍然在进行临床或实验室研究。根据显像原理的不同，正电子显像剂大致可以分为以下几大类：代谢显像剂、受体显像剂、乏氧及新生血管显像剂、细胞凋亡显像剂、基因及反义核苷酸显像剂等。

（一）代谢显像剂

大多数肿瘤组织的代谢比正常组织活跃，因此代谢所需的葡萄糖、氨基酸、核苷酸等都可以作为显像剂的候选材料。FDG 反映的是葡萄糖的代谢。反映氨基酸类代谢的 PET 显像剂有很多，蛋氨酸、亮氨酸、酪氨酸、苯丙氨酸、多巴谷氨酸等均可选用。核苷酸代谢方面，较常用的为胸腺嘧啶和尿嘧啶。此外，乙酸和胆碱在人体内有着自身的代谢途径，也可以用于显像。

（二）受体显像剂

肿瘤细胞可能特异性地表达某些受体，而针对这些受体的抗体则有望成为特异性的显像剂。例如某些神经内分泌肿瘤，如甲状腺髓样癌、异位嗜铬细胞瘤、胰岛素瘤等表达生长抑素受体，生长抑素类似物奥曲肽就可以作为这些肿瘤的显像剂。部分乳腺癌表达雌激素受体，雌激素就可以作为这部分乳腺癌的显像剂。此外，双氢睾酮对前列腺癌的显像、肾上腺素对嗜铬细胞瘤的显像等均有报道。值得注意的是，一方面，随着分子生物学的发展，越来越多的肿瘤特异性受体正在被发现；另一方面，随着靶向治疗的进展，已经有人在尝试将靶向药物直接改造成显像剂进行显像。因此，受体显像剂的前景相当广阔，也是 PET/CT 显像剂的一个重要发展方向。

（三）乏氧及新生血管显像剂

肿瘤组织生长迅速，因此部分组织会处于乏氧状态，并会促进新生血管的生成。MISO（米索硝唑，misonidazole）是一种硝基咪唑化合物，能够选择性地与肿瘤乏氧细胞结合。RGD（精氨酰－甘氨酰－天冬氨酸，Arg-Gly-Asp）是一种小分子三肽，能够选择性地与新生血管内皮细胞上的整合素结合。它们都可以用于肿瘤显像。

（四）细胞凋亡显像剂

在正常细胞中，磷脂酰丝氨酸只分布在细胞膜脂质双层的内侧，细胞发生凋亡早期，膜磷脂酰丝氨酸由脂膜内侧翻向外侧。Annexin V 是一种磷脂结合蛋白，与磷脂酰丝氨酸有高度亲和力，能够通过细胞外侧暴露的磷脂酰丝氨酸与凋亡早期细胞的细胞膜结合。因此，基于 Annexin V 的显像剂能够早期发现细胞凋亡，在评价肿瘤放疗效果方面有一定作用。

（五）基因及反义核苷酸显像剂

将功能基因转移至异常细胞而赋予新的功能，再以核素标记来显示其基因表达称为基因表达显像。利用核酸碱基互补原理，用放射性核素标记特定的反义寡核苷酸，与肿瘤的癌基因 mRNA 结合称为反义核苷酸显像。这种显像剂特异性好，但在实际应用中仍有许多技术性问题需要克服。

新型显像剂是 PET/CT 的未来，由于不同肿瘤本身具有不同的特点，因此最理想的万能显像剂也许并不存在。将来可能的模式是针对不同类型的肿瘤有各自专门化的显像剂。PET/CT 技术的发展将为肿瘤的诊断和治疗提供更多帮助。

（王晓开）

第六章 肿瘤的治疗进展

恶性肿瘤严重威胁人类的身体健康及生命安全。根据各类肿瘤的性质特点不同，目前临床肿瘤治疗方法主要包括肿瘤外科治疗、肿瘤化学治疗及放射治疗。肿瘤的外科治疗目前是治疗某些肿瘤的最有效方法；肿瘤化学治疗是选用某些化学药物，经口服或肌内、静脉注射等方式，使癌细胞受到破坏而获得疗效的方法；肿瘤放射治疗已广泛地应用于临床恶性肿瘤的治疗中，是利用射线的电离辐射作用杀死癌细胞而达到治疗肿瘤目的局部治疗方式。本章内容主要对上述肿瘤的治疗方法及进展进行相关阐述。

第一节　肿瘤的外科治疗

肿瘤的外科治疗即手术治疗，是肿瘤治疗中最古老的方法之一，目前仍是治疗某些肿瘤的最有效方法。肿瘤外科的概念现已不仅仅是指对肿瘤病灶的手术切除，在临床上绝大多数病人需采用各种手术作为诊断及分期的手段。所以肿瘤外科手术包括：预防性手术、诊断性手术、根治性手术、姑息性手术、重建或康复手术等。手术切除对各种实体瘤均有直接治疗的作用，在能够得到根治的癌症患者中，外科手术的参与占80%以上。

一、肿瘤外科治疗的特点

（一）肿瘤外科治疗的起源

早在公元前1600年古埃及就记载了肿瘤外科手术。在1741年出版的外科学中，就已经用图谱的方式详细描述了乳腺癌切除术的手术过程。1809年圣诞节，美国外科医师 Ephraim Mc Dowell 在肯塔基州有目的的择期为女病人 Jane Todd Crawford 切除了重达10.21kg的卵巢肿物，从此进入了肿瘤外科手术的新纪元。

在17世纪以前人们一度认为肿瘤是无法治疗的。18世纪中叶，著名苏格兰外科大夫约翰·亨特在总结前人和自己经验的基础上提出某些肿瘤是可以通过手术来治疗的，并且提出了判断手术适应证的标准——"肿瘤必须可推动"。这进一步明确了外科在肿瘤治疗中的地位。当然，和早期的其他外科手术一样，肿瘤手术的风险是非常高的，就像当时著名的巴黎大学外科教授 Valpeau 所说的那样："手术令人担忧，威胁病人生命。"直到19世纪中叶，麻醉技术、消炎药物和无菌操作技术的应用，才促进了现代外科学以及现代肿瘤外科学的诞生和发展。许多重要肿瘤手术术式都是在这一时期逐渐确立的：1870 年瑞士的 Theodor Kocher 医生完成第一例甲状腺癌根治术；1881 年 Billroth 医生完成首例胃癌切除术，并逐渐建立以他名字命名的胃部分切除术后消化道重建方式；1885 年 Rober Weir 医生成功实施了第一例结肠癌根治术；1894 年美国 Johns Hopkins 大学外科创始人之一、著名的 William Steuart Halsted 教授完成第一例现代意义上的乳腺癌根治术。但这个时期评价手术是否成功主要看能否切除肿瘤，手术安全性只能寄希望于外科大夫的操作水平。直到 Billroth 医师开展胃癌根治术的时候，才逐渐改变了理发师协会式的外科治疗观点，明确了手术操作的规范化，同时把外科治疗带进了大学课堂。外科技术的不断进步大大减少了手术对患者带来的创伤，保证了手术安全性。从开腹、开胸手术到电视腹腔镜手术、胸腔镜手术，从扩大根治术到改良根治术到内镜手术，技术使得手术越来越精细。以达芬奇机器人手术和数字导航技术等为代表的数字化时代必将把外科治疗推向更高一个台阶。

（二）肿瘤外科治疗进入个体化综合治疗阶段

在手术技术进步的同时，其他治疗方式也快速兴起。1895 年伦琴发现了 X 线；1896 年用 X 线治疗了第一例晚期乳腺癌；1902 年第一例皮肤癌放疗成功；20 世纪 30 年代逐渐形成常规分割照射方法并沿用至今；1951 年第一台远距外照射 ^{60} 钴治疗机投入应用；1968 年世界上第一台电子直线加速器在美国诞生，使放射治疗进入了新阶段。20 世纪 70 年代 CT 的应用使放疗进入三维适形放疗时代，80 年代进一步发展成为适形调强放射治疗。在化疗方面，1943 年 Gilman 用氮芥治疗淋巴瘤揭开现代肿瘤化疗的序幕。1948 年 Farber 用叶酸类似物甲氨蝶呤治疗急性淋巴细胞白血病获得成功，1957 年 Arnold 合成了环磷酰胺，20 世纪 70 年代顺铂和多柔比星进入临床，90 年代紫杉类和喜树碱类得到应用。放疗和化疗的兴起标志着肿瘤治疗不再单独依赖外科手术，而是进入了综合治疗的时代。因此早在 20 世纪中期就形成了综合治疗的概念：根据病人机体状况、肿瘤发生部位、病理类型和发展趋向，有计划、合理地利用现有手段，以期提高治愈率和改善病人生活质量。

随着对肿瘤认识的不断深入和治疗方式的进步，2013 年综合治疗的概念发展为：根据病人机体状况特别是免疫功能状况、肿瘤发生部位、病理类型和异质性、基因表达及受体情况和发展趋向，合理的有计划的应用现有手段提高治愈率和生活质量。进入到 21 世纪后，开始从分子层面认识肿瘤发生机制，开启了分子靶向治疗时代。一度沉寂的免疫治疗也在 PD-1 和 CAR-T 治疗等取得突破之后，再次成为肿瘤治疗的热点。其他生物治疗、基因治疗等也逐渐开展，而且越来越注重肿瘤的异质性和规范化前提下的个体化治疗。个体化综合治疗的理念是：在疾病发展的不同阶段、不同环节、不同条件下，依据病人的具体情况，结合循证医学证据，制定出以一种治疗方式为主其他治疗方式为辅的个体化综合治疗方案，以期达到最大限度改善患者生存质量、延长生存期的目的。

个体化综合治疗要求在治疗过程中充分考虑两个个体和一个整体的具体情况，采用合适的治疗手段为患者带来生存和生活质量的全面获益。这里所说的两个个体是指：①患者：

治疗手段的选择和治疗策略的决策除了综合评价患者疾病状态外，还必须考虑到不同患者的精神状况、家庭背景和经济水平。②医生：在诊疗过程中医生必须充分考虑到自己的资历和水平，必须有高度的责任感和协作精神。一个整体指的就是多学科协作团队。只有充分考虑到两个个体的实际情况，才能在其指导下结合临床实践指南，给患者制定合理的治疗手段和治疗策略。

（三）肿瘤外科治疗的发展前景

在各种治疗方式蓬勃发展的今天，肿瘤外科的地位受到了挑战。比如，射频消融治疗小肝癌等肿瘤的效果已和手术相当；鼻咽癌、部分淋巴瘤和生殖细胞肿瘤等恶性肿瘤通过放疗和化疗已经能达到根治。但是从更广的范围来看，综合治疗时代给外科带来更多的是机遇。结直肠癌肝转移等众多以前被认为无法手术或者手术治疗效果欠佳的恶性肿瘤患者，通过多学科联合的综合治疗，又重新获得了手术机会。手术的应用范围在一定领域内获得了扩展。如果说以前手术的地位和角色主要取决于技术的话，现在肿瘤外科能否发挥更大的作用主要取决于总体治疗策略的把握。策略把握失误，即便技术再出色也一样无法给患者带来获益。面对挑战与机遇，要想正确地把握治疗策略，最大限度地发挥肿瘤外科的作用，必须依赖多学科协作团队。

据相关报道，中国医学科学院肿瘤医院在总结以往综合治疗和多学科协作团队实践的基础上，建立了众多多学科诊治团队。其中最有代表性、最能体现肿瘤外科在多学科协作团队中地位的是结直肠癌肝转移的治疗团队，这一团队由外科、内科、放疗科、影像诊断科、介入科、病理科和检验科等专家组成。每周定期举行结直肠癌肝转移单病种多学科协作团队会诊，有严格的患者纳入标准和诊治流程，对进入流程的每一例患者都进行严密的随访跟踪，治疗中每一个关键环节的诊疗决策都由多学科协作团队专家团队作出。

结直肠癌肝转移学科协作团队带来的作用是显而易见令人非常振奋的。随访统计接受学科协作团队治疗患者预后，1年和3年生存率分别达到94%和61%，而既往同类患者1年和3年生存率分别仅为87%和36%。这种差异最主要的原因之一就是部分无法手术治疗的肿瘤通过转化治疗重新获得根治性手术切除，从而给患者也带来了更大的希望。

随访统计接受学科协作团队治疗患者，多学科协作团队的优势最主要体现在集合各个专业专家的意见，在患者治疗的每一个关键点上针对每一个患者的具体情况制定最有利的治疗方案。其所带来的治疗个体化精确化，是肿瘤外科发挥最大作用的保障，同样也正是因为有了多学科协作团队的平台，肿瘤外科在综合治疗中才保持了重要的地位。同时多学科协作团队也为医学专业教育和临床试验入组提供了极大的支持。

二、肿瘤外科治疗的手术类型

肿瘤的手术一般分为：根治性手术、姑息性手术、减瘤性手术、探查性手术、预防性手术等。根治性手术是将肿瘤所在器官的全部或部分，并连同区域淋巴结整体切除的一种手术方式。①根治性手术是肿瘤外科常用的一种手术方式。如果手术过程中发现肿瘤已侵犯其他器官，根治性手术时被侵犯的器官也应做部分或全部的切除。根治性手术时既要力争切除一切可疑的组织，又应最大限度的保护正常组织及功能。②姑息性手术是指对原发病灶或转移病灶所做的部分切除的手术。虽然这种手术不能完全切除肿瘤，但它可以缓解肿瘤产生的并发症，如穿孔、梗阻、大出血等。③减瘤性手术是指对原发病灶所做的大部分切除手术，目的是为减轻肿瘤的负荷。这种手术适合的肿瘤包括软组织肉瘤、卵巢肿瘤等。④探查性手术的目的是了解肿瘤的范围和明确诊断，争取同期进行肿瘤切除手术。⑤预防性手术是指为癌前病变和有潜在恶变趋向的疾病所做的肿瘤切除手术。预防手术的目的是防止癌症的发生。

（一）肺癌外科治疗现状及进展

近年来，肺癌外科治疗适应证不断扩大，随着微创治疗理念的不断深入，以电视胸腔镜手术为主的微创胸外科的兴起使得肺癌外科治疗快速发展。从传统开胸手术到胸腔镜手术，肺癌外科治疗从手术切口与手术方式上进行了不断地优化与改进。外科手术是肺癌综合治疗的重要组成部分，对患者提供个体化治疗策略是肺癌外科治疗的目标。

自 1933 年 Evarts A Graham 完成世界第一例成功的肺癌切除术至今，肺癌的外科治疗取得了辉煌的成就。20 世纪 90 年代初，以电视胸腔镜手术（video-assisted thoracic surgery，VATS）为主的微创胸外科的兴起使得肺癌外科治疗快速发展。2006 年美国国家综合癌症网络（NCCN）和 2007 年美国胸部医师协会（ACCP）肺癌治疗指引将 VATS 与开胸手术并列为早期肺癌外科治疗的合理选择。近年来，肺癌的治疗方法逐渐增多，但到目前为止最有效的治疗手段依然是外科手术。

目前，非小细胞肺癌（non-small-cell lung cancer NSCLC）手术方式主要包括 VATS 及开胸手术。肺叶切除伴淋巴结清扫术为目前广泛认可的标准手术方法。手术适应证主要根据患者自身情况及尽可能精确的临床和（或）病理分期决定，目前公认的标准为肺癌 TNM 分期中较早期如 I、II 期及部分 IIIa 期的患者。值得关注的是，近年来随着微创治疗理念的不断深入、外科手术器械的不断改进及麻醉手术设施和技术的完善，肺癌外科治疗更趋普及，肺癌手术适应证较前明显扩大。目前由于不同医学中心发展不均衡，术者对不同手术方式的熟练程度存在差异，肺癌手术方式的选择尚无统一标准。有学者认为，VATS 将逐渐成为胸外科手术的主角，传统开胸手术将成为其补充。目前多数学者认为 VATS 适用于肿瘤直径不超过 5cm 及少部分未累及叶支气管起始部的中心型肺癌，对于部分老年患者，因心肺功能较差不能耐受常规开胸手术或常规检查未能明确病理诊断者，VATS 姑息性肿瘤切除或肺取材活检术可作为理想的选择。VATS 用于大肿瘤的肺叶切除是可行的，但目前此类相关文献报道较少，多数学者对此仍持怀疑态度。不过，相信随着手术经验、技巧的积累，手术器械的改进，VATS 用于大肿瘤的手术切除将不再是难题。

胸腔镜辅助开胸手术作为开胸手术与 VATS 的过渡，因其对正常肺组织的创伤并不比常规开胸手术小，目前已较少使用。临床上对于部分 $T_{3\sim4}$ 期患者或病变累及支气管起始部的中心型肺癌、肺门及纵隔淋巴结肿大以及经过放化疗的患者，VATS 难度较大，难以达到根治效果，常规开胸手术常为最佳选择。随着肺癌早期筛查的不断普及，临床上可手术的早期肺癌患者不断增多，VATS 作为早期肺癌的标准治疗手段之一而快速发展。与传统开胸手术相比，VATS 具有创伤小、出血少、术后疼痛轻、对心肺功能影响较小、恢复快及符合美容要求等优点已成共识。自 1992 年首次报道完全腔镜肺叶切除术至今，学者们对 VATS 从手术切口与手术方式上进行了不断地优化与改进。

胸腔镜肺叶切除术因切口数量的不同主要分为 3 孔 VATS、单操作孔 VATS、单孔 VATS 及多孔 VATS（4 孔及以上）所有操作均在胸腔镜下完成，不撑开胸，实施解剖性肺叶切除和淋巴结清扫或采样。VATS 切口设计一方面要求能够探查、处理整个胸腔，另一方面还要避免手术器械之间的相互干扰，便于操作。解剖性肺叶切除是目前 VATS 肺叶切除的公认标准。由于不同术者操作习惯的不同，具体手术方式也各具特色。一种为经肺裂操作模式：先打开肺裂，经肺裂间肺实质显露肺血管，随即处理肺动脉、静脉，最后处理支气管，完成解剖性肺叶切除。但该术式并不适用于多数尤其是肺裂发育不良的患者且术中出血及术后肺漏气发生率高。另一种是避开肺裂操作模式：先避开发育不全的肺裂处理肺门结构，最后再处理发育不全的肺裂。刘伦旭等在此基础上创立了单项式肺叶切除术，即在胸腔镜下首先处理肺门组织及肺门的血管和支气管，单一方向层次推进，下叶切除由下向上推进，上叶和中叶切除由前向后推进。此种术式易于学习和掌握，目前被广泛使用。还有一种融合以上手术方式的杂交式操作模式：在术中根据病灶解剖情况采取最安全合适的手术方法，多用于局部晚期病变较复杂的患者。

肺段切除术多适用于不能耐受肺叶切除术者，如高龄、心肺功能较差、合并心血管系统疾病等，部分早期周围型肺结节可考虑肺段切除，但肺段切除操作比肺叶切除更复杂，VATS 术前精确定位仍是需要解决的难题。支气管袖式成形术一直被认为是一项高难度、高风险，对术者要求极高的手术方式，VATS 用于支气管袖式成形甚至是不可能的，多数医疗中心多选择常规开胸术式。但随着腔镜设备、手术器械的改进及腔镜下吻合技巧的改良，越来越多的医疗单位开始尝试与探索 VATS 支气管袖式成形术。

近年来，以 VATS 为主的微创胸外科迅速发展，但传统开胸手术并未因电视胸腔镜的应用而完全退出。对于部分局部晚期肺癌患者，VATS 难度较大，常规开胸手术依然是最佳选择。传统后外侧切口为常规开胸术的经典手术入路，但因手术时需切断背阔肌、前锯肌、切断肋骨等，手术创伤大，严重影响患者术后的康复，目前已不作为首选；而据此改良的后外侧小切口开胸术，因切口较小，使用较为广泛，有学者通过比较小切口开胸与传统开胸术治疗肺癌的临床效果后认为前者具有较高的临床应用价值。

以胸腔镜为主的微创胸外科对于早期肺癌的治疗已成为共识，随着国家对于肺癌早诊早治的提倡及现代影像技术设备的改进，未来 VATS 将成为肺癌外科治疗的主角，改良的小切口开胸术将承担起部分局部晚期肺癌手术治疗的重任并作为 VATS 的重要保障。近年来，随着新辅助化疗、放疗以及分子靶向药物治疗的巨大进展,如何针对不同分期、不同治疗意愿的患者提供最佳的治疗或综合治疗方案,达到真正的个体化治疗服务是现代医疗需要解决的共同难题。肺癌外科治疗的发展,一方面要求手术方式不断的优化与改进,另一方面也要求外科器械设备的不断创新。

(二)原发性肝癌外科治疗现状及进展

原发性肝癌(以下简称肝癌)是我国常见恶性肿瘤之一,病死率在恶性肿瘤中位居第二。目前手术切除仍是治疗的首选方法和最有效的措施。随着肝脏解剖学、影像学技术的发展以及手术技术的进步,肝脏外科已不存在绝对手术禁区,肝癌的外科治疗已发展为以手术治疗为主的较完善的综合治疗。

肝切除包括根治性切除和姑息性切除。术中根治性肝切除标准:肝静脉、门静脉、胆管及下腔静脉未受肿瘤侵犯;无邻近脏器侵犯,无肝门淋巴结或远处转移;肿瘤完全切除;肝脏切缘距肿瘤边界＞1cm,组织学检查无肿瘤细胞残留。术后根治性肝切除判断标准:术后2个月内影像学检查未发现肿瘤性病灶;如术前 AFP 升高,术后2个月 AFP 定量值在正常范围。对于一般情况好,无明显心、肺、肾等重要脏器器质性病变,肝功能分级属 Child-Push A 级的患者,或属 B 级,经短期保肝治疗后肝功能恢复到 A 级、肝储备功能基本在正常范围及无不可切除的肝外转移性肿瘤的患者,手术适应证可相对扩大。对于肝癌合并门静脉癌栓的患者,如一般情况许可,应积极切除肿瘤、取净癌栓,或将肿瘤与癌栓一并切除。对于肝癌合并胆管癌的患者,如一般情况许可,应积极行姑息性肝切除术和胆总管切开取癌栓术,留置 T 管引流,术后灌注化疗;如肿瘤不可切除,则切开胆总管取出癌栓,术中作选择性肝动脉插管栓塞化疗。对于肝癌合并的肝硬化门脉高压症的患者,如一般情况许可,积极行肝切除的同时,根据情况行脾切除术、断流术、分流术。

肝癌的二期切除是目前治疗中晚期不能一期切除的肝癌的经典模式。术前应用综合治疗使肿瘤缩小,再行切除。通过综合治疗 8%～18% 的患者可获得切除,术后5年存活率为 25%～57%。肝硬化程度、肿瘤坏死程度是影响肝癌二期切除预后的主要因素。复发性肝癌再切除据统计,肝癌根治性切除术后5年总生存率达到 50% 左右,术后5年复发率高达 38%～61.5%,5年的无瘤生存率仅为 16%～27.4%。术后复发和转移是肝脏外科面临的主要问题,再手术是最有效的治疗手段。复发病灶切除后5年总生存率为 18.2%～56%。只要患者条件许可,均应积极治疗,手术多采用肝段、亚段或局部切除。外科治疗原则与首次发现肝癌相同。腔镜下肝切除、手助腹腔镜下肝切除、机器人辅助肝切除术等。腹腔镜肝切除术具有手术创伤小,术中出血少,术后患者疼痛轻、恢复快,住院时间短的优势,其预后与开腹手术类似。肝癌患者行腹腔镜肝切除的指征为肿瘤位于左半肝或右半肝的 V 或 VI 段,肿瘤最大直径＜6cm;位于肝脏而边缘部位的肿瘤,直径可放宽到 10 cm。在严格掌握适应证的基础上,腹腔镜肝切除术安全可行,且是肝脏外科发展的趋势。

肝移植术是治疗终末期肝病最有效的方法,也是治疗肝癌的有效手段。目前肝癌患者行肝移植的标准存在较大争议，主要采用 Milan 标准和美国加州大学旧金山分校（UCSF）标准。在 Milan 标准的基础上，我国学者提出了杭州标准和上海复旦标准，扩大了肝移植的指征，取得了较好的治疗效果。但由于肝源缺乏、手术费用昂贵，且存在术后复发等问题，肝癌肝移植术的应用受到限制。

全肝血流阻断术又称无血切肝术，需完全游离肝脏，解剖出肝上、肝下腔静脉，操作复杂、难度较大，对全身血液动力学有较大影响，术后并发症较多，临床上很少采用。改良全肝血流阻断术，即阻断主肝静脉而不阻断下腔静脉，能较好地维持血液动力学稳定，具有可行性和安全性的特点，缺点是解剖难度大，可能会损伤肝静脉。经典的肝蒂阻断法完全阻断肝动脉和门静脉的入肝血流，是目前肝切除术中最常用的肝血液阻断方法，预防出血效果较好，操作简便易行。半肝入肝血流阻断技术在术后肝功能的早期恢复优于第一肝门阻断。

肿瘤切除技术中前入路肝切除或逆行肝切除不解剖肝门而直接经肝实质结扎病侧肝出入管道，先离断肝实质，再离断肝周围韧带。与解剖性肝切除相比，操作简化，缩短了手术时间。其主要优点是：

（1）肝切除过程中减少了对肝脏的反复翻转，减轻了健侧肝组织的缺血，较好地维护了术后残肝功能；减少了对肿瘤的挤压，减少了肿瘤血行转移及脱落种植转移。

（2）对肿瘤与周围组织广泛浸润粘连的患者先切除肿瘤，再处理粘连和受侵器官，增加了手术切除率，提高了安全性。

（3）避免了手术分离粘连及游离肝周韧带时引起的出血和空气栓塞的概率。

（4）不阻断出入肝血流，最大限度地保护了肝硬化患者术后的肝功能。

（5）符合肿瘤切除的原则。逆行切除使难切性肝癌患者获得了手术切除的机会，同时减轻了术后肝功能的损害，实现了肝脏外科学手术无禁区，有着广泛的应用前景。其缺点是手术时肝断面深部显露不清，分离肝实质时可能损伤肝静脉造成大出血。肝脏悬吊技术于2001 年提出，有助于原位肝切除时肝断面深部显露，可减少肝静脉的损伤，但该方法在肝后隧道置悬吊带时也有损伤血管引起出血的危险。改良的肝脏悬吊技术将肝静脉阻断与肝脏悬吊法联合使用，能有效地减少术中出血。

肝断面的处理是肝切除术的重要环节，一般的钝性器械分离法、钳夹法、指捏法等难以达到对断面细小管道妥善处理。高频化外科的工作站、射频刀、超声吸引和水刀、外科闭合器等的应用，使离断肝实质的安全性得到显著的提高。据报道新改良的组织凝集束切割器可以同时切开肝组织和闭合肝断面的小血管，减少肝创面的出血、渗血。

外科手术是治疗肝癌的首选方式和最有效的措施。术前准确的综合评估和指征的把握是肝癌可切除的前提。当今的肝脏外科已不存在绝对的手术禁区，腹腔镜下肝切除是肝脏外科发展的趋势。随着手术技术的改进，手术切除的安全性、彻底性、有效性将不断提高，以手术为主的多学科综合治疗已成为肝癌治疗的主要模式。

（三）乳腺癌外科治疗现状及进展

近年来乳腺癌发病率增高，是常见的恶性肿瘤之一。自从 1894 年霍尔斯特德开创了乳腺癌传统手术治疗以后，乳腺癌采用手术治疗是最基本的治疗方式。目前，手术治疗模式已逐渐从"可耐受的最大限度治疗"转为"最低限度有效治疗"。手术治疗乳腺癌的发展趋势，可以表达为以下特点：手术更保守，更优化，交叉融合手术和成像技术及手术基于分子分型个性化综合治疗概念。

乳腺保乳手术及其建立的保乳治疗模式是过去 40 年来乳腺癌人性化治疗的典范。在欧美国家，乳腺保乳手术率＞50%，中国三甲医院乳腺保乳手术率为 10%~60%，而中国其他医院乳腺保乳手术更低。目前，一直以来强调乳腺癌保乳治疗的实施还远远不够。除此之外，我们国家一直重视乳腺保乳手术并且致力于乳腺保乳手术标准化。从治疗效果的角度来看，保乳手术的基本前提是没有放疗禁忌证，能够达到切缘阴性的保证。根据最近的回顾性研究，包含 12 万例I或II期乳腺癌患者，较少损伤的乳腺的保乳手术联合放疗与传统乳房手术相比，可获得更好的生存期，尤以 50 岁以上女性和内分泌受体阳性的患者乳腺保乳手术带来更好的生存期。大多数专家对于选择乳腺保乳手术病例有保留。但在某种程度上，这些数据为乳腺保乳手术提供了信心和证据，作为乳腺切除术的有效替代方法。现在有证据表明，对于一些特殊的乳腺癌如小叶癌，广泛导管内癌成分，风险较高的年轻患者等，在保证切缘达到阴性的前提下是安全的。

腋窝前哨淋巴结活检技术是保乳手术过后的治疗模式，在进行保乳手术之后，如何进行有效的治疗和养护，已经成为临床当中十分重视的一个问题。而腋窝前哨淋巴结活检技术目前已经逐渐广泛应用到临床当中，是对淋巴结阴性的病人最常用的手术方法之一。当前对腋窝淋巴结阴性病人的治疗手术有很多，而腋窝前哨淋巴结活检技术手术应用可以取代其他的技术，说明腋窝前哨淋巴结活检技术有着更加高效的治疗水平。通过多年的临床研究，结果证明腋窝前哨淋巴结阴性的病人当中，腋窝前哨淋巴结活检技术的疗效很好。利用腋窝前哨淋巴结活检技术进行手术，会使并发症的发生减少，对患者日后的生活带来更好的保障。而且在临床的研究过程当中可以想象出在患有乳腺癌的病人当中，对腋窝前哨淋巴结进行转移，则可以防止对腋窝淋巴结切除的措施。使得患者的腋窝前哨淋巴结得到更好的保存与保护，并且并发症的发生也会减少很多。而腋窝前哨淋巴结活检技术手术当中，在临床的应用当中仍然存在着一些细小的缺陷和问题。需要接受一些辅助治疗，来对临床患者进行治疗。虽然腋窝前哨淋巴结活检技术的效果和并发症一直有着很明显的作用，但是在临床操作过程中，仍然存在着一些问题。比如说示踪方法的选用，示踪方法通常有染料、荧光和速冻等供选择，选择哪种示踪剂仍然存在一些争议，而且如果将示踪剂的选择确定下来之后，注射到人体具体的哪个部位也存在的一些争议。而且该手术当中辅助手术的应用和选择也存在着一些争议，无论采用如何的辅助技术与操作技术，都需要严格的操控和要求更高的经验来对腋窝前哨淋巴结活检进行手术，这样才能提高手术的成功率，对患者日后的生活带来更好的帮助。

　　乳腺重建手术不是疾病治疗手术，但是弥补了美学缺陷和精神创伤，对于没有机会进行乳腺保乳手术而行乳房全切除术的患者，乳房重建为他们提供了重塑乳房的可能。乳腺重建应从肿瘤治疗和整形手术两个方面考虑：一方面乳腺重建不会影响乳腺癌的治疗和预后，不干扰复发时的及时检测和重新治疗；另一方面乳腺重建应达到患者可接受的美容效果，预计效果不佳时不应进行。这两者应为乳房重建的标准。乳腺重建分为一期重建、二期重建。一期重建更具优越性。自体组织再造为首选组织，包括背阔肌肌皮瓣重建、带蒂横行腹直肌肌皮瓣重建、游离横行腹直肌肌皮瓣重建等。其次为异体组织，主要为假体。

　　重建手术在实际的应用中有许多案例，比如说乳房的再造，乳房的再造是为了重新塑造乳房的外部形状，或者是去除肿瘤。它可以为一些在此方面有需求的人的精神上和心灵上带来一定的满足。对病人有一种很好的心理治疗的作用。为因为癌症切除乳房的一些病人去进行乳房的再造，为他们重新带来了一些希望，可以从两个方面去进行考虑。第一方面，就是再造之后会不会影响其原来已经出现癌症的进一步的治疗，会不会造成复发的情况。如果进行塑造之后，是否可以去进行再次的治疗。第二方面是要达到病人内心满意的一个程度，如果不能够达到病人心里满意的效果，那么这项手术就不应该去进行。这两项内容，应该是进行乳房再造的两个主要的条件。再造分为几个阶段，对于第一次去进行再造的时候，会比其他几次更有效果，因为这可以减轻病人的精神层次的一些负担，降低了再造的一些花销，提高再造的安全性，还能够满足病人的心理期待，这样的话大大节省了后续不必要事项的一些时间。如果在进行乳房切除手术的时候，保留住了原有的皮肤，则可以提高重新塑造乳房的皮肤精神末梢方面的一些感觉，并且能够提高乳房形状和其他方面的与人体融合的程度，同时它还会减少一些发病的概率。选用自己的皮肤去进行重新塑造，会大大地加大再造组织的再生概率，会增加手术的成功度。

　　乳腺癌的外科治疗与影像学技术有一定交叉，随着乳腺摄像，B超超声和磁共振成像的广泛应用，可以筛选出大量的影像异常，并且基于影像评估基础上制定相应的手术治疗策略。目前，成像技术和手术的交叉应用越来越多元化，特别是乳腺微创活检和病变局部定位的应用取得了很大的发展。乳腺癌穿刺活检不需要暴露的手术切口即可确定病理，它有助于制定更合理的治疗方法和外科手术。乳腺空芯穿刺活检与传统开放手术比较，不仅具有术前诊断的优点，而且降低了术后并发症的发生率（＜2% vs 1%）。近年来，真空辅助乳腺活检作为乳腺微创活检技术为中心而迅速发展，不仅引导系统的多样，而且与计算机技术紧密结合，使过程自动化、可视化、数字化、安全快速。磁共振成像是乳腺成像方法中诊断灵敏度最高、特异度最高的，可显示一般的成像仪器不能显示的病灶，用于癌症性质和程度的评估、双侧乳腺检查、病变活检等。特别是，可替代乳房X线检查和B超无法发现的隐匿性病灶的诊断和定位。复旦大学附属肿瘤医院38例磁共振引导针成功定位浸润性导管癌5例，导管内癌5例。乳腺活检及定位技术的应用，不仅能解决大量亚临床病变的病理问题，而且能大大提高手术过程的效率和针对性。保乳手术后的放疗的作用。放疗在很久以前就已经出现，但是许多人并不想要用放疗这一手术去进行治疗。一些专家学者对于放疗对保乳手术的作用进行了一系列的试验，得出了一系列的结论，这些试验的结果表明，保乳手术后的放疗，降低了其复发的一些风险，同时也降低了因为乳腺癌而去世或者引发并发症的一些危险。放疗不仅可以降低复发的可能性，同时还可以降低其转移的可能性。牛津大学的最新研究成果已经确定了放疗对于乳腺癌的治疗有着十分显著作用这一观点。在进行实验的时候，大多数女性都是在 70 岁以下，减少了一些实验的特殊性方面的内容，增加了实验的普遍适用性。近年来，人们热衷于新兴的核医学成像技术，已经证明正电子发射计算机断层显像在评价新辅助化疗在乳腺癌治疗疗效中的价值。在不久的将来，随着成像方法越来越丰富，越来越多的交叉和融合，肯定会改变乳腺癌诊断和治疗的面貌。

乳腺癌分子分型已成为确定乳腺癌的固有特征和治疗方法的重要系统。它主要关系到乳腺癌全身系统治疗的制定和药物选择，但也影响着手术的选择，主要体现在新辅助化疗上，使肿块降期便于手术或保乳手术。有研究表明，达到病理完全缓解的三阴性乳腺癌及 HER2 阳性、激素受体阴性患者预后最好，而针对 Luminal A 型乳腺癌，取得病理完全缓解反而预后不理想。因此对 Luminal A 型患者不能为了追求病理完全缓解延长化疗而延误手术时机。对于 HER2 阳性患者采用靶向联合化疗或双靶向治疗，能获得 50%~70% 的病理完全缓解率，故对这型患者延期手术而先行新辅助化疗至其病理完全缓解，不失为好的选择。故手术时机的选择取决于患者的分子分型及疗效的评估，个体化的治疗是乳腺癌治疗模式的发展方向。

总之，乳腺癌手术的发展趋势强调保乳的生活质量，在注重美容的前提下重视疾病的治疗；强调操作技术的提高，来自不同个体的不同情况，选择达到最佳效果的最佳途径；强调学科与乳腺手术的互补和融合，注重综合治疗理念和个性化治疗。

（四）早期直肠癌外科治疗现状及进展

早期直肠癌是指肿瘤浸润深度局限于黏膜及黏膜下层的直肠癌，如果选择合适的病例进行局部切除，也可达到理想的效果。而且相对于根治切除而言，局部切除具有手术创伤小、风险低、康复快、能保肛、也无术后泌尿生殖功能的影响因此受到越来越多的关注。其局部切除的手术方式包括内镜下局部切除、经肛门局部切除、经骶尾部局部切除、经肛门括约肌局部切除、经肛门内镜微创手术、经肛门微创手术。

在 2008 年中国早期结直肠癌内镜诊治共识中提到有高频电圈套法息肉切除术、热活检钳钳除术、内镜下黏膜切除术（endoscopic mucosal resection，EMR），但如果病变直径大于 2 cm，EMR 只能通过分块切除的方法，但该方法容易导致病变残留和复发，而且也不利于进行准确的病理学评估，包括浸润深度和切缘。因此为了完整的切除肿瘤，目前更主张采用内镜黏膜下剥离术（endoscopic submucosal dissection，ESD），该技术在早期胃癌的应用早已写入胃癌的治疗指南，在早期肠癌的应用也在得到逐步的推广。

对于早期直肠癌，传统外科治疗手段是通过 Parks 拉钩直视下行经肛门的直肠肿瘤局部切除。该方法的主要局限性为术野暴露差，并且要求肿瘤距离肛缘要近。常见的并发症为出血，原因通常是缝合技术不当或缝合时张力过高。

经骶尾部局部切除方法最早由 Kocher 在 1875 年提出，但由于 Kraske 于 1885 年详细描述了这种方式，故也称为 Kraske 术，一般用来治疗距肛 5～10 cm，分化良好的 T_1，T_2 期直肠癌。手术时采用俯卧折刀位，取后旁正中切口，去除尾骨，必要时可去除部分骶骨（CS4，SS），切断肛提肌并标记，最后将直肠切口横向或间断缝合。由于该手术有较高并发症发生率如肠瘘、大便失禁、伤口感染等，而且在根治性方面也存在不足，故在临床中已较少应用。

经肛门括约肌局部切除术由 Mason 于 20 世纪 70 年代首先发表，该手术方式在暴露术野和手术操作空间上最有优势，但因其术中需切断括约肌导致肛门失禁，到目前为止国内外使用该方法治疗直肠肿瘤的报道较少；在适应证方面类似于经肛门局部切除，因术野显露较好，因此在肿瘤距肛缘的距离上有所增加；手术相关的并发症主要是切口感染和直肠皮肤瘘。对于人们担忧的术后括约肌失禁问题，在已有的文献报道中尚无记载，主要的要点在于切断肛门括约肌时应予以标记，有助于修复时的正确辨认。

经肛门内镜微创手术于 20 世纪 80 年代由德国的 Gerhard Buess 教授研发，即经肛门内镜微创手术，它是一种集内镜、腹腔镜和显微手术于一身，在内镜下即能完成切除、止血、缝合等系列操作的微创外科技术。该技术显著提高了直肠局部切除手术的质量，具有手术风险低、创伤小、住院时间短等优势，在直肠肿瘤的微创治疗方面，具有良好的应用前景和发展空间。

经肛门微创手术于 2010 年由美国外科医生 Atallah 等率先报道并命名，该术式是将单孔腹腔镜通道置入肛管，利用常规腹腔镜器械经肛门途径完成直肠肿瘤的局部切除或全直肠系膜切除术，具有花费少和学习曲线短的优点，更易于推广。

直肠肿瘤的局部切除具有创伤小、风险低、恢复快的特点，但更需要充分的术前评估、严格的病例选择和规范的手术操作，特别是一些新技术的应用方面，应该结合我国的实际情况，科学而规范开展临床研究，以获得确切的循证医学证据来评估直肠肿瘤局部外科治疗的有效性和安全性。

（五）进展期胃癌外科治疗现状及进展

胃癌是临床上一种常见的恶性肿瘤，近年来随着人们饮食结构的改变，其发病率越来越高，具有非常高的致死率，在我国恶性肿瘤死因中排第三位，在恶性肿瘤中发病率排第二位。胃癌的早期症状并不明显，因此一经确诊大多患者已经处于中晚期，对患者疾病的治疗非常不利。肿瘤的治疗一直是医学领域研究的重点，肿瘤治疗在医学技术不断发展的基础下也处于前进状态，对于进展期胃癌患者，除了患者不能耐受手术之外，基本均采用手术治疗，但是单纯手术治疗的效果却并不理想，患者术后容易复发，并且生存率较低。在手术治疗的过程中，也将各种化疗药物、放疗药物应用在临床上，为进展期胃癌患者的治疗提供了更多的参考，以改善患者的治疗效果。

在进展期胃癌的手术治疗中，根治性手术是最常用的治疗方式，在临床治疗中具有重要的地位。现阶段，我国临床上对胃癌的临床治疗主要采用 D2/D3 根治术综合治疗。从胃癌手术切除的目标和范围不同进行划分，可以将胃癌手术分为姑息性手术、扩大手术和标准根治术。对于进展期胃癌患者，手术治疗应该尽量将患者的肿瘤完全切除。根据胃周淋巴结的清扫范围和分组，可以分为 D1 淋巴结清扫术、D2 淋巴结清扫术和 D3 淋巴结清扫术，其中 D2 淋巴结清扫术是美国癌症协作网推荐的治疗进展期胃癌的标准淋巴结清扫术，是目前临床中最常用的淋巴结清扫手术。标准根治术治疗胃癌切除胃的部分占整个胃的 2/3，适应证为淋巴结转移为 $N_0 \sim N_2(+)$ 者、原发癌为 $T_2 \sim T_3$，T_1 癌中直径大于 2cm，N_1 (+)，患者手术前和手术中检查无腹膜转移和肝转移者，采用标准根治术治疗进展期胃癌，能够有效提高患者的生存率。

姑息性切除术主要用于淋巴结转移、血行转移、直接浸润、腹膜种植等广泛转移的Ⅳ期病例，为术后的辅助性治疗提供条件。

腹腔镜胃癌根治术是临床上治疗胃癌的一种微创手术，1997 年第一次应用在胃癌的手术治疗中，其可行性和安全性已经得到了证实。近年来，随着腹腔镜技术的日益成熟，腹腔镜器械也在不断完善，促进了腹腔镜胃癌根治术的推广。和传统手术治疗相比，腹腔镜胃癌根治术的创伤小，因此患者术后恢复快，手术过程对患者免疫功能造成的不良影响较小。采用超声刀进行手术，其具有良好的凝固作用，在淋巴结清扫过程中，能够减少肿瘤细胞从淋巴管脱落，术后并发症少。达芬奇机器人是一种高级的腹腔镜手术操作系统，在手术过程中引入达芬奇机器人，真正实现了使用微创的方法进行复杂精准的外科手术，近年来达芬奇机器人在临床外科手术中得到了广泛的应用。临床上目前使用的腹腔镜胃癌手术种类主要包括腹腔镜近端胃癌根治术、腹腔镜远端胃癌根治术、腹腔镜胃切除合并邻近脏器切除术和腹腔镜胃癌根治性全胃切除术。手术方式有手助腹腔镜胃手术、腹腔镜辅助胃手术和全腹腔镜胃手术。其中手助腹腔镜胃手术是将手通过腹壁小切口辅助完成手术，全腹腔镜胃手术主要应用在胃上部癌且食管下段受累的患者。

目前进展期胃癌患者治疗的主要方式还是以手术治疗为主，配合同步放化疗、新辅助化疗、术中腹腔内热灌注治疗及靶向治疗等其他辅助治疗方法可以取得较好的治疗效果。近年来，随着腹腔镜技术的不断发展，腹腔镜胃癌根治术在临床中得到了广泛的应用，在治疗过程中还应该根据患者的实际情况配合使用化疗、放疗等方式，以取得更好的治疗效果。

第二节　肿瘤的化学治疗

肿瘤化学治疗，简称"化疗"。选用某些化学药物，经口服或肌内、静脉、动脉注射以及局部灌注等方式，使癌细胞受到破坏或其增生受到抑制而获得疗效的一种治疗恶性肿瘤的方法。因药物对某些正常组织可产生毒性作用，故须慎重选用，并密切观察人体的反应。

一、肿瘤化疗药物

1942 年氮芥治疗淋巴瘤和白血病开启了化疗的先河。1957 年环磷酰胺和氟尿嘧啶的合成和临床上取得成功使肿瘤化疗受到广泛的重视。这是根据一定理论而合成的有效抗肿瘤药物，因此被认为是肿瘤内科治疗的第二个里程碑。20 世纪 70 年代初，进入临床的顺铂和阿霉素被认为是肿瘤内科治疗的第三个里程碑。90 年代，几种作用机制新颖的抗癌药物进入临床，其中最重要的是抑制微管蛋白解聚的紫杉类和拓扑异构酶I抑制剂喜树碱类衍生物。进入 21 世纪以来，针对肿瘤发生发展过程中关键大分子的分子靶向药物，其疗效有较大幅度提高且更具个体化。现代肿瘤学的发展已使许多肿瘤患者生存获益，但这要付出代价，例如化疗药物引起的心脏毒性随着肿瘤患者存活的延长而越发凸显。寻找新作用机制和低毒的化疗药物从未停止。新的化疗药物也不断问世，包括传统化疗药物衍生物、非溶剂依赖型化疗药物、抗体偶联药物和其他细胞毒性药物，进一步拓展了肿瘤内科治疗的范围，可以说化疗仍是肿瘤内科治疗的基石。

（一）传统铂类化疗药物

铂类药物是迄今为止应用最广泛的抗肿瘤药物之一，其通过跨膜转运进入细胞，解离失去酸根负离子，作用于 DNA 分子，导致 DNA 结构改变，DNA 复制转录障碍，引起细胞凋亡。自 1978 年第一个铂类药物——顺铂（cisplatin，DDP）上市以来，其就被广泛应用于多种恶性实体瘤的治疗中，具有抗肿瘤谱广、有效性高的特点，但其使用仍受到各种限制，限制因素包括原发或继发的肿瘤耐药性，以及严重的不良反应，如肾毒性、消化道反应、耳毒性、神经毒性等，其中最主要的剂量限制性毒性是肾毒性。为了寻找更安全高效的化疗药物，在过去的 30 多年里，人们从 23 种铂类抗肿瘤药物中挑选出了 2 种（卡铂和奥沙利铂）并通过国际市场批准，另外亦有 3 种铂类抗肿瘤药物（奈达铂、洛铂和庚铂）在少数国家上市。迄今为止，还有一些铂类抗肿瘤药物处于不同的临床研究阶段。

顺铂是顺二氯二氨合铂的简称，是第一个上市的铂类抗肿瘤药物。自 1979 年首次被 FDA 批准用于治疗膀胱癌和睾丸癌以来，多用于肺癌、卵巢癌、头颈部癌、骨肉瘤、恶性淋巴瘤等实体瘤的治疗。顺铂具有抗癌谱广、作用强、活性高、易与其他抗肿瘤药物配合等优点，不论单独应用还是与其他药物联合应用，均有明显的抗肿瘤作用。以顺铂为代表的铂类抗癌药物是当今恶性肿瘤化疗的基石，实际上也是肿瘤内科发展的基础之一。据统计，以顺铂为主或含有顺铂的化疗方案占所有化疗方案的 70% ~ 80%。

1965 年美国密歇根州立大学的生物物理学教授 Rosenberg 和 Van Camp 等在研究电场对大肠埃希菌生长过程影响的实验中发现，Ⅷb 族过渡金属可以抑制细菌的分裂过程，使细菌形成长丝状，大概长达正常长度的 300 倍。经过仔细的甄别排除研究，他们发现是实验中使用的铂电极在实验通电状态下与酸性氯化物反应形成的 $(NH_4)_2PtC_{16}$ 等化合物抑制了细菌的分裂。此外，Ⅷb 族过渡金属化合物中的 CoCh，NiCh 和 PdCh 等可以导致细菌死亡，$(NH4)_2PtBr_6$，$(NH4)_2Pt$ 和 $RhC1_3$ 等也可以使细菌变长。事实上 1844 年 Peyrone 就已经合成了 $cis-PtCl_2(NH_3)_2$，这种化合物被称为 "Peyrone 盐"。1969 年 Rosenberg 报告顺铂具有潜在的抗癌（肉瘤 180 细胞和白血病 L 1210 细胞）活性，随后顺铂进入了美国国家癌症研究所

（National Cancer Institute，NCI）的研究队列。1972 年纽约的 Sloan-Kettering 纪念医院发现，顺铂对药物难治性肿瘤有良好的疗效。然而顺铂剂量为 50～75mg/mL 治疗时的肾功能损害发生率达 30%，其他毒性如听力下降、低镁血症和神经毒性等在长期用药患者中也很明显。肾小管毒性成为进一步研究顺铂的主要障碍，以至于在 1974 年不得不中止了顺铂的临床研究。1976 年纽约 Sloan-Kettering 纪念医院的研究员 Cvitkovi 发现，通过氯化物液体水化可以使顺铂保持无活性的二氯化物状态，阻止加合反应所必需的水合反应，避免顺铂的肾毒性，从而使顺铂的临床研究得以继续进行。Cvitkovi 后来成为研发奥沙利铂的领军人物。在开展临床研究 6 年后，美国 FDA 主要根据印地安那大学的 Einhorn 等的研究，于 1978 年 12 月批准顺铂治疗睾丸癌，从此以后这种肿瘤患者的治愈率超过了 90%。NCI 和百时美施贵宝（Bristol-Myers Squibb）公司合作拓展了顺铂的应用范围，顺铂成为睾丸癌、膀胱癌、肺癌、卵巢癌、头颈部肿瘤、胃癌以及三阴性乳腺癌和其他少见肿瘤的联合化疗的基石。顺铂上市后得到了广泛应用，但临床上碰到的最大问题是使用顺铂后引起的严重的恶心和呕吐。这导致很多患者对化疗产生极度恐惧，甚至因此拒绝化疗，使顺铂的临床应用一度受到很大限制，直到可大大减轻顺铂引起的恶心和呕吐的 5- 羟色胺（5-droxytryptamine，5-HT）受体亚型 5-HT$_3$ 受体拮抗剂昂丹司琼出现。现已证实，5-HT$_3$ 受体拮抗剂（如昂丹司琼）联用地塞米松的效果更好。昂丹司琼控制急性或延迟性顺铂诱发的呕吐多在第 1 个疗程内即可达到令人满意的效果，它的出现使顺铂在肿瘤化疗中的地位更为巩固。顺铂已被列入中国、美国和英国等许多国家的药典。我国于 1973 年研制成功顺铂，1976 年投产。由于应用时间较长，临床对顺铂的作用和毒副反应比较了解，而且其对肿瘤的疗效比较稳定、价格相对低廉，故顺铂虽然有诸多毒副作用，但在我国仍是抗肿瘤的一线治疗药物，临床用量较大。目前我国市场上的顺铂既有国产品、又有进口品，剂型主要为粉针剂和水针剂。为提高顺铂的疗效并降低其毒副作用，国内外还研究开发了顺铂的多种新剂型，如速溶干粉剂、混悬液、栓剂、植入剂、脂质体、白蛋白微球和聚乳酸微球等。

卡铂（carboplatin，CBP）即 1,1- 环丁烷二羧酸二氨铂（Ⅱ），是进入临床的第二个铂类络合物，卡铂是由美国施贵宝公司、英国癌症研究所和 Johnson Matthey 公司于 20 世纪 80 年代合作研发的第二代铂类抗癌药物。卡铂的特点是：化学稳定性好，溶解度比顺铂高 16 倍；除造血系统毒性外，其他毒副作用低于顺铂；作用机制与顺铂相同，可以替代顺铂用于某些肿瘤的治疗；与顺铂交叉耐药、但与非铂类抗癌药物无交叉耐药性，故同样可以与其他抗癌药物联合使用。卡铂最早于 1986 年在美国上市，我国于 1990 年研制成功。多项临床研究表明，对顺铂治疗有效的肿瘤，改用卡铂同样有效。由于非血液系统毒性低，卡铂在西方国家更易被患者接受。卡铂可作为非小细胞肺癌、卵巢癌和胚胎细胞癌等的首选治疗药物（联合用药），还可作为膀胱癌、子宫颈癌、生殖细胞癌和头颈部肿瘤等的次选治疗药物。世界各国对卡铂的临床研究很多，许多含卡铂的化疗方案已经出现并且比较成熟，特别是卡铂和紫杉醇联合化疗已经广泛用于治疗晚期头颈部肿瘤和非小细胞肺癌等。

（二）其他铂类抗癌药物

抗癌药物多为细胞毒药物，通常有比较大的毒副作用。提高抗癌药物的疗效、扩展抗瘤谱、研发与顺铂和卡铂无交叉耐药性且毒副作用更低的药物是抗癌药物研发的主要目标。后续研发的铂类抗癌药物主要可分为4类：顺铂类药物，主要是使疗效超过顺铂；卡铂类药物，主要是使毒性低于卡铂；环己二胺类化合物，主要是寻找与顺铂和卡铂等没有交叉耐药性的药物；铂配位化合物，目的是研发与顺铂和卡铂等具有不同作用机制的新型铂类抗癌药物。在寻找新的铂类抗癌药物的过程中，曾筛选过几千种化合物，其中有近30种化合物进入了临床研究阶段，但以后大多因疗效欠佳或毒副作用大而被淘汰，包括顺铂类化合物环戊胺铂、铂蓝、环丙胺铂和乙二胺丙二酸铂等，卡铂类化合物恩洛铂、僧尼铂和NK-121等，环己二胺类化合物环硫铂和DACCP等，4价铂类化合物奥马铂等。我国学者也先后合成了一系列斑蝥酸铂（Ⅱ）配位化合物，这类化合物的水溶性好、毒性低、抗肿瘤作用强，很可能发展成为我国的一类抗癌药物。多核铂类抗癌药物BBR3464是一个化学结构全新的化合物，其设计摆脱了原有铂类抗癌药物的构效关系框架，研究表明能与DNA发生多点键合且键合能力强、对DNA模型结构的破坏更加严重，抗肿瘤活性明显高于顺铂并与顺铂无交叉耐药性。顺铂和卡铂口服给药均无抗肿瘤效果，研究发现新的铂类抗癌药物JM216不但口服具有抗肿瘤活性，而且疗效与顺铂相当，同时与顺铂没有交叉耐药性，是一个具有研发前景的第三代铂类抗癌药物，现正在美国和英国进行临床研究。在顺铂和卡铂之后获准上市的新型铂类抗癌药物主要有以下3个：奈达铂，即顺式乙醇酸二氨合铂（Ⅱ），是日本盐野义制药公司研发的第二代铂类抗癌药物，1995年6月在日本首次获准上市，我国于2000年研制成功并上市。临床前研究发现，奈达铂对小鼠P388白血病、B16黑素瘤和Lewis肺癌的抗肿瘤活性优于顺铂，但在L 1210/DDP白血病模型上与顺铂交叉耐药。奈达铂用于治疗头颈部肿瘤、小细胞和非小细胞肺癌、食管癌、膀胱癌、子宫颈癌等，对头颈部肿瘤的有效率超过40%，优于顺铂；对肺癌的疗效与顺铂相当；对食管癌的有效率超过50%，高出顺铂约20%；对子宫颈癌的有效率超过40%。奈达铂的毒性谱与顺铂不同，其剂量限制性毒性为骨髓抑制所致血小板减少，骨髓抑制的发生率为80%，肾毒性和胃肠道副反应较顺铂有所降低，辅以水化和利尿之后不会出现肾功能异常。奥沙利铂，即左旋反式二氨环己烷草酸铂，是继顺铂和卡铂之后研发的第三代铂类抗癌药物，在化学结构上的特点是以一个二氨基环己烷基替代了两个氨基，是首个对耐顺铂肿瘤也有效的铂类抗癌药物，而且其草酸基团也使得毒性大大降低。奥沙利铂最早由日本的Yidani合成，由瑞士Debio Pharm公司开发，1996年10月在法国率先上市，由法国Sanofi公司生产和销售，随后又在欧洲、南美等地上市，并于2002年8月获得美国FDA批准。我国于1999年批准进口奥沙利铂，2000年研制成功国产奥沙利铂。奥沙利铂在体内外均有广谱抗肿瘤活性，对大肠癌、非小细胞肺癌、卵巢癌和乳腺癌等多种动物和人类肿瘤细胞株（包括对顺铂和卡铂耐药的肿瘤细胞株）均有显著的抑瘤作用，与氟尿嘧啶类药物、拓扑异构酶抑制剂和微管抑制剂等绝大多数抗癌药物都有较好的叠加或协同作用。奥沙利铂单药一线治疗对氟尿嘧啶耐药的晚期大肠癌的有效率为20%，与氟尿嘧啶和甲酰四氢叶酸钙组成联合方案治疗的有效率达32%~58%。另外，奥沙利铂对胃肠道、肝、肾和骨髓的毒性较顺铂和卡铂明显减轻，耐受性良好。奥沙利铂是治疗大肠癌最有效的药物之一，对非小细胞肺癌、卵巢癌、恶性淋巴瘤、食管癌和头颈部肿瘤等也有较好的疗效。洛铂，即1,2-双氨甲基-环丁烷铂（Ⅱ）乳酸盐，是由德国 Asta Medica 公司研发的一个第三代铂类抗癌药物。我国于1998年批准进口洛铂，2005年研制成功国产洛铂，获准适应证为治疗慢性髓细胞性白血病、晚期乳腺癌和小细胞肺癌。洛铂的抗肿瘤活性与顺铂和卡铂相当或者更好，毒性与卡铂相同，且与顺铂无交叉耐药性。洛铂对小细胞肺癌、非小细胞肺癌、乳腺癌、结肠直肠癌、睾丸癌和淋巴癌等均有抗肿瘤活性。2007年德国学者比较了顺铂、卡铂、赛特铂和洛铂对体外培养的人乳腺癌和卵巢癌细胞株的抑瘤作用，发现洛铂的作用明显强于其他铂类抗癌药物。洛铂虽已在我国获准上市，但仍缺乏大量的基础研究和大样本的随机、对照、多中心临床研究数据。国内许多学者开展了小规模的Ⅱ期临床研究，初步结果显示洛铂对乳腺癌、肺癌、食管癌和胃肠道肿瘤均有一定的效果。洛铂联合紫杉醇与卡铂联合紫杉醇一线治疗局部晚期或转移性非小细胞肺癌的随机、对照、多中心Ⅲ期临床研究已于2011年启动，并于2012年2月入组完毕。

（三）紫杉醇类化疗药物

紫杉醇（taxol）是一种复杂的四环二萜类化合物，1971年首次由Wani等从短叶红豆杉树皮中提取出来并确定其结构，该植物天然产物具有低毒、高效的抗癌效果。紫杉醇是继阿霉素和顺铂后最热点的新抗癌药，已于1992年底被美国FDA批准作为抗晚期癌症的新药上市，广泛用于卵巢癌、乳腺癌和非小细胞癌的治疗，市场需求巨大。

紫杉醇在肿瘤的治疗药物中代表了一类新的、独特的抗微管药物。它的抗癌机制与其他的抗癌药不同。它的主要作用是通过促进极为稳定的微管聚集，并阻止微管正常的生理性解聚，从而导致癌细胞的死亡，并抑制其组织的再生。紫杉醇是从短叶红豆杉的树皮中分离而得到的，由于该树是一种生长缓慢的矮小灌木，紫杉醇在其树皮中的含量平均为1.5‰，提取收率平均为1‰。因此为供试验及临床所需，大量砍伐，剥取树皮，必然破坏自然环境与生态平衡，并将导致资源枯竭。虽然后来从红豆杉的树叶部位分离到紫杉醇的前体baccatinⅢ（浆果赤霉素Ⅲ），以供半合成紫杉醇，但紫杉醇依然供不应求，限制了对其他癌症的治疗研究。因此，为了增加紫杉醇的来源，世界各国都在加紧对紫杉醇及其衍生物的开发研究。因而，长期稳定地和大量地供应紫杉醇是各国科学家们所面临的严峻挑战。

紫杉醇作为恶性肿瘤常用化疗药物之一，相较于铂类和蒽环类药物不良反应较少且抗肿瘤效果较好，但其骨髓抑制不良反应是备受关注且亟待解决的问题。据文献报道，患者骨髓抑制程度与紫杉醇使用剂量及周期呈正相关，若用药剂量或周期使用不当，可导致患者体内白细胞数目迅速减少并诱发败血症，进而危及患者生命。西医多从刺激粒细胞、血小板和红细胞的生成等多个环节对症治疗骨髓抑制。中医则具有整体观念和个体化治疗的特性，多项研究表明，中医药联合化疗对骨髓抑制显示出协同增效、减少不良反应的作用。在胃癌的治疗中，紫杉醇联合奥沙利铂治疗晚期胃癌是目前最常用的联合方案，新辅助化疗被认为是胃癌的重要治疗方法。新辅助化疗可使肿瘤降期，为后续手术提供充足的时间，而临床研究也发现新辅助化疗能够提高患者生存率。

（四）蒽醌类化合物

蒽醌类化合物（anthraquinones）是各种天然醌类化合物中数量最多的一类化合物。很久以前蒽醌被用作天然染料，后来发现它们具有许多药用价值而受到重视。高等植物中含蒽醌最多的是茜草科植物。鼠李科、豆科（主要是山扁豆）、蓼科、紫葳科、马鞭草科、玄参科及百合科植物中蒽醌类化合物亦较高。另外，蒽醌类化合物还存在于低等植物地衣和菌类的代谢产物中。

蒽醌类具有抗癌的作用，实验表明大黄素为较理想抗癌生化调节剂与顺铂、丝裂毒素 C、氨甲蝶呤、阿霉素等合用可产生协同增效作用，可增强对黑色素瘤、人肺癌 A549 的细胞分裂和移植瘤的抑制作用，增强对人肝癌 BEL7402 的细胞毒作用，对癌基因 *HER-2/NCU* 过表达的肺癌细胞产生协同杀灭作用。通过实验发现芦荟中的蒽醌类化合物具有抗肿瘤的作用。相关研究报道芦荟素和芦荟大黄素可以通过抑制肿瘤细胞蛋白质合成所需的肽链，抑制肿瘤发展。

（五）阿霉素

阿霉素（doxorubicin，DOX）是一种蒽环类抗肿瘤抗生素，主要由放线菌的发酵液中提取。作为抗肿瘤药物，阿霉素具有抗瘤谱广、疗效强等特点，常用于治疗血液系统癌、实体瘤和肉瘤，被称为是治疗实体瘤最有效的药物。但是阿霉素有较大的心脏毒性，易导致心电变化和充血性心衰，临床应用的阿霉素剂量受到严格限制，影响药效的发挥。为减小毒副作用，增强药效，开发阿霉素新剂型迫在眉睫。目前开发出的阿霉素新剂型主要是靶向制剂，包括脂质体、纳米粒等，可以将药物靶向运送至肿瘤组织发挥治疗作用，改善药代动力学，降低毒性，提高疗效，是近年来阿霉素研究的热点。

（六）传统化疗药物衍生物

临床常用的传统化疗药物约 80 种。不同种类的化疗药物都有其衍生物，近 10 年上市的药物包括卡巴他赛、长春氟宁、贝洛替康和 TAS－102，完成Ⅱ期临床试验的化疗药物有吡铂、赛特铂和吡柔比星。卡巴他赛是二代合成的紫杉类抗微管化疗药物，临床上用于紫杉类耐药的晚期前列腺癌，其主要不良反应为腹泻。一项Ⅱ期临床试验结果显示，入组 227 例患者 35 例（15%）发生Ⅱ～Ⅲ级腹泻，但无Ⅳ级腹泻发生；加用布地奈德并不能降低卡巴他赛引起腹泻的发生率和严重程度。长春氟宁属长春碱类，可以通过干扰细胞周期中微管动力而发挥抗肿瘤的作用。

二、化疗药物耐药

化疗药物治疗能够抑制肿瘤的生长，减小肿瘤的体积，短期内能表现出良好的临床疗效。然而，临床治疗的短期有效性和患者的远期生存率之间并没有良好的相关性。大范围的流行病学调查结果显示，肿瘤患者的远期生存率并没有因化疗药物的使用而得到显著改善。目前公认，耐药是肿瘤化疗失败的根本原因，克服耐药是提高肿瘤化疗效果的关键。经过化疗后，存活下来的肿瘤细胞往往会对结构和作用靶点不同的化疗药物产生交叉耐药反应，即形成多药耐药（multidrug resistance，MDR），这使得肿瘤的药物治疗更加棘手。近 20 年来的研究表明，肿瘤耐药的产生有其分子基础，而研究肿瘤细胞产生耐药的分子机制将有助于从根本上克服肿瘤的耐药，同时提高现有化疗药物治疗的效果和开发新型的化疗药物。肿瘤耐药的机制十分复杂，近年来的相关研究取得了一些新进展。

（一）肿瘤耐药的分子机制

Ling 等发现第一个耐药相关蛋白 P- 糖蛋白（P-glycoprotein，P-gp）。1986 年，P-gp 的基因 *MDR1* 被成功克隆，使得肿瘤耐药的相关研究拉开序幕。近年的文献大量报道，多个药物转运蛋白分子、细胞解毒相关分子、细胞凋亡相关分子、DNA 损伤修复相关分子等被陆续发现与肿瘤的耐药有关。

1. 药物转运蛋白介导的化疗药物外排增加

药物转运蛋白主要是指 ABC 转运蛋白（ATP-binding cassette transporters，ABC transporters）超家族的成员和肺耐药蛋白（lung resistance protein，LRP），前者包括 P-gp、多药耐药相关蛋白（multidrug resistance associated protein，MRP）以及乳腺癌多药耐药相关蛋白（breast cancer resistance protein，BCRP），是目前公认的在肿瘤耐药中起重要作用的药泵蛋白。药物转运蛋白介导的肿瘤耐药被称为经典型 MDR。

P-gp 是 *MDR1* 基因编码的跨膜糖蛋白，由 1280 个氨基酸组成，相对分子质量为 170 kDa，是由两个对称的同源单体连接而成，其中每个单体都包含一个由 6 个跨膜的疏水区嵌入细胞内循环折叠形成的跨膜袢和一个短的亲水区组成。疏水区和亲水区包含同一个核苷酸结合位点序列，可以通过结合 ATP 为药物的外排提供能量。P-gp 主要分布于细胞膜上，很少位于内质网和高尔基体中，其特点是分布在只有排泄及分泌作用的内皮细胞表面，说明它与细胞分泌激素类物质及防止毒素类物质入侵有密切关系。

P-gp 是一种能量依赖性药物排出性膜泵，能与化疗药物结合借助 ATP 供能将细胞内药物逆浓度梯度泵出细胞外，使细胞内化疗药物处于一个无效的低浓度状态，不能发挥杀伤肿瘤细胞的作用，从而产生 MDR 的现象。P-gp 可以通过以下几种方式将细胞内的药物泵出细胞外：①当药物被动地进入细胞以后，随即与 P-gp 在胞浆表面结合泵出细胞外。②很多化疗药物仅有亲脂或亲水的特点，可能在化疗药物还未进入细胞的时候，就已经在脂质双分子层内与 P-gp 结合。③药物进入细胞后被 P-gp 泵入细胞质内膜腔中，再通过出胞的作用排出细胞外。P-gp 不仅有药物外排的功能，还可延迟肿瘤细胞凋亡级联反应，其机制是通过抑制依赖半胱氨酸蛋白水解酶（caspase）的活性以避免肿瘤细胞的凋亡；P-gp 也是 Ca^{2+}、Cl^- 的通道蛋白，能使发生耐药的肿瘤细胞的线粒体跨膜电位降低，这种低电位现象的产生并非由于线粒体数目的减少或者 Bc1-xl 蛋白表达量改变所引起的，而是与 P-gp 的高表达有关。P-gp 主要对天然的疏水性化疗药物有较强的外泵作用，包括长春碱类、鬼臼毒素、蒽环类、铂类、紫杉醇及放线菌素 D 等。

MRP 是 *MRP* 基因编码的跨膜糖蛋白，由 1531 个氨基酸组成，相对分子质量为 190 kDa。MRP 具有 4 个生理功能：①当环境中有重金属氧化物时，它可以保护组织不受其侵害。②优化 Ca^{2+} 通道的活性。③转运白三烯受体和谷胱甘肽（glutathione，GSH）等的连接物。④利用协同机制转运、结合还原型 GSH 类药物。

MRP 和 P-gp 都属于 ABC 转运蛋白超家族中的成员，在功能上 MRP 与 P-gp 的作用机制相似，同样有药物泵的作用，可以将细胞内不溶于水的化疗药物逆浓度梯度排出细胞外，使化疗药物无法达到有效浓度。这种转运方式也需要消耗 ATP 并且抑制 ATP 的合成，使细胞内药物浓度逐渐下降。MRP 和 P-gp 耐药谱相似，主要针对长春碱类、鬼臼毒素、蒽环类等天然化疗药物，但二者之间也存在差异，MRP 还能转运白三烯 C4、β-D- 葡糖苷酸等分子，而 P-gp 虽然可以直接转运多种化疗药，却不能转运上述分子。同时，MRP 只能在还原型 GSH 存在的情况下才能发挥向外泵出化疗药物的作用，因此 MRP 的耐药机制还受 GSH 水平的调节。MRP 不但定位于肿瘤细胞膜，还存在于高尔基体、内质网膜处，提示了 MRP 可以通过改变和隔离细胞内药物的分布，导致药物不能与靶点结合或通过降低药物浓度，间接导致肿瘤 MDR。

BCRP 也属于 ABC 转运蛋白超家族成员，由 655 个氨基酸组成，相对分子质量为 72 kDa。BCRP 只具有 1 个 ATP 结合域和 1 个含有 6 次跨膜结构的疏水的羧基端跨膜区，因而与 P-gp 或 MRP 等其他 ABC 转运蛋白超家族成员（具有 2 个 ATP 结合域和 2 个含有 6 次跨膜结构的疏水的羧基端跨膜区）相比属于半转运蛋白。此家族中的半转运蛋白一般定位于胞内，全转运蛋白定位于胞膜，但与其他半转运蛋白不同的是 BCRP 虽属半转运子却定位于细胞膜。

BCRP 引起 MDR 的机制与其他的 ABC 转运蛋白超家族成员相似，通过构象的改变或其他机制将胞质内的化疗药物泵到细胞间隙，使胞质内的药物浓度降低，从而避免化疗药物对细胞的毒副作用。但 BCRP 转运底物更加广泛而复杂，包括蒽环类、喜树碱类、核苷类似物、共轭化合物等。

LRP 被认为是人的穹隆体蛋白，由 896 个氨基酸组成，相对分子质量为 110 kDa。穹隆体是人体非常重要的具有精密三位结构的一个细胞器，由上、下两部分组成，每一部分呈八瓣花状，与核孔复合物结构相似。核孔复合物是胞核与细胞质物资运输通道，穹隆体可能是核孔复合物的中心塞子或物资转运载体，在调控细胞核和细胞质物质交换中起作用。LRP 主要存在于核膜和胞质囊泡，故认为 LRP 与药物进出胞核以及囊泡运输有关。

尽管 LRP 与各种药物的跨膜转运有关，但并不同属于 P-gp、MRP、BCRP 等依赖 ATP 提供能量的跨膜蛋白，即 ABC 转运蛋白超家族。因此，LRP 引起肿瘤耐药的机制与 ABC 转运蛋白超家族不同，其可能通过两种机制引起 MDR：① LRP 可阻止以胞核为靶点的化疗药物（如顺铂、烷化剂等）通过核孔进入胞核，起到中间关卡的作用，即使药物进入胞核，也能在药效产生前将其泵出。②LRP能使胞质中化疗药物进入囊泡，药物呈房室性分布，通过胞吐作用排出细胞外，降低细胞内的药物浓度，最终产生耐药。

2. 细胞解毒系统能力增强

肿瘤细胞也可以通过增加某些代谢酶的表达、增强解毒能力来获得化疗耐药性。GSH系统是细胞内解毒系统的关键组分，谷胱甘肽S转移酶（glutathione S-transferases, GSTs）是药物代谢Ⅱ相过程的关键酶，可催化GSH中的含硫亲核基团连接至药物等异源分子或其代谢产物上，削弱药物活性，同时使药物分子获得更好的水溶性，促进药物排泄。人类GSTs分为两类，胞质型GSTs和膜结合型GSTs。胞质型同功酶可分为α、μ、π和θ组。GSTs的作用底物包括烷化剂、蒽环类和铂类等化疗药物。GSTs介导MDR的机制可能为：①在GSTs的催化下，GSH与某些化疗药物结合形成复合物，该复合物可作为MRP的底物被转运出细胞，使胞内药物浓度降低。②GSH与化疗药物的结合直接使得这些药物被代谢成硫醇化合物而失活，降低了药物毒性。③核内GSTs抑制化疗药物对DNA的攻击作用。④GSTs可催化GSH与金属铂结合，从而与DNA竞争结合铂，抑制铂剂的抗癌作用。⑤GSTs本身还可与c-Jun氨基末端激酶（c-Jun N-terminal kinase, JNK）、肿瘤坏死因子受体相关因子（TNF receptor associated factor, TRAF）、凋亡信号调节激酶（apoptosis signal-regulating kinase, ASK）、蛋白激酶C（protein kinase C, PKC）和组织型转谷氨酰胺酶（transglutaminase, TGM）等蛋白相互作用，调节细胞的抗逆反应、增殖、凋亡和代谢等过程，最终导致肿瘤的生长和耐药。

3. DNA损伤修复功能异常

化疗药物通过直接或间接的方式导致细胞DNA的损伤是其导致细胞毒活性的主要机制。如果细胞能够修复化疗药物产生的损伤，肿瘤细胞将不会死亡而对化疗产生耐受。

细胞通常有5种修复DNA损伤的通路：同源重组（homologous recombination, HR）、非同源末端连接（non-homologous end joining, NHEJ）、核苷切除修复（nucleotide excision repair, NER）、碱基切除修复（base excision repair, BER）、错配修复（mismatch repair, MMR）。各修复DNA损伤的通路活性增加均有助于肿瘤细胞对化疗药物产生耐药。

HR和NHEJ是用来修复DNA双链断裂的两种主要方式。HR的过程采用同源染色体的遗传物质交换，同源染色体作为修复的模板以保证修复的精确性；NHEJ通过连接断裂的末端来实现修复，因而可能导致突变和缺失。HR过程需要RAD52、BRCA1、p53、ATM、RAD51等蛋白结合至DNA断裂位点，从而启动新的DNA链的合成。NHEJ通过Ku70-Ku80二聚体结合至DNA末端的两端来实现新链合成的启动。这种结合导致DNA依赖性蛋白激酶（DNA-dependent protein kinase, DNA-PK）的聚集，将DNA末端对齐，使它们通过DNA连接酶连接起来。

NER的过程是通过去除损伤的DNA，以互补链作为模板合成新的DNA来完成的修复。

铂类药物和紫外线导致的 DNA 交联可以通过该机制被修复。NER 包括损伤的识别、损伤 DNA 的切割 / 切除、修复和连接，涉及 30 余种蛋白质。在 NER 中有两条不同的亚通路：转录耦合修复和全基因组修复。在不同的通路中，由不同的蛋白质来识别 DNA 损伤位点。在转录耦合修复中，DNA 损伤的识别通过 RNA 延伸聚合酶Ⅱ、科凯恩综合征蛋白（Cockayne's syndrome protein,CS）A 和 B 来完成；在全基因组修复中，损伤通过着色性干皮病蛋白（Xeroderma pigmentosum protein，XP）来完成，尤其是 XPC，特异性针对全基因组核苷进行切除修复。两个通路共同继续通过募集切除修复交叉互补蛋白 1（excision repair cross complementation protein 1，ERCC1）和 XP（XPA、B、D、E、F 和 G）连接至 DNA 损伤位点，实现 DNA 的解链、损伤部分的切除以及 DNA 的合成和连接。

BER 用来修复没有 DNA 螺旋扭曲的单个碱基错误。首先，转葡糖激酶识别损伤，切除受损伤的碱基，产生一个无嘌呤无嘧啶中间位点。该位点被一种脱嘌呤嘧啶内切核酸酶 1（apurinic/apyrimidinic endonuclease 1，APE1）所识别，在该酶作用下产生了一个 DNA 末端，允许 DNA 聚合酶进行修复。APE1 的表达于化疗的抵抗性直接相关。

MMR 用来识别和切除复制错误的 DNA。如果错配修复基因发生突变，会使 DNA 错配修复失败，其结果将导致肿瘤细胞不稳定。*MMR* 基因中的突变遗传例如 *hMSH2*、*hMLH1*、*hPMS1*、*hPMS2* 可导致遗传性非息肉结直肠癌。*MMR* 基因的缺失会导致化疗耐药性的增强。

DNA 拓扑异构酶（topoisomerase，Topo）是催化 DNA 拓扑结构改变的酶系，分为Ⅰ、Ⅱ型。其中 Topo Ⅱ是机体的主要酶类，参与 DNA 复制重组、转录以及有丝分裂时染色体的浓缩和分离等遗传过程，能催化 DNA 超螺旋结构局部构型改变，分离、复制循环中的链接产物，由此可理解旺盛增殖的细胞内 Topo Ⅱ水平明显高于静止细胞。

由 TopoⅡ数量及活性异常引起的肿瘤耐药归类于非经典型 MDR，其特点是药物在细胞内积聚与保留没有变化，膜活性药物不能逆转其耐药性，MDR-1 与 P-gp 表达未见增加及 Topo Ⅱ数量及活性下降。许多化疗药物以 Topo Ⅱ为靶点，如阿霉素、米托蒽醌、依托泊苷等，干扰基因正常的断裂重接过程，导致基因破坏和靶细胞的死亡。肿瘤细胞内 Topo Ⅱ表达水平下降、活性减低或基因突变，可使抗肿瘤药的靶点减少或丧失，引起肿瘤细胞的耐药。

4. 抑制凋亡能力增强

细胞凋亡是化疗药物杀死细胞的主要机制之一。在原发性或获得性耐药中，多种肿瘤细胞可以通过抑制细胞凋亡导致 MDR 的产生。下面介绍几个 MDR 相关的细胞凋亡调控基因及蛋白。

p53 是由 *p53* 基因编码的磷酸化蛋白，由 393 个氨基酸组成，相对分子质量为 53 kDa。*p53* 基因可分为野生型和突变型。野生型 *p53* 具有调节细胞增殖及凋亡的双重作用：它能既维持细胞的正常生长，又可诱导 DNA 损伤的细胞进入 G_1/G_0 静止期，抑制细胞增殖，直至损伤的 DNA 修复，若修复失败则诱导损伤的细胞凋亡。p53 的这种机制可调节增殖，并增强化疗的敏感性。当 *p53* 基因发生缺失、突变导致表达异常时称突变型 *p53*。它失去了上述的细胞调节功能，使化疗药物所诱发的细胞凋亡受抑制，以致肿瘤细胞对化疗药物的耐受显著增强，同时突变型 *p53* 可特异性激活 MDR/P-gp 启动，并可增加 *MRP*、*MDR1* 基因的表达，使肿瘤细胞产生 MDR。

bcl-2 家族是目前最受重视的调控细胞凋亡的基因家族，可分为凋亡抑制基因（*bcl-2*、*bcl-xl*、*bcl-w* 等）和凋亡诱导基因（*bax*、*bcl-xs*、*bad*、*bak*、*bid* 等）两大类，其中编码与耐药相关的基因是 *bcl-2*。Bcl-2 是由 *bcl-2* 基因编码的凋亡抑制蛋白，相对分子质量为 26 kDa，定位于线粒体外膜、内质膜和核周膜。细胞接受凋亡信号后，线粒体内膜发生改变，使内膜离子通道梯度丧失，电位亦丧失，线粒体蛋白释放入胞质而激活 caspase-3 产生氧自由基，线粒体 Ca^{2+} 向胞质外流，进而导致凋亡发生。Bcl-2 可能通过以下机制发挥抗凋亡作用，从而诱导细胞发生 MDR：①可限制由白细胞介素 1β 转换酶介导的细胞凋亡。②可通过抗氧化作用控制活性氧水平。③可能具有防染色体断裂的功能。④可抑制 Raf-1 的功能，限制细胞凋亡。⑤可通过调节细胞浆 Ca^{2+} 浓度控制凋亡。⑥可通过调节蛋白运输通过核膜孔的能力调控凋亡。⑦可通过其自身与 Bax 结合成二聚体实现凋亡的调控。⑧可以平衡离子浓度、抑制线粒体破裂，从而阻止细胞凋亡早期征象的发生，包括凋亡执行者 caspase 激活物细胞色素 C 等的释放。⑨还可直接与凋亡蛋白酶激活因子 1 结合，从而使 caspase-3 无法激活。

凋亡抑制蛋白（inhibitor of apoptosis protein，IAP）家族的共同分子特征为具有 1~3 个杆状病毒 IAP 重复序列（baculoviurs IAP repeat，BIR）。BIR 结构位于 IAP 的 N 端，由大约 70 个氨基酸组成，含有大量高度保守的序列，BIR 结构为 IAP 抑制细胞凋亡所必需的功能区域。目前该家族已被确认有 6 个成员：cIAP1、cIAP2、XIAP、NIAP、survivin、Bruce。各 IAP 家族成员在人体内的表达部位不尽相同，XIAP 是 IAP 中普遍表达的成员，除外周血淋巴细胞外，所有成人和胚胎组织中均有其表达。NIAP 在成人肝、脑及运动神经元中表达。survivin 在成人终末分化的组织中不表达，但在胎儿组织中和几乎所有癌组织中高表达。IAP 表达异常可使机体产生异常的生物学效应，如果 *IAP* 基因缺失或突变，则使细胞过度凋亡；相反，IAP 过量表达可抑制由肿瘤坏死因子（tumor necrosis factor，TNF）、Fas 等凋亡信号和化疗药物、放射线等诱导的凋亡，导致细胞过度增殖、发生癌变以及引发肿瘤细胞产生耐药性。

IAP 主要通过抑制 caspase-3、caspase-7、caspase-9 等关键酶的活性而发挥作用，可双重阻断凋亡，如 XIAP、cIAP1 和 cIAP2 等可直接结合 caspase，抑制下游效应酶的活化，同时又可直接抑制活化的 caspase-3 和 caspase-7，同时也阻止 caspase-3 反馈激活 caspase。绝大多数化疗药物需要经过线粒体途径激活细胞凋亡，因此 IAP 对凋亡的调控是影响化疗药物发挥细胞毒作用的关键。

5. 转录因子激活

目前发现肿瘤细胞异常表达的转录因子如核转录因子 -κB（nuclear factor-kappa B，NF-κB）、缺氧诱导因子 -1（hypoxia inducible factor-1，HIF-1）等与肿瘤 MDR 的产生也有着密切的关系。

研究发现，化疗能激活肿瘤细胞的 NF-κB，进而使化疗的细胞毒作用明显降低，提示 NF-κB 的异常激活可能参与肿瘤多药耐药的形成。NF-κB 是一种重要的转录因子存在于细胞质中，当细胞受到化疗药物等外界刺激后，NF-κB 则易位于细胞核，与多种基因启动子部位特异性结合并增强基因转录。它通过调控一系列基因的表达参与肿瘤的发生。近年来研究发现化疗能激活肿瘤细胞中的 NF-κB，使其维系高水平的激活状态，肿瘤细胞表现抗化疗的生物学行为。有研究发现，紫杉醇在诱导前列腺癌细胞凋亡时，可以激活 NF-κB 并同时上调 *MDR1* 基因的表达。NF-κB 可能通过上调 *c-IAP2* 和 *bcl-xl* 等抗凋亡基因的表达与 *MDR1* 多药耐药基因共同参与 MCF27/Adr 细胞的耐药机制。

许多肿瘤细胞处于严重的缺氧微环境中，这是肿瘤预后差，易产生化疗耐受性的重要原因之一。HIF-1 在缺氧条件下广泛存在于人和动物的肿瘤细胞内，是目前发现的唯一在缺氧状态下发挥活性的异源二聚体转录因子，由 HIF-1α 和 HIF-1β 两种亚基聚合而成。研究发现，HIF-1 可调控 *MDR1* 的表达，诱导 MDR1/P-gp 的表达增加，同肿瘤对化疗抵抗相关。HIF-1 的靶基因目前已确定超过 70 个，其具有许多生物学效应，包括血管形成、细胞凋亡、药物抵抗、能量代谢等。大量研究表明，由于 HIF-1 有着多种生物学效应，其对肿瘤 MDR 的产生可能有多方面的作用，可能通过诱导 MDR1/P-gp 的表达、促进血管形成、抑制细胞凋亡、增加细胞的能量供应等多方面的机制引起 MDR。

（二）肿瘤微环境与肿瘤的耐药

肿瘤微环境（tumor microenvironment，TME）一般是指实体瘤所处的局部生物环境，包括癌变细胞和附近基质细胞，后者又由免疫细胞、成纤维细胞、平滑肌细胞、脂肪细胞、神经内分泌细胞、内皮细胞、周细胞及微血管等组成；此外，还包括细胞因子及细胞外基质（extracellular matrix，ECM）等。长期以来，肿瘤耐药的研究大都集中在癌细胞自身，主要是基因水平发生改变，通过药物外排泵蛋白上调以减少药物进入胞浆、代谢活动增强以使药物失活、癌基因激活或抑癌基因失活和凋亡机制发生缺陷等方式提高对药物的抵抗性。实际上，肿瘤微环境与肿瘤耐药之间存在重要的病理学关联，肿瘤耐药性的机制不仅是癌细胞内源性的变迁，同时也包括肿瘤所处微环境所赋予的改变。

1. 免疫细胞

在正常情况下，机体免疫系统能够自我识别，并清除外来入侵异物和自身癌变细胞，从而维持正常生理状态。然而，病理条件下，免疫系统到底是抑制抑或促进肿瘤的演变，取决于疾病发展的特定阶段和局部微环境的生物学特征。其中，巨噬细胞、肥大细胞、中性粒细胞、T 或 B 淋巴细胞都有促进肿瘤生成的作用。此外，免疫细胞还可分泌细胞外因子发挥其促瘤作用，如血管内皮生长因子（vascular endothelial growth factor，VEGF）、表皮生长因子（epidermal growth factor，EGF）、成纤维细胞生长因子（fibroblast growth factor，FGF）、趋化因子（chemokine）及细胞因子（cytokine）等能够刺激肿瘤加速生长。还有，免疫细胞还可产生具有促进血管生成和增强侵袭能力的蛋白质降解酶，如基质金属蛋白酶（matrix metalloproteinase，MMP）、组织蛋白酶（cathepsin）和乙酰肝素酶（heparanase）。

骨髓中共表达巨噬细胞标志物 CD11b 和中性粒细胞标志物 Gr1 的肿瘤浸润细胞，能抑制细胞毒性 T 淋巴细胞和自然杀伤细胞活性，称为髓源抑制细胞（myeloid derived suppressor cell，MDSC）。在抗血管生成的治疗中，MDSC 能够促进癌细胞对 VEGF 抗体的耐受性，而抑制肿瘤细胞和基质细胞分泌的粒细胞集落刺激因子（granulocyte-colony stimulating factor，G-CSF）则可以控制 MDSC 的活性，最终抑制血管的密度与肿瘤的生长，提高抗血管生成治疗的效果。同时，巨噬细胞富集也可影响治疗效果，如化疗之后外周血中的 MDSC 数量增多，血清中调节巨噬细胞定位的巨噬细胞集落刺激因子（macrophage-colony stimulating factor，M-CSF）含量升高，提高巨噬细胞的迁移能力，进而减弱化疗治疗效果。肿瘤相关巨噬细胞（tumor-associated macrophages，TAM）是肿瘤微环境中关键成分的来源之一，TAM 衍生的人乳脂球表皮生长因子 8（milk fat globule epidermal growth factor 8，MFG-EGF8）和白细胞介素 -6（interleukin-6, IL-6）能通过调节 CSCs 活性而介导耐药。IL-6 和转化生长因子 -β（transforming growth factor-β，TGF-β）主要是由免疫细胞分泌的细胞因子，TGF-β 介导的 IL-6 分泌量增加和活性增强，降低了肿瘤细胞对血管生长因子受体的依赖，导致肿瘤细胞耐药性的增强。

2. 成纤维细胞

成纤维细胞是肿瘤微环境中占较大比例的细胞组分，能合成胶原、层黏连蛋白和纤维连接蛋白等基质成分，对基质起到结构骨架作用。正常状态下处于静息状态，但在创伤修复、炎症反应等应激条件下被激活。肿瘤相关成纤维细胞（tumor-associated fibroblasts，TAF）至少包括两种类型：一是与成纤维细胞相似、作为支持上皮组织结构基础的细胞；二是肌成纤维细胞（myofibroblast），其生物学功能、特性与正常组织来源的纤维细胞非常不同，可以通过检测是否表达 α- 平滑肌蛋白（α-smooth muscle actin，α-SMA）来鉴别。后者在正常机体中表达量极低，在损伤部位可有瞬间增加。在肿瘤发生的过程中，肌成纤维细胞被招募，正常组织来源的成纤维细胞被重编程，TAF 能促使癌细胞增殖、侵袭和扩散以及血管生成。与正常成纤维细胞相比，TAF 增殖能力升高、细胞外基质和细胞因子分泌量增多，如基质细胞衍生因子 1（stromal cell-derived factor 1，SDF1）、VEGF、血小板源性生长因子（platelet-derived growth factor，PDGF）和肝细胞生长因子（hepatocyte growth factor，HGF）等。

在乳腺癌、胰腺癌等恶性肿瘤中，基质细胞的富集与一些肿瘤的耐药密切相关。实验将癌细胞与成纤维细胞共培养，基因毒药物处理后的成纤维细胞能更好地支持癌细胞的生长。配体依赖的受体酪氨酸激酶（receptor tyrosine kinase，RTK）的活化也能导致耐药性产生，如基质 TAF 细胞分泌的 HGF 使原癌基因（如 BRAF）抑制剂抵抗性增强；提高 TAF 细胞 PDGF-C 的表达能够增强抗血管生成治疗的耐药性等。

3. 脉管系统

脉管包括血管与淋巴管。由于肿瘤基质的致密性迫使肿瘤组织中的脉管系统被压缩，血液流向被改变，间质压力增高。血管分布的不均匀性、不完整性使得药物不易输送到肿瘤内部，且不能均匀作用于所有的癌细胞，从而降低治疗效果。因此，肿瘤相关脉管系统的这一特征成为肿瘤药物治疗的一大障碍。VEGF 的表达与血管密度、不良预后紧密相关，也是预测肿瘤治愈率高低的一个重要指标。

在临床上，针对癌细胞 VEGF 信号通路进行靶向治疗的药物主要包括 sunitinib、bevacizumab 和 aflibercept，但必须与细胞毒化疗药物联合使用方能有效缩小肿瘤体积。部分学者认为，抑制 VEGF 可以使得肿瘤内部血管功能提高，即血管正常化，后者反而可以在客观上促进化疗药物顺利到达肿瘤所在位置。但也有学者持反对意见，指出某些肿瘤（如非小细胞肺癌）进行类似处理，却降低了化疗药物向靶组织的有效运送。

此外，在肿瘤化疗过程中，血管内皮细胞通过分泌一些细胞因子也参与了癌细胞对药物的抵抗反应，如胸腺内皮细胞在阿霉素处理后能够分泌白介素 –6（interleukin6，IL–6）和金属蛋白酶组织抑制剂 –1（tissue inhibitor of metalloproteinase–1，TIMP–1），营造一种耐药的微环境，促使少量在化疗中残存的癌细胞的存活，最终导致 MDR 的发生。

4. 细胞黏附分子

除了细胞因子和生长因子之外，肿瘤与宿主之间的相互作用还包括细胞与细胞、细胞与基质之间的相互作用。黏附受体隶属于多个分子家族，包括整合素、钙黏素、选择素、细胞黏附分子的免疫球蛋白超家族和透明质酸黏素等。其中，整合素家族是目前已被很多研究证实的最为公认的家族。一些实验从力学角度上证明了整合素介导的黏附造成了肿瘤细胞对不同细胞毒性药物的耐药。

黏附耐药的机制可能有两种：一是肿瘤细胞与肿瘤细胞之间的接触作用可以增强它们在受到细胞毒性刺激后的存活能力，同质性的黏附分子可以介导此种肿瘤耐药；二是肿瘤细胞和基底层间质细胞共同培养时，基质细胞层可以产生大量的可溶性因子，这些因子可以使共同培养中的肿瘤细胞存活增加，异质性的黏附分子可以介导该种肿瘤耐药。

细胞黏附可以通过减少 Topo II 引起 DNA 损伤，不仅能保护细胞免受细胞毒性药物通过引起 DNA 损伤而启动的细胞死亡，而且能保护细胞免受诸如 Fas 这种生理性介质引起的细胞死亡。

5. 肿瘤低氧环境

低氧是晚期实体肿瘤特征性的微环境。低氧与肿瘤的恶性进展，包括癌细胞的增殖、分化、凋亡，以及表型的决定、血管生成、能量代谢、对治疗的抵抗以及患者的预后密切相关。肿瘤缺氧的主要原因是局部供氧不足，可能跟弥散距离过大、肿瘤微环境结构和功能的异常、运氧障碍有关。肿瘤微环境低氧引起耐药的机制大致可以分为直接耐药和间接耐药两种。

许多化疗药物（如马法兰、足叶乙苷、博来霉素等）的抗肿瘤效应依赖于肿瘤细胞周围的氧浓度。已有研究表明，烷化剂如马法兰是通过在肿瘤细胞分化过程中其解离出的烷化基团与 DNA 双链形成交叉连接，而使 DNA 不能合成以达到抗肿瘤作用的。肿瘤微环境低氧时，亲核物质如 GSH 产生增多，进而与烷化基团竞争共同的靶点 DNA，因而对药物产生抵抗性。另外，部分药物（如足叶乙苷和博来霉素）在肿瘤细胞周围低氧时自由基会产生减少或清除增多，阻止了 DNA 单链断裂的形成，因此引发肿瘤耐药。

肿瘤微环境低氧对化疗敏感性影响的间接耐药是通过多条途径实现的，目前比较肯定的途径有以下几条：①由于肿瘤内存在血管的动静脉短路和无功能性血管，导致肿瘤内的血流灌注量下降和血供失调，从而限制了化疗药物的运送和不均匀分布，达不到有效的最大治疗水平的血药浓度，特别是对在血管内半衰期短的化疗药物影响更明显。②肿瘤细胞内呈中性或碱性，而细胞外间质则呈酸性，这种肿瘤细胞内外的酸碱梯度增加，能够抑制碱性化疗药物（如阿霉素）在肿瘤细胞内的累积。③一些化疗药物（如烷化剂和抗代谢药）主要是通过在 DNA 合成期间对 DNA 的直接损伤和促进凋亡发挥作用。④肿瘤微环境低氧能使肿瘤细胞的一些基因和蛋白的表达发生改变，包括氧调节蛋白（oxygen regulated proteins，ORP）、VEGF、促红细胞生成素（erythropoietin，EPO）、PDGF、P-gp、金属硫蛋白（metallothionein，MT）和 p53 蛋白等，其中与肿瘤耐药密切相关的有 P-gp、p53 蛋白和 MT。

6. 肿瘤酸性环境

与正常细胞相比，癌细胞具有胞外低 pH、胞内高 pH 的特点。由于酸性代谢产物大量生成、细胞膜内外物质转运频繁以及代谢废物清除障碍，促成了癌细胞周围酸性微环境的产生。这种特殊的 pH 梯度不但造成化疗药物（多为碱性）被隔离在酸性区域内，还能上调 P-gp 的表达和活性，结果使得药物分子在细胞外酸性环境中大量质子化后不易透过胞膜脂质层进入胞内，造成药物无法到达癌细胞靶点发挥作用，最终导致肿瘤对药物产生耐药性。特别是阿霉素，虽然它是一种广谱的抗癌药物，但由于离子俘获、肿瘤细胞周围的酸性环境以及胞内吞溶酶体小囊泡的内部酸性环境等原因，使得肿瘤细胞对该化疗药的摄取能力不强，造成肿瘤细胞中的药物浓度过低，达不到理想的治疗效果。

（三）肿瘤干细胞与肿瘤的耐药

肿瘤干细胞（cancer stem cells，CSCs）假说的提出为肿瘤多药耐药机制的研究开拓了新的领域。假说认为肿瘤组织中可能存在一小部分肿瘤细胞，与正常干细胞一样具有自我更新、多向分化和无限增殖的能力，但具有特殊的耐药机制。CSCs 与肿瘤的发生及治疗关系密切，但针对肿瘤干细胞复杂的多药耐药机制尚有待进一步研究。

1. 肿瘤干细胞概述

1997 年，Bonnet 等从急性髓系白血病患者骨髓中分离出表达特异细胞表面抗原 CD34+ CD38− 的细胞亚群。该亚群仅占白血病细胞的 5%，若将这些细胞接种于裸鼠体内，可使小鼠形成急性髓系白血病。若对这些细胞进行分化诱导，则可成为其他谱系的肿瘤细胞。该亚群经鉴定确认为第一个 CSCs——白血病干细胞（leukemic stem cells，LSCs），这是首次获得 CSCs 存在的直接证据。随后研究者们陆续在乳腺癌、肺癌、鼻咽癌、脑肿瘤、胃癌、结肠癌、胰腺癌、前列腺癌、视网膜母细胞瘤等肿瘤细胞中证实了 CSCs 的存在。CSCs 同造血干细胞一样，具有自我更新能力，能长期存活，也具有 $CD34^+CD38^-$ 表面标记等特性。

干细胞（stem cells）通过自我更新可在体内长期存在，而不像终末分化细胞，经过一个比较短的时间后走向死亡，因此干细胞发生多次突变的机会远比成熟的终末分化细胞高，所以突变更容易在干细胞中累积。因此干细胞最有可能在长期的生存过程中发生多基因突变而恶变为肿瘤细胞。肿瘤的发生是一个慢性病理过程，需要致癌因素作用于细胞，细胞内部不断累积各种致癌突变之后才可能发生。由于肿瘤好发于活跃更新的细胞中，致癌突变几乎不可能在这些细胞内积累，其真正的积累是在来自骨髓间充质细胞的干细胞内。有学者认为单一细胞获得 4~7 次突变将发生恶性转化。尽管大多数肿瘤转化突变的靶细胞并不清楚，但是已证实 CSCs 产生于积累多次突变的干细胞。

干细胞是一类未分化的原始细胞，具有多向分化潜能和自我更新能力。特定条件下，可以分化成不同特定功能的细胞，形成多种组织和器官。CSCs 是存在于肿瘤中的一小部分具有干细胞特性的细胞群体，通过不对称性分裂维持自我更新和多向分化潜能，导致肿瘤细胞不断增殖，促进肿瘤异质性和多样性的形成。CSCs 具有很强的抗损伤与转移能力，故可能为肿瘤耐药、恶性肿瘤治疗后复发及肿瘤转移的根源。侧群（side population，SP）细胞能将进入细胞的荧光染料 Hoechst 33342 排出胞外，并在荧光显微镜下观察或流式细胞检测时表现为不着色或浅着色的细胞，该特性的形成与跨膜转运蛋白 ABCG2（ATP-binding cassette superfamily G member 2）的表达有着密切关系，并具备干细胞"永生"和"处于静止状态"的特性。

不同的 CSCs 都有特异的表面分化抗原，可通过该特异性抗原将 CSCs 鉴定出来。第二种方法是 SP 分析法。由于人和动物的很多正常组织都含有 SP 细胞，而 SP 细胞具有外排荧光染料 Hoechst 33342 的能力，利用该特性也可将 CSCs 鉴定出来。该方法是目前最简单的分离 CSCs 的方法，特别是在无法确定某种特定类型 CSCs 的分子标志时。第三种方法为 BrdU 染色法。BrdU 经活体注射或在培养细胞的过程中加入，若细胞迅速分裂，则 BrdU 被稀释而检测不到，反之 BrdU 则可以被检测到，利用该染色的方法也可将 CSCs 鉴定出来。第四种方法是依据 CSCs 在特定培养基中可以悬浮生长形成干细胞球的特性，分离特异富集的 CSCs。

2. 肿瘤干细胞与肿瘤的耐药

随着对 CSCs 研究的不断深入，人们发现 CSCs 与正常干细胞以及肿瘤细胞具有许多相似的特性：① CSCs 具有自我更新能力和不定向分化的潜能。② CSCs 具有与干细胞相似的生长调控机制，如 Wnt/β-catenin、SHH（sonic hedgehog）、Notch、Bmi-1 等信号通路参与其生长的调控。③ CSCs 具有迁移到特定的组织和器官的特性，与肿瘤细胞具有的转移能力类似，CSCs 的迁移和肿瘤细胞的转移，皆受特异化学因子及其受体的调节。④ CSCs 具有端粒酶活性可以扩增端粒的重复序列，而人类终末分化体细胞不具有端粒酶活性。⑤CSCs 具有组织特异分化能力，它能够产生不同表型的肿瘤细胞，并在体内形成新的肿瘤，这种异质性是由于在肿瘤形成过程中经历了不同的环境或积累了不同的突变所导致的。⑥CSCs 具有的耐药性机制，包括长期都处于有丝分裂静止期（G_0 期）、膜高表达 ABC 转运蛋白、DNA 修复能力增强、抗细胞凋亡能力增强等。

但 CSCs 与正常干细胞也有少许不同之处，如 CSCs 的染色体核型为多倍体，不同于正常干细胞的二倍体，并且 CSCs 在接种后具有高致瘤和高转移的特性。根据 CSCs 形成 MDR 的机制，可将其分为两种：一种是先天性 CSCs 耐药，也叫原发性 CSCs 耐药，CSCs 一般处于静止期，通过 DNA 自我修复能力和 ABC 转运蛋白而获得与生俱来的耐药性，它不仅对作用于其本身的化疗药物产生耐药性，还对其他多种结构和作用机制不同的抗癌药物也产生交叉耐药；第二种是获得性 CSCs 耐药，长期暴露于致癌因素后，CSCs 及与其相近的子代细胞可通过积累点突变、基因激活、基因扩增等突变的方式获得新的耐药性。

细胞周期特异性药物（cell cycle specific agents，CCSA）是仅对增殖周期的某个时相敏感而对 G_0 期细胞不敏感的药物，如抗代谢类药物氟尿嘧啶，作用于 S 期的阿糖胞苷、羟基脲，作用于 M 期的长春新碱。CSCs 常处于静止期，很少进行分裂增殖，因此对很多抗肿瘤药物不敏感。体内功能测定结果显示，约 96% 的白血病患者 LSCs 处于 G_0 期，这也是造成白血病对标准化疗方案效果差的一个重要原因。

ABC 转运蛋白是一类跨膜蛋白，在体内分布广泛，可转运肽类、内源性脂质、核苷酸、代谢性药物、酶等。目前与耐药有关的 ABC 转运蛋白主要有 P-gp/ABCBl、MRP/ABCC1、BCRP/ABCG2 等，分别由 ABCB1、ABCC1 和 ABCG2 基因编码。ABCB1、ABCC1 或 ABCG2 基因敲除的小鼠可以正常存活，且拥有正常的干细胞，表明这些基因不是干细胞生长所必需的。然而，这些基因敲除的小鼠对长春新碱、米托蒽醌、异阿凡曼菌素等药物敏感性增加，提示 ABC 转运蛋白可以保护细胞免受化疗药物的影响。由于 ABC 转运蛋白赋予干细胞拥有药物转运的性质，这有利于干细胞的分离和鉴定，尤其是 SP 细胞。从小鼠分离出的 SP 细胞中少数细胞能使骨髓重建，表明 SP 细胞具有多向分化潜能。SP 细胞存在于肺、乳腺、脑、心脏、胰脏、睾丸、皮肤和肝脏等组织中，这些细胞代表组织特异干细胞。将表达 ABCG2 基因的裸鼠骨髓用 Hoechst33342 染色，结果 SP 细胞为阴性。增强 P-gp 表达可以使 SP 亚群扩增，提示其他 ABC 转运蛋白可能也参与介导形成 SP 表型。这些肿瘤细胞能够长期自我更新、多向分化，并具有原发多药耐药性。ABCG2 至少在一部分 CSCs 中存在高表达，并参与了肿瘤的原发性耐药。将小鼠的 ABCG2/MDR1 基因敲除，其 SP 细胞表型消失，CSCs 的多药耐药性大多是与 ABCG2/MDR1 的高表达密切相关的。总之，CSCs 高表达 ABC 转运蛋白家族使肿瘤具有原发性多药耐药性，使肿瘤细胞能逃离多种化疗药物的毒性和杀伤作用。

现代肿瘤学说认为，肿瘤生长的重要原因之一是 CSCs 自我更新调节机制中的相关基因发生异常变化，使得肿瘤中那些具有自我更新能力的肿瘤细胞的数量不断增加，导致肿瘤不断地生长。CSCs 与干细胞具有相似的自我更新机制，采取不对称分裂的方式，即：一个 CSCs 分裂形成一个新的 CSCs 和另一个可最终分化为包括肿瘤细胞在内的各种细胞的子细胞，其结果是维持 CSCs 数目的稳定并形成肿瘤。在这一过程中一些相似的信号通路参与干细胞和肿瘤细胞的自我更新和调控，例如：Wnt/β-catenin、SHH、Notch 等信号通路。

Wnt/β-catenin 信号通路是由 β-catenin 蛋白介导与转录因子 T 细胞因子-4（T cell factor-4，TCF-4）结合后转录激活 c-myc 来实现对 CSCs 的增殖与分化的调控。研究表明，多发性骨髓瘤细胞系及多发性骨髓瘤患者骨髓中 Wnt/β-catenin 信号通路显著激活，β-catenin 过度表达。还有研究显示，在多发性骨髓瘤复发难治组中 β-catenin 较初治组明显升高，提示 β-catenin 的高表达可能与多发性骨髓瘤进展或细胞耐药有关。

SHH 信号通路是维持成熟神经干细胞和 CD133$^+$ 神经胶质瘤干细胞样细胞增殖和自我更新的必要通路，该通路的激活、SHH 蛋白表达水平高表达与人类的多种肿瘤有关。在缺乏配体的时候该信号通路处于关闭状态，跨膜蛋白受体 patched 抑制原癌蛋白 smoothened（Smo）的活性，导致其靶基因的转录活性受到抑制而失活；当该通路组分发生突变则导致肿瘤的发生。环巴明是 SHH 信号通路跨膜蛋白 Smo 的抑制剂，能够明显降低神经胶质瘤干细胞样细胞自我更新的能力。对伊马替尼耐药的 LSCs 可能导致慢性髓细胞白血病病人复发和耐药的产生。上调 Smo 表达能激活 LSCs 中的 SHH 信号通路，促进 LSCs 增殖，而抑制 SHH 信号通路后能诱导 LSCs 凋亡，提示抑制 Smo 可能有效抑制对伊马替尼耐药的 LSCs 增殖。SHH 信号通路的激活可促进多发性骨髓瘤干细胞生长，而不影响其分化；阻断 SHH 信号通路则显著抑制多发性骨髓瘤干细胞克隆增殖。

Notch 信号通路是一个跨膜通路系统，大量实验表明，Notch 信号的活化可调控正常干细胞、早期祖细胞和 CSCs 的自我更新和增殖以及促进肿瘤的发生。在乳腺癌中，ESA$^+$/CD44$^+$/CD241ow 的或者抗凋亡的 CSCs 的活性受 Notch-4 受体信号通路的特定调控。p66Shc 基因是通过在缺氧环境下诱导乳腺癌细胞所鉴定出来，能控制干细胞调节基因 Notch-3 的表达。p66Shc/Notch-3 相互作用能调节乳腺干细胞或者祖细胞的自我更新和低氧环境下的生存率。GSIs 是一种 Notch-4 单克隆抗体，能够明显降低乳腺原位导管癌形成球囊（即微球体，是干细胞样细胞的指标之一）的能力。在脑肿瘤中，阻断 Notch 信号通路能明显抑制 CD133$^+$ 细胞和 SP 细胞的生长。在干细胞样细胞中 Notch 信号明显高于普通细胞，推断这些细胞对 Notch 信号通路的阻断剂可能更加敏感。GSIs 通过阻断 Notch 信号通路，降低增殖，增强凋亡，降低胶质母细胞瘤干细胞的生存率。

诱导细胞凋亡是众多化疗药物杀伤肿瘤细胞的共同机制，但如果凋亡受到抑制可能导致肿瘤细胞耐药。研究表明，细胞凋亡相关分子如 Bcl-2、NF-κB、突变型 p53、c-myc 等都参与了肿瘤细胞耐药。哺乳动物细胞中 bcl-2 基因家族至少有 15 个成员，按其对凋亡的调节功能可分为抑制凋亡基因（bcl-2、bcl-xl、bcl-w 等）和促进凋亡基因（bax、bcl-xS、bad、bak、bid 等）。bcl-2 基因家族既能抑制又能促进细胞凋亡，其生物效应取决于该成员间的相互作用。

研究将阿糖胞苷和蒽环类化疗药治疗急性髓性白血病患者，通过基因鉴定发现病情完全缓解的患者与病情持续的患者之间凋亡相关蛋白 Bax、Bcl-2 A1、BNIP3L 有显著性差异；并发现有 CD34[+] 表型的 CSCs 细胞在完全缓解组高于病情持续组 2 倍。说明 LSCs 可能通过高表达抑制凋亡基因、低表达促进凋亡基因而产生耐药从而抵抗化疗。

MG132 是一种蛋白酶抑制剂。研究将 MG132 和蒽环类抗生素去甲柔红霉素合用治疗急性髓性白血病，体内体外实验表明二者具有协同作用，能迅速而广泛地诱导 LSCs 凋亡而对正常的造血干细胞无影响。其机制可能是 MG132 阻止 NF-κB 负性调节蛋白 IκB 降解，结果诱导 NF-κB 下调，导致 LSCs 大量凋亡。

此外，部分 p53 基因和 p53 介导的基因表达上调也在一定程度上参与 LSCs 的凋亡过程。有研究利用突变型 p53 基因的反义基因或向细胞内导入野生型 p53 基因逆转肿瘤 MDR 并取得一定的效果。

DNA 是很多抗癌药物的靶点，如烷化剂和铂类化合物。当肿瘤细胞 DNA 受损时，直接影响其复制和转录功能，严重时引起细胞死亡。肿瘤细胞内的核酸内切酶、DNA 聚合酶、DNA 连接酶等酶类参与了 DNA 损伤修复过程。当肿瘤细胞中这些酶蛋白合成增加时，DNA 修复机制加强。CSCs 中往往存在高效率的 DNA 修复，因为其 DNA 损伤修复信号分子及周期检测点信号会快速活化，受损伤的 DNA 得以快速修复。例如，替莫唑胺的耐药性常常和 O6- 甲基鸟嘌呤 DNA 甲基转移酶（O6-methylguanine-DNA methyltransferase，MGMT）活性增强有关，而 MGMT 是一种高效的 DNA 直接修复酶，其能特异修复 DNA 序列中的 O6- 烷基鸟嘌呤损伤，维持 DNA 复制的精确性。MGMT 主要修复化疗药物如替莫唑胺或卡铂诱导的 DNA 双链断裂。因此，DNA 修复相关酶活性的增高，DNA 损伤修复能力的增强，可能也是 CSCs 对化疗药物产生抵抗性的一个重要机制。

干细胞巢 - 壁龛是一个特殊的微环境，提供干细胞生长、转化及维持自身稳定的所有信号。CSCs 通常定位于低氧龛环境中，而周围则是分化的肿瘤细胞、肌成纤维细胞、内皮祖细胞、细胞外基质等构成的微环境。三维的龛结构及发育良好的细胞外基质，可以起到屏障作用保护 CSCs，使它们不容易接触到化疗药，从而提高它们的逃逸能力。CSCs 理论的一个关键点是细胞微环境的改变是干细胞分化受阻的主要原因。此外，大量的体外实验均表明缺氧可通过上调端粒酶及趋化因子受体 4（chemokine receptor 4，CXCR4）的表达，使肿瘤的耐药性、侵袭性增加，凋亡减少，抑制 DNA 修复，促使肿瘤发生及发展。

三、肿瘤的生物治疗

（一）肿瘤生物治疗的起源及应用

20 世纪 80 年代中叶，Rosenberg 等建立了现代肿瘤生物治疗的理论和基础，至今生物治疗已经成为肿瘤综合治疗中的第 4 种模式。肿瘤生物治疗目前主要包括：肿瘤基因治疗、免疫治疗、抗血管生成治疗、肿瘤分子靶向治疗等。肿瘤生物治疗是应用生物技术，通过调节和增强肿瘤患者机体的免疫防御机制杀伤肿瘤，不但对肿瘤细胞、肿瘤干细胞和其他处于非增殖期的肿瘤细胞均有明显的杀伤作用，并能提高机体免疫力，从而能有效地清除病人体内残存的肿瘤细胞，防治肿瘤的转移和复发。

（二）肿瘤免疫治疗

近年来，肿瘤免疫生物治疗已被公认为传统的手术、化疗和放疗之外的重要肿瘤治疗手段，极具前景和意义。免疫负调控治疗肿瘤的研究成果被授予 2018 年诺贝尔生理学或医学奖，将肿瘤免疫治疗的作用推向新的高度。恶性肿瘤免疫生物治疗的创新性策略主要包括检查点阻断的免疫治疗、嵌合抗原受体 T 细胞疗法（CAR-T）肿瘤治疗性疫苗等。肿瘤免疫治疗随着肿瘤学、免疫学以及分子生物学等相关学科理论和技术的快速发展，以及对机体抗肿瘤免疫应答和肿瘤免疫逃逸机制的深入认识，肿瘤免疫治疗新策略和新思路得到进一步的研究和发展。

1. 检查点阻断的免疫治疗

T 细胞激活和发挥效应需要表面共刺激分子如 CD28 等提供活化信号。相反，T 细胞表面还有若干抑制分子，也被称为检查点（checkpoint），当其和相应配体结合后，传递的信号能够抑制 T 细胞活化，导致 T 细胞增殖、细胞因子分泌和对肿瘤细胞的杀伤功能下调，避免过度活化，维持免疫稳态。肿瘤环境中肿瘤抗原特异性 T 细胞往往高表达检查点分子，处于失能状态。基于这一原理，采用共抑制分子（或配体）的单克隆抗体来阻断其信号，可以重新激活 T 细胞。细胞毒性 T 淋巴细胞相关蛋自 4（cytotoxic T lymphocyte- associated antigen-4，CTLA-4）和 PD-L1（B7-H1）是目前临床上此类单抗最常用的靶分子，并在恶性黑色素瘤等类型肿瘤的临床治疗中显示令人振奋的结果。其中 CTLA-4 单抗 Ipilimumab 被 FDA 批准用于治疗晚期黑色素瘤；PD-1 单抗 Nivolumab 和 Pemhrolizuma 被 FDA 批准用于治疗非小细胞肺癌和恶性黑色素瘤。同时以上 3 种单抗用于头颈癌、肾细胞癌、卵巢癌、膀胱癌、尿路上皮癌以及小细胞肺癌治疗的临床试验正在进行中。除此之外，CTLA-4 单抗 Tremelimumab，PD-1 单抗 Pidilizumab，B7-H1 单抗 MPDL3280A 以及 BMS936559 等均处于不同阶段的临床试验中。针对其他共抑制分子如 OX40，4-1BB 的单抗也在研发之中。FDA 目前批准上市 3 种 PD-L1 单抗，包括用于局部晚期或转移性尿路上皮癌和非小细胞肺癌的 Tecentriq（Atezolizumab）和 Imfinzi（Durvalumab）以及治疗晚期或转移性尿路上皮癌以及转移性 Merkel 皮肤细胞癌的 Bavencio（Avelumab）。

最近的研究还揭示了肿瘤微环境中检查点分子的表达调控机制，可为未来治疗提供更多的潜在靶点。正常情况下，T 细胞中 E3 泛素连接酶 F-box protein 38（FBX038）介导对 PD-1 的 k48 多聚泛素化降解，使 PD-1 表达维持在较低水平，保证 T 细胞发挥正常功能。FBX038 在肿瘤浸润 T 细胞中低表达，导致 PD-1 高表达，产生免疫抑制。在肿瘤微环境中，外泌体（exosome）在肿瘤细胞与免疫细胞之间发挥重要的信号传递功能，是由细胞释放的双层膜结构囊泡状小体，直径在 30～100nm 不等，可包裹多种生物活性分子如蛋白质、核酸、脂质等。黑色素瘤细胞分泌 PD-L1 阳性的外泌体到肿瘤微环境和血液循环中，外泌体上 PD-L1 与 T 细胞表面 PD-1 结合，抑制 T 细胞增殖功能，阻断抗肿瘤免疫，因此抑制肿瘤细胞产生外泌体 PD-L1 能够消除其对抗肿瘤免疫的抑制。

除了 CTLA-4 和 PD-1/PD-L1，在肿瘤免疫中发挥关键作用的新检查点分子不断被鉴定，有望成为免疫治疗的新靶标。Siglec-15 是一个唾液酸结合性免疫球蛋白样凝集素家族基因，正常仅在髓系细胞表达，肿瘤发生时 Siglec-15 在肺癌、卵巢癌和头颈癌等多种肿瘤细胞以及肿瘤微环境中的 M2 型巨噬细胞中表达上调，且其表达与 B7-H1（PD-L1）是互斥的。研究表明，Siglec-15 在体内外均能抑制抗原特异性 T 细胞反应，可作为免疫正常化的潜在靶点。目前 Siglec-15 单克隆抗体（NC318）用于人实体肿瘤治疗的 I / II 期临床试验正在进行中。

TIM-3（T cell immunoglobulin domain and mucin domain-3）是 T 细胞激活后诱导表达的一类抑制分子。在肿瘤发生时，TIM-3 会在衰竭 T 细胞及肿瘤浸润的树突状细胞中表达，通过减少死亡肿瘤细胞核酸的免疫原性抑制天然免疫。研究发现 TIM-3 和另一种表达在活化 T 细胞并参与 T 细胞抑制的分子 CEACAM-1（carcinoembryonic antigen cell adhesion molecule 1）所组成的异源二聚体，对于 TIM-3 发挥抑制功能至关重要，对 TIM-3 和 CEACAM-1 的共阻遏会增强结肠癌小鼠模型的抗肿瘤应答。淋巴细胞活化基因 3（lymphocyte-activation gene3，LAG-3，CD223）是一个在活化 T 细胞上发现的跨膜蛋白，作为受体传递抑制性信号，负调控 $CD4^+$ 和 $CD8^+$T 细胞的增殖、活化、效应功能及其稳态。纤维介素蛋白 1（fibrinogen-like protein 1，FGL1）是 LAG-3 的一个重要的功能性配体，FGL1-LAG-3 相互作用是独立于 B7-H1/PD-1 通路的另一条肿瘤免疫逃逸通路，阻断这条通路能和抗 PD-1 治疗起到协同作用。

TIGIT（T cell immunoglobulin and immunoreceptor tyrosine-based inhibitory motif domain）作为一个新兴的抑制性受体，在自然杀伤性细胞（natural killer cell，NK）高表达，靶向 TIGIT 的检查点免疫治疗能够逆转 NK 细胞的功能耗竭，增强 NK 细胞介导的抗肿瘤免疫应答，可以有效抑制小鼠肿瘤生长和延长荷瘤小鼠生存。靶向共抑制分子的单抗疗法是通过活化 T 细胞来达到杀伤肿瘤的目的，其缺陷之处在于无法专一地激活肿瘤特异性 T 细胞应答。治疗所引发的多克隆 T 细胞活化给患者带来一些不良反应，例如接受 Ipilimumab 治疗的患者往往会呈现疲劳、腹泻、皮疹、肠道炎性反应等不良反应，主要与 CTLA-4 在淋巴结中较高表达相关。有临床试验采用 CTLA-4 和 PD-1 单抗的联合疗法，虽然疗效优于单独使用，但有较为强烈的不良反应。

2. 嵌合抗原受体 T 细胞疗法（CAR-T）

CAR-T 属于过继免疫治疗（adoptive immunotherapy，AIT）。AIT 是通过向肿瘤患者输入经体外扩增和激活的免疫活性细胞如 T 细胞或 NK 细胞，达到杀伤肿瘤细胞的目的。常规 AIT 疗法通常基于肿瘤浸润淋巴细胞（tumor-infiltrating lymphocytes，TIL）或者细胞因子激活的杀伤细胞（cytokine-induced killer cells，CIKs），由患者的肿瘤组织分选出，在体外经过抗原特异性选择、扩增、细胞因子诱导活化后回输至患者体内。这种策略虽有一定效果，但回输的细胞在体内往往不能有效识别肿瘤，原因是肿瘤细胞通常低表达主要组织相容性复合体（major histocompatibility complex，MHC）分子，从而逃避免疫细胞的识别。同时，肿瘤中的免疫抑制性微环境亦会降低回输细胞的杀伤能力。

CAR-T 是基于改造 T 细胞抗原受体，使 T 细胞更加有效地识别肿瘤并活化，从而杀伤肿瘤的技术。CAR-T 相比于未经改造的 T 细胞具有优势，可以识别肿瘤抗原不受 MHC 分子的限制，解决肿瘤细胞由于 MHC 分子表达下调而产生的免疫逃逸问题；由于具有免疫受体酪氨酸激活基序（immunoreceptor tyrosine-based activation motif，ITAM）和共刺激分子的胞内段，CAR-T 识别肿瘤抗原后增殖和产生细胞因子的能力更强；CAR-T 既能识别蛋白类抗原，也能识别糖脂类抗原，能更加广谱地杀伤肿瘤细胞。CAR-T 的概念自从 1989 年首次提出以来，在治疗血液系统肿瘤中取得突破性进展。Lee 等利用 CD19-CART 治疗 21 例急性淋巴细胞白血病患者，观察到 67% 的完全缓解率。随后来自多个不同机构的数据显示，CAR-T 疗法对急性淋巴细胞白血病患者能获得 60%~80% 的缓解率，大大优于传统的化疗疗效。因此 CAR-T 技术在白血病治疗领域是具有革命性意义的重大突破。然而面临的挑战也巨大，在实体瘤治疗方面困难重重。目前临床上 CAR-T 疗法的 3 个靶分子（CD19、CD20、CD22）均是针对 B 淋巴细胞，而绝大多数实体瘤不具备理想的靶向抗原。CAR-T 在应用于实体瘤治疗时还面临 T 淋巴细胞无法有效浸润、肿瘤内部免疫抑制性微环境等困难。嵌合抗原受体 T 细胞疗法的不良反应不可忽视。CAR-T 治疗的不良反应主要来自 T 淋巴细胞活化、杀伤过程中释放大量细胞因子，严重时需要用白细胞介素-6（Interleukin 6，IL-6）中和抗体 Tocilizumab 来降低不良反应。CAR-T 在治疗白血病的同时也摧毁正常的 B 淋巴细胞，患者需注射丙种球蛋白来维持正常免疫功能。此外，CAR-T 治疗有时会产生脱靶效应，导致患者正常组织细胞被损伤，同时治疗费用十分高昂。2017 年，美国 FDA 批准诺华（Novartis）旗下 CAR-T 疗法药物 Tisagenlecleucel（CTL019）上市，商品名为 Kymriah，用于治疗复发难治 25 岁以下 B 细胞急性淋巴性白血病（B-ALL）患者，3 个月内的总体缓解率为 83%。根据 Clinical Trials.gov 网站显示，目前临床在研的 CAR-T 项目涉及靶点 40 种以上，主要包括 CD19、CD20、CD22、Glypican-3（GPC3）、B-Cell Matura-tion Antigen（BCMA）等。

CAR-T 细胞的胞啃作用（trogocytosis）是 CAR-T 治疗后肿瘤细胞表面抗原载量降低的机制。在急性淋巴细胞白血病 NALM6 小鼠模型中，肿瘤细胞表面的 CD19 抗原转移到 CAR-T 细胞表面，导致了肿瘤细胞 CD19 抗原可逆性丢失，引起了 CAR-T 细胞之间的相互攻击，从而导致 T 细胞耗竭和活性降低，当肿瘤细胞表面抗原密度降低到一定程度，CAR-T 细胞表现出无免疫应答的状态。利用不同的 CAR-T 细胞协同治疗可以抵消胞啃作用导致的肿瘤免疫逃逸，显著提升 CAR-T 免疫疗法的治疗效果。CAR-CD19-CD28-T 细胞和 CAR-CD19-4-1BB-T 细胞对于肿瘤细胞表面抗原密度的敏感性不同，两者联合应用在动物实验中被证明是最优的搭配方案。

3. 肿瘤治疗性疫苗

随着高通量测序技术、组学技术的蓬勃发展，研究者将肿瘤免疫治疗的目光放到了本身突变基因上，根据这些个体突变基因，设计个性化治疗性疫苗，以期实现对肿瘤的精准治疗。肿瘤治疗性疫苗包括：多肽疫苗、信使 RNA 疫苗、DNA 质粒疫苗、病毒载体疫苗、体外负载抗原的树突状细胞（dendritic cell，DC）疫苗等。DC 是人体内已知功能最强大的专职抗原提呈细胞（antigen presenting cell，APC），肿瘤 DC 疫苗的原理是将肿瘤特异性抗原（tumor-specific Antigen，TSA）或者肿瘤相关性抗原（tumor-Associated antigen，TAA）导入 DC，经 DC 提呈给肿瘤特异性 T 淋巴细胞并使之活化，从而杀伤肿瘤。前列腺癌治疗性 DC 疫苗 Sipuleucel-T（ProvengeR）于 2010 年经 FDA 批准上市，Sipuleucel-T 针对前列腺癌细胞表达的前列腺酸性磷酸酶，将此抗原肽负载至树突状细胞，并输入体内活化相应的 T 细胞，达到杀伤肿瘤细胞的目的。2015 年，美国 FDA 批准了首个治疗黑色素瘤的溶瘤病毒类疫苗 talimogene laherparepvec（T-VEC, or ImlygicR）。T-VEC 是一种经过基因修饰的 1 型单纯疱疹病毒（herpes simplex virus 1，HSV-1），在肿瘤中复制并表达免疫激活蛋白粒细胞 - 巨噬细胞集落刺激因子（granulocyte-macrophage colony stimulating factor，GM-CSF），它的使用可促使肿瘤细胞溶解，释放出肿瘤源性抗原和 GM-CSF，增强抗肿瘤的免疫应答。此外针对肺癌和黑色素瘤的疫苗 MEGA-A3，针对乳腺癌的疫苗 Nelipepimut-S 等均处于临床试验阶段。

2017 年 7 月，Nature 同期报道美国和德国两个团队所研发的基于肿瘤新抗原（neoantigen）的个性化疫苗的 I 期临床试验结果。其中，美国哈佛大学团队在 20 位局部晚期或者晚期的恶性黑色素瘤患者中找到了 97 个新抗原，并制备了个性化肿瘤疫苗，应用给相应的患者。在接受疫苗治疗的 6 例患者中，4 例患者在接受疫苗注射 25 个月后，未出现复发；另外 2 例出现复发的患者联合 PD-1 抗体治疗后均实现了肿瘤完全缓解，且在体内检测到了针对新抗原的特异性 T 细胞。德国的研究团队利用新抗原制备 RNA 疫苗治疗了 13 例恶性黑色素瘤患者。所有患者体内都产生了针对新抗原的免疫反应，8 例接受手术治疗的局部晚期患者，疫苗的注射大幅度延长无复发的生存时间。5 例晚期恶性黑色素瘤患者中，2 例在单独接受疫苗注射后，出现了肿瘤明显缩小，达到了客观有效；其中 1 例患者联合 PD-1 抗体治疗后，肿瘤完全缓解。2018 年，Nature 再度报道 2 篇基于脑胶质瘤的肿瘤疫苗，德国的研究团队利用肿瘤新抗原设计个性化肿瘤疫苗，治疗难治性胶质瘤。新抗原疫苗注射后，80% 的患者产生了免疫应答，肿瘤患者得到不同程度的缓解。美国的研究团队设计的疫苗，对 8 例患者实施治疗，大多数患者体内均可观察到针对新抗原的免疫应答。由于肿瘤抗原分子量小、免疫原性低等原因，所引发的特异性抗肿瘤免疫强度有限，研究人员通常会采取表位肽修饰、剂型改造等手段提升免疫效力。磷脂酰乙醇胺结合蛋白 4（phosphatidylethanolamine-binding protein 4，PEBP 4）作为一种抗凋亡蛋白表达在多种肿瘤细胞上，而在正常组织中低表达，由该蛋白来源的抗原肽，经氨基酸替换修饰，与 HLA-A0201 分子结合，诱导具有杀伤作用的 CTL 细胞，以此修饰后的抗原肽类似物作为肿瘤疫苗，在小鼠模型中取得较好的抗肿瘤效。利用高密度脂蛋白模拟的纳米圆盘负载抗原肽和佐剂能有效提升抗原/佐剂共呈递至树突状细胞的能力，若采用多表位抗原肽疫苗，其抑制肿瘤的作用将更加强烈，此法与免疫检查点抑制剂联合使用，可能具有很好的前景。瑞士洛桑联邦理工学院研发了一种人工受体（extracellular vesicle-internalizing receptors，EVIR），能识别肿瘤来源外泌体中的肿瘤抗原。EVIR 修饰的树突状细胞能够捕获来源于肿瘤的外泌体，并促进树突状细胞对该肿瘤抗原的识别，进而激活特异性抗肿瘤免疫应答。总体来说，除个别成功上市的疫苗，绝大多数肿瘤疫苗并不能取得临床疗效。即便有些患者对疫苗治疗有反应性，但他们血液和肿瘤中抗原特异性 T 细胞的数量也很低。另外，理想的 TSA 或 TAA 的寻找也是一大难题。因此肿瘤疫苗还存在非常多的技术和理论上的困难需要解决。

肿瘤生物学以及免疫学都极其复杂，当从免疫角度去审视并尝试解决肿瘤问题的时候，会面临诸多疑难和困惑，常会遇到无法解释的现象和与预期相差甚远的结果。其原因很大一部分在于目前对于肿瘤免疫的理论知识还知之甚少，仍需要利用更精确的手段深入研究关键的调控机制，更重要的是将这些研究成果整合成细胞、分子之间的网络作用模式，实现这一目标将是个漫长并充满挑战的过程。就目前肿瘤免疫治疗的临床应用方面，有许多问题仍亟待解决：需要建立个体化治疗策略，从而实现个体化精准治疗；需要建立合理的免疫治疗评价标准，免疫治疗需要建立相对独立的一套评价体系来反映治疗效果；克服免疫耐受。突变的细胞发展成肿瘤的过程，也就是其逃避或打败宿主免疫系统的过程，在利用活化免疫系统来治疗肿瘤需要同时降低患者体内的免疫抑制环境，尤其是肿瘤组织内部的抑制性微环境；降低治疗成本。综合治疗是今后必然的发展方向。如何在综合治疗中充分利用免疫治疗和发展免疫治疗策略具有同等重要的意义。在对肿瘤免疫逃避的机制和肿瘤微环境的进一步深入认识的基础上，肿瘤的免疫治疗必将成为一个进展更加迅速的新兴领域，在改善肿瘤的治疗现状中将发挥不可替代的作用。

第三节　肿瘤的放射治疗

放射治疗（Radiotherapy，放疗）广泛地应用于临床恶性肿瘤的治疗中。放射治疗始于19 世纪末，距现在已经有一百多年的时间。1896 年，在伦琴发现 X 射线 6 个月后，Despeignes 在里昂首次利用 X 射线对癌症患者进行了实验治疗，在 1898 年居里夫妇发现放射性元素镭后，也很快被许多学者用于肿瘤的照射治疗中。如今，放疗已经是恶性肿瘤临床治疗的 3 大手段（手术、放疗、化疗）之一，它是利用各种不同种类射线的电离辐射作用杀死癌细胞而达到治疗肿瘤的目的，是一种无创的局部治疗方式。用于放疗的射线由放射性同位素或放疗设备产生，各种不同种类的放疗设备可产生，包括 γ 射线、X 射线、电子束、质子束、中子束、二介子束、重粒子束等不同种类的射线。随着放疗经验的积累和放疗设备的不断改进，目前放疗已经能够用于治疗绝大部分类型的肿瘤。超过 50% 的肿瘤患者在治疗过程中需要接受至少一次的放疗，肿瘤的放疗使得超过 50% 的肿瘤患者的症状得到缓解或治愈。因此，深入了解放疗的基本原理对有的放矢地利用各种射线的电离辐射造福人类具有重要的意义。

一、临床放疗的发展

肿瘤临床放疗的发展与放射物理学和放射生物学的发展密切相关，放射生物学的研究通过揭示放疗中各种射线与机体发生物理反应和生物效应的关系来推动着放疗技术的不断进步。传能线密度（linear energy transfer，LET）与相对生物学效应（relative biological effectiveness，RYE）是放射物理学和放射生物学中决定肿瘤放疗效果的重要因素。LET 是指电离辐射粒子在其单位长度径迹上消耗的平均能量，X 射线、γ 射线和中子虽不是直接电离辐射粒子，但它们在与物质发生相互作用后会产生次级带电粒子，因此 LET 的概念同样适用于它们。RBE 是一个相对的概念，最开始以最先被发现的 X 射线的生物效应为基准，后来建议采用 γ 射线为标准，因此 RYE 通常被定义为 X 射线或 γ 射线引起某一生物效应所需吸收剂量与所观察的电离辐射引起相同生物效应所需吸收剂量的比值，即为该种电离辐射的相对生物效应。RYE 与 LET 通常呈正相关关系，在吸收剂量相等的情况下，不同种类的电离辐射所产生的生物效应不同，通常高 LET 射线的生物效应大于低 LET 的生物效应。肿瘤放疗中常用的 X 射线、γ 射线和电子束等都为低 LET 射线，而质子、重离子、中子、粒子等射线的 LET 相对较高，因此相同条件下高 LET 粒子所造成的放射生物学效应就比较强。对临床肿瘤放疗来说，放射物理学和生物学研究结果最终应服务于临床放疗，提高肿瘤放疗的疗效。

在过去的一个世纪里，放疗技术的不断进步为临床的放疗实践提供了强大的动力，而且逐渐改变着肿瘤临床治疗的指南。20 世纪五六十年代广泛使用的放疗设备 60C 治疗机现已逐步退役并被直线加速器取代。加速器能够通过电磁场将带电粒子加速直接得到电子束、质子束或重离子束，由被加速的粒子轰击不同材料的靶材又会产生 X 射线、中子束、γ 射线、二介子等多种类型的医用治疗粒子束。多种基于高 LET 粒子的新开发的疗法正在用于癌症治疗中。比如具有高 LET 特性的质子和重离子，其射线的能量沉积在射程末端急剧升高，形成尖锐的布拉格峰，这些独特的物理性质使其能量能够在射程末端的肿瘤部位大量沉积，引发较高的 RYE，已经逐渐被用于临床的肿瘤放疗中。在放疗的过程中，不可避免地会对正常的组织进行照射，这会对正常的组织产生各种不良反应。近年来，三维适形放疗（three-dimensional conformal radiationtherapy，3D-CRT）技术和调强适形放疗（intensity modulated radiationtherapy，IMRT）技术的快速发展为有效降低放疗对正常组织的辐射损伤做出了重要的贡献。立体定向放射治疗技术（stereotactic body radiation therapy，SBRT）则利用每次高剂量的放疗，通过少数几次分割照射即能达到根治性剂量而达到消灭肿瘤的目的，SBRT 在多种早期肿瘤的治疗中已经取得很好的疗效。这些不同种类放疗技术的快速发展为满足复杂的肿瘤治疗需求提供了无限可能。

总之，临床肿瘤放疗的发展离不开放射物理学和放射生物学的研究与发展。放疗作为当今恶性肿瘤治疗的重要手段，在今后与癌症的长期斗争中必将扮演着重要的角色。鉴于高 LET 粒子具有的高 RBE 的放射生物学特性，它们的广泛应用可能将临床放疗从常规辐射进入到粒子辐射的时代。随着放疗技术和计算机技术的不断发展，临床放疗必将向精细化和个体化发展，肿瘤放疗的控制效率和并发症的发生都将大大改善，相信更多的肿瘤患者能从肿瘤放疗学的发展中获益。

二、电离辐射与 DNA 损伤反应

临床肿瘤放疗的发展离不开肿瘤放射生物学的深入研究，准确预测电离辐射与生物物质相互作用的后果，明确电离辐射所产生的生物学效应对提高肿瘤放疗疗效是至关重要的。肿瘤放疗的目的是阻止肿瘤细胞增殖并诱导肿瘤细胞死亡，但是放疗通常不会立即杀死细胞，肿瘤细胞死亡可能在放疗后持续几天甚至几个月。当电离辐射入射到人体组织或器官时，它可以直接作用于人体组织或器官的细胞分子，损伤 DNA，它还能电离细胞内的水产生活性氧（reactive oxygen species，ROS）造成间接的 DNA 损伤。由于肿瘤细胞的高复制率和 DNA 损伤反应（DNA damage response，DDR）途径的缺陷，肿瘤细胞比正常细胞更容易受到电离辐射的影响。DNA 是电离辐射作用最主要的靶分子，暴露于电离辐射中的细胞，其基因组 DNA 能被射线直接或间接破坏而产生损伤，产生单链断裂（single strand breaks，SSBs）、双链断裂（doublestrand breaks，DSBs）和 DNA 簇损伤（clusteredDNA Lesions，CLs）。细胞可以通过 DDR 对基因组 DNA 中的损伤做出反应，特别是 DSBs，这种反应是在 DNA 损伤的几分钟内通过复杂的 DDR 网络对受损 DNA 进行反应而启动的。DNA 受到辐射损伤后，能够通过非同源末端连接（non-homologous End Joining，NHEJ）或同源重组（Homologous Recombination，HR）等途径进行自我修复，而错误的修复会造成双着丝粒、无着丝粒、染色体易位、着丝粒环、染色体断片等染色体畸变。DNA 损伤是电离辐射造成一系列细胞和组织反应最主要和内在的因素，DDR 信号通路是辐射暴露后影响细胞周期和细胞命运（死亡或存活）最关键的操纵因素。

放疗通常不可避免会让癌细胞对辐射暴露产生抗性，放疗抵抗（radiotherapy resistance，RR）是肿瘤放疗过程中面临的最大挑战，会直接导致抗肿瘤治疗效果明显降低。在肿瘤发生放疗抵抗的过程中，肿瘤组织中一定比例的细胞不仅获得更高的放疗抵抗性，而且还会变得更具侵袭性，极为容易发生淋巴结和远处转移。放疗抵抗的发生与许多因素有关，包括肿瘤微环境、免疫系统、肠道菌群、营养状况和心理状况等。然而，DNA 损伤和修复还是最主要的内在的因素，是调控癌细胞周期停滞和细胞命运（死亡或存活）最关键的因素。由此可见，电离辐射对癌细胞的杀伤能力主要取决于辐射诱导的 DNA 损伤的程度，肿瘤细胞的 DNA 损伤反应和肿瘤细胞修复 DNA 损伤的能力是决定癌细胞结局的关键。

　　在过去几十年中，通过 DNA 损伤途径增强肿瘤对电离辐射的反应一直是放射生物学研究中的焦点问题。不同 LET 的射线沉积于肿瘤细胞 DNA 分子中能量的差异是导致其不同生物学效应最主要的因素。低 LET 射线如 X 射线和 γ 射线辐照后肿瘤细胞可能只会发生少量的 DNA 损伤，如碱基和核糖损伤、交联、单链断裂和双链断裂等，这些损伤可能会被短时间内快速修复。一些高 LET 射线如质子、重离子等可能会更多地诱导肿瘤细胞 DNA 发生大量的成簇损伤，大量的成簇 DNA 损伤的发生在随后可能将产生更高的染色体重排和致死风险，这也是高 LET 射线具有更高相对生物效应的主要原因。一旦形成复杂的 DSB，修复就会进行得非常缓慢，染色体的异常会导致细胞死亡或有丝分裂延迟。

三、电离辐射导致的细胞结局

　　电离辐射作用于机体后，除了会导致 DNA 的损伤以外，在分子水平上，辐射产生的自由基也会损害脂质和蛋白质等其他生物大分子，这些分子的改变可能会进一步导致细胞器的损伤，这些分子和细胞器的损伤会激活细胞稳态的应激反应，比如 DNA 损伤反应、未折叠蛋白反应和自噬等。当电离辐射诱导的这些损伤有限时，这些过程可能能够确保受辐射细胞的存活，使它们重新进入细胞周期，但是当损伤不能通过修复机制解决时，细胞应激的分子机制从细胞保护模式转变为细胞抑制或细胞毒性模式。因此，不同剂量、不同种类的电离辐射作用于不同细胞可能会造成细胞发生调节性细胞死亡（凋亡、坏死、焦亡、铁死亡等）或细胞应激反应（有丝分裂灾难、自噬、衰老等）。总之，只有更加深入地研究和探索放射生物学效应，才能有的放矢地去高效应用该技术，让辐射为人类造福。

（潘　茜）

第七章 肿瘤学常用的研究方法

第一节 肿瘤研究方法

一、肿瘤动物实验

动物实验是生命科学实验研究中的重要组成部分。尤其在肿瘤研究中，需要在体内复制模型以模拟人类肿瘤，即肿瘤动物模型（tumor animal models），因此，肿瘤动物模型的成功建立是研究肿瘤发生、转移以及治疗效果的重要前提。

实验动物种类很多，生理性状也不同，为保证动物试验的准确性，必须选择适宜的实验动物做试验。常用的有小鼠、大鼠与裸鼠，特别是近交系小鼠。

（一）实验动物

1. 杂交小鼠

人们最早用于医学、生物学研究的实验小鼠来源于野生小鼠，这些小鼠均为杂交小鼠（non-syngeneic mice），品种较多，遗传背景不一致，常在不同品系间杂交，所以基因型不同，仅是达到繁殖目的而已。

2. 近交系小鼠

近交系小鼠（syngeneic mice）是采用同胞兄妹交配或亲子交配的方法，连续繁殖20代以上获得的纯品系小鼠。它们之间具有基因型上的一致性，在相同环境因素作用下，具有良好的重复性；且由于遗传基因的同源性，它们之间无免疫学上的排斥反应，有利于进行移植实验，因此，在肿瘤模型的研制中被广泛应用。

常用的近交系小鼠包括：

（1）BALB/C 小鼠：1913年 Bagg 培养出一株白化小鼠，经近亲交配，后命名为 BALB/C 小鼠。

（2）C57/BL 与 C57/BR 小鼠：1921年 Little 把 Lathrop 的 C 系中的雌鼠57与雄鼠52交配培养出黑小鼠 C57/BL 与 C57/BR 两个近交系小鼠。

（3）中国1号（C-l）：1955年中国医学科学院实验医学研究所将昆明小白鼠进行近亲繁殖，培养而成，其特点为肿瘤自发率低。

（4）津白1号（TA1）和津白2号（TA2）：分别于1955年和1963年由天津医学院从市售杂种白化小鼠和昆明种白化小鼠近亲交配育成。津白1号肿瘤自发率低，津白2号乳腺癌自发率高。

（5）615 小鼠：1961 年中国医学科学院输血及血液病学研究所将昆明小鼠与苏联引进的黑小鼠 C57/BL 杂交生产的第 1 代，再经过近亲交配 20 代以上，获得了深褐色的 615 小鼠。肿瘤自发率为 10%～20%，雌性发病肿瘤为乳腺癌，雄性为肺癌。

3. 裸鼠

1962 年 Isaacson 与 Cattanach 首先描述了一种无毛的突变型小鼠。四年后，Flanagan 又证实这种无毛小鼠是由于染色体上等位基因突变引起的，由常染色体隐性基因决定，命名为 nu 基因。1968 年，Pantelouris 发现这种裸鼠（nude mice）没有胸腺，而且缺乏细胞免疫功能，有利于异种肿瘤的移植。但裸鼠原种抵抗力差，生育力低，寿命短，因此人们分别将其与近交系小鼠交配，不断选育，获得了远交系无胸腺裸体小鼠，从而能够大量繁殖与推广。

由于裸鼠的免疫缺陷，在一定情况下，不排斥来自异种动物的组织移植，因此可作移植人类恶性肿瘤的接受体。目前利用裸鼠成功复制出人结肠癌、乳腺癌、肺癌、卵巢癌、黑色素瘤、淋巴瘤、白血病、肾癌、宫颈癌、软组织肉瘤、骨肉瘤等动物模型。

（二）常用肿瘤动物模型的构建

1. 自发性肿瘤模型

实验动物种群中不经有意识的人工实验处置而自然发生的一类肿瘤称之为自发性肿瘤（spontaneous tumor of animal）。自发性肿瘤发生的类型和发病率可随实验动物的种属、品系及类型的不同而各有差异。实验动物自发性肿瘤主要发生于近交系动物，其中小鼠的自发性肿瘤最多，在实验选用时应加注意。如 A 系、C3H/He、DAB 小鼠属高癌系，自发性乳腺癌的发病率分别高达 60%～90%、85%～100%、30%～60%；C57/BL、LACA 小鼠属低癌系，很少发生自发性肿瘤。

用自发性肿瘤模型有以下优点：自发性肿瘤比诱发性肿瘤与人类所患肿瘤更为相似，有利于将动物实验结果推用到人；自发性肿瘤发生条件比较自然，有可能通过细致观察和统计分析而发现原来没有发现的环境或其他致癌因素，可以着重观察遗传因素在肿瘤发生方面的作用。但应用自发性肿瘤模型也存在一些缺点：肿瘤的发生情况可能参差不齐，不可能在短时间内获得大量肿瘤学材料，观察时间可能较长，实验耗费较大。

2. 诱发性肿瘤模型

诱发性肿瘤动物模型（animal models of induced tumor）是指在实验条件下，用化学、物理或生物性致癌物诱发动物发生肿瘤的动物模型，是实验性肿瘤研究常用方法之一。其基本原理是利用外源性致癌物引起细胞遗传特性改变，细胞出现异常生长和高增殖活性，形成肿瘤。常用的化学致癌物有多环碳氢化合物、亚硝胺、偶氮、黄曲霉毒素等。

（1）构建诱发性肿瘤动物模型的基本方法：①涂抹法。将致癌物涂抹于动物背侧及耳部皮肤，主要用于诱发皮肤肿瘤。常用于此法的致癌物有煤焦油、3,4- 苯并芘等。②经口给药法。将化学致癌物溶于饮水或混合于动物饲料中自然喂养或灌喂动物，而使其发生肿瘤，常用于诱导食管癌、胃癌和大肠癌等消化道肿瘤。③注射法。将化学致癌物制成溶液或混悬液，经皮下、肌肉、静脉或体腔等途径注入动物体内而诱发肿瘤，本法较常用。④气管灌注法。将致癌物制成悬乳液直接注入或用导入管注入动物气管内，常用于诱发肺癌。⑤埋藏法。将致癌物包埋于皮下或组织内，或将经致癌物作用过的器官、组织移植于同种动物体内。⑥穿线法。适用于将多环芳烃类致癌物直接置于某特定部位或器官，如宫颈、食管、胃等部位。方法是将棉线拧成合适的线股，一端插入装有致癌物的试管中，与致癌物接触；另一端穿入靶器官，在试管底部加热，使致癌物升华并吸附于棉线上，从而直接接触动物靶器官而诱发肿瘤。

（2）经典诱发性肿瘤模型。①肝癌。多种化学药物能诱发肝癌，如二乙基亚硝胺（DEN）、4-2 甲基氨基氮苯（DBA）、亚氨基偶氮甲苯（OAAT）、2- 乙酰氨基酸（2AAF）、黄曲霉毒素等。黄曲霉毒素诱发大鼠肝癌：每日饲料中含 0.001～0.015ppm，混入饲料中喂 6 个月后，肝癌诱发率达 80%。②胃癌。可以利用甲基胆蒽穿线法、甲基亚硝基醋酸尿素经口给药法诱导胃癌模型。③食管癌。利用甲基苄基亚硝胺（MBNA）经口给药法诱发大鼠食管癌模型，可将 MBNA 溶解于大鼠的饮水或饲料中，80～100d 可诱发成食管癌。④肺癌。诱发肺癌的致癌物种类很多，如小鼠每周皮下注射二乙基亚硝胺（DEN）水溶液一次，100d 左右时，发癌率可达 40%；腹腔注射乌拉坦，3 个月肺腺癌发生率为 100%；此外，还可用气管内注入苯并芘、硫酸铵气溶胶、甲基胆蒽等诱发肺癌。

（3）移植性肿瘤模型。目前医学基础研究和临床抗肿瘤药物筛选使用的最广泛的模型即为移植性肿瘤模型。在该模型的构建中常使用肿瘤细胞株，通过给动物接种一定量肿瘤细胞或无细胞滤液（病毒性肿瘤），可保证实验动物带有同样的肿瘤，且生长速率较一致，个体差异较小，接种存活率近 100%。现在世界上保有近 500 种的动物移植瘤，多数为小鼠肿瘤，其次是大鼠和仓鼠移植瘤，如小鼠 L1210 淋巴白血病、艾氏腹水瘤，Lewis 肺癌，腺癌 755 等。

（4）人体肿瘤的异种移植性肿瘤模型。将人体肿瘤移植于免疫缺陷动物，因肿瘤细胞形态、生物学特性与人体肿瘤非常相似，故成为免疫学和肿瘤学研究较为理想的模型。常用的免疫缺陷动物包括裸鼠、严重联合免疫缺陷鼠（severe combined immune-deficiency mice，SCID）、非肥胖糖尿病 /SCID 鼠（non-obese diabetes-SCID mice）。

在进行移植性肿瘤模型实验时，常采用腹水瘤和实体瘤两种方式进行移植。对于会产生腹水的肿瘤，可将一定数量的细胞注入受体动物腹腔形成腹水瘤或产生腹水。实体瘤移植可在无菌条件下，把实体瘤切成 2～3mm 小块，植于受体动物皮下。

（三）转基因动物模型

借助基因工程技术把外源目的基因导入生殖细胞、胚胎干细胞和早期胚胎，在受体染色体上稳定整合，并把外源目的基因传给子代的个体，得到转基因动物（transgenic animal）。

1. 转基因动物主要构建方法

（1）核显微注射法。在显微镜下将外源基因注射到受精卵细胞的原核内，外源基因与胚胎基因组融合，再经体外培养、移植到受体母畜子宫内发育、分娩，最后产生的子代动物体内每个细胞都含有外源基因。这种方法有一定缺点：①产生效率低。②由于外源基因插入点的随机性，出现位置效应（即表达结果不确定性）。③某些动物由于繁殖周期长，有较强的时间限制，需要大量的供体和受体动物。

（2）精子介导的基因转移。通过基因重组技术，使精子带有外源基因，然后将携带有外源基因的精子给母畜授精，在母畜所生的后代中，就有一定比例的动物是整合了外源基因的转基因动物。同显微注射法相比，具有低成本的优点。

（3）核移植转基因法。在体外培养的供体细胞中加入外源基因，使外源基因整合到供体细胞上，然后将供体细胞核移植到受体细胞——去核卵母细胞，构成重建胚，再把其移植到假孕母体，待其妊娠、分娩，便可得到转基因的克隆动物。

2. 转基因动物在肿瘤研究中的作用

利用转基因技术建立的肿瘤动物模型能很好地模拟体内生理、病理环境，与所要研究的肿瘤发生过程具有较好的一致性；可模拟部分癌前病变，阐明癌变前期各种癌基因、抑癌基因相互作用的分子机制；此外，这种动物模型应用于药物筛选，具有准确性高，试验次数少的特点，可显著缩短试验时间，现已成为药物快速筛选的一种重要手段。

3. 基因打靶与其动物模型

基因打靶（gene targeting）是生物活体研究基因功能的有效手段，通过基因打靶可以对小鼠染色体进行特异性遗传修饰，基因敲除（gene knockout）和基因敲入（gene knochin）属于此类。基因打靶的关键在于根据同源重组的原理设计出有效的打靶载体，再将打靶载体转染胚胎干细胞，将筛选出的中靶胚胎干细胞通过显微注射技术将它们引入着床前的胚胎中，可发育成包括生殖系统在内的各种组织。

二、肿瘤细胞培养

肿瘤细胞培养是研究癌变机制和癌细胞生物学特性的极好材料，目前世界已建立的肿瘤细胞系和细胞株已难胜数。人们利用肿瘤细胞主要从事以下研究：一是研究肿瘤细胞的特性及恶性化机制，细胞转化及染色体的变化以及肿瘤免疫；二是用于抗肿瘤治疗药物筛选，如新药研发、化学药物剂量及放射线敏感性研究；三是可以部分代替正常细胞，用来推测体内正常细胞的功能。

（一）肿瘤细胞株的建立

体外培养细胞的名称，随培养细胞技术发展和细胞种类增多而演变，最早采用的名称为细胞株（cell strain），以后又出现细胞系（cell line）一词。原代培养物一旦经传代培养就被称为细胞系，因此细胞系包含具有相同或不同表型的几个细胞谱系。如果细胞谱系用克隆培养、物理细胞分离或其他选择方法分离选择，在培养的细胞群中获得了已经被确认的某种特征，这样的细胞系就称为细胞株。

1. 肿瘤细胞建株的要点

（1）取材：肿瘤细胞培养材料主要来源于外科手术或活检的瘤组织。由于体积较大的肿瘤组织中央常有退变或坏死区，取材时应去掉坏死组织，要挑选瘤细胞集中和活力较好的部位，癌性转移淋巴结或癌性胸腹水是较好的培养材料。取材后尽快培养，因故不能立即培养者，可冻存。

（2）分离：无菌条件下取手术切除或活检得到的肿瘤组织，可以通过机械分离（如吹打、过滤）及酶消化等方法进行分离。

（3）成纤维细胞排除：在肿瘤组织中常混杂有一些成纤维细胞，培养时易与肿瘤细胞同时生长，其长势常压过肿瘤细胞，导致肿瘤细胞生长受阻以至消失。因此排除成纤维细胞是肿瘤细胞建株能否成功的关键。常用的排除方法有：机械刮除法、反复贴壁法、消化排除法等。

（4）提高肿瘤细胞存活率和生长率：肿瘤细胞在体外不易培养，建立能传代的肿瘤细胞系更为困难，因此培养过程中须采用一些特殊措施。

①应用适宜底物：把经过纯化后的肿瘤细胞接种在不同的底物上，如鼠尾胶原底层及饲细胞底层等。

②应用促细胞生长因子：根据细胞种类不同选用不同的促细胞生长因子，如胰岛素、氢化可的松、雌激素等。

③动物媒介培养：为了提高肿瘤细胞对体外培养环境的适应能力，可采用动物转嫁接种，成瘤后，再进行培养。受体动物以裸鼠最好。

2. 体外培养细胞的转化

人工诱发体外培养细胞的转化是在体外培养环境下，使正常细胞在化学、物理或生物等致癌因素诱导下发生恶性转变，变成癌细胞的过程，是研究癌变原理的重要方法。

细胞转化的基本过程包括：

（1）诱发阶段。也称启动阶段，是致癌物或诱变剂诱发 DNA 损伤的过程。在诱发阶段，首先要使诱变剂直接接触细胞，但剂量过大、作用时间过长可导致细胞死亡，而使转化失败，因此其剂量和作用时间（6～24h）应控制在能使细胞损伤而不致死的范围。

诱变剂的种类很多，我们在第二节诱发性肿瘤模型中介绍的多种物理、化学和生物因素均可作为诱变剂，诱发细胞转化，发生癌变，如放射线、温度、电磁波等物理因素；药物及化学物质等化学因素；毒素、黄曲霉毒素、病毒 SV40、EB 病毒等生物因素。

除了上述诱变剂外，还有一种促进癌变的促癌剂，本身无诱癌作用，但具有增强和促进细胞转化的作用，如 TPA，属单纯促癌剂，只有促癌而无致癌作用，这可能与 TPA 在生长因子信号传导系统中具有类甘油二酯作用，能激活蛋白激酶 C（PKC），使细胞增殖有关。

（2）DNA 的损伤与修复阶段。细胞 DNA 发生损伤后可进行自我修复，但因细胞修复过程的复杂性，难免会发生错误修复，引起 DNA 结构的改变，当这种改变了的 DNA 结构被固定下来，这就标志着细胞 DNA 发生了遗传性改变，在合适的条件下这种细胞就能不断生长繁殖。从启动到损伤被固定下来，需要 24～48h。

（3）进一步发展阶段。体外培养的细胞，经诱变剂处理后，并非所有的细胞都受到损害。受到打击发生启动进入转化发展阶段的细胞仅是一小部分（大约 5%），这些细胞称为癌前细胞，均散在于未受损伤的细胞中，经过 12～15 个细胞周期的增殖后，正常细胞由于受到接触抑制的限制不再分裂而消失，癌前细胞随着转化失去了接触抑制，不断分裂增殖，形成明显可见的转化灶。

附：人类淋巴母细胞转化实验

试剂和材料：

RPMI 1640 细胞培养液 + 10% FBS、淋巴细胞分离液（1.077g/mL）、环孢霉素和 EB 病毒液（EBV）

步骤：

（1）取 4 mL 肝素抗凝血于离心管中，加入 2mL RPMI 1640 细胞培养液，混匀。

（2）另取一只离心管，预先加入 4mL 淋巴细胞分离液。沿管壁缓慢将肝素抗凝血混合液加入淋巴细胞分离液的液面上层，静置 30min。

（3）500g，离心 15min。用吸管小心吸走上层液，将第二层（即白细胞层）移至另一离心管中。

（4）加入 RPMI 1640 细胞培养液 5 mL，轻轻吹打混匀，1 500rpm，离心 15min。共洗涤两次。

（5）最后一次离心后，将白细胞接种至 1mL RPMI 1640 培养基中，加入 10μL 环孢霉素和 100μL 的 EBV（EB 病毒）液，混匀。

（6）水浴摇床，40 次/min，37℃，3h。

（7）500g，离心 15min，再将细胞接种至 1mL RPMI 1640 培养基中（含谷氨酰胺 1mM/mL），并加入 10μL 环孢霉素，轻轻混匀，37℃培养。

（8）培养 5d 后，观察细胞转化和生长情况，决定是否半量换液。一般半量换液 1～2 次，并维持环孢霉素的浓度。

（9）待转化细胞数量明显上升，并出现细胞团块后，可转入 25mL 细胞培养瓶中，加 1～2mL 培养基，37℃、5%CO_2 和 95% 空气湿化培养箱中培养 10～15d，一般每隔 3～4d 观察一次，决定是否换液，传代。

（10）细胞生长达一定数量后冻存。

（二）常见肿瘤细胞系的建立

1. 人肺癌细胞的原代培养

肺肿瘤组织的原代培养，由于混杂其中的成纤维细胞的过度生长，一般在通常的含血清培养基中很难生长。目前，培养肺癌细胞有两种基本方案：一种是针对小细胞肺癌细胞的原代培养，采用 HITES 基本添加物培养基；另一种是采用不含血清，但含有复合添加物的限定性培养基（C 培养基），培养来自非小细胞肺癌细胞组织的癌上皮细胞（如腺癌、鳞癌等）及正常上皮细胞。

（1）HITES 基础培养基的配制。①营养培养基制备：PRMI 1640 培养基加青霉素（100μg/mL）、链霉素（100μg/mL）、庆大霉素（5μg/mL）、两性霉素 B（5μg/mL）、N-2- 羟乙基哌嗪、N-2- 乙磺酸缓冲液（HEPES，15mmol/L，pH7.2）、乙醇胺（10μmol/L）、磷酸乙醇胺（10μmol/L）、牛血清白蛋白（BSA，2mg/mL）。用 0.2μm 膜过滤除菌，4℃保存备用。用前加入终浓度 2mmol/L 的谷氨酰胺。②激素和生长因子添加物的制备：在上述营养培养基中添加氢化可的松、胰岛素、转铁蛋白、17-β- 雌二醇等添加物。

（2）C 培养基的配制。C 培养基是 DMED 与 Hem' s F12 的混合物（1 : 1），C 改良营养培养基是一种低钙培养基。在这些培养基中亦分别加入抗生素、HEPES、乙醇胺、磷酸乙醇胺、谷氨酰胺、BSA 等添加物。

（3）恶性胃上皮的原代培养。胃癌细胞系的建立，可用腹水、转移组织（局部淋巴结、远处转移部位）及原发肿瘤来建立。因腹水中含有大量肿瘤细胞，且呈悬浮状态，更易于体外生长，因此，利用腹水建立的细胞系比用原发肿瘤组织更有效。

附：来源于腹水的胃癌细胞的原代培养方法

腹水的处理过程应根据腹水的体积和所含的细胞种类（红细胞、间皮细胞、单核细胞、肿瘤细胞）而定，当含红细胞较少，腹水经离心，用 RPMI 1640 培养基重悬，无须其他处理即可。当红细胞含量较大时，细胞需经淋巴细胞分离液离心后，再用 RPMI 1640 培养基重悬。

试剂和材料：

RPMI 1640 细胞培养液 + 10% FBS、磷酸盐缓冲液（PBS，pH 7.0）和淋巴细胞分离液（1.077g/mL）

步骤：

（1）于 15mL 无菌离心管中加入 7mL 淋巴细胞分离液，按 1 : 1 比例于分离液液面上轻轻沿管壁加入稀释后的腹水。

（2）400g，离心 30~40min。用吸管小心吸走上层液，将第二层（即癌细胞层）移至另一离心管中。

（3）淋巴细胞分离液底的细胞团中常含有大量肿瘤细胞团块，用 PBS 洗一次后，再用 PBS 重悬，室温静置，使较重的细胞团靠重力沉降。弃上清后，收集细胞团。

（4）向离心管中的癌细胞加入 3 倍体积 PBS（大约 6mL），用吸管轻轻吹打细胞，使之重新悬浮，400g，离心 10min。

（5）弃上清，加入 10mL RPMI 1640，用吸管重悬细胞。同时合并第二层中获得的癌细胞，再重复离心 1 次。

（6）细胞用 5mL RPMI 1640 重悬，转入 25mL 细胞培养瓶中，37℃、5%CO₂ 和 95% 空

气湿化培养箱中培养。

（三）细胞培养基本方法

细胞培养（cell culture）是指从生物体内取出组织或细胞，在体外模拟体内生理环境，在无菌、适当温度和一定营养条件下，使之生存、生长和繁殖，并维持其结构和功能的方法。利用各种技术和方法对体外培养的细胞进行观察研究，分析细胞生长、发育、分化过程中的形态和功能变化，可以探知细胞内基因及其产物的表达、定位、运动及功能，细胞癌变与细胞衰老，药物作用机制等。因此，细胞培养已经成为现代医学研究中一项非常重要的技术。

1. 细胞的传代培养

体外培养的细胞接种后经过一段潜伏期进入指数生长阶段，这一期被称作对数期。当细胞密度达到铺满整个瓶底的有效基质时，或者当细胞浓度超出培养液的能力时，细胞生长停止、生长速度减缓，最终细胞逐渐死亡。这时需频繁地更换培养液或者将细胞进行分瓶培养，这称为细胞对传代培养。

附一：贴壁细胞的传代（HeLa 细胞的传代培养）

试剂和材料：

贴壁培养的细胞（如 HeLa 细胞等）、RPMI 1640 细胞培养液 + 10% FBS、0.25% 胰蛋白酶、PBS

步骤：

（1）选生长良好的 HeLa 细胞一瓶，轻轻摇动培养瓶数次，悬浮起浮着在细胞表面的碎片，然后连同培养液一起倒出，用 PBS 洗一次。

（2）从无细胞面侧加入 0.25% 胰蛋白酶液 1~2mL，翻动培养瓶，使消化液浸没细胞。37℃消化 2~3min 后，倒置相差显微镜下观察细胞单层，待细胞收缩变圆，出现许多空隙时即可倒去消化液，如消化程度不够时可延长时间。

（3）沿细胞面加入适量细胞培养液，并用吸管吹打数次，使细胞分散开，按 1:2 或 1:3 分配传代培养，于 37℃、5%CO_2 和 95% 空气湿化培养箱中培养。

（4）细胞传代后，每天对培养细胞进行观察，注意培养液的颜色变化、细胞贴壁、生长情况等。若细胞贴壁存活则称为传了一代。

附二：悬浮细胞的传代（人白血病细胞 HL60 的传代培养）

试剂和材料：

悬浮培养的细胞（如人白血病细胞 HL60）、RPMI 1640 细胞培养液 + 10% FBS、PBS

步骤：

（1）选生长良好的 HL60 细胞一瓶，将细胞悬液移入离心管中，400g，离心 5min，去除陈旧培养液。

（2）加入适量培养液，用吸管轻轻吹打，使细胞均匀悬浮。

（3）转移细胞悬液于一新培养瓶，使培养液达 10~15mL，混匀细胞悬液，并将细胞悬液均分到 2~3 个培养瓶中，做 1：2 或 1：3 传代培养，于 37℃、5%CO$_2$ 和 95% 空气湿化培养箱中培养。

2. 细胞的冻存与复苏技术

在不加任何条件下直接冻存细胞时，细胞内、外环境中的水都会形成冰晶，导致细胞内发生机械损伤、电解质升高、渗透压改变、脱水、pH 改变、蛋白变性等，并引起细胞死亡。如向培养液加入保护剂，可使冰点降低，在缓慢冻结条件下，能使细胞内水分在冻结前透出细胞。同时，贮存在 −130℃ 以下的低温环境中，亦能减少冰晶的形成。目前常用的保护剂为二甲亚砜（DMSO）和甘油，它们对细胞无毒性，分子量小，溶解度大，易穿透细胞。

细胞复苏时速度要快，使之迅速通过细胞最易受损的 −5~0℃，细胞仍能生长，活力受损不大。

附一：细胞的冻存

试剂和材料：

培养的 HeLa 细胞（已达 70%~80% 融合）、RPMI 1640 细胞培养液 + 10% FBS、0.25% 胰酶和冻存液

冻存液的制备：含 10% 血清的 RPIM1640 培养液中加入 DSMO，使其终浓度达 10%

步骤：

（1）消化 HeLa 细胞（同细胞传代），将细胞悬液收集至离心管中。

（2）400g，离心 5min，弃上清液。

（3）向细胞团块中加冻存液，用吸管轻轻吹打，使细胞均匀悬浮，计数，调整至 5×10^6 个 /mL 左右。

（4）将细胞悬液分至冻存管中，每管 1mL。

（5）在冻存管外写明细胞种类、冻存日期。

（6）按下列顺序降温：室温→4℃(20min) →冰箱冷冻室（30min）→低温冰箱（−30℃ 1h）→液氮。

附二：细胞的复苏

试剂和材料：

于液氮中冻存的 HeLa 细胞、RPMI 1640 细胞培养液 + 10% FBS

步骤：

（1）准备一个 1000mL 的烧杯，内装 2/3 杯 37~39℃ 的温水。

（2）从液氮中取出冻存管并迅速置于温水中并不断搅动，使冻存管中的冻存物在 1min 之内融化。

（3）从水中取出冻存管，用 75% 酒精棉球擦拭冻存管外壁后，打开冻存管，将细胞悬液

吸到离心管中，400g，离心 5min，弃上清液。

（4）加适当培养液吹打沉淀的细胞，使其悬浮，对细胞进行计数。按 1×10^6 个 /mL 的细胞密度，将细胞接种在培养瓶中，置于培养箱中培养。

（5）24h 后取出培养瓶，观察细胞生长状况。

第二节　肿瘤指标检测技术

对于肿瘤生物学行为的研究，一方面可以通过在体模型观察其生长、侵袭、转移的特性，另一方面还可通过体外实验，探讨肿瘤细胞增殖、分化、侵袭、转移的分子机制。

一、肿瘤细胞水平检测

（一）肿瘤细胞生长能力的研究方法

细胞生长失控是肿瘤最基本的生物学行为。良性肿瘤失控的程度轻，在一定程度上还受机体或细胞本身的控制；恶性肿瘤其生长呈现相对无限制性，在晚期肿瘤患者出现严重恶病质的状况下仍能快速生长。可以说，肿瘤细胞生长的失控是肿瘤恶性行为的生物学基础，因此，研究肿瘤细胞的生长特性在肿瘤防治中具有极其重要的意义。

细胞生长是一个动态过程，细胞生长时间和细胞数量的表达可充分反映出培养细胞群体的动力学过程。常用的分析肿瘤生长能力的方法有：生长曲线的绘制、分裂指数测定、集落形成实验、细胞毒性实验等。

1. 肿瘤细胞生长曲线测定方法（计数法）

细胞生长曲线是测定细胞绝对生长数的常用方法，也是判定细胞活力的重要指标。一般细胞传代之后，经过短暂的悬浮然后贴壁，随后度过长短不同的潜伏期，即进入大量分裂的指数生长期。在细胞达到饱和密度后，停止生长，进入平台期，然后退化衰亡。为了准确描述整个过程中细胞数目的动态变化，典型的生长曲线可分为 4 期：①潜伏期：细胞生长缓慢。②指数生长期：生长速度快，呈指数增长。③平台期：细胞保持原有数量，基本不再增长。④退化衰亡期：细胞逐渐死亡。以存活细胞数（个 /mL）对培养时间（h 或 d）作图，即得生长曲线，标准的生长曲线近似"S"形，细胞传代和各种实验多选择此期细胞进行。

附：肿瘤细胞生长曲线测定

试剂和材料：

HeLa 细胞、RPMI 1640 细胞培养液 + 10% FBS、0.25% 胰酶

步骤：

（1）取培养的 HeLa 细胞（已达 80% 融合），胰酶消化后，用培养液制成细胞悬液后计数。

（2）传代培养接种细胞，每个培养瓶中含细胞数为 5×10^4 个 /mL，共接种 21 瓶细胞。

（3）24h 后开始计数细胞，每次取 3 瓶细胞，分别进行计数，计算平均值。以后每隔24h 计数 1 次，连续计数 7d。

（4）根据细胞计数结果，以单位细胞数（细胞数 /mL）为纵坐标，以时间为横坐标绘制生长曲线。

2. MMT 法是一种检测细胞生长活性的方法

MTT 的化学名称 3-(4,5- 二甲基 -2- 噻唑)-2,5- 二苯基四氮唑溴盐，商品名：噻唑蓝。MTT 法的检测原理为：活细胞线粒体中的琥珀酸脱氢酶能使外源性 MTT 还原为水不溶性的蓝紫色结晶甲瓒（formazan）并沉积在细胞中，而死细胞无此功能。二甲基亚砜（DMSO）能溶解细胞中的甲瓒，用酶联免疫检测仪在 490nm 或 570nm 波长处测定其光吸收值，可间接反映活细胞数量。在一定细胞数范围内，MTT 结晶形成的量与细胞数成正比。该方法已广泛用于一些生物因子的活性检测、大规模的抗肿瘤药物筛选、细胞毒性试验以及肿瘤放射敏感性测定等。

附：MTT 法

试剂和材料：HeLa 细胞、二甲基亚砜和 MTT 溶液

注：MTT（5mg/mL）溶液的制备：称取 MTT 0.5g，溶于 100mL PBS 或无酚红的培养液中，用 0.22μm 滤膜过滤，4℃避光保存。

步骤：

（1）收集对数期的 HeLa 细胞，调整细胞悬液浓度，以每孔 $10^3 \sim 10^4$ 个细胞接种于 96 孔培养板上，100μL/ 孔。

（2）在 CO_2 培养箱中 37℃、5%CO_2 以及饱和湿度的条件下连续培养 3～5d，使细胞铺满孔底（根据不同细胞的生长特性确定培养时间）。如做药物干预实验，一般在细胞单层铺满孔底（12～24h）后可加入干预药物。药物一般选择 5～7 个浓度梯度，每孔 100μL，设3～5 个复孔。

（3）在培养结束后，每孔加入 20μL MTT 溶液，继续培养 4h。

（4）终止培养，小心吸去孔内培养液。每孔加入 150μL 二甲基亚砜，置摇床上低速振荡10min，使结晶物充分溶解。

（5）在酶联免疫检测仪上，570nm 处测量各孔的吸光值，记录结果。

3. 细胞凋亡的检测方法

细胞凋亡是细胞在一定的生理或病理条件下，遵循自身的程序去结束生命的过程。细胞凋亡作为一种细胞内源性基因调控下的生理性死亡方式，此过程如发生障碍，不仅成为肿瘤发生的主要机制之一，而且也与肿瘤治疗和耐药性关系密切。

（1）细胞凋亡的形态学检测。细胞凋亡这个词指细胞程序化死亡所表现的生化和形态变

化，其中包括细胞收缩、膜泡化、染色质浓缩和降解成小片段。因此，利用显微镜观察凋亡细胞的形态变化是凋亡检测的基本方法。

①光学显微镜观察凋亡细胞。凋亡细胞的体积变小、变形，细胞膜完整但出现发泡现象，晚期可见凋亡小体。利用姬姆萨染色、瑞氏染色等，可观察到凋亡细胞染色质浓缩、边缘化，核膜裂解、染色质分割成块状和凋亡小体等典型的凋亡形态。

②荧光显微镜观察凋亡细胞。通过荧光显微镜或激光共聚焦扫描显微镜对于细胞凋亡的形态学观察则更加准确，更具针对性。一般以细胞核染色质的形态学改变来评判细胞凋亡的进展情况。常用的 DNA 特异性染料主要有：① Hoechst 33342、Hoechst 33258、DAPI：可与 DNA 的 A-T 碱基区非嵌入式结合，在紫外光激发下，发出蓝色荧光。凋亡细胞的核染色质凝聚且边缘化，或玻珠化，并可呈现 DNA 荧光碎片。②吖啶橙（AO）与溴乙啶（EB）：插入 DNA 双链，前者发出明亮的绿色荧光，后者发出橘红色荧光。染色时往往采用 AO 与 EB 双染法，正常细胞被均匀染成绿色荧光，坏死细胞呈现橘黄色荧光；凋亡细胞染色质浓缩，细胞核碎裂，被染成大小不一、致密浓染的黄绿色颗粒或见胞质芽状突起。

附：Hoechst33258 染色法

试剂和材料：

HeLa 细胞、VP-16 100mmol/L、PBS、DAPI 染料、DAPI 染料和 95% 甘油

注：DAPI 染色液的制备：用蒸馏水配置成 1mg/mL 的 DAPI 溶液，4℃保存。

步骤：

（1）诱导细胞凋亡：接种 HeLa 细胞于盖片上，待细胞至 70% ~ 80% 融合时，加入 VP-16（对照组加 DMSO）至终浓度 500μmol/L，继续培养 8 ~ 10h。

（2）取出盖玻片，用 PBS 轻轻漂洗 3 次，95% 乙醇固定 15min。

（3）蒸馏水洗 1 次，在盖片上滴加 1 滴 DAPI 染色液，注意染液盖满整个玻片，避光染色 10min。

（4）蒸馏水洗 3 次，每次 3 ~ 5min。

（5）用滤纸沾去多余液体，中性树胶封片后，镜检。计算细胞凋亡率和死亡率。

附：EB 与 AO 双染色法

试剂和材料：

HeLa 细胞、PBS、PBS、AO-EB 染料、DAPI 染料、95% 甘油

注：AO 染色液及 EB 染色液的制备：用 PBS 配置成 100μg/mL

EB 染色液：用 PBS 配置成 100μg/mL

步骤：

（1）在玻璃盖片上培养细胞，诱导凋亡（方法同前）。

（2）取出盖玻片，用 PBS 轻轻漂洗 3 次，95% 乙醇固定 15min。

（3）蒸馏水洗 1 次，在盖片上滴加 1 滴 EB/AO（1：1）染液，室温避光染色 15min。

（4）蒸馏水洗 3 次，每次 3～5min。

（5）用滤纸沾去多余液体，中性树胶封片后，镜检。计算细胞凋亡率和死亡率。

③电子显微镜观察凋亡细胞　凋亡细胞除染色质发生变化外，其亚细胞结构也出现相应的变化，如：核破裂，形成电子密度增强的膜包体；细胞膜芽生出泡，凋亡小体形成等。这些变化在分辨率较高的电子显微镜下能很好地显示。

电镜下细胞凋亡的形态学变化是多阶段的，可分为：①细胞浆浓缩，核糖体、线粒体等聚集，细胞体积缩小，结构更加紧密。②染色质逐渐凝聚成新月状附于核膜周边，嗜碱性增强。细胞核固缩呈均一的致密物，进而断裂为大小不一的片段。③胞膜不断出芽、脱落，细胞变成数个大小不等的由胞膜包裹的凋亡小体。④凋亡小体被具有吞噬功能的细胞如巨噬细胞、上皮细胞等吞噬、降解。

附：电子显微镜观察凋亡细胞方法

试剂和材料：

已诱导凋亡的细胞、PBS、2.5% 戊二醛、1% 锇酸、丙酮、包埋剂

步骤：

（1）4℃离心收集已诱导的凋亡细胞，PBS 漂洗后，2.5% 戊二醛固定 30min，再用 PBS 漂洗 2 次。

（2）1% 锇酸（4℃）后固定 1h。

（3）用 1×PBS（4℃）漂洗后，取 5mL PBS 细胞悬液，并将其移入有琼脂空槽的离心管中。

（4）以丙酮梯度脱水，再将细胞置于丙酮：包埋剂（1：1）中置换 30min。

（5）单用包埋剂浸泡 2h，离心收集细胞，按常规将细胞包埋、切片。

（6）透射电镜下观察。

（2）凋亡细胞的生化检查法。细胞凋亡最显著而具特征性的生化特征是 DNA 降解为由 180～200bp 或其多聚体组成的寡核苷酸片段，琼脂糖凝胶电泳可见特征性的"梯状（Ladder）"带。提取凋亡组织或细胞的 DNA，经琼脂糖凝胶电泳，分离不同长度的 DNA 片段，再经 EB 染色，紫外灯下观察，可见特征性的梯状带，即为 DNA ladder。

附：生化方法检测细胞凋亡

试剂和材料：

蛋白酶 K（20mg/mL）、RNase（20mg/mL）、3mol/L 醋酸钠、无水乙醇、琼脂糖和裂解液

注：裂解液的制备：NaCl（100mmol/L，pH8.0），Tris-Cl（10mmol/L），EDTA（25mmol/L，pH8.0），SDS（5g/L）

电泳缓冲液（50×TAE）的制备：Tris 碱 242g、冰醋酸 57.1mL、0.5mol/L EDTA（pH8.0）

100mL，用蒸馏水定容至 1000mL。

步骤：

（1）离心收集已诱导的凋亡细胞至 1.5mL Eppendorf 管中，用预冷的 PBS（4℃）重悬细胞，800r/min 离心 5min，弃上清液。

（2）向 Eppendorf 管中加入 497.5μL 裂解液，2.5μL 蛋白酶 K，重悬细胞。56℃水浴 3h（或 37℃过夜），期间轻摇几次。

（3）室温冷却后，按照酚 – 氯仿法提纯 DNA。加入等体积的饱和酚溶液，剧烈摇动，12 000r/min 离心 10min，小心吸出上层水相，移至另一 Eppendorf 管中，再加入等体积饱和酚溶液重复抽提 1 次，直到无蛋白为止。

（4）取上清移至另一 Eppendorf 管中，加入等体积的氯仿：异戊醇（24：1）溶液，剧烈摇动使之充分混合后，12 000r/min 离心 10min。

（5）吸取水相层移至另一 Eppendorf 管中，加入 1/10 体积的 3mol/L 醋酸钠溶液，混匀。

（6）再加入 2.5 倍体积冷无水乙醇，混合置 –20℃沉淀 30～60min 后，12 000r/min 离心 10min，沉淀部分为提取的 DNA。

（7）弃去无水乙醇后用 70% 乙醇漂洗 1 次，将 Eppendorf 管倒扣在吸水纸上，吸干乙醇。

（8）加入 200μLTE 缓冲液（1mmol/L EDTA、40mmol/L、Tris–HCl pH7.8）溶解 DNA，再加入 5μL 的 RNase，37℃作用 30min，置 4℃冰箱保存。

（9）琼脂糖凝胶电泳：用 TAE 缓冲液配制 1.8% 琼脂糖凝胶，取 10～15μL 提取的各组 DNA 样品液跑胶观察结果，并拍照记录。

（3）流式细胞仪检测细胞凋亡技术。碘化丙啶（PI）对细胞膜完整的活细胞和早期凋亡细胞是拒染的，而对膜完整性被破坏的晚期凋亡细胞或坏死细胞可以染色。进入细胞内的 PI 与细胞内 DNA 和 RNA 结合，采用 RNA 抑制剂将 RNA 消化后，使 PI 与细胞内 DNA 结合，通过流式细胞术检测 PI 荧光强度就可直接反映细胞内 DNA 的含量。由于细胞周期各时相的 DNA 含量不同，正常细胞 G_1/G_0 期具有二倍体细胞的 DNA 含量（2N）；而 G_2/M 期具有四倍体细胞的 DNA 含量（4N）；而 S 期的 DNA 含量介于二倍体和四倍体之间。因此，通过流式细胞术 PI 染色法对细胞内 DNA 含量进行检测，可以将细胞周期各时相区分为 G_1/G_0 期、S 期和 G_2/M 期，并可通过特殊软件计算各时相的百分率。

此外，还可采用 Annexin V/PI 双染法检测细胞凋亡。凋亡早期，细胞膜表面的改变之一是磷脂酰丝氨酸（PS）从细胞膜内转移到细胞膜外。Annexin V 是一种 Ca 依赖的磷脂结合蛋白，对 PS 有高度的亲和性。因此，该蛋白可充当探针检测暴露在细胞膜表面的 PS。由于 PS 转移到细胞膜外不是凋亡所独特的，也可发生在细胞坏死中，因此利用 Annexin V/PI 双染法可检测早期凋亡，并具有区分凋亡细胞与死亡细胞的作用，较单纯 PI 染色法具有更高的灵敏性及特异性。

附一：PI 染色流式细胞术分析技术

试剂和材料：

PI、RNase A（100mg/mL）、PBS、Triton X-100、无水乙醇

注：PI 溶液的制备：用 PBS 缓冲液将 PI 溶解为贮存液（500mg/mL），4℃下密封避光可保存数月。使用时，将贮存液稀释成工作液（1mg/mL），可在 4℃下密封避光保存 1 个月。

步骤：

（1）离心收集已诱导的凋亡细胞至 1.5mL Eppendorf 管中，用预冷的 PBS（4℃）重悬细胞，800r/min 离心 5min，弃上清液。

（2）用预冷的 PBS（4℃）缓冲液洗 2 次后，调整细胞至 1×10^6 个 /mL 细胞悬液。

（3）加入预冷的无水乙醇（乙醇：细胞悬液 =7：3），4℃固定 12h 以上。

（4）用预冷的 PBS（4℃）缓冲液洗 2 次。

（5）用 500μL 1×PBS 重新悬浮细胞，并加入 RNase A（终浓度为 0.1mg/mL）。

（6）800r/min 离心 5min，弃上清液。加入 1.0mL PI 染色液悬浮细胞，使细胞呈单个状态，4℃避光染色至少 30min。

（7）流式细胞仪分析，在正常二倍体细胞 DNA 峰（G_1 峰）前出现一亚二倍体凋亡峰（Ap 峰）。

附二：Annexin V/PI 流式细胞术分析技术

试剂和材料：

PI、FITC-Annexin V、RNase A（100mg/mL）、PBS、Triton X-100、无水乙醇

步骤：

（1）离心收集已诱导的凋亡细胞至 1.5mL Eppendorf 管中，用预冷的 PBS（4℃）重悬细胞，800r/min 离心 5min，弃上清液。

（2）用预冷的 PBS（4℃）缓冲液洗 2 次后，调整细胞至 1×10^6 个 /mL 细胞悬液。

（3）加入预冷的无水乙醇（乙醇：细胞悬液 =7：3），4℃固定 12h 以上。

（4）用预冷的 PBS（4℃）缓冲液洗 2 次。

（5）用 500μL 1×PBS 重新悬浮细胞，并加入 RNase A（终浓度为 0.1mg/mL）。

（6）800r/min 离心 5min，弃上清。加入 5μL FITC-Annexin V 和 10μL PI，轻轻混匀，室温避光孵育 15min。

（7）再加入 400μL PBS 缓冲液，流式细胞仪分析。结果：正常活细胞为（FITC-Annexin⁻/PI⁻）；凋亡细胞为（FITC-Annexin⁺/PI⁻）；坏死细胞为（FITC-Annexin⁺/PI⁺）；机械性损伤细胞为（FITC-Annexin⁻/PI⁺）。

（4）TUNEL 法检测凋亡细胞技术。（地高辛标记法检测细胞凋亡）细胞凋亡中，染色体 DNA 双链断裂或单链断裂产生大量的黏性 3'-OH 末端，可在脱氧核糖核苷酸末端转移酶

(TdT) 的作用下，将脱氧核糖核苷酸和荧光素、过氧化物酶、碱性磷酸酶或生物素形成的衍生物标记到 DNA 的 3'-末端，从而可进行凋亡细胞的检测，这类方法称为脱氧核糖核苷酸末端转移酶介导的缺口末端标记法（terminal –deoxynucleotidyl transferase mediated nick end labeling, TUNEL）。由于正常的或正在增殖的细胞几乎没有 DNA 的断裂，因而没有 3'-OH 形成，很少能够被染色。TUNEL 技术可应用于石蜡包埋组织切片、冰冻组织切片、培养的细胞和从组织中分离细胞的凋亡测定，并可检测出极少量的凋亡细胞。

附：TUNEL 法检测凋亡细胞

试剂和材料：

PBS (pH7.2)、蛋白酶 K (20mg/mL)、RNase (20mg/mL)、脱氧核糖核苷酸末端转移酶 (TdT, 4U/μL)、地高辛配基偶联的 dUTP (Dig–dUTP, 40～80μmol/L)、2%H$_2$O$_2$、70% 乙醇、80% 乙醇、90% 乙醇、无水乙醇、苏木精、二甲苯、中性树脂

步骤：

(1) 标本预处理

①石蜡包埋的组织切片预处理：将组织切片置于染色缸中，按下列步骤操作。二甲苯 (I)，5min →二甲苯 (II)，5min →无水乙醇 (I)，3min →无水乙醇 (II)，3min → 95% 乙醇，3min → 75% 乙醇，3min →蒸馏水，3min → PBS，5min →取出玻片，滴加蛋白酶 K 溶液 (20μg/mL)，室温水解 15min，去除组织蛋白→用蒸馏水洗 4 次，每次 2min。然后按下述步骤 (2) 进行操作。

②冰冻组织切片预处理：将组织切片置于染色缸中，按下列步骤操作。10% 中性甲醛，室温固定 10min → PBS 洗 2 次，每次 5min →乙醇：乙酸（2：1）溶液，−20℃，5min → PBS 洗 2 次，每次 5min。然后按下述步骤 (2) 进行操作。

③培养或从组织分离细胞的预处理：收集 5×10^7 个/mL 细胞，于 Eppendorf 管中加入 4% 中性甲醛，室温固定 10min。用 PBS 洗 2 次，在载玻片上滴加 50～100μL 细胞悬液并使之干燥。然后按下述步骤 (2) 进行操作。

(2) 将标本切片放入含 2% 过氧化氢的 PBS 染色缸中，室温 5min。

(3) 用 PBS 洗 2 次，每次 5min。

(4) 用滤纸小心吸去载玻片上组织周围的多余液体，立即在切片上加 2 滴 TdT 酶缓冲液，置室温 1～5min。

(5) 用滤纸小心吸去切片周围的多余液体，立即在切片上滴加 54μL TdT 酶反应液，置湿盒中于 37℃反应 1h（注意：阴性染色对照，加不含 TdT 酶的反应液）。

(6) 将切片置于染色缸中，加入已预热 37℃的洗涤终止反应缓冲液，37℃ 30min，每 10min 将载玻片轻轻提起和放下一次，使液体轻微搅动。

(7) 标本切片用 PBS 洗 3 次，每次 5min。

(8) 在切片上滴加两滴过氧化物酶标记的抗地高辛抗体，湿盒中室温反应 30min。

(9) PBS 洗 4 次，每次 5min。

(10) 在组织切片上滴加新鲜配制的 0.05%DAB 溶液，室温显色 3～6min。

(11) 用蒸馏水洗 4 次，前 3 次每次 1min，最后一次 5min。

(12) 苏木精进行复染 1min。

(13) 蒸馏水洗 3 次，前两次将载玻片提起放下 10 次，最后一次静置 30s。

(14) 同样方法用 100% 正丁醇洗 3 次。

(15) 二甲苯脱水 3 次，每次 2min。

(16) 封片、干燥后，在光学显微镜下观察并记录实验结果。

（二）肿瘤细胞侵袭与转移能力的研究方法

肿瘤转移是个连续的、多步骤的过程，贯穿于恶性肿瘤发展的全过程。因此近年来针对肿瘤侵袭转移的研究也越来越多，主要集中于实验动物肿瘤转移模型及体外重组基底膜侵袭实验和肿瘤细胞与细胞外基质的黏附实验。

1. 体内实验

利用小鼠自发性转移瘤模型及移植性肿瘤模型，通过观察肿瘤侵袭 – 血行播散 – 侵袭的完整转移过程，用于研究肿瘤转移的分子机制及药物对肿瘤侵袭和转移能力的影响。

2. 体外实验

（1）重组基底膜侵袭实验。将 Matrigel（人工基底膜胶）铺在 PVDF 滤膜上，能在培养中形成与天然基底膜极为相似的膜结构。具有侵袭能力的细胞在催化剂诱导下可穿过滤膜，通过统计穿过滤膜的细胞数可在体外观察药物对肿瘤细胞侵袭能力的影响。

附：重组基底膜侵袭实验

试剂和材料：

HeLa 细胞、transwell 小室（8.0μm 孔径）、纤维黏连蛋白（FN，5μg/100μL）、Matrigel（0.5mg/mL）、PBS（pH7.2）

步骤：

（1）取一个 transwell 小室，将其倒扣放置在无菌平皿内，在小室的下面涂上 100μL FN 作趋化剂，置超净台内风干。

（2）在小室的面上铺上 100μL Matrigel，置于超净台内，使之干燥，形成一个基质屏障层。

（3）将小室放入已加入 300μL RPMI 1640 无血清培养液的 24 孔板中，在 transwell 上室面加入含 $2×10^5$ HeLa 细胞的无血清培养液，每孔 50μL，每组做 3 个复孔，把 24 孔板置于 37℃，5%CO_2 孵箱内孵育 14h。

（4）将小室取出，吸取上室培养液，用棉签擦尽小室滤膜上室面的细胞。

（5）小室经甲醇固定 10 min，HE 染色后，用刀片小心切除滤膜，封片、观察。并在 40 倍光镜下对全部视野进行照相，利用软件进行计算机自动计数。

（2）肿瘤细胞与基底膜成分的黏附能力测定。将 Matrigel、层连黏蛋白（LN）或纤维黏连蛋白（FN）铺于 96 孔细胞培养板中，加入肿瘤细胞，经过一定时间孵育后，冲洗掉未黏附的细胞，黏附于板上的细胞数量用 MTT 法测定吸光值来反映。

附：肿瘤细胞黏附能力测定实验

试剂和材料：

HeLa 细胞、Matrigel（0.5mg/mL）、牛血清白蛋白（BSA）、PBS（pH7.2）、MTT（0.5mg/mL）

步骤：

（1）稀释 Matrigel 为 0.5μg/mL，10μL/ 孔铺于 96 孔培养板中，室温干燥。

（2）用含 2% 牛血清白蛋白（BSA）的无血清 RPMI 1640 培养液 20 μL 于 37℃封闭 1h。PBS 冲洗 3 次。

（3）加入 1×10^4 HeLa 细胞，37℃，5%CO_2 孵箱内孵育 2h。

（4）弃去培养液，每孔加入 200μL PBS 洗 3~5 次，以去除未黏附的细胞。

（5）弃去 PBS，每孔加入 MTT 100μL，37℃孵育 4h。

（6）弃去 MTT 液，吸水纸吸取残液，每孔加入 150μL DMSO，振荡 3min，酶标仪 570nm 及 450nm 处测得吸光度值。细胞黏附率以处理组黏附细胞与对照组黏附细胞吸光度的比值表示。

二、肿瘤的蛋白质水平检测方法

蛋白质几乎参与了生物体内的各种生命活动，是生命活动的具体执行者。因此深入研究蛋白质的表达与分布，及其与肿瘤发生、转移、治疗及耐药性之间的关系，对于肿瘤的防治具有重要意义。

（一）免疫组织（细胞）化学技术

免疫组织（细胞）化学技术是应用免疫学基本原理——抗原抗体反应，即抗原与抗体特异性结合的原理，通过化学反应使标记抗体的显色剂（荧光素、酶、金属离子、同位素）显色来确定组织细胞内抗原（多肽和蛋白质），对其进行定位、定性及定量的研究。

1.免疫组织（细胞）化学染色技术

• 分类

（1）免疫组织（细胞）化学直接法。是将已知的特异性抗体与标记物结合，制备成标记抗体，再用标记抗体直接与标本内的相应抗原结合，抗原存在的部位在光镜下观察可呈现特异性标记。

（2）免疫组织（细胞）化学间接法。在整个过程中需要两种特异性抗体，即第一抗体（I抗）和第二抗体（II抗），参与免疫组织（细胞）化学反应，用于检测标本内抗原或抗体的存在。

（3）非标记抗体法。由于抗体与标记物以化学方式结合，会或多或少地降低抗体和抗原的结合能力，同时也会影响标记物的活性，因此，以酶结合的方式标记抗原（或抗体），再进行显色，称为非标记抗体法。如酶桥法、过氧化物酶－抗过氧化物酶法（peroxidase anti–peroxidase method，PAP 法）、碱性磷酸酶－抗碱性磷酸酶法（alkaline phosphatase–antialkaline phosphatase，APAAP 法）。

（4）抗生物素－生物素法。该法主要包括：抗生物素－生物素－过氧化物酶复合物法（avidin–biotin–peroxidase complex method，ABC 法）、过氧化物酶标记的链霉卵白素或过氧化物酶标记的碱性磷酸酶染色法（streptavidin/peroxidase strepta–vidin/alkaline phosphatase，SP 或 SAP 法）等。

附：SP 法

试剂和材料：

迈新 UltraSensitiveTM S–P 免疫组化试剂盒、石蜡切片、PBS（PH7.4）、一抗、苏木素

步骤：

（1）石蜡切片脱蜡至水后，用 PBS（pH7.4）冲洗 3 次，每次 3min。

（2）根据每一种抗体的要求，对组织抗原进行相应的修复。

（3）每张切片加 1 滴或 50μL 过氧化物酶阻断溶液（试剂 A），以阻断内源性过氧化物酶的活性，室温下孵育 10min。

（4）用 PBS 冲洗 3 次，每次 3min。

（5）甩去 PBS 液，每张切片加 1 滴或 50μL 的非免疫性动物血清（试剂 B），室温下孵育 10 min。

（6）甩去血清，每张切片加 1 滴或 50μL 的第一抗体，室温下孵育 60min 或 4℃过夜。

（7）用 PBS 冲洗 3 次，每次 5min。

（8）甩去 PBS 液，每张切片加 1 滴或 50μL 生物素标记的第二抗体（试剂 C），室温下孵育 10min。

（9）用 PBS 冲洗 3 次，每次 3min。

（10）甩去 PBS 液，每张切片加 1 滴或 50μL 链霉菌抗生物素－过氧化物酶溶液（试剂 D），室温下孵育 10min。

（11）用 PBS 冲洗 3 次，每次 3min。

（12）甩去 PBS 液，每张切片加 2 滴或 100μL 新鲜配制的 DAB 或 AEC 溶液，显微镜下观察 3～10min，阳性显色为棕色或红色。

（13）自来水冲洗，苏木素复染，0.1% 氨水或 PBS 冲洗返蓝。

（14）如果 DAB 显色，则切片经过梯度酒精脱水干燥，（二甲苯透明），中性树胶封固。如果用 AEC 显色，则切片不能经酒精脱水，而直接用水性封片剂封片。

• 免疫组织（细胞）荧光化学染色技术

免疫组织（细胞）荧光化学染色技术是根据抗原抗体反应的原理，先将已知的抗原或

抗体标记上荧光素，再用这种荧光抗体（或抗原）作为探针检查细胞或组织内的相应抗原（或抗体）。在细胞或组织中形成的抗原抗体复合物上含有标记的荧光素，荧光素受激发光的照射，由低能态进入高能态，而高能态的电子是不稳定的，以辐射光量子的形式释放能量后，再回到原来的低能态，这时发出明亮的荧光，利用荧光显微镜可以看见荧光所在的细胞或组织，从而确定抗原或抗体的性质和定位，以及利用定量技术测定含量。

附一：直接染色法

试剂和材料：

冰冻切片（涂片、印片或细胞爬片）、PBS、特异性抗体（一抗）、荧光素标记抗体（二抗）和缓冲甘油

步骤：

（1）冰冻切片（涂片、印片或细胞爬片）等材料经过适当固定。

（2）PBS 漂洗 3 次，每次 3min，使标本保持一定湿度。

（3）滴加适当稀释的荧光标记的抗体溶液，使其完全覆盖标本，置于有盖标本盒内，避光 37℃ 30min。

（4）取出玻片，PBS 漂洗 3 次，每次 3min。

（5）取出玻片，用滤纸吸去多余水分，但不使标本干燥，加 1 滴缓冲甘油，以盖玻片覆盖，荧光显微镜下观察。

附二：间接染色法

试剂和材料：

冰冻切片（涂片、印片或细胞爬片）、PBS、特异性抗体（一抗）、荧光素标记抗体（二抗）和缓冲甘油

步骤：

（1）冰冻切片（涂片、印片或细胞爬片）等材料经过适当固定。

（2）PBS 漂洗 3 次，每次 3min，使标本保持一定湿度。

（3）将标本置于有盖标本盒内，滴加以 PBS 适当稀释的一抗，4℃过夜。

（4）次日，取出玻片，PBS 漂洗 3 次，每次 3min。

（5）取出标本，用滤纸吸去多余水分，但不使标本干燥，滴加 1 滴一定稀释度的荧光标记的抗人球蛋白抗体，室温 30min。

（6）PBS 漂洗 3 次，每次 3min。

（7）取出标本，用滤纸吸去多余水分，滴加 1 滴缓冲甘油，再覆以盖玻片。荧光显微镜下观察。

（二）ELISA 技术

酶联免疫吸附测定（enzyme-linked immunosorbent assay，ELISA）是在免疫酶技术

（immunoenzymatic techniques）的基础上发展起来的一种新型的免疫测定技术。受检标本（测定其中的抗体或抗原）与固相载体表面的抗原或抗体起反应，再加入酶标记的抗原或抗体，再通过反应而结合在固相载体上，此时固相上的酶量与标本中受检物质的量呈一定的比例。加入酶反应的底物后，底物被酶催化成为有色产物，产物的量与标本中受检物质的量直接相关，故可根据呈色的深浅进行定性或定量分析。由于酶的催化效率很高，间接地放大了免疫反应的结果，使测定方法达到很高的敏感度。

ELISA 法是免疫诊断中的一项新技术，现已成功地应用于多种病原微生物所引起的传染病、寄生虫病及肿瘤学等非传染病等方面的诊断，具有灵敏、特异、简单、快速、稳定及易于自动化操作等特点。该法不仅适用于临床标本（如血清、唾液、尿液、粪便等）的检测，也适用于生物学、医学等领域（如培养细胞上清液中分泌性蛋白分子的检测）科学研究。

• 分类

（1）直接法测抗原。首先将抗原与固相载体联结，形成固相抗原；加酶标的抗体，形成抗原–抗体复合物；最后加入底物显色，根据底物的降解量＝抗原量，判断抗原含量。

（2）间接法测抗体。间接法是检测抗体常用的方法。其原理为利用酶标记的抗体（抗人免疫球蛋白抗体）以检测与固相抗原结合的受检抗体，故称为间接法。首先将特异性抗原与固相载体联结，形成固相抗原；加稀释的受检血清，使血清中的特异抗体与固相抗原结合，形成固相抗原抗体复合物；再加入酶标抗体，使固相免疫复合物中的抗体与酶标抗体结合，从而间接地标记上酶。最后加底物显色。

（3）双抗体夹心法测抗原。首先将特异性抗体与固相载体联结，形成固相抗体；加受检标本，使标本中的抗原与固相抗体结合，形成固相抗原抗体复合物；再加入酶标抗体，使固相免疫复合物上的抗原与酶标抗体结合，此时固相载体上带有的酶量与标本中受检抗原的量相关；最后加入底物显色，使固相上的酶催化底物变成为有色产物，通过比色测知标本中抗原的量。

（4）竞争法测抗原。首先将特异性抗体吸附于固相载体表面，把抗原和抗体吸附到固相载体表面的这个过程，称为包被。经洗涤后分成两组：一组加酶标记抗原和被测抗原的混合液，而另一组只加酶标记抗原，再经孵育洗涤后加底物显色，这两组底物降解量之差，即为我们所要测定的未知抗原的量。

附：双抗体夹心法测抗原

试剂和材料：

聚苯乙烯微量 96 孔细胞培养板、辣根过氧化物酶羊抗兔 IgG、包被液、稀释液、洗涤液（同稀释液）、封闭液、邻苯二胺溶液（底物）和终止液

注：包被缓冲液（0.05mol/L pH9.6 碳酸缓冲液）的制备：Na_2CO_3 0.15g，$NaHCO_3$ 0.293g，蒸馏水稀释至 100 mL，4℃保存

稀释缓冲液（0.01mol/L pH7.4 PBS + Tween-20）的制备：NaCl 8g，KH_2PO_4 0.2g，

Na$_2$HPO$_4$·12H$_2$O 2.9g，Tween-20 0.5mL，蒸馏水加至 1000mL

封闭液：0.5% 鸡卵清蛋白，pH7.4 PBS

邻苯二胺溶液（底物）的制备：临用前配制 0.1M 柠檬酸（2.1g/100mL）6.1mL，0.2M Na$_2$HPO$_4$·12H$_2$O（7.163g/100mL）6.4mL，蒸馏水 12.5mL，邻苯二胺 10mg，溶解。临用前加 30%H$_2$O$_2$ 40μL

终止液的制备：2mol/L H$_2$SO$_4$

步骤：

（1）包被：用包被缓冲液将抗体稀释至蛋白质含量为 1～10μg/mL，在每个聚苯乙烯板的反应孔中加 100μL，4℃过夜。

（2）次日，弃去孔内溶液，用洗涤缓冲液洗 3 次，每次 3min。

（3）加样：加一定稀释的待检样品 0.1mL 于上述已包被的反应孔中，置 37℃孵育 1h(同时做空白孔，阴性对照孔及阳性对照孔)，用洗涤缓冲液洗 3 次，每次 3min。

（4）加入新鲜稀释的酶标抗体 100μL，37℃孵育 0.5～1h，用洗涤液洗 3 次，每次 3min。

（5）加底物液显色：于各反应孔中加入临时配制的底物溶液 100μL，37℃ 10～30min。

（6）终止反应：于各反应孔中加入 2M 硫酸 50μL。

（7）结果判定：于白色背景上，直接用肉眼观察结果，反应孔内颜色越深，阳性程度越强，阴性反应为无色或极浅，依据所呈颜色的深浅，以"＋""－"号表示。也利用酶标仪，于 450nm（若以 ABTS 显色，则 410nm）处，测各孔 OD 值。

（三）蛋白质免疫印迹技术

免疫印迹技术（western blot）可用于组织、细胞中蛋白分子的定性、定位及定量检测，是现代分子生物学蛋白质检测的核心技术。该方法是将蛋白质转移到固相膜上，通过与特异性抗体的免疫结合，再与酶或同位素标记的第二抗体起反应，经过底物显色或放射自显影以检测特异性目的基因的表达。

1. 蛋白质样品的制备

蛋白质样品的制备是蛋白质研究过程中的第一步。不同样品在制备时首先通过破碎细胞或组织，使蛋白质迅速释放到缓冲液中，因此破碎细胞的关键是选择合适的破碎方法和细胞裂解液。细胞破碎的方法包括：物理方法（超声波法、匀浆法、液氮破碎法等）和化学处理法等。在制备的过程中，为了防止目的蛋白的降解，还应在裂解缓冲液中加入蛋白酶抑制剂。

附一：细胞总蛋白的提取

试剂和材料：

组织（或体外培养的细胞）、PBS（0.01M pH7.2～7.3）、裂解液

注：裂解液的制备：50mmol/L Tris·HCl pH8.0，150mmol/L NaCl，1%TritonX-100，100mg/mL PMSF

步骤：

（1）体外培养的细胞，弃培养液，用 PBS 洗涤 2 次后，把培养瓶置于冰上。

（2）每瓶细胞加 500mL 裂解液，于冰上裂解 30min，来回摇动培养瓶以使细胞充分裂解。

（3）用干净的刮棒快速将细胞刮于培养瓶的一侧，然后用移液器将细胞碎片和裂解液移至 1.5mL 离心管中（整个操作尽量在冰上进行）。

（4）12 000r/min，4℃，离心 5min。

（5）将离心后的上清转移至 1.5mL 离心管中。

附二：组织总蛋白的提取

试剂和材料：

组织块、PBS（0.01M pH7.2～7.3）、裂解液、玻璃匀浆器

步骤：

（1）将少量组织块置于 1～2mL 匀浆器球状部位，用干净的剪刀将组织块尽量剪碎。

（2）加 500mL 裂解液裂于匀浆器中，进行匀浆，然后置于冰上。几分钟后再碾一会儿再置于冰上，重复碾几次使组织尽量碾碎。

（3）裂解 30min 后，用移液器将裂解液移至 1.5mL 离心管中，12 000r/min，4℃，离心 5min。

（4）将离心后的上清转移至 1.5mL 离心管中。

2. 蛋白含量的测定

蛋白质的提取过程中，蛋白质的含量测定是非常重要的，主要包括紫外分光光度法、Folin- 酚试剂法、考马斯亮蓝 G-250 染色法等。但当蛋白质样品含量很少时，可采用蛋白质微量测定试剂盒（如 BCA 蛋白浓度测定试剂盒），每次只需 10～25mL 的蛋白质样品。

3. SDS — PAGE 电泳

试剂和材料：分离胶、浓缩胶、5×SDS 上样缓冲液、电泳液缓冲液。电泳液缓冲液的制备：Tris（MW121.14）3.03g，甘氨酸 18.77g，SDS 1g，加蒸馏水至 1000mL。不同浓度分离胶的制备见表 7-1，4% 浓缩胶的制备见表 7-2。

表 7-1　不同浓度分离胶的制备（μL）

组分	7.5%	10%	12%	15%	20%
Tris-HCL 缓冲液 *	3750	3750	3750	3750	3750
蒸馏水	7280	6030	4950	3450	1000
丙烯酰胺溶液（30%）	3750	5000	6000	7500	10000
10%SDS	150	150	150	150	150
10% 过硫酸铵	150	150	150	150	150
TEMED	15	15	15	15	15

注：*1.5mol/L Tris-HCL，pH8.8

表 7-2　4% 浓缩胶的制备（5ml，两块胶）（μL）

组分	体积
Tris-HCL 缓冲液 *	1250
蒸馏水	3050
丙烯酰胺溶液（30%）	670
10%SDS	50
10% 过硫酸胺	50
TEMED	10

注：*0.5mol/L Tris-HCL，pH6.8

步骤：

（1）灌胶：将清洁干净的垂直板电泳仪玻璃板对齐后放入夹子中卡紧，然后垂直卡在架子上准备灌胶（操作时要使两玻璃对齐，以免漏胶）。

（2）按前面方法配制分离胶，将分离胶倒入电泳仪玻璃板中，待胶面升至适当高度时即可。然后胶上加一层水，液封后的胶凝得更快。

（3）待分离胶凝固后（大约 30min），倒去上层水并用吸水纸将水吸干。

（4）按前面方法配 4% 浓缩胶，将电泳仪玻璃板剩余空间灌满，将电泳仪梳子插入浓缩胶中。

（5）待浓缩胶凝固后（大约 30min），两手分别捏住梳子的两边竖直向上轻轻将其拔出。

（6）拆下玻璃板，用水冲洗一下，将其放入电泳槽中。

（7）蛋白样品定量结束后，取出上样样品至 0.5mL 离心管中，加入 5×SDS 上样缓冲液至终浓度为 1×。上样前要将样品于沸水中煮 5min 使蛋白变性。

（8）将变性的蛋白质样品按等体积上样。

（9）电泳。电泳时间一般 2~3h，电压为 40V 较好，也可用 60V。

4. 转膜

试剂和材料：滤纸（7.0~8.3cm）、硝酸纤维素膜（7.3~8.6cm）、转印缓冲液。

注：转印缓冲液的制备：甘氨酸 2.9g，Tris（MW121.14）5.8g，SDS 0.37g，甲醇 200mL，加蒸馏水至 1000mL。

步骤：

（1）取 6 张滤纸和 1 张硝酸纤维素膜。

（2）将切好的硝酸纤维素膜置于水上浸 2h。用镊子捏住膜的一边轻轻置于有超纯水的平皿里，使膜浮于水上，整个浸湿。

（3）在装有转移液的搪瓷盘里放入转膜用的夹子、两块海绵垫、一支玻棒、滤纸和浸过的膜。

（4）将夹子打开，依次放入：一张海绵垫、3 层滤纸、剥下的分离胶、3 张滤纸、另一个海绵垫，合起夹子。注意整个过程中不能夹有气泡。

（5）将夹子放入转移槽中，60V 转印 2h。

5. 免疫反应

试剂和材料：TBS 缓冲液、TBST 缓冲液、封闭液。

注：TBS 缓冲液的制备：1mol/LTris·HCl（pH7.5）10mL，NaCl 8.8g，蒸馏水至 1000mL；TBST 缓冲液（含 0.05%Tween20 的 TBS 缓冲液）的制备：20%Tween 20.65mL，TBS 700mL，混匀后即可使用，最好现用现配；封闭液的制备：脱脂奶粉 5g，TBST 100mL。

步骤：

（1）转膜结束后，将膜从转印仪中取出，用 TBS 浸湿，然后移至含有封闭液的平皿中，室温下于摇床上摇动封闭 1h。

（2）从封闭液中取出膜，用滤纸吸去残留液。将用 TBST 稀释至适当浓度的一抗滴加到膜上，4℃摇床上孵育过夜。

（3）次日，取出膜，用 TBS 洗 3 次，每次 10min。

（4）同上方法准备二抗稀释液并与膜接触，室温下孵育 1~2h 后，用 TBS 洗 3 次，每次 10min。

6. 化学发光、显影、定影

试剂和材料：化学发光 DAB 显色底物（A 液和 B 液）

步骤：

（1）将 DAB 显色底物 A 液和 B 液在保鲜膜上等体积混合，1min 后，将膜蛋白面朝下与此混合液充分接触；3min 后，去尽残液，包好。

（2）将膜放入化学发光成像系统进行检测、拍照。

三、肿瘤的核酸水平检测方法

对于肿瘤发生、发展的研究，还常常需要检测癌基因、抑癌基因或蛋白质分子的基因水平，这时需要运用 Northern、半定量 RT-PCR、荧光定量 PCR（real time PCR）、基因芯片等方法。

（一）PCR 技术

PCR（polymerase chain reaction）技术即聚合酶链反应，又称 DNA 体外扩增技术。此技术可以在生物体外，在几小时内将极微量的目的基因成百万倍地扩增。PCR 技术的基本原理类似于 DNA 的天然复制过程，由变性—退火—延伸 3 个基本反应步骤构成，包括：①模板 DNA 的变性：通过加热使 DNA 双螺旋的氢键断裂，双链解离形成单链 DNA，以便它与引物结合。②模板 DNA 与引物的退火（复性）：当温度突然降低时，反应体系中引物和其互补的 DNA 模板在局部形成杂交链。③引物的延伸：DNA 模板 – 引物结合物在 TaqDNA 聚合酶的作用下，以 4 种脱氧核苷（dATP，dCTP，dGTP，dTTP）为反应原料，以靶序列为模板，按碱基配对及半保留复制原理，合成一条新的与模板 DNA 链互补的半保留复制链。

（1）试剂和材料：DNA 模板、引物、dNTPs、Taq DNA 聚合酶、双蒸水、PCR 反应缓冲液。

（2）步骤：

①按以下顺序，将各组分在一个 0.5mL 无菌 PCR 管内混合：

- 10×PCR 扩增缓冲液 10L
- 2mmol/L dNTP　　　　 10L
- 上、下游引物各 1mol/mL
- 模板 DNA　　　　　　 102～105 个拷贝
- 灭菌水　　　　　　　 补至体积 100L

②混匀后，离心 10s，使反应成分集中于管底，将 PCR 管放入 PCR 扩增仪，按下列程序设计：

- 变性 92～97℃，加热 0.5～5min
- 变性 92～97℃，加热 0.5～5min
- 退火 45～75℃，保持 0.5～3min
- 延伸 70～74℃，保温 1～5min
- 重复 25～35 次，每次即为一个 PCR 循环，末次循环后，扩增产物在延伸温度下。

③琼脂糖凝胶电泳鉴定 PCR 扩增产物。

2. 逆转录 PCR（RT-PCR）

RT-PCR 是将 RNA 的反转录（RT）和 cDNA 的 PCR 相结合的技术。首先经反转录酶的作用从 RNA 合成 cDNA，再以 cDNA 为模板，扩增合成目的片段。RT-PCR 技术灵敏而且用途广泛，可用于检测细胞中基因表达水平，细胞中 RNA 病毒的含量和直接克隆特定基因的 cDNA 序列。作为模板的 RNA 可以是总 RNA、mRNA 或体外转录的 RNA 产物。

（1）试剂和材料：mRNA、引物、dNTPs、反转录缓冲液、PCR 缓冲液、AMV 反转录酶、RNA 酶抑制剂。

（2）步骤：

① mRNA 反转录合成 cDNA 第一链（反应体积为 20μL），将下述溶液充分混匀，于 42℃保温 30～60min。

- 10× 反转录缓冲液　　　　　　　　　　 2μL
- 4 种 dNTP 混合液（每种浓度 10mmol/L）　22μL
- 下游引物　　　　　　　　　　　　　　 1μg
- RNA 酶抑制剂　　　　　　　　　　　　 20M
- mRNA　　　　　　　　　　　　　　　 1～2μg
- AMV 反转录酶　　　　　　　　　　　　 20M
- 加 DEPC 处理水或三蒸水　　　　　　　 至 20μL

②于 95℃加热 5 ~ 10min，灭活反转录酶，使 RNA-cDNA 杂交体变性，然后迅速冰浴冷却。

③ PCR 扩增。

④取扩增产物 5 ~ 10L，于琼脂糖凝胶电泳，鉴定 PCR 扩增产物。

3. 实时定量 PCR 技术

实时定量 PCR 技术是在常规 PCR 基础上加入荧光标记探针实现其定量功能，能够通过特定设计的 PCR 仪器来实时检测 PCR 扩增过程每一轮循环产物的累积数量，从而很好地推算模板的起始浓度。

(1) Taqman 荧光探针定量技术。在 Taqman 荧光探针定量技术中，PCR 反应系统中加入的荧光双标记探针，可与 DNA 模板发生特异性杂交。通常探针的 5' 端标带有荧光发射基团 FAM (6- 羧基荧光素)，3' 端标带有荧光猝灭基团 TAMRA (6- 羧基四甲基罗丹明)。当探针保持完整时，淬灭基团抑制发射基团的荧光发射，发射基团一旦与淬灭基团发生分离，抑制作用即被解除，可被荧光探测系统检测到。

在反应初始（探针完整）时系统激发供体而产生的荧光信号被邻近的淬灭基团吸收，所以此时检测不到供体荧光信号；而当 PCR 过程中 Taq DNA 聚合酶扩增到探针结合模板的位点时，其 5' -3'核酸外切酶的活性（也就是切口平移）切割掉探针 5' 端的报告基团——游离的报告基团远离淬灭基团，打破能量的传递，激发报告基团产生的荧光信号就可以被荧光检测系统检测到。这样每扩增一条 DNA 链，就对应有一个游离的荧光分子（报告基团）形成，保证了荧光信号的累积与 PCR 产物形成完全同步，因此对荧光信号进行检测就可以实时监控 PCR 的过程，准确定量 PCR 的起始拷贝数。

(2) SYBR green 方法。在 PCR 反应体系中，加入过量 SYBR 荧光染料，SYBR 荧光染料特异性地掺入 DNA 双链后，发射荧光信号，而不掺入链中的 SYBR 染料分子不会发射任何荧光信号，从而保证荧光信号的增加与 PCR 产物的增加完全同步。SYBR green 方法的特点：灵敏度高：使用 SYBR 可使荧光效果增强到 1000 倍以上；通用性好，不需要设计探针，方法简便、省时、价格低廉。因此，在国内外肿瘤研究中普遍使用，可用于高通量大规模的定量 PCR 检测，如医院、科研院所对肿瘤致病基因的大规模筛选。

（二）原位杂交技术

原位杂交技术是利用核酸分子单链之间有互补的碱基序列，将有放射性或非放射性的外源核酸（即探针）与组织、细胞或染色体上待测 DNA 或 RNA 互补配对，结合成专一的核酸杂交分子，经一定的检测手段将待测核酸在组织、细胞或染色体上的位置显示出来。

1.原位杂交技术的基本实验过程

(1) 标记探针的制备。探针是经过标记的核酸分子，与待测 DNA 或 RNA 序列互补。探针主要有 DNA、RNA 和寡核苷酸探针。

① DNA 探针。可通过化学合成、克隆或 PCR 技术获取，应用最为广泛。

②RNA探针。一般用RNA聚合酶体外转录克隆的DNA序列获得，但RNA探针容易被RNAase降解。

③寡核苷酸探针。它是根据探针靶序列的碱基顺序用化学方法合成的单链DNA，长度为15～50个核苷酸。由于分子小，因此更容易渗透到细胞的目标区域；但也正是因为分子小，限制了其所能携带的荧光集团或报告分子的数目，导致杂交后荧光信号较弱，因此仅适用于高度重复序列的荧光原位杂交分析。

探针标记物有放射性的和非放射性两类。常用的放射性标记物主要有 ^{35}S、^{32}P、^{33}P 和 ^{3}H；非放射性标记物主要有荧光素、生物素、地高辛和溴脱氧尿嘧啶等。通常标记物被导入某个单核苷酸而形成标记分子，如四甲基罗达明 –UTP、生物素 –UTP、地高辛 –dUTP 等，通过各种酶促反应，如随机引物法或 PCR 法，使标记分子参入探针。

（2）组织样品制备。光镜原位杂交标本的固定多使用 4% 多聚甲醛，常规石蜡包埋和切片，但在操作过程中应防止 RNA 酶污染。冰冻切片能较好地保存靶核酸因而较易获得杂交信号，但对细胞结构的保存较差。

电镜原位杂交标本的固定也采用 4% 多聚甲醛。与免疫细胞化学技术一样，电镜水平的原位杂交可以在未经包埋的组织切片上进行，称包埋前技术；也可以在超薄切片上进行，称包埋后技术。

（3）杂交 DNA 双链分子在一定条件下可以发生变性和复性的过程。分子杂交技术利用两条互补的 DNA 单链能够复性的性质，使经过标记的已知核酸分子探针，在细胞内与靶核酸分子在原位发生杂交，再对其杂交体进行探测。

（4）杂交体的检测。根据探针标记物的不同采用放射自显影方法或免疫细胞化学方法显示杂交结果。①放射自显影。如果探针是同位素标记的，显示杂交反应的方法就是光镜或电镜水平的放射自显影技术。在切片上涂覆核子乳胶膜后置于暗盒中于 4℃自显影一段时间，然后经显影和定影后观察银离子在细胞和细胞器分布情况。②免疫细胞化学。对于非同位素标记的探针，可根据免疫细胞化学原理用直接法或间接法将探针标记物显示出来。如用地高辛标记探针杂交后，需加入碱性磷酸酶联结的抗地高辛抗体，再加入酶的底物来显示杂交体。③荧光原位杂交。根据实验目的选用荧光显微镜、流式细胞仪或激光扫描成像仪。一般荧光显微镜便能满足对荧光原位杂交标本的分析，如根据所用荧光染料的激发和发射波长来选择滤色片，应用与显微镜相连的 CCD 获取图像。

2. 原位杂交技术在肿瘤研究中的应用

（1）检测肿瘤发生过程中基因和染色体变化。几乎所有的肿瘤细胞都有染色体异常，且被认为是癌细胞的特征。肿瘤细胞多数为非整倍体，且染色体结构异常，包括易位、缺失、重复、环状染色体和双着丝粒染色体等。临床常运用荧光原位杂交技术（fluorescence in situ hybridization，FISH）检查染色体，来协助肿瘤的诊断、鉴别、预后和指导治疗。

（2）癌基因、抑癌基因及各种功能基因在转录水平的表达及其变化的检测。癌基因在肿瘤发生中的作用是当前肿瘤研究的热点，研究各种类型肿瘤组织中癌基因、抑癌基因的表达，对于解释肿瘤的发生机制、判断预后及治疗反应等，都有一定的意义。如 n-*MYC* 基因扩增与神经母细胞瘤的生长和不良预后有很强的关系，因此应用原位杂交技术检测肿瘤中 n-*MYC* 基因的表达，对临床治疗及预后的判断具有指导意义。

此外，许多功能基因的表达异常也与某些肿瘤发生密切相关，如胰岛素样生长因子 –1 存在于多种肿瘤中，如肾母细胞瘤（Wilms'tumor）、横纹肌肉瘤、肝癌、肺癌等，通过 FISH 观察 IGF–1 的表达，可判断肿瘤的转移与复发程度。

（3）感染组织中病毒 DNA/RNA 的检测与定位。如 EB 病毒 mRNA、人类乳头状瘤病毒和巨细胞病毒 DNA 的检测，可作为临床相关肿瘤的辅助性判断。

（于　宁）

下 篇
中西医结合对肿瘤病学的研究

第一章 中西医对肿瘤的认识

第一节 中医对肿瘤的认识

一、中医对肿瘤的概述

肿瘤，是一种令许多人谈之色变的疾病。其实远在古代的中国，人们就已经对肿瘤有了不少的认识。早在春秋战国时期，《黄帝内经》就已经记载了各类肿瘤的症状和它形成的原因，为以后中医学的发展奠定了基础。"肿"在《说文解字》中解释为"肿，癰也。从肉、重声。"而"瘤"在《通俗文》中解为"肉凸曰瘤。"说明古人认为肿瘤就是各种产物积聚起来的肿物。那么究竟中医是怎样看待肿瘤这种疾病的呢？

（一）中医肿瘤概述

古人认为，气血经络不通，使各种因素积聚起来的东西就是肿瘤。中医经典《黄帝内经》中记载："四时八风之客于经络之中，为瘤者也。"即外界的邪气、不好的东西侵入人体，阻塞在经络里面积聚，就成了肿瘤。除了外邪入侵，《黄帝内经》还提到"虚邪中人，留而不去……息而成积""内伤于忧怒，则气上逆……著而不去，而积皆成也""美其食……其病皆痛疡"等，说明肿瘤还与人体正气虚弱、情绪影响、饮食起居等因素相关，这些都与现代临床中认为的肿瘤病因相符。《难经》则提到："积者，阴也，故沉而伏，五脏所生，其始发有常处，其痛不离积部，肿块上下有所始终，左右有所穷处，死不治。聚者，阳气也，阳伏而动，六腑所生，其始发无根本，其痛无常处，可移动，虽困可治。"这段文字说明了古人认识到积聚（即肿瘤）的性质各有不同，它的表现、肿块边界是否清晰、可否移动等也有所不同，以及它们的治疗效果亦有区别，这与现在我们讲的良性和恶性肿瘤的表现和描述相一致。

（二）中医肿瘤防治

其实，在中医的概念里，防、治的工作是密不可分的。古语有云："上医治未病，中医治欲病，下医治已病。"意思是好的医生应该在疾病尚未发生的时候，就可以根据人的体质和表现发现问题并及时处理，避免疾病的发生。辨证论治是中医认识疾病和治疗疾病的基本原则。上面提到，肿瘤是由于正气虚弱，加上六淫外邪（风、寒、暑、湿、燥、火）或情志郁结、饮食失调等因素影响，使局部气、血、痰、湿、毒等产物积滞而形成肿块。它本质上是一种本虚标实的疾病，因此在治疗上要因应病人体质而有所侧重，是先调补身体、还是先祛瘀解毒，这要因人而异，灵活、对症治疗。同时针对肿瘤的致病因素，中医在日常生活中强调劳逸结合、调养气血。通俗来说就是要养成良好的饮食、起居习惯，戒烟酒、保持心情的愉悦，气血的运行才会畅通无阻。既病之后，也要早发现、早诊断、早治疗，保持乐观的心境，树立康复的信心，积极面对，适度锻炼、增强体质。

（三）科学看待中医

中医是人们对抗疾病总结出来的经验，在科技发达的今天仍然有它的作用和意义。就目前而言，肿瘤仍是医学中的难题，这是不争的事实。但中医可以补充西医的不足之处，通过取长补短、中西结合，可以帮助病人增强体质，延长生存期。古代文献中有不少关于肿瘤的处治和方药，至今仍有参考价值。如《伤寒杂病论》中的鳖甲煎丸、大黄䗪虫丸等方药至今是临床治疗肿瘤的常用药，又如《医宗金鉴》提出肿瘤如果能早期发现、施治得法，亦可"带疾而终天"，这与现代"带瘤生存"的观念相一致。此外，通过研究将现存的药方中筛选、制作出有效的抗肿瘤药，也是现代中医对于肿瘤治疗的贡献之一。如从山慈菇提取秋水仙碱治乳癌，又如从青黛中提取靛玉红用于治疗慢性粒细胞性白血病等，现在均为临床抗肿瘤的常用药。针对病人体质虚弱或者术后恢复，又或者放化疗后毒副作用影响等问题，用中医来对证施治、调养身体，亦可有效减轻西医治疗对人体的影响，提高放化疗的疗效、减少毒副反应，从而提高生存质量。

二、肿瘤中医病因

（一）六淫邪毒

六淫是风、寒、暑、湿、燥、热（火）6 种外感病邪的统称。具体言之，它一般有着两种内涵：其一，是指致病的气候条件。当气候变化异常，如六气发生太过或不及，气候变化过于急骤（如暴寒暴热、气候变暖），非其时而有其气（如春日应温而反寒，秋天应凉而反热等），超过了机体调节适应的限度，便会导致外邪侵入，影响脏腑经络功能，阻碍气血运行和津液输布，致使气滞血瘀，痰湿凝聚，积久而肿瘤疾病发生。《灵枢·百病始生》指出："积之始生，得寒乃生，厥乃成积也……厥气生足悗，悗生胫寒，胫寒则血脉凝涩，血脉凝涩则寒气上人于肠胃……日以成积。"从《黄帝内经》的时代，已认识积之形成是感受寒邪所致。

《灵枢·九针论》说："四时八风之客于经络之中，为瘤病者也。"《灵枢·刺节真邪》篇谓："虚邪之人于身也深，寒与热相搏，久留而内著……邪气居其间而不反，发为筋瘤……为肠瘤……为昔瘤……为骨疽……为肉疽。"《诸病源候论》中多处论及六淫致发肿瘤的形成"六淫邪气侵及人体，客于经络，扰及气血，使阴阳失调，气血逆乱，日久成积，变生肿块。或为息肉，或为恶核，或为疽、瘤等坚硬如石，积久不消之肿瘤。"因此，六淫邪气在肿瘤的发病中是外界主要的致病因素。常见的致癌病因有：

1. 燥毒

燥毒能致癌，是指外感燥毒或内伤患生燥毒产生病变，经久治疗不愈，其燥热邪毒就容易损耗机体的精、髓、血、津液、淋巴液、脂肪等阴液；当人体这些生命物质受到燥毒的严重破坏，组织细胞变异，则可产生病变而发展成癌瘤。或燥毒可直接使人体物质变性坏死异常增生恶变，而演变产生癌瘤。

燥毒致癌常见于肺癌、肝癌、淋巴癌、乳腺癌、血癌等。

燥毒致癌的症状特点表现为人体消瘦、机体干枯、皮肤干燥，五心烦热，低热或日晡潮热，大便干结。癌瘤患于肺，见干咳，或咳嗽痰少黏黄或带血丝，胸闷或痛；恶化期，咯血量多等。癌瘤患于肝，见肝脏硬结、肿大、灼痛、厌食等。癌瘤患于乳腺，见乳腺硬结、肿大、灼痛等。癌瘤患于淋巴，见淋巴结硬、肿大、灼痛等。癌瘤患于血，见各种出血等。癌瘤患于髓，见骨痛，步行不方便；恶化期，骨痛难忍、步行艰难等。癌肿患于大肠，见于大便干结，便血。

2. 火毒

火毒能致癌，即火为阳邪，火为热之极，火性燔灼焚焰，易致人体固体物质腐烂，易破坏损害人体生命物质，使人体固体物质和液态物质产生变性、坏死、异常增生恶变，而产生癌瘤。或火毒可致人体固体物质和液态物质产生癌毒素和癌细胞，或易使癌毒素和癌细胞无限地增生和扩展，则易患癌瘤或加重癌瘤。

火毒致癌包括暴发性火毒致癌和慢性火毒致癌。

暴发性火毒致癌，是指火毒邪盛，来势猛烈，邪盛正却，急剧伤害人体，导致癌瘤迅速恶变或生命衰亡。即是外感火毒或内生火毒，使一个平时较为健康的人突然发生癌症，或能使一个癌症快速发展和恶化，令癌症病人快速死亡。

慢性火毒致癌，是指人体内产生火毒之邪，缓慢和不断损伤人体功能而发生癌瘤。如反复外感热邪，长期受到火毒伤害；或素体阴虚、干血瘀阻，火毒内蕴，日久产生癌毒素、癌细胞，而易发生癌症。如：慢性肝炎与肝肿瘤有关、萎缩性胃炎与胃癌有关等。

火毒致癌常见于脑瘤、鼻咽癌、喉癌、甲状腺癌、肺肿瘤、食管癌、胃癌、胆管癌、肠癌、肝癌、卵巢癌、子宫癌、乳腺癌、肾癌、淋巴癌、血癌、血管瘤等。

火毒致癌的症状特点表现为：暴发性的其体形无大改变，可见一些急性的症状，常见高热或中度发热，或黄疸，大便秘结，或便血，或血尿；慢性的常见人体消瘦、面色暗黑、低热或午后潮热，大便干结，不欲食；两类火毒型均可见癌瘤红肿、灼痛或放射性疼痛；癌瘤易发生溃烂，易出现各种出血。暴发性血色鲜红，慢性血色多见暗红。

3. 湿毒

湿毒能致癌。

（1）人体发生湿毒疾病，日久治疗不愈，则见湿毒在机体内日益积聚；积聚的湿毒易阻遏人体气机，使人体固体物质和液态物质的活性减弱；其湿毒亦可导致人体血液、津液黏滞凝聚，以致产生瘀血、痰浊。《灵枢·百病始生》篇所谓："汁沫与血相搏，则并合凝聚不得散，而积成矣。"因此湿毒可使人体固体物质和液态物质产生变性坏死异常增生恶变，或致其液态物质产生癌毒素、癌细胞，发展产生癌瘤。

（2）湿毒包火毒易致人体发生癌瘤：即人体患有火毒，同时又患有湿毒，这样湿毒将火毒黏滞阻遏包裹；因此火毒难得出路，用清火解毒药难于进入火毒病所；因此火毒就被滞留于机体内，合并湿毒、癌毒素、癌细胞，而使人体患生癌症。

（3）湿毒包寒毒导致癌症，即是人体湿毒包围寒毒人体病变，日久失治，湿寒病毒危害人体，易发展产生癌瘤。

湿毒致癌常见于各种恶性癌瘤和良性肿瘤。

湿毒致癌的症状特点全身困重或机体局部沉重。湿热（火）型：症见低热或午后潮热，大便溏黏或溏泻恶臭，癌瘤肿胀，易溃烂。恶化期，癌瘤严重性溃烂，流黄水或血脓，恶臭难闻。寒湿型：症见畏寒怕冷，大便溏黏或溏泻，癌瘤结硬，不易溃烂等。

4. 寒毒

寒毒能致癌，是指寒毒在人体内聚积恶变，则可危害人体产生癌症。

（1）寒毒在人体内长期经常性积集内停，便可致人体精、髓、血液、津液、淋巴液凝聚异变，转化为癌毒素、癌细胞，而发展产生癌瘤。

（2）寒毒与火毒交结，可致人体发生癌症，既人体患有寒毒，又患有火毒，或郁久化火，这样寒毒与火毒交结，互为因果，病理性产物聚结，终致发生癌瘤。

（3）寒毒与湿毒互结，可致人体发生癌症，寒邪和湿邪均为阴邪，易伤阳气，阻遏气机。体内阴寒痰湿聚集，久积痰瘀成毒致瘤致癌。

寒毒致癌常见于各种恶性癌瘤和各种良性肿瘤。

寒毒致癌的症状特点表现为畏寒怕冷，四肢不温，大便溏稀或泄泻；癌瘤硬结恶性型则剧痛，良性型则疼痛不明显等。寒毒与火毒交结致癌，常以寒热往来为主要特征。寒毒与湿毒致癌，常以肢体困重或局部沉重，分泌物和排泄物黏滞和混浊等为主要特征。

（二）七情内伤

七情，是指怒、喜、忧、思、悲、恐、惊，属于人体正常的情志活动。七情是人的大脑对外界客观事物的刺激产生的情感反映。在正常情况下，七情不会使人致病。乐观的情绪，舒畅的心境，可以缓和紧张情绪，使人体气血和平，《素问·举痛论》指出："喜则气和志达，荣卫通利。"脏腑功能协调，使机体健康少发癌瘤。只有突然的、剧烈的或持久的精神刺激，引起暴怒、狂欢、痛哭、大惊、卒恐、思虑过度、忧愁不解，使人体气机紊乱，脏腑阴阳气血失调，才会导致癌瘤的发生。故情志所伤的病证，以心、肝、脾三脏和气血失调为多见。《素问·通评虚实论》认为："膈塞闭绝，上下不通，则暴忧之病也。"《妇人良方》认为乳岩的发生"此属肝脾郁怒，气血亏损。"《外科枢要·论瘤赘》认为，肉瘤"若郁结伤脾，肌肉消薄，外邪所搏而为肿者，其自肌肉肿起，按之实软。"《医宗金鉴》认为，失荣证由"忧思喜怒，气郁血逆，与火凝结而成。"《医宗必读·反胃噎膈》认为，噎膈"大抵气血亏损，复因悲思忧虑……噎塞所由成也。"这些都说明肿瘤的发生与精神情志密切相关。七情伤脏主要表现为：暴怒伤肝，过喜伤心，忧思伤脾，过悲伤肺，惊恐伤肾。七情内伤，扰及气血，可致气郁、气滞、血虚、血瘀等。在七情所伤或其他因素引起脏腑亏虚、气血失调等内虚的情况下，致癌因素作为变化的条件，通过"内虚"，内外合邪，引起人体气虚血瘀，气滞血瘀，痰凝毒结，形成癌瘤。

1. 七情致病的条件

外界的不良刺激社会动荡，个人政治地位、经济状态的变迁，亲人的生离死别，工作上的困难，家庭风波，不良的生活方式，以及自然气候、生产环境的影响等，均可诱发异常情绪活动，或造成不良的心境。长期下去，使人发生癌瘤。

心理特征与身体素质个体的性格差异是人体重要的个性心理特征，性格差异与情志致病具有一定的关系。心理压抑、脆弱，恐惧等极易产生肿瘤或剧变。属阳性体质者，阳盛于阴，在性格气质特征上多呈现自信、兴奋、多喜、无忧无虑、多怒、外向性等；属阴性体质者，阴盛于阳，在性格气质特征上多呈现抑郁、悲忧、沉静、内向等。由于个体性格和体质等的差异，好发肿瘤有差异。

2. 七情内伤易致癌症

七情过激过久可以直接损伤内脏，《灵枢·百病始生》篇指出："喜怒不节则伤脏。"情志伤脏："怒伤肝，喜伤心，思伤脾，悲伤肺，恐伤肾。"呈现出相应脏腑气机紊乱的病变，久之发生癌瘤，或反复异变，触遇则发。五志化火，引致机体阴阳气血和脏腑的生理平衡，产生病理改变。情志致生"六郁"为病，忧愁不解、思虑过度等情志内郁，影响气机，气机郁滞不畅可以引起气郁、湿郁、痰郁、热郁、血郁、食郁6种郁证。此6种病理性产物极易癌变。而且这6种郁证之间又可以互相影响，相因为病，形成种种复杂多变的病理变化。情志异常波动，可使病情加重，或急剧恶化。

3. 七情内伤所致癌症

七情内伤所致癌症有肝癌、胃肠癌、乳腺癌、卵巢癌、甲状腺癌、淋巴肉瘤、脑瘤等。

4. 七情内伤易致癌的症状特点

七情内伤易致癌的症状特点有情绪忧郁、烦躁、悲伤、失眠等情志异常病变，并损伤相应的脏腑。癌痛走窜，情绪不遂时癌痛加重。

（三）饮食失调

中医以为饮食应五味调和，甘、苦、酸、辛、咸的食物要均匀食用，任何一味挑食，都可以导致疾病的发生。在激起肿瘤的因素中，肥甘厚腻太过与咸味太过是常见因素。

1. 肥甘厚腻太过

中医的肥甘厚腻之品，属于甜味、油腻性食物。从临床研究来看，甘味食物即淀粉类、糖类食物，摄入过量易导致胃癌；肥肉、油脂等高脂肪食物摄入过多，能促发乳腺癌、结肠癌、直肠癌和胰腺癌。从中医的角度来说，肿瘤属于积证的范畴，《黄帝内经》以为，积证就是津液、瘀血的凝滞，而肥厚饮食，容易助湿生痰，无疑会加重这些病理产物的凝结。

从现代医学的角度来说，常常吃高脂肪饮食可促使肝脏分泌更多的胆汁，进入肠道后，胆汁中的初级胆汁酸在肠道厌氧细菌的作用下转变成脱氧胆酸及石胆酸，而这两种物质均是促癌剂，可以使肠道黏膜癌变。同时，脂肪还能为多种肿瘤提供合适的生长环境。

2. 咸味太过

除了食盐，咸味食物还包括咸菜、咸鱼、咸肉以及其他腌制食品等。根据相关研究显示，常食腌制食品者食管癌发病的危险性是不常食用者的 2.79 倍。嗜食咸味食物最容易导致的癌症是胃癌。嗜食咸鱼的日本渔民，胃癌、食管癌的发生较为普遍。嗜食咸鱼亦是致鼻咽癌的一个重要因素。马来西亚研究人员发现，沿海居民患鼻咽癌较多，原因与他们爱吃咸鱼有关。我国普查资料证明，在胃癌高发区，人均每天摄入食盐 50g；而胃癌低发区，人均食盐摄入量仅为 6g 左右。

实际上，盐本身并不致癌，激起癌变的原因是高浓度的盐溶液易破坏胃黏膜保护层，激起黏膜糜烂或溃疡。在这样的情况下，一旦遭到致癌物质的入侵，就会促使胃黏膜细胞局部癌变。盐是人体不可缺少的物质，不过不可过量食用。一般以为，正常人摄盐量应控制在每天 6g 以内。

（四）脏腑功能失调

脏腑是指五脏六腑，五脏即心、肝、脾、肺、肾，具有化生和贮藏精气的作用；六腑为胆、胃、小肠、大肠、膀胱、三焦，具有受纳和传化水谷的作用。脏腑失调，指脏腑病机。是指在疾病的发生发展变化过程中，脏腑生理功能失调及其物质亏损的病变机制。人体的生命活动，以脏腑物质和功能活动为本源。脏腑功能活动的盛衰，决定着人体健康状况。任何疾病因子都必须作用于脏腑系统，使脏腑系统功能失调或物质亏损，才能使疾病发生。若脏腑失调. 则引起气血紊乱，或先天脏腑禀赋不足，皆为肿瘤发生的内在因素。脏腑虚弱，阴阳不和，功能失调。

1. 心

心的病机特点：主血脉，为人体生命活动中心，心主神明，为情志思维活动中枢。心的病变主要表现为血脉运行和神志活动两方面的异常，而出现心悸、失眠、神昏、发狂等症状。心的病变有虚实的不同，虚证多为气血阴阳的不足，实证多为火、热、痰、瘀等病邪的侵扰。如脑肿瘤、血管瘤等具有心脏病变特点。

2. 肺

肺的病机特点：肺主气而司呼吸，为体内外气体交换的通道和场所。肺为水之上源，通调水道。宣降失常为肺的基本病理变化。如果肺失肃降，就会产生两种病理变化，一则肺气上逆，不但直接引起肺脏病变，出现喘咳等症，还可影响脏腑间的气机升降运动；二则会使通调水道的功能失常，造成津液代谢的障碍，与痰饮和水肿的形成有关。肺的主要病理特点为气机升降出入和津液输布的失常。如肺肿瘤、鼻咽癌、皮肤癌等多具有肺脏病变特点。

3. 脾

脾的病机特点：脾主运化而升清，主统血，为气血生化之源。脾的基本病理变化，主要表现在对食物消化吸收的障碍、生血统血的失常和水液输布的失司等 3 个方面。脾的病理又可表现在脾阳上升的失调，造成脾失健运，水湿中阻，而湿盛又最易困脾，形成恶性循环。脾的病变往往以脾虚湿盛为特点。如食管肿瘤、胃肠肿瘤、胰腺肿瘤、白血病等具有脾脏病变的特点。

4. 肝

肝的病机特点：肝主疏泄，藏血，为风木之脏，主升主动，体阴而用阳，喜条达而恶抑郁。肝脏在病理过程中，主要表现有 3 个方面：一是肝气易于郁结，以致气机阻滞，血行不畅。若郁久不解，又易于形成瘀滞或化火；二是肝之阴血易于亏损，而导致肝阳之相对亢盛；三是肝阳易亢，而化火生风动血。肝的病理变化复杂多端，以肝气常有余、肝阴常不足为重要特点。如乳腺肿瘤、肝胆肿瘤、子宫肿瘤等具有肝脏病变的特点。

5. 肾

肾的病机特点：肾的主要生理功能是贮藏精气，为先天之本，水火之脏，内寓真阴真阳，是人体阴阳之根，生命之源。肾病变中最易耗伤精气，伐其根本，从而导致生长发育、生殖及脑、髓、骨等方面的功能不足。肾主水，司二便，故肾病变就会产生水液代谢障碍和二便的异常。如骨肿瘤、脑肿瘤、前列腺肿瘤、子宫肿瘤等均具有肾脏病理特点。

肾与五脏关系非常密切，肾一方面"受五脏六腑之精而藏之"；另一方面五脏之阴都由肾阴来滋养濡润，五脏之阳都由肾阳来温煦推动。所以，肾的病理性虚亏常具有整体性的影响。如肾阳虚衰，他脏之阳亦不振，会出现心肾阳虚、肺肾气虚、脾肾阳虚等；肾阴亏虚，必至他脏阴液亦不足，如出现心肾阴虚、肝肾阴虚、肺肾阴虚等。"五脏之伤，穷必及肾"，他脏之虚损到一定程度，也势必进而导致肾之阴阳虚衰，临床上肾与他脏合病最多。肿瘤后期，多见于多脏器损伤和阴阳气血亏损的病变（恶病质）。

三、肿瘤中医病机

（一）正气内虚

正气内虚、脏腑功能失调是肿瘤的主要病因之一。《黄帝内经》云："正气存内，邪不可干。"《活法机要》曰："壮人无积，虚人则有之。"《景岳全书》则指出："脾肾不足及虚弱失调之人，多有积聚之病。"而《外科医案》更是一言以蔽之"正气虚则为岩。"人体如精气旺盛、阴阳平衡、脏腑功能协调，则很少发生癌瘤；反之，则可诱发肿瘤。足以说明"正气内虚"是肿瘤的发生和发展的根本原因。明代申斗垣的《外科启玄》中指出："癌发四十岁以上，血亏气衰，厚味过多所生。"这说明年龄愈大，脏腑功能减弱，易致正气内虚，邪毒内结，发生肿瘤。

（二）气滞血瘀

气血是脏腑、经络等组织器官进行生理活动的物质基础。故《难经·八难》云："气者，人之根本也。"气在全身上下流畅无阻，升降出入无处不到，借以推动、温煦、防御、固摄及气机的化生与运行，以维持人体的正常生理功能；而"血为气之母"，血在气的推动下，循环五脏六腑、四肢百骸，对全身组织、器官起到营养和濡润作用。气血互用，相互影响，气病可及血，血病可及气，造成气滞血瘀甚者则气血不足等病理变化。正如《素问·调经论》所说："血气不和，百病乃变化而生。"血随气行，气行则血畅，气滞则血凝；瘀结日久，癥瘕必成，故王清任云："肚腹结块者，必有形之血。"凡是肿瘤形成肿块，伴有疼痛，多因气滞血瘀所致，故调理气机、活血化瘀是治疗肿瘤不可或缺的大法之一。

（三）痰湿凝聚

痰是由于体内水湿不化，津液不能输布凝滞而成；或由邪热灼津，凝结而产生。痰与湿均为阴邪，性重浊黏滞，易郁遏阳气，阻碍气机运行，导致经络痹阻。如日久不去，可从热化，致痰湿热毒浸淫，生疮、滋汁、流水，经久难愈；痰湿从寒化，内阻肠胃，导致腹胀、腹泻甚或下肢水肿，故有"百病皆生于痰"之说。而《丹溪心法》更率先指出："凡人身上中下，有块物者，多属痰症。"遂成为痰亦能导致肿瘤这一学说的第一人。此论一出，从者如云。如《明医指掌》在论及瘿时指出："必因气滞痰凝，隧道中有所留止故也。"清·林佩琴《类证治裁》中称恶性淋巴瘤为"痰核"。其云："结核经年，不红不疼，坚而难移，久而肿痛者为痰核。"故治痰治瘀，遂成为中医诊治肿瘤的两大法宝。而现代药理研究亦证实，许多化痰散结中药都确有极好的抗癌抑癌作用。

（四）毒邪内蕴

"毒"在中医学中有多种含义，它是对病因、病性、病机、病理的一种高度概括。中医认为凡对人体有害的物质均谓之毒，包括外来之毒与内生毒邪。外来之毒包括现代医学所说的化疗因素、物理因素、生物因素及环境因素等，内生毒邪是各种病因在人体内所形成的病理产物的总称，正如《灵枢·九针论》所言："四时八风之客于经络之中，为瘤病者也。"华佗《中藏经》亦云："夫痈疽疮毒之所作也，皆五脏六腑蓄毒不流则生矣。"两书则分别指出了癌既可由外来之毒（即"四时八风"），也可由内在"脏腑蓄毒"所生。

毒邪又可分为"阳热之毒"和"阴寒之毒"。外感热毒多为感受自然界的火热之邪，如细菌、病毒感染，或烟草、油烟，或化学毒素，或霉变食物等；内生热毒多因脏腑阴阳血失调，或情志不遂，或饮食不节，嗜酒成性、过食肥甘之物而化热生炎而成毒。阴寒之毒在癌症发病中亦具有重要作用，如《灵枢·百病始生》云："积之始生，得寒乃生。"即指阴寒之毒亦可致癌也。毒邪内蕴是导致肿瘤发生的重要因素，然肿瘤细胞本身也可以视为一种毒邪，即癌毒。癌毒为阴毒，其性深伏，为病缠绵；癌毒为实邪，但非外邪，而种内生之特殊之毒，它具有强侵袭性、快进展性、重耗液性、易转移性、高致命性等病理特性，因此对该病的治疗绝不是一般解毒药物所能单独胜任的。

综上所述，正气亏虚、气滞血瘀、痰浊凝聚、邪毒蕴结是癌症发生发展过程中的中医病理机制。临床由于各种癌症的病因不同，患者个体差异较大，病情不尽一至，病机往往错综复杂，即使患同一种肿瘤甚至同一类型的两名患者，病情亦有极大出入。有时同一患者，在疾病的各个阶段，情况也在不断地变化，所以上述病理机制并不是孤立的或单纯的，常常是互相关联的。有的脏腑气血亏虚又兼毒邪壅盛，有的气虚合并血瘀，或气滞合并痰凝等，大多数患者都表现为虚实夹杂，多储同病。因此，必须根据每个患者的具体临床表现，分清病机主次，审证求因，审因论治，才能更有效地治疗癌症。

四、中医治疗肿瘤的原则与方法

中医治疗肿瘤是针对肿瘤的病因、病机而确定治疗方法的，概括起来有清热解毒、活血化瘀、软坚散结、扶正培本、以毒攻毒以及消肿止痛几类治疗法则。

（一）清热解毒法则

1. 中医学理论依据

肿瘤患者常有热毒蕴结，临床上表现为邪热壅盛。中晚期患者常伴发热、疼痛、肿块增大、局部灼热疼痛、口渴、便秘、小便赤黄、舌苔黄、舌质绛红、脉数等热证的临床表现。因此，治疗就用清热解毒药来治疗肿瘤的热毒内蕴。

2. 西医学依据

经大量动物实验、药物筛选及临床实践证明，许多清热解毒中药具有抗肿瘤作用，如白花蛇舌草具有广谱的抗癌作用，对于动物的多种肿瘤均具有抑制作用。再如半枝莲、蒲公英、白英等亦均有抑制各种肿瘤的作用。同时，清热解毒中药也具有消炎和抗感染作用。由于炎症和感染往往是促使肿瘤发展和病情恶化的因素之一，因此，清热解毒药通过消除肿瘤周围的炎症与感染，并同时增强机体的免疫功能而达到减轻症状和协同抗肿瘤的效果。

3. 临床常用的清热解毒药

临床常用的清热解毒药有白花蛇舌草、半枝莲、七叶一枝花、白英、仙鹤草、金银花、藤梨根、蒲公英、龙葵、山豆根、鱼腥草、黄芩、葶苈子、栀子、黄连、石打穿、苦参、败酱草、石上柏、山慈姑、蛇莓等。

4. 清热解毒药的临床应用

清热解毒药的临床应用首先要辨别热证真伪。热证常有假寒真热，真寒假热之分。临床上屡有清热解毒药用后热仍不退现象，应考虑改用滋阴壮水之剂，阴复则热毒乃退。亦有热炽盛者，服清热解毒药入口即吐，可于清热解毒剂中佐以少量辛温之剂，如姜汁或凉药热服，即反佐之法。热邪炽盛，耗伤津液时，清热解毒药分别与养阴生津药及滋阴凉血药合用，如果出现热盛迫血妄行时，则应与凉血药一起应用。根据热毒蕴结的部位不同，用药有所不同，黄芩清上焦肺热，黄连清胃热，黄柏清下焦热，山栀清三焦之热，龙胆草泄肝胆之积热，大黄泄肠胃之腑热等。清热法常与利湿法、化瘀法同时用。应用清热解毒法还要根据热势轻重、体质强弱而恰当调节药量，热虽易伤津劫液，而寒凉之剂用之过量，亦有邪意不解和损伤脾胃之弊。

（二）活血化瘀法则

1. 中医理论依据

祖国医学将肿瘤看作是"积"或"瘀"，或称气滞血瘀，日久成肿块。王清任（清）在《医林改错》中说："肚腹结块，必有形之血。"指出肿瘤多由瘀血而致，故而中医治疗肿瘤的另一重要法则即"活血化瘀"。

2. 西医理论依据

（1）改善微循环作用：经研究证明活血化瘀药均有减少血管阻力、增加血流量、扩张血管、改善微循环、减低血管通透性的作用，因此一方面可提高癌细胞的供氧水平，扼制癌细胞的酵解能量来源；另一方面，微循环的改善有利于提高放疗敏感性。

（2）影响结缔组织增生：对增生病变如肝脾肿大、腹腔内粘连性病变、疤痕疙瘩等，活血化瘀药可使病变减轻或消失。

（3）对凝血状态的影响：活血化瘀药可降低血小板的凝集作用，使动物血管内已形成的血栓重新溶解。由于恶性肿瘤患者的血液常处于高凝状态，因此，容易造成肿瘤转移，用活血化瘀药物可减少转移。

（4）对肿瘤有抑制作用：据研究证明，许多活血化瘀中药均具有抑癌活性，如丹参对小鼠艾氏腹水痛有明显的抑制作用。莪术对宫颈痛等均具有明显的抗癌疗效。如全蝎、水蛭、赤芍、红花、五灵脂等均有明显抗癌作用。

3. 临床常用的活血化瘀中草药

丹参、当归、郁金、赤芍、莪术、桃仁、延胡索、三七、川楝子、三棱、穿山甲、石见穿、乳香、没药、红花、五灵脂、土鳖虫、急性子、硇砂、枳实、王不留行子、水蛭、鸡血藤、虎杖、川芎等。

4. 活血化瘀法的临床活用

首先要辨别病因。血瘀可有各种病因，如寒、热、气滞、湿、痰、正气虚等，其治疗各不相同。使用活血化瘀药还需注意"气为血帅"之理论，在用活化瘀药的同时，要佐以理气之品，以达"气行则血行"之功效气虚者更宜加入益气之品，以推动血液运行。还要注意辨明实，血瘀证局部属实，而整体却属虚，实者固可攻之，但不可一味克伐。以致伤气血，而虚者宜当补消并用，以消为补，使消瘀而不伤正，补虚而不留瘀。每当分清寒热，根据邪气自性质及脏腑功能，失调之不同。辨别瘀血之寒热，以温经散寒或清热凉血之法，切不可拘于"温则行之"而一味温热，亦不可拘于"遇寒则凝"而忌用寒凉。

根据病情配合他法，如正虚者扶正祛邪；出血者止血祛瘀；兼寒者散寒祛瘀；挟热者清热祛瘀；有痰者化痰祛瘀；因湿渗利祛瘀；有肿毒者消肿祛瘀；积块者消坚祛瘀。

（三）软坚散结法则

1. 中医理论依据

中医理论中认为肿瘤是由于邪气聚结形成的坚硬如石之肿块，中医称石雕、石疗、石墨等，宜采用软其坚块，散其积聚之法——软坚散结法。《黄帝内经》道："假者削之……结者散之"之论，凡能使肿块软化、消散之药均称为软坚散结之药。根据中医中药理论及经验，一般认为，成涩味之中药具有软坚散结作用，如磁砂之威，硼砂之威苦，犹蠕之威涩，鳖甲的咸平，龟板的甘咸，土鳖虫的咸寒，瓦楞子的甘咸，昆布、海藻的苦咸，海螵蛸的咸涩，海浮石、青黛、地龙的咸寒，五倍子的酸咸等，散结依作用机制不同又分为治燃结的清热散结药，治毒结的解毒散结药，治痰结的化痰散结药，治气结的理气散结药，治血瘀结的化瘀散结药，治食结的消导散结药等。

2. 西医理论依据

经实验研究证明，许多软坚散结药具有抗肿瘤作用，如僵蚕对肉瘤S180有抑制作用，并可抑制体外人肝癌细胞的呼吸；牡蛎和海藻提取物亦抑制肿瘤细胞；夏枯草对肉瘤S180和子宫瘤U14均有抑制作用；体外实验证明土鳖虫对人肝癌、胃癌及急性淋巴白血病均有抑制作用；昆布对艾氏癌有抑制作用，并且能促进病理坏死物及炎性渗出物吸收，使病变组织崩溃和溶解；山慈姑对小鼠肉瘤S180、肉瘤37、实体肝癌、淋巴肉瘤、大鼠瓦克癌256均有抑制作用，能抑制肿瘤细胞有丝分裂。实验证明，用上述中药治疗肿瘤可使肿瘤体积缩小，瘤细胞广泛高度变性、坏死，癌组织毛细血管增生及渗血、出血等。

3. 常用的软坚散结中草药

夏枯草、牡蛎、海藻、鳖甲、昆布、天南星、八月札、枳壳、瓜蒌、天花粉、山楂、瓦楞子、徐长卿、海蛤壳、桔梗、蛤蚧、白芥子、珍珠母、地龙、莱菔子、龟板等。另外有些清热解毒药亦有软坚作用如山慈姑、牛黄、龙葵、蛇莓、蛇蜕、犀角等；有些活血化瘀药具有软坚作用，如三七、土鳖虫、硼砂、急性子、川楝子、五倍子、牛黄、蛇莓、鳖甲等。

4. 软坚散结的临床运用

软坚散结法适用于不痛不痒的无名肿毒，痰核瘰疬、乳腺包块、喘咳痰鸣、口吐痰涎、癥瘕积聚、脉滑苔腻、舌质晦暗等。使用软坚散结中药必须根据不同病因、不同症状和兼症及个体差异区别施用。

本法虽然临床多用，但是单独以此法为主的治法很少，常合并其他治法同用，如软坚散结法常用配方为：夏枯草30g、土茯苓30g、瓜蒌30g、龙葵30g、威灵仙30g、黄药子15g、山慈姑15g。

（四）培本扶正法则

1. 培本扶正法则的中医理论依据

中医认为，肿瘤的形成和生长过程是机体内正邪斗争消长的过程。肿瘤的形成往往是正气先虚，然后才有客邪留滞，一系列病理过程才发生。人的正气是维持机体的正常生理功能，并有抵御外邪的能力。正气虚弱则外卫无能，易受邪气（外界致癌因子）损害，也就是当人体内部环境的稳定性及机体内外的相对平衡性遭到破坏的时候，致癌因子就能起作用而导致肿瘤形成，乃至后来的肿瘤浸润、转移和扩散。

总之，中医理论认为"正气存内，邪不可干""邪之所凑，其气必虚"。因此，把患肿瘤认为是正气不足，而后邪气踞之所致。另一方面，患肿瘤的机体，耗气伤血，日久因病致虚，更导致正气亏虚。而肿瘤能否得以控制，也就决定于正气和邪气斗争的结果。实验与临床研究表明，补虚扶正能预防肿瘤的发生与发展。因此，培本扶正（或固本培元）法是中医治疗肿瘤的根本大法之一。

2. 培本扶正法的西医理论依据

（1）提高机体的免疫功能：实验与临床研究都证明，培本扶正药物可提高机体非特异性免疫功能。如北沙参、麦冬可使免疫细胞存活时间延长；阿胶、生地可提高淋巴细胞转化率；党参、黄芪、白术、茯苓能增强网状内皮系统功能及提高免疫球蛋白。

（2）增强垂体 - 肾上腺皮质功能：一些培本扶正药具有类似内分泌的功能，人参、黄芪、鹿茸、蛇床子、地黄丸、附桂合剂具有类似激素的作用，甘草具有类似去氧皮质酮的作用。

（3）增强骨髓造血功能的作用：健脾温肾的药物如人参、黄芪、阿胶、鹿角胶、熟地、紫河车、补骨脂、女贞子都有恢复骨髓造血功能的作用，尤以人参、鹿茸升高血红蛋白的作用明显；女贞子、鸡血藤有升高白细胞的作用。

（4）减轻放化疗的毒副作用，或者对放化疗有增效作用。

3. 临床常用培本扶正中草药

党参、茯苓、黄芪、白术、沙参、木香、薏苡仁、元参、太子参、生地、贝母、麦冬、大枣、山药、天冬、人参、熟地、枸杞子（地骨皮）、补骨脂、黄精、附子、女贞子、扁豆、何首乌、五味子、肉桂等。

（1）益气健脾药：党参、黄芪、白术、茯苓、太子参、怀山药、甘草等，治气虚。当气虚影响到肾气虚时，需用肉苁蓉、菟丝子、枸杞子填精益髓。

（2）滋阴补血药（适用于阴血虚证）：用熟地、当归、阿胶、白芍、制首乌、枸杞子、女贞子、红枣、花生衣、鸡血藤。这些药常与补气健脾药同用。

（3）养阴生津药（适用于阴虚内热证）：生地、麦冬、北沙参、天冬、玄参、石斛、鳖甲、玉竹、黄精、天花粉、知母等。这类药具有养阴清肺、养阴增液和滋补肝肾的作用。

（4）温肾壮阳药（适用于肾阳或脾肾不足）：用附子、肉桂、补骨脂、巴戟天等。据"阴阳互根"的理论，在温补肾阳药物时，还要配伍益肾精的熟地、龟板、山萸肉、菟丝子等。

4. 培本扶正法的临床运用

在肿瘤治疗中，培本扶正实际上并不单纯用补益强壮方药，而是应该把调节人体阴阳平衡、气血、脏腑、经络功能平衡稳定，以及增强机体抗癌能力的方法都包含在内。因而，中医的"补之、调之、和之、益之"等法都属扶正范畴。总的原则是"形不足者，温之以气；精不足者，补之以味，损其肺者，益其气；损其心者，和其营卫，损其脾者，调其饮食，适其温寒；损其肝者，缓其中；损其肾者，益其精。"诸如饮食调理、针灸、气功等均有扶正作用。近年来，通过实验与临床研究，证明培本扶正法确实是一种卓有成效和有前途的抗癌重要法则之一。

（五）以毒攻毒法则

1. 中医学理论依据

中医认为肿瘤的病因之一即是邪毒，《素问》五常政大论说："大毒治病，十去其六，常毒治病，十去其七，小毒治病，十去其八，无毒治病，十去其九。"意思是说中国古代应用有毒中药之说。中医还认为，癌瘤之成不论是由于气滞血瘀，或是痰凝湿聚，或热毒内蕴，或正气亏损久之，均能瘀积邪毒，邪毒与正气相持，表现出肿瘤的各种证候，尽管病情变化错综复杂，邪毒介于病体却是本病根本之一。历代医家及民间流传的许多治疗癌症的方法及药物大都以攻毒为目的。毒陷邪深，非攻不克，常用一些有毒之品，性峻力猛，以毒攻毒。

2. 西医理论基础

中药以毒攻毒主要是对肿瘤有抑制作用，同时还具有增强免疫功能、刺激肾上腺皮质系统的功能。

《本草》中记载，斑蝥辛寒有大毒，具有攻毒蚀疮、破血散结等功效。其抗肿瘤有效成分是斑蝥素或斑酸钠，对小鼠移植性肿瘤（S180 和网状细胞肉瘤）的抑制率为 35% ~ 66%，对腹水型肝癌患者的生命延长率为 65% ~ 208%，痊愈率为 43% ~ 71%。蜈蚣的水提取物对肿瘤（U14 和 S180）的抑制率为 30% 以上，而且重复性好。

蛇毒和蛇制剂中的蛇毒对许多体外培养的肿瘤细胞均有抑制或毒性作用。它直接作用于肿瘤细胞，可使细胞变性等。有人证明蛇毒注射液对 S37 的抑制率为 40% ~ 80%，对 S180 的抑制率为 36% ~ 60%。治疗胃癌 20 例，近期有效率为 75%。癫蛇毒可使癌细胞变性、坏死并纤维化，修复再生，而且它有止痛、提高食欲、改善睡眠、缩小肿瘤、提高机体抗癌能力的作用。蝮蛇的蒸馏液可增强动物的网状内皮吞噬功能，刺激肾上腺皮质系统功能。

3. 常用以毒攻毒中草药

蟾蜍（蟾酥）、蜈蚣、全蝎、马前子、壁虎、露蜂房、砒石、雄黄、蝼蝈、斑蝥、僵蚕、水蛭、生半夏、天南星、土鳖虫、急性子、硼砂、蛇莓、钩吻、鼠妇、蕲蛇、蛇蜕、五灵脂等。

4. 以毒攻毒法的临床应用

应掌握"无使过之，伤其正也"的原则。通过实践发现，一部分以毒攻毒药也有攻坚蚀疮、破瘀散结、消肿除块之效。以毒攻毒药物有效剂量和中毒剂量非常接近，必须慎重掌握，适可而止。即按照中医所谓将邪毒衰其大半后，使用小毒或无毒的药物扶正祛邪，逐步消灭残余的癌细胞。

以上 5 种方法绝非分离、孤立应用的，而是互相配合使用而达到治疗肿瘤目的的。中医治疗肿瘤辨证与辨病相结合，传统的中医疗法是按中医四诊、八纲理法方药进行辨证论治的，随着现代肿瘤学的不断发展，肿瘤的诊断和治疗的整个过程，需要符合一定的形态学及病理、生理、生化的特点和规律，强调整体观念。

中医认为肿瘤是全身疾病的局部症状，肿瘤治疗时强调，既要看到肿瘤对机体的损伤所引起的各种症候，又要认识到这些症候的根本原因，因此把整体治疗和抗癌治疗相结合，集腹症和器械相结合，治疗中药急在治标，缓在治本，标本兼顾，中医诊治原则是治病必求其本，对于肿瘤患者来说，在其患病的全过程中，肿瘤始终是疾病之本，是根本矛盾，因此必须抓住时机，集中力量解决这个根本矛盾。

第二节　西医对肿瘤的认识

近年来，随着城市化、人口老龄化和生活方式的改变，恶性肿瘤发病率逐年攀升，已成为威胁人类健康的重大公共卫生问题之一。2020 年世界卫生组织发布的全球新发恶性肿瘤病例调查显示，预计 2040 年全球恶性肿瘤负担将较 2020 年增长 46%。2020 年我国恶性肿瘤标化发病率为 190.64/10 万，肺癌居于发病首位，不同地区恶性肿瘤发病顺位略有差异。恶性肿瘤是严重危害人类健康的疾病，据国际癌症研究中心的数据显示，2020 年全球新发癌症病例约 1930 万例，死亡约 990 万例。随着人口老龄化、城镇化的进程，不良生活习惯等危险因素的影响，我国恶性肿瘤发病数和死亡数持续增长，疾病负担不断增加。发病率的变化可以反映与肿瘤相关的生活方式、饮食习惯等社会经济的发展变化，提示肿瘤防控的关键节点。了解我国消化系统恶性肿瘤的变化趋势，分析主要受累人群，对于此类疾病的防治以及相关政策的制定有重要意义。

一、发病机制

（一）致病因素

大部分肿瘤不是于一朝一夕就形成的，它的演变过程十分复杂，主要是基因突变积累到一定程度，导致细胞突破生命限制，发生失控、癌化。而先天遗传的癌基因就是基因突变的主要因素之一，目前医学界公认的可遗传癌基因主要有：*BRCA1*、*BRCA2* 可引发乳腺癌、卵巢癌、前列腺癌、胰腺癌；*APC* 可引起结直肠癌；*MLH1*、*MSH2*、*MSH6* 和 *PMS2* 可引起结直肠癌、子宫内膜癌；*PTEN* 可引起乳腺癌、子宫癌、卵巢癌、甲状腺癌；*VH* 可引起肾癌，其还与大脑、脊柱、胰腺、眼睛和内耳癌症的发生相关；*CDKN2A* 可引起黑色素瘤、肺癌、乳腺癌、胰腺癌等。

此外，癌症的发生还有与一些诱发因素相关，这也是为什么每个人体内都存在基因突变的细胞，但并非人人都会发生癌症。数十年来，科学家已经确定40%以上的新发癌症与可预防、改变的危险因素有关，包括烟草使用、超重或肥胖、不健康饮食、缺乏运动、感染某些病原体（HPV、HBV等）和暴露于紫外线照射。

随着社会的发展，医学模式逐渐由传统的生物医学模式向生物—心理—社会模式演变，情志因素与人类身体健康之间的关系越来越受到人们的重视。在现今社会流行的疾病之中，恶性肿瘤可以认为是21世纪中国乃至全球最严重的公共卫生问题之一，肿瘤控制已成为世界各国政府的卫生战略重点。近年来，随着我国社会、经济的发展，工业化、城市化、老龄化进程的加剧，以及人口增长和生活方式的改变，我国居民恶性肿瘤癌谱构成发生显著变化，总体发病水平呈上升趋势。而肿瘤高发地区的防治工作实践已经证明，通过健康教育、危险因素干预以及有效的早诊早治等综合措施，可以有效地降低恶性肿瘤的发病率、死亡率，提高生存率。通过制定国家肿瘤防治政策、增加投入、采取有效措施以系统地开展肿瘤防控工作，可以预防40%的恶性肿瘤发生，并使1/3的肿瘤发现于早期阶段并得到治愈。因此，对恶性肿瘤的病因及危险因素类的调查和研究意义深远而重大。随着医学模式的转变，情志类致病因素在恶性肿瘤发生中的作用日益得到研究者们的关注。除了物理化学因素、病毒及慢性感染以及遗传因素外，近几十年的行为医学研究显示，负面心理因素（如紧张、抑郁、焦虑、痛苦、忧伤等）与某些人类肿瘤的发生存在着一定的关系。而早在两千多年前的中国，中医学便已经秉承先秦两汉有关宇宙及生命本原的哲学思想，贯穿着天人相应、形神一体的思维方法，对恶性肿瘤病证中的情志致病现象进行了广泛的阐发。

除外情志因素，恶性肿瘤还有很多可能的致病因素，在恶性肿瘤的病因学方面有许多假说已经被提出，比如杂气病因学说、癌毒病因学说、痰瘀理论、伏气致病理论、燥湿相混致癌论等。而本文所研究的情志因素并非是要取代其他病因，而是配合其他病因学说共同指导肿瘤病的预防和治疗工作，情志致病理论主要可以应用在肿瘤的预防上面，其他病因学说则主要可以应用于肿瘤发生后的治疗方面。

（二）发病原因

当今社会下，环境的污染、肥胖的增加、垃圾食品的流行、电子产品的过多使用、缺少运动以及维生素C摄入不足是罹患肿瘤的6大原因。尤其现在家庭装修涂料中有毒物质严重超标，导致患白血病的概率增加。人口大量涌进大城市，导致污染严重，而引发"大城市病"，它的主要表现之一就是肿瘤和传染病患者急速增加。一些垃圾食品充斥儿童的餐桌，很多人的饮食常常是油炸、油煎的食品，高蛋白饮食和精细饮食过多，缺少多种纤维素和绿色蔬菜，而且许多人热衷的食品中的各种成分及其使用数量也越来越多，很容易导致营养失衡。这也是引发癌症的一个原因。生活质量的提高使人们每天都能接触到电视、电脑等现代化的电子产品，这些现代化产品包围了人们，它们产生的电子尘埃和电子微粒污染，能影响人们的中枢神经和免疫功能，看电子设备的时间长了，人们的运动自然会减少，日晒当然也随之减少。阳光被喻为"最廉价的营养"，阳光对防癌非常有益，维生素 A 和维生素 D 的形成均与日晒有关。

（三）发病机制

胃癌的发病机制

流行病学、临床和基础研究结果证实，胃癌发病相关的风险因素主要包括遗传易感性因素和外界环境因素。根据 Lauren 分型，可将胃癌分为肠型、弥漫型和混合型。通常认为弥漫型胃癌与遗传易感因素显著相关，而肠型胃癌与幽门螺杆菌（Helicobacter pylori，Hp）感染及人们的生活方式密切相关。

在遗传性弥漫型胃癌（hereditary diffuse gastric cancer，HDGC）研究领域，Garcia-Pelaez 等报道，其遗传易感因素归咎于 CDH1 基因和 CTNNA1 基因的胚系致病性或可能致病性突变，而 APC 基因启动子 1B 单核苷酸变异则与胃腺癌和胃近端息肉病（gastric adenocarcinoma and proximal polyposis of the stomach，GAPPS）显著相关。

家族性肠型胃癌（familial intestinal gastric cancer，FIGC）目前尚缺乏足够的研究，其遗传易感基因仍不清楚。Carneiro 通过遗传性胃癌患者家族谱系分析，发现在 16 个肿瘤风险综合征（tumor risk syndromes，TRS）相关基因中含有 28 个导致 HDGC 或 FIGC 的致病性或可能致病性突变，这些突变多数与 DNA 损伤修复相关，其中 PALB2 和 BRCA2 分别是有 HDGC 和 FIGC 家族史患者最常突变的基因。Yan 等的纳入 4 项中国人群胃癌发病风险研究的 meta 分析采用全基因组关联分析（genome-wide association study，GWAS），报道了 1q22、5p13.1、10q23.33、3q11.2 和 4q28.1 这 5 个与中国人群胃癌发病风险显著相关的新位点，并探索了 5p13.1 和 10q23.33 位点变异导致胃癌发病风险增高的分子机制。

除上述遗传变异外，某些表观遗传学改变同样与胃癌的发病风险相关。肿瘤基因组图谱（The Cancer Genome Atlas，TCGA）计划从基因突变特征、DNA 甲基化及通路相关性 3 个维度，将胃癌分为 4 种分子亚型：EBV 阳性型、微卫星不稳定（microsatellite instability，MSI）型、基因组稳定（genome stability，GS）型和染色体不稳定（chromosomal instability，CIN）型。多项研究发现，MSI 型胃癌（占全部胃癌 22%）主要源自错配修复基因 MLH1 启动子的过度甲基化，仅有不到 10% 的 MSI 型胃癌源自错配修复基因缺失的遗传变异。在 GS 型胃癌患者中，表观遗传学变异被认为是造成癌基因和抑癌基因功能失衡的主要原因。

作为重要的消化器官，胃癌的发病风险与人们的饮食偏好及烟酒摄入间的关系一直备受关注。Zhang 等对 215 例中国城市胃癌人群和 645 例匹配的健康对照人群进行分析，发现吸烟、饮酒、胃病病史和一级亲属胃癌病史等因素，与胃癌发病风险增加显著相关。Deng 等的 meta 分析通过汇总多项研究结果（68 项病例对照研究、13 项队列研究）发现，饮酒可显著增加胃癌发病风险（OR=1.20，95%CI：1.12～1.27），饮酒量越大，胃癌发病风险越高。

在 Hp 感染导致胃癌风险的机制探索中，Raza 等报道，携带 Cag A 基因的 Hp 感染会严重影响胃黏膜上皮细胞 DNA 损伤修复相关蛋白 ERCC1 和 PMS2 表达，为揭示 Hp 感染诱导胃癌的发生机制提供了重要线索。Hp还可通过磷脂酰肌醇3-激酶（phosphoinositide3-kinase，PI3K）/ 蛋白激酶 B（protein kinase，AKT）、Janus 激酶 / 信号转导和转录激活因子（Janus kinase/signal transducer and activator of transcription，JAK/STAT）、Ras、Raf 和细胞外信号调节激酶（extracellular signal-regulated kinase，ERK）和细胞毒素相关基因 A、空泡细胞毒素 A 等毒力因子激活细胞信号转导通路，调控胃癌细胞增殖。

胃癌肿瘤微环境由肿瘤细胞及其周边的成纤维细胞、间皮细胞、T 细胞、中性粒细胞、NK 细胞等免疫细胞，以及细胞外基质成分共同构成，前者可改造微环境中的细胞，促进其形成适宜肿瘤细胞定植生存的环境，而后者又可进一步增强肿瘤细胞的恶性表型，彼此形成正反馈环路。

二、治疗

（一）肿瘤的治疗特点

西医治疗特点随着大量临床研究及新药的开发，从传统的放疗、化疗等方法以"无瘤生存"为原则向系统、综合的以"带瘤生存"为原则的方向发展，这一肿瘤治疗策略的改变，逐渐由关注局部瘤体的变化转变为注重患者的全身状况、治疗反应和患者的生活质量，以期延长生存时间，与中医治疗有异曲同工之处。

（二）肿瘤的治疗方法

癌症有 1/3 是可以预防的，还有 1/3 是可以治疗的。当今世界上对癌症的治疗主要是采取手术治疗、放射治疗、化学药物治疗、中药治疗等几种方法，这几种常规治疗方法各有其不同的特点。

外科手术治疗癌症有着悠久的历史，至今仍是癌症治疗中的重要手段之一。对于早期的癌瘤与某些中期癌瘤，手术治疗确实可以起到"手到病除"的作用。但是，某些属于全身性疾患的癌症患者及晚期癌症患者，就无法使用手术疗法进行治疗。另外，对于那些年龄较大的癌症患者来说，手术疗法有时也很难承受。

生活中有不少癌症患者病情一经发现、确诊，往往已是失去手术适宜时机的中晚期了。此时，一般医院多是采取放射疗法、化学疗法进行治疗。放射线和化学药物的确可以达到杀灭癌细胞的目的，但这两种疗法对人体正常细胞与脏器的损害是不容忽视的。放疗、化疗的毒副作用同样令现代医学的专家们深感棘手。还有一些癌症患者对放疗、化疗不敏感，也会使放、化疗失去用武之地。

中药治疗癌症有着悠久的历史，近些年来更是取得了长足的进步。至今有 100 多种中草药已被证明有抗癌作用，不论在动物实验，还是在人体上，它们的抗癌作用都得到了证实。有些中草药虽然没有直接抗癌作用，但它们具有扶正祛邪的功能，可以大大增强抗癌的效果。总的来看，中药疗法在癌症的治疗上，在杀死癌细胞的同时，不会影响到人体正常的细胞与脏器，并且还可起到扶正固本的作用。对于那些失去手术机会的癌症患者，或是对放疗、化疗不敏感的癌症患者来说，选择中药治疗或中西医结合治疗无疑是明智的。

目前随着生物工程技术的发展，我们人类又进一步找到了治疗癌症的新武器。21世纪抗肿瘤药物的治疗，尤其是有针对性及特异性的免疫治疗，在癌症控制中的地位将会越加重要。

单克隆抗体：调动患者本身的免疫系统去识别和根除肿瘤细胞，是人们多年来的希望。最近单克隆抗体的应用获得了令人兴奋的治疗效果。单克隆抗体乃由患者自身的免疫细胞产生的蛋白质，可以结合于肿瘤细胞表面，并释放出细胞毒性物质，以达到治疗目的。此类抗体与细胞毒抗癌药联合应用，可提高疗效，尤其对难治性肿瘤有效。今后在靶向癌基因蛋白或细胞表面抗原的抗体治疗将会有较大的发展。

肿瘤疫苗：是另一肿瘤治疗中的热点，目前已有针对各种不同肿瘤、如乳腺癌、卵巢癌、黑色素瘤、前列腺癌、肾癌等二十几种疫苗，正在进入临床做试验治疗。

靶向血管的抗肿瘤药：血管形成是肿瘤恶性转化、生长和转移的生物基础与重要环节。其过程涉及微血管生长正负调控因子的平衡，其中促进因子主要包括血管内皮生长因子、基质金属蛋白酶、黏附分子及血管产生素等。内源性抑制因子主要有：血管抑制素、内皮细胞抑制素、凝血栓蛋白等。正常情况下两者平衡，血管处于静止状态。在肿瘤细胞恶性转化过程中，失去平衡而诱导血管增生，靶向血管的抗肿瘤策略，即针对肿瘤血管形成的某些因子及其关键环节进行干预，由于该类药物具有良好的特异性，不易产生耐药性、药物剂量小、疗效高等特点。目前已有抗血管内皮生长因子制剂、基质金属蛋白酶抑制剂以及干扰素等3类10余种制剂进入临床试用，随着对肿瘤血管形成机制的深入研究，将会开发出更多高效特异靶向肿瘤血管的新药。

抗乏氧细胞毒药物：实体瘤中约有30%的肿瘤细胞为乏氧细胞，乏氧能导致肿瘤产生针对放化疗的保护蛋白。克服肿瘤乏氧成为抗肿瘤治疗的又一新靶点，目前已研究开发乏氧细胞毒药物临床上与细胞毒药物联合应用，具有毒性低、疗效好的特点。

诱导分化和细胞凋亡，自维甲酸及砷剂治疗急性早幼粒细胞白血病取得成功，为肿瘤的治疗开辟了一个新的领域，使癌细胞向正常方向定性分化。维甲酸通过诱导细胞分化，砷剂则通过诱导细胞凋亡，其实两者均是针对发病基因 *PML/RAR2* 进行的靶向治疗。目前已开发出多种癌细胞分化诱导剂，通过诱导癌细胞发生一些形态学、生物学和生物化学表型的改变而降低癌细胞的恶性程度。

抗信号转导治疗：近年来的研究发现细胞增殖，凋亡信号转导通路中的某一环节发生异常，可导致肿瘤的发生，开发抗信号转导的新药，可为肿瘤治疗开辟新的领域，如酪氨酸激酶抑制剂（ST1571），对慢性髓细胞性白血球有明显的疗效。相信今后将不断开发出针对其他信号转导途径或环节的新药。

在人体发育的过程中，原始的、未分化的细胞在体内一系列机制的作用下，分化为形态和功能各不相同的细胞的过程，称为"细胞分化"。机体若在此时受到诸如化学致癌物、某些病毒或放射线的刺激，细胞分化受阻，出现不断分裂的不分化细胞，或是正常细胞，"反分化"，即可形成肿瘤。

医学家根据肿瘤对人体的危害程度将其分成两大类：良性肿瘤和恶性肿瘤，来源于上皮组织的恶性肿瘤叫"癌"，来源于间叶组织（包括结缔组织和肌肉）的恶性肿瘤叫"肉瘤"。通常所讲的"癌症"指的是所有的恶性肿瘤，包括"癌"与"肉瘤"等。恶性肿瘤是当前严重影响人类健康、威胁人类生命的主要疾病之一。

人们最先想到的治疗癌症的方法是运用外科手术将恶性肿瘤组织切除。由于恶性肿瘤是一类以局部肿块病变为主的全身性疾病，因此，从理论上讲，通过手术切除局部肿块可以起到治疗肿瘤的作用。目前，临床上采用手术的方法治疗中、早期肿瘤和局限性肿瘤都收到了较好的效果，已成为治疗癌症的一种主要的手段。但是，一旦发生癌细胞局部扩散或潜在转移，手术往往以失败告终。同时，手术的创伤性大，且一些位置的手术难度极高，因此，对于晚期的癌症患者，除姑息治疗外，一般不采用手术的方法。化学治疗简称"化疗"，是指用药物治疗肿瘤，是人们治疗癌症的另一种主要方法。其主要理论依据在于：肿瘤是一类细胞增殖、分化异常的疾病，化疗药物有"细胞毒"和促进分化等作用，可以杀死肿瘤细胞、抑制肿瘤细胞的生长繁殖和促进肿瘤细胞的分化，并且，药物可经血液、淋巴循环等途径到身体的各个角落，因而是一种全身治疗的方法。基于以上特点，化疗普遍地应用于中晚期癌症患者的治疗，对原发灶、转移灶和亚临床转移灶均有治疗作用。然而也正是由于化疗药物的非特异性，使得它不仅对癌细胞有杀伤作用，对正常细胞的毒副作用也很大。此外，肿瘤细胞对化疗药物的耐药性和残存肿瘤细胞的复发、转移也是引起化疗失败的主要原因。

利用特殊的物理射线（如 γ 射线）对肿瘤细胞进行定向杀伤的治疗方法称为放射治疗，即"放疗"。肿瘤细胞对于放射线具有一定的敏感性，毒性相对较小的放疗作为治疗癌症的一个重要手段，对于许多癌症，特别是区域性癌症可以产生较好效果。而放疗与手术治疗相结合，即所谓术前、术中和术后放疗，更是对缩小肿瘤，防止病灶转移有着积极的作用。但应指出的是，放疗对机体也有着相当程度的毒副作用，因此，在进行放疗前必须对远期毒性反应和剂量限制性毒性有足够的估计。

手术治疗、化学治疗和放射治疗是治疗癌症的传统方法，也是目前应用最广泛的 3 种主要疗法。不过，随着对癌症发生机制研究的进一步深入，一些新的治疗方法正日渐成熟起来。

由于癌细胞是一种不分化的、无限分裂的细胞，因此，利用一些特定的化学药物诱导癌细胞回归到正常的生长周期中来，使其像正常细胞一样生长、分化、凋亡，肿瘤便可得到有效的控制。细胞凋亡和诱导分化疗法就是建立在这一理论基础上的新型疗法。例如用维甲酸、三氧化二砷（As_2O_3）能诱发白血病细胞向正常成熟细胞方向发展，甚至成为终末分化的细胞，并能诱发白血病细胞凋亡，达到治疗效果。而白细胞介素 -1B 转化酶（ICE）家族的动物实验也证明用"自杀基因"（负责督促细胞死亡的基因）治疗神经胶质瘤能获得良好的效果。

癌基因疗法通过针对性地去除引起细胞恶性转化的主要癌基因（激活的癌基因）的表达，或是增强抑癌基因的功能，封闭被激活癌基因的表达来达到治疗癌症的目的。癌基因治疗包括两个方面：一是基因替代治疗，即通过基因重组，用正常基因（目的基因）取代致病的癌基因，去除被激活的癌基因表达；二是基因增量治疗，也就是将目的基因（抑癌基因）直接导入宿主癌细胞以替代致病基因发挥功能或使致病基因失去活性（基因打靶），以达到把癌细胞消灭在萌芽状态的目的。1995年人们在实验中成功地导入了治疗癌症的关键性基因 *Rb* 和 *P53*，为癌症的基因治疗打下了良好的基础，癌基因疗法一度成为当时最受关注、最被寄予厚望的治疗手段。

生物疗法是随着人体免疫学、分子生物学与基因工程技术发展而出现的新方法，被视为是继手术、化疗、放疗之后的第四种治疗模式。大量临床研究资料显示，肿瘤的发生和发展主要是由于宿主防御系统对癌细胞失去调节和控制，导致机体和肿瘤之间失去均衡所致。

因此，调动机体固有的免疫功能去抵御、杀伤并最终彻底消灭癌细胞不失为一种方法。生物治疗之前，最好先通过手术、放疗或化疗大量消灭癌细胞，使残存的癌细胞数降到最低程度，然后通过激活免疫系统的生物效应，对肿瘤进行杀伤或抑制，从而达到根治的目的。

细胞若要生存，就必须有足够的氧和营养物质来源。机体内，承担这一工作的是遍布身体各处的毛细血管网。假如没有毛细血管输送养料，一切组织（包括肿瘤组织）的活动都将因无法维持正常的代谢水平而受到抑制。对细胞的增生来说，毛细血管的生长是一个主要的限制因素，生命活动越是频繁，代谢越是旺盛的器官，其毛细血管网也就越发达。

现已知道，肿瘤的增生过程中，必然伴随一个肿瘤毛细血管网的生长过程，如果能抑制肿瘤毛细血管网的生长，肿瘤的增生也必将因为缺乏养料供给而停滞，如此便可达到抑制肿瘤，进一步消除肿瘤的目的。1960年，佛克曼教授（M.Judah Folkman）利用一种内抑素特异性抑制肿瘤毛细血管内皮细胞生长，使肿瘤不能建立血管及供血系统，癌细胞由于得不到营养与氧气的供应"饥饿"或"窒息"而死，对肿瘤转移灶的形成有强的抑制作用，且其最大优点是不会产生化疗耐药性及毒副作用。

与此同时，肿瘤热学疗法作为综合治疗癌症的一种手段也得到了进一步的开发与应用。研究表明，温热疗法的抗肿瘤机制在于诱导细胞凋亡及抑制 S 期细胞的增殖。高温对癌细胞的 S 期损伤最大，加温还可以增强放、化疗的作用。

因此，目前一般热疗均与放、化疗联合应用以治疗恶性肿瘤。第四军医大学唐都医院首次采用射频介入微创技术、超大型高温多电极"集束巨能力"手术治疗肺癌成功，毁损部位温度高达90℃，使癌细胞中的水分干枯凝固坏死。肿瘤热学疗法的成功开发，可能在人类征服癌症道路上迈出重要的一步。

（三）胃癌的临床治疗

1. 胃癌的诊断

胃镜检查和取活组织行病理学检查是目前确诊胃癌的金标准，但操作成本高、有创、高龄老人及体力衰弱者耐受性差，因此在临床实践中寻找一种有效的检查方法显得尤为重要。Hp 感染是胃癌发生、发展的独立危险因素。Hao 等通过分析 Hp 感染与胃癌患者血清胃蛋白酶原（pepsinogen，PG）Ⅰ、PGⅡ、胃蛋白酶原Ⅰ与Ⅱ比值（pepsinogen ratio，PGO）、白介素 6（interleukin6，IL-6）、白介素 18（interleukin18，IL-18）、肿瘤坏死因子 -α（tumor necrosis factor-α，TNF-α）之间的相关性，发现 IL-6、IL-18 和 TNF-α 参与从 Hp 阳性胃黏膜炎症发病到发展的全过程，对胃癌的诊断有重要价值，也有助于监测胃癌进程和预后。

2. 胃癌的治疗

内镜下黏膜剥离术（endoscopic submucosal dissection，ESD）是目前部分早期胃癌患者的标准治疗手段，但在临床实践中，超声内镜（endoscopic ultrasound，EUS）有时很难区分 T1a 和 T1b，而两者的治疗手段截然不同。黏膜下生理盐水注射（submucosal saline injection，SSI）是超声传输的有效介质和回声增强剂，可很好地区分黏膜层和黏膜下层。

根治性手术切除是目前胃癌实现根治的唯一有效方式。胃癌的手术方式包括开腹和微创（腹腔镜、机器人等）。近期，JAMA Surgery 发表了中国学者开展的 CLASS-01 的 5 年随访数据，两组的 5 年总生存（overall survival，OS）率分别为 72.6% 和 76.3%，不同肿瘤分期的组间总体 OS 率差异也无统计学意义。但该研究是在高手术量中心、远端进展期胃癌患者中开展的，因此这一结果还不能代表全国的真实情况，同时也不能简单地推广到全胃切除手术中。日本的一项单中心回顾性队列研究比较了机器人全胃切除（robot total gastrectomy，RTG）和腹腔镜全胃切除（laparoscopic total gastrectomy，LTG）的临床差异，发现 RTG 组在手术后住院时间、淋巴结清扫数目、术后总体并发症及腹腔感染等方面，均明显优于 LTG 组。

三、临床疗效

（一）实体肿瘤传统疗效评价标准

实体肿瘤疗效评价标准，起源于 1979 年 WHO 颁布的基于影像学变化的实体肿瘤疗效评价标准，疗效分为完全缓解（complete response，CR），部分缓解（partial response，PR），疾病稳定（stable disease，SD），疾病进展（progressive disease，PD），后一直沿用，但 WHO 模糊了某些病灶的定义和在肿瘤测量上存在误差，直至 2000 年 RECIST 评价标准的问世。2009 年 RECIST 评价标准修订为 RECIST1.1，其后该标准在临床试验研究或临床应用中扮演重要角色，是目前应用最为广泛的实体瘤疗效评价标准，其反映细胞毒药物抗肿瘤活性的强弱，强调杀灭肿瘤细胞，肿瘤的体积和预后紧密相关，因此标准着重于瘤体影像学大小来评价疗效。

然而，随着对肿瘤发生发展作用机制的研究，肿瘤药物治疗发生新的变革，抗血管生成抑制剂和免疫检查点抑制剂应用于临床，其和传统的化疗、放疗直接杀伤肿瘤的作用机制不同。临床研究发现许多抗血管治疗药物作用于肿瘤后，其疗效可能表现为肿瘤大小的稳定、无变化，影像学上可表现为坏死、密度降低、空洞等，甚至还有肿瘤体积的增大，显示肿瘤内出血，若以 RECIST 标准评价可能认为疾病进展，造成疗效的误判。因此带来了疗效评价方面的困惑，进而推动不断寻求新的疗效评价标准来适应目前肿瘤药物治疗新的变革。

（二）靶向药物疗效评价标准

2007 年，美国 MD Anderson 的专家 Choi 等选取伊马替尼治疗胃肠间质瘤 40 例，以 CT 或 PET/CT 作为影像学评价疗效的工具，通过 RECIST 来评价疗效的一致性，提出靶向药物治疗胃肠间质瘤的 Choi 疗效判断标准，将 CT 值引入到肿瘤疗效评价标准中。CT 值反映组织密度，单位是 Hounsfield Units（HU），CT 评价 HU 值的变化，肿瘤密度的改变间接反映了代谢功能的改变。一项研究表明将 Choi 疗效评价标准应用于舒尼替尼治疗转移性肾癌，相较于 RECIST 标准，可以更早地识别获益患者，在无进展生存期（progression-free survival，PFS）和总生存期（overall survival，OS）方面具有更好的预测价值。

然而随着进一步研究，在应用酪氨酸激酶抑制剂（tyrosine kinase inhibitors，TKI）治疗转移性肾癌中发现，按照 Choi 标准评价为 PR，不一定伴随患者 PFS 的延长，对 TKI 疗效不能做出准确的评价。故 2010 年，美国 Smith 等在肾透明细胞癌多靶点药物疗效评价中，根据肿瘤大小和门静脉期 CT 增强图像上 HU 值的变化，提出 SACT（size and attenuation on contrast-enhanced CT）标准，后进一步修改为 MASS（morphology，attenuation，size，and structure）标准；其包含了肿瘤的大小、CT 值，发现了特殊的 CT 增强方式与进展相关，将治疗后出现肿瘤明显坏死这一现象纳入 PR 诊断标准中，显示肿瘤治疗有效，与较长的 PFS 相关。因此比 Choi 更精确，且在不同检测者之间具有一致性。

（三）免疫相关疗效评价标准

近几年，免疫检查点抑制剂在临床中取得突破性进展，成为晚期肿瘤的首选疗法。由于免疫治疗通过诱导肿瘤特异性 T 细胞浸润肿瘤组织，来调节免疫应答产生抗肿瘤作用。在此过程中，免疫细胞、炎症细胞的浸润和肿瘤组织的坏死水肿导致肿瘤负荷增加，影像学上可表现为肿瘤一时性增大，出现了一些特殊的治疗结局，如：延迟反应、假性进展、疾病超进展等，给传统疗效评价标准带来挑战，进而促使人们探索应对免疫治疗特殊反应的评价指南。

2009 年，由 WOLCHOK 等在 WHO 标准的基础上提出免疫相关疗效标准（immune-related response criteria，irRC），对于新病灶和 PD 做出了新规定：首次引入肿瘤负荷的概念，将可测量的新病灶计入总肿瘤负荷中，与基线肿瘤负荷进行比较。标准规定，即使出现新发病灶，只要总肿瘤负荷增加不超过 25%，就不将其评定为疾病进展（immune-related progressive disease，irPD）；疾病稳定（immune-related stable disease，irSD）的患者在病情没有急剧恶化下需继续治疗，并进行二次评价，连续两次观察到肿瘤负荷增加大于 25% 时才被认定为 irPD。根据一项伊匹单抗治疗晚期黑色素瘤多中心临床试验，在 WHO 标准下 9.7%PD 患者继续给药仍有明显抗肿瘤效应，而这种可观察到已评定为 PD 患者在继续接受治疗后出现疾病的改善，就称为延迟效应；提示对早期出现新发病灶或总肿瘤负荷增加患者继续免疫治疗可产生明显效果。

不过尽管 irRC 标准取得了一定成效，但随后发现双径测量法容易夸大肿瘤的变化程度，误将患者归类为 PD。针对上述问题，2014 年的欧洲肿瘤内科学会（European Society for Medical Oncology，ESMO）大会上，实体肿瘤免疫相关疗效评价标准（immune-related responseevaluation criteria in solid tumors，irRECIST）首次被提出，沿用单径测量法和 irRC 标准中将可测量新病灶计算入原肿瘤负荷中的概念，虽投入到临床试验，但无法得到一致性应用。由此，2017 年 RECIST 工作组提出更符合临床实践的免疫相关疗效评价标准（immune response evaluation criteria in solid tumors，iRECIST），新增加待证实的疾病进展概念（"immune" unconfirmed progressive disease，iUPD）和已证实的疾病进展（"immune" confirmed progressive disease，iCPD）。一项 PD-1/PD-L1 抑制剂治疗转移性非小细胞肺癌（non-small cell lung cancer，NSCLC）的临床研究（$n=160$）显示，在接受免疫治疗的患者中：13%（$n=20$）患者发生非典型缓解模式，其中 8 例为假性进展，RECIST 1.1 标准低估了 11% 实际治疗有效的患者，irRECIST 和 iRECIST 标准仅有 3.8% 差异。

2018 年，研究提出实体肿瘤免疫改良疗效评价标准（immune-modified response evaluation criteria in solid tumors，imRECIST），其仍沿用 irRC 标准的将可测量新病灶计入总肿瘤负荷中，RECIST1.1 标准的单径测量法。但评价 PD 时否定了新病灶和非靶病灶的价值，提出患者在未出现疾病快速进展时，判断患者疾病稳定，存在临床获益，药物耐受性良好，可继续应用 PD-1 抑制剂药治疗，即称为疾病进展后继续治疗（treatment beyond progression，TBP）。OAK 研究在应用阿特珠单抗治疗 168 例晚期非小细胞肺癌患者时发现，采用疾病进展后继续治疗，患者中 7% 靶病灶退缩、49% 患者靶病灶稳定，进展后中位 OS 为 12.7 个月；且患者耐受性、安全性良好。

上述标准的演变均是为了更准确地评价疗效来指导临床治疗，以往传统的疗效评价体系评价免疫治疗，通常由于没有明显的瘤体改变而误判为无效，致使提早变更治疗方案，影响疗效的准确评价。免疫治疗临床疗效出现较慢，且多表现为生活质量的提高及生存期的延长，这也恰恰是中医治疗肿瘤的特色，与中医的理念类似。所以可从中受到启发，探寻制定出体现中医治疗长久获益的中医肿瘤疗效评价标准。

四、西医对肿瘤的预防

（一）健康生活，远离癌症
1. 保持健康的生活方式
我们如果能保持健康的生活方式，就可以预防 40% 的癌症；如能再定期体检，就可以做到早发现、早治疗，争取良好的预后。

2. 保持良好的饮食习惯

（1）戒烟限酒。吸烟会使人暴露于大量有害化学物质中，这些化学物质会破坏人体DNA，导致基因和表观遗传改变，从而导致癌症的发生、发展。暴露于二手烟，也是成年人、不吸烟的人患肺癌的一个危险因素。因此，为降低患癌概率，就必须戒烟，戒烟还会降低其他许多疾病风险，包括心血管疾病、慢性阻塞性肺疾病等。除了戒烟，限酒也是预防癌症的关键。来自美国癌症研究协会（AACR）的数据显示，美国每年因饮酒导致超过75 000例新发癌症。

（2）合理膳食。AACR的数据显示，大约5%的新发癌症与饮食不健康相关。因此建议，在生命的每个阶段，都应遵循健康的饮食模式，包括吃富含全谷类、蔬菜、水果和豆类的膳食；限制快餐类食物和其他富含添加糖、饱和脂肪和钠的食物；限制食用红肉和其他加工肉类。

3. 适当运动锻炼

肥胖是引发肿瘤的因素之一。因此，超重人群需要每日进行一定时间的体育锻炼，以消耗身体内的多余脂肪，提升体质，降低患癌风险。且肿瘤的发生还与人体的免疫力有关，因此，即使是健康体重的人群，也要每日进行适量锻炼，以增强机体的抵抗力。

（二）预防肿瘤从儿童抓起

肿瘤预防应从儿童抓起。关于如何预防小儿癌肿，我国著名儿童肿瘤专家、上海医科大学儿科医院高解春教授认为：儿童肿瘤的预防与成人恶性肿瘤的预防有所不同，它更多地涉及父母的遗传因素，所以，保证父母的生理健康是儿童健康的基本保证。母亲怀孕期间应该注意避免接触不必要的有害物质，尤其是药物治疗、放射检查；保证必需氨基酸和维生素的摄入。这些措施对于儿童恶性肿瘤的预防具有重要意义。那么对于儿童自身呢？我国著名肝癌专家、中国工程院院士汤钊猷认为，一些发达国家通过改变饮食习惯、戒烟及提高乙肝疫苗覆盖率，患肿瘤的人数正在减少。所以，防癌的主要措施是改变生活方式。

孩子缺乏自我判断和自我保护的意识和能力，因此，儿童癌症的预防工作必须由家长来完成。日常生活中，应高度警惕儿童的一些不正常反应和症状，如果他们总说身体的某个部位疼痛，或身体的某个部位突然出血，或儿童忽然莫名地消瘦时，家长一定要及时带他们到医院检查。良好的饮食习惯与合理的饮食结构对防癌十分重要，所以要注意培养儿童不挑食、不偏食的习惯，多吃蔬菜、水果，以增强免疫力。注意不要给儿童买激素类的食品。帮助儿童建立科学的生活方式，平时注意生活规律，多参加体育锻炼，提高机体的免疫功能。

（高　原、李　楠）

第二章 中西医结合治疗肿瘤优势

恶性肿瘤是严重危害人民群众身体健康的一类疾病，近年来，癌症的死亡例数和发病例数正逐年上升，严重威胁人类的生命健康。2020年全球新发癌症例数约为1930万，全球癌症死亡人数约1000万。预计到2040年，全球新发癌症人数将达到2840万例。在我国，恶性肿瘤的发病率也呈上升趋势。研究表明，我国每分钟就有7人被确诊为恶性肿瘤，其危害不言而喻！虽然恶性肿瘤的治疗新药及手段不断更新，但是大部分恶性肿瘤的治疗仍然达不到理想效果。目前用于恶性肿瘤治疗的主要手段有手术、放疗、化疗和生物治疗，其他有效手段还包括内分泌治疗、中医中药治疗、热疗和射频消融治疗等。随着药物研发技术的进步和临床研究的推动，以分子靶向治疗、免疫治疗为代表的抗肿瘤治疗药物在临床治疗中不断取得突破。然而癌症的治疗仍然是医学亟待攻克的难关。我国每年花费在恶性肿瘤的医疗费达数千亿，恶性肿瘤对家庭、单位乃至社会的影响越来越值得关注。中医药是祖国传统文化的瑰宝，实践证明中医药在恶性肿瘤的预防及治疗方面有着独特的优势和特色。合理运用中医药养生知识，有利于肿瘤患者的康复。近年来，中西医结合在肿瘤治疗领域引起了越来越多的关注，成为重要的发展趋势。通过结合传统中医药的优势与现代医学的精准治疗手段，中西医结合为肿瘤患者提供了更全面、个体化的治疗方案，获得了医学界和患者的认可。

手术治疗是许多早、中期实体肿瘤最主要的有效治疗方法，约60%的实体瘤以手术作为主要治疗手段。放射治疗适应证宽、疗效较好，毋庸置疑，在肿瘤的治疗中有重要地位。此外，对治疗肿瘤急症如上腔静脉综合征、椎管内压迫、肿瘤直接侵犯或骨转移引起的剧烈疼痛等，放疗是疗效较好的治疗方法之一。作为3大治疗手段的成员，手术与放疗是控制局部肿瘤的有效、重要手段，但相对而言是全身性疾病的部分恶性肿瘤，如骨肉瘤等，除早期的局部治疗外，大多数需要与化疗结合进行综合治疗。随着对肿瘤本质认识的不断深入，又由于肿瘤局部治疗的局限性，肿瘤治疗的观念发生了明显的转向，在肿瘤的综合治疗中化疗具有重要地位。除单用化疗即可以治愈的肿瘤，在恶性肿瘤的术前化疗、术中化疗、术后辅助化疗，复发转移癌的姑息化疗中都可以看到化疗的身影，化疗也在临床实践中显示出良好的疗效。此外，对大多数恶性肿瘤而言，一开始就应看作是全身性疾病，如小细胞肺癌、绒毛膜上皮细胞癌、骨肉瘤等，大多数需要进行化疗。近些年生物免疫虽然正在逐步走向成熟，但目前尚不能撼动手术、化疗、放疗的地位。基因治疗作为常规治疗方法目前还有一定距离，主要的问题是基因导入的可控性及有效性，以及如何进行准确的疗效评价等都是制约其临床应用的瓶颈问题。

中医药在数千年的临床实践中积累了丰富的疾病诊疗经验，其中不乏肿瘤的治疗经验，可以为现代临床治疗提供重要的参考。中医药对肿瘤的防治可谓源远流长。在我国历代文献中对肿瘤的论述要比其他国家早1000多年，其观察之深，论述之详细，是古代任何一个国家都不能比拟的。中医药在肿瘤诊断方面，既继承了四诊的内容，而又采用了一系列先进的诊断方法。根据望、闻、问、切采集的资料，通过八纲辨证、脏腑辨证方法加以分析归纳，以辨别肿瘤的证型，这在肿瘤的诊断中十分重要，也是治疗的依据。对于某些无症状的肿瘤，现代中医也有了新的认识。例如，现在可以发现很早期的癌肿，小的癌肿或者微小癌肿，按照传统诊断，可能"无证可辨"。因此，需要对辨证体系有新的发展。又如，癌肿诊断，不仅需要知道诸如鳞癌、腺癌等名称，还要知道癌肿在脏器内的浸润程度、淋巴结转移和血道转移情况，这些情况对治疗和预后的判断都很重要。更要结合癌肿治疗中采用的手术、放射、化疗等众多方法进行进一步中医辨证。

在治疗上，现代中医也在继承传统的基础上有新的发展。目前各地治疗肿瘤主要有如下几种治法：①补气养血法。其作用机制主要是调节整体处于低下状态的各系统各组织的代谢，从而加强某些系统、器官组织的功能，增强抗癌能力。整个机体代谢的增强和改善相对抑制了癌细胞的增殖。有些药物则主要是通过调节机体免疫功能，如促进巨噬细胞的吞噬作用和促进淋巴细胞转化而实现抑制癌细胞生长。②滋肾养阴、填精补血法。据研究，这类药可延长抗体存在的时间，调节交感神经和内分泌的功能，使代谢亢进状态有所缓解，以保持内环境的稳定并可保护骨髓功能，增加血液的白细胞、血红蛋白和血小板。③养阴生津法。其主要是通过某些药物可延长抗体存在的时间，调节交感神经和内分泌的功能，使代谢亢进状态有所缓解、以保持内环境的稳定，及纠正因虚证所表现免疫功能缺陷，并能保护肾上腺皮质免受抑制。④温肾壮阳法。其主要是通过激活机体免疫系统，提高垂体－肾上腺皮质系统兴奋性，而对遏制肿瘤的发生、发展起作用。⑤健脾和胃法。本法具有调节肿瘤患者免疫功能的作用，以增强免疫监视能力为特点，能提高 T 淋巴细胞功能，提高 NK 细胞的括性，促进机体核酸、蛋白质、脂肪的合成代谢，调节细胞内环核苷酸水平，从而可提高机体识别异己、杀灭变异、抑制肿瘤的能力。⑥健脾益肾法。此类药主要是通过调节患者机体或肿瘤细胞的异常代谢，使其趋向正常而增强机体的抗癌能力，有些药物则是通过改善骨髓淋巴系统、脾脏等免疫器官的功能，提高机体的免疫行为，从而抑制肿瘤。

临床和实验研究业已证实，补虚扶正中药能预防肿瘤的发生和发展，具有：①改善症状，提高疗效，延长生存期。②减轻放、化疗毒副反应。③提高手术疗效。④治疗癌前病变。⑤提高机体免疫力。⑥促进骨髓造血功能。⑦抑癌抗癌作用。其作用原理为促进免疫功能、改善骨髓造血功能、提高内分泌的免疫功能、调节细胞内环磷酸腺苷 cAMP 含量及 cAMP/CGMP 的比值、双向调节作用、提高机体物质代谢、抑制肿瘤的浸润和转移等方面。

　　而祛邪抗癌法主要是通过对肿瘤细胞的直接抑制作用而起到抗肿瘤的目的，其中包括：①疏肝理气法。其机制主要在于本类药物大多对肿瘤细胞有抑制作用。一些药物可引起癌细胞向正常细胞转化、恢复接触抑制，命令肿瘤细胞恢复到正常细胞的生长状态。一些药还对消化道有兴奋作用，使肠肌蠕动加速，收缩加强，促进积气、粪便等代谢产物排出并能增加胆汁分泌及消化液分泌。从而使机体气机保持调畅，以达气血正常运行。②活血化瘀法。机制在于能减弱血小板凝聚性，使癌细胞不易在血液中停留、聚集、种植。有改善微循环，增加血管通透性，改善肿瘤部位的缺氧状态，抑制癌细胞的无氧酵解，并利于免疫淋巴细胞细胞毒到达肿瘤部位，以发挥抗癌作用。还降低血液中纤维蛋白原，提高纤维蛋白的溶解度，降低血液黏稠度，增加细胞表面电荷，加速细胞电泳，并且提高补体水平。另外此类药对肿瘤细胞有直接杀灭作用。③化痰祛湿法。祛湿化痰药，如半夏、天南星、贝母之类，在实验室也有抗瘤活性。④软坚散结法。实验表明，不少软坚散结药物，如夏枯草、牡蛎、海藻等有一定的抗肿瘤作用，其机制主要在于直接杀伤癌细胞。⑤清热解毒法。其机制主要是通过抑菌、对抗多种微生物毒素及其他毒素，而抑制炎性渗出、增生、从而控制或消除肿瘤及其周围的炎症和水肿。同时，清热解毒药具有较强抗瘤活性，并对荷癌机体有包括提高免疫功能在内的广泛的调节作用。⑥以毒攻毒法。有些药物是通过作用于癌细胞增殖周期，阻断相应的生化过程，而使癌细胞死亡或停止在增殖周期某一环节。

　　由此可见，肿瘤治疗有多种武器，每种武器都有独家必杀绝技，但亦存在各自的不足之处，在肿瘤治疗过程中常需要多学科综合治疗方案。对于肿瘤治疗来说，如果以中医为主，那么现代医学中与症状相关的治疗就被称为"扶"。生命支持、对症处理以及纠正水电解质和酸碱平衡等现代手段成为肿瘤的一种支持治疗手段。中医治疗的核心是如何利用中医手段来"控"制肿瘤。我们根据具有循证证据支持的各种方法，包括针灸、艾灸、中成药、静脉注射剂以及中药饮片等，进行科学应用，并对其已取得的循证证据进行不同类别的推荐。这样有助于我们正确选择和准确评估疗效。在控制之后，中医的治疗注重"护"理，包括医院护理和家庭护理，还包括心理和饮食方面的护理。中医讲究"大毒治病，十去其六；常毒治病，十去其七；小毒治病，十去其八；无毒治病，十去其九。"这意味着我们在治疗中避免过度治疗，以免伤及人体的正气，因为这符合中医的辨证观点。我们强调"打击"治疗，即有毒的治疗方法不要过度应用，以避免得不偿失。中医的治疗注重"治""养"和"护"三者的综合应用。在具体治疗控制的基础上，中医注重辨证八法，即汗、吐、下、和、温、清、消、补。这8种方法归纳起来，主要是针对寒温、阴阳虚实两大类问题。通过"虚则补之，实则泻之"的方法，也就是"补其不足，泻其有余"的方法，使身体恢复平衡。另外，中医强调利用人体自然的治愈力，应用"瓜肉果菜，食养尽之"来进行饮食养护，避免过度治疗。如果伤害了人体的正气，可能得不偿失。这反映了中医治疗的辨证观点，强调"治""养"和"护"三者的统一。中医治疗讲究"谨察阴阳所在而调之，以平为期"，通过利用人体自身的条件，达到新的平衡。看起来很玄妙，实际上道理也非常朴素。在治疗中，医者需要思考两个具体问题：一是辨证论治是中医的精华。中医注重"三因制宜"，即根据病情的不同表现，考虑到时间、地域和个体差异，治疗需要尽可能地个体化。然而，如果过分追求因病而变化，就可能无法准确把握总体情况。因此，中医另一个精华是因机证治，即抓住疾病的关键机制进行持续干预。正如《黄帝内经》所说的"谨守病机，各司所属"，要认真观察阴阳的变化，找到阴阳失衡的关键，使身体重新达到平衡状态。这就需要"守方"，也就是持之以恒。这一点对于中成药来说尤为重要，也是中成药取得疗效的关键。中成药相对而言更加注重抓住某种疾病或某个阶段的关键机制。以肿瘤为例，"毒生病络"大多数实体瘤都伴随着病态络脉的生成，病态络脉表现为脉络瘀阻或脉络亢盛。因此，医者需要使这种病态络脉重新恢复正常，这是中成药的关键手段。许多中成药，特别是含有虫类或动物药材的中成药，针对了核心病机或作用点。以安徽的华蟾素为例，它主要应用于肿瘤病络情况，即脉络亢盛，可以阻扰和抑制新生血管的生成。通过抓住这个核心病机，持续治疗某些表现为副血管的肿瘤可能会产生疗效。在《中国肿瘤整合诊治指南（CACA）》中，推荐在肝癌的系统治疗阶段使用华蟾素（华蟾素治疗中晚期肝癌有一定疗效，并且患者对其依从性、安全性和耐受性较好）。此外，它也适用于根治性治疗后的维持治疗阶段，用于治疗肝癌的适应证广泛，特别是对于肝癌稳定期患者的维持治疗。在《中国肿瘤整合诊治技术指南（CACA）－中医治疗》中，华蟾素片和注射液被推荐为控瘤类中成药，可用于肝癌手术切除后的辅助治疗。

大量的临床实践证明，中医药在治疗肿瘤方面具有独特的优势作用，可从以下几个方面实现中西结合治疗癌症：①用中医药调理癌前病变，有效预防肿瘤发生。②中医药与放、化疗结合，减轻毒副作用，增加机体承受能力及治疗敏感性。有效减少复发及转移。③中西医结合治疗能较好地延长患者生存期或带瘤生存期，提高生存质量。

总的来说，中医治疗肿瘤强调个体化治疗、辨证论治、因机证治以及治、养、护三者的统一。它利用人体自身的条件，通过恢复平衡的方式进行治疗。中成药在治疗中抓住疾病的关键机制或作用点，达到治疗的目的。这些指南为临床提供了规范化的参考，使中医治疗肿瘤更加科学和有效。

第一节 中医药与手术治疗

手术治疗是肿瘤治疗中最古老的方法之一，目前仍是某些肿瘤最有效的治疗方法。约60%的肿瘤以手术为主要的治疗手段，同时有90%的肿瘤运用手术作为诊断及分期的工具。手术治疗对大部分尚未有播散的肿瘤可以达到治愈效果，同时，亦可通过手术了解肿瘤的正确部位、有无淋巴结转移，以得到正确的分期。但手术亦有一定的缺点，如需同时切除一定的正常组织，术后亦有一定的后遗症及功能障碍。手术还存在一定的危险性，同时，肿瘤如果超越局部及区域淋巴结则手术不能达到治愈目的。数十年来，肿瘤的外科治疗在观念上有了很大的改变，手术作为单一治疗手段的时代已过去。

手术虽然是治疗肿瘤最有效的方法，能根治早期肿瘤。但手术往往给患者造成一定的损伤和并发症，影响疾病的预后。中国传统医学认为具有扶正益气等功效的中药对修复因手术引起的损伤、促进创口的愈合、减少手术的并发症和后遗症等均有非常好的疗效；而运用具有祛毒抗癌的中药，对术前控制病情，术后预防复发、转移等均有一定的疗效。

此外，对于防治手术后遗症，中药亦可发挥很好的功效，如孙桂芝教授善用虫类药物，通经活络，改善因手术引起的炎性粘连；郁仁存教授善用路路通配丝瓜络，治疗因乳腺癌术后，淋巴回流受阻所引起的上肢水肿；张代钊教授常以清热燥湿为法，重用金银花和黄连治疗头面部肿瘤术后，创口愈合不良，炎性渗出的病症，常有很好的疗效。

对于中医来说，手术向来被当成外治法的手段，手术疗法在中医学中亦占有重要地位。华佗因"麻沸散""刮骨疗伤"等闻名于世，可见中医手术曾一度领先世界。由于历史原因，近百年来中医外科手术的衰退与蓬勃发展的现代外科手术形成天渊之别，以至手术变成"西医"的标志而重新进入中国。甚至许多人认为手术"姓西不姓中"，这其实是一种误解。"以中医理论指导临床、以中医思维看待手术""祛邪为匡正、邪去更扶正"是中医中的手术观。其主要体现在以下几方面：

一、手术是中医治病救人的一种重要手段

中医手术历史悠久，早在原始社会，生活条件艰苦，人类创伤多，就用草药、树叶包扎伤口，拔出体内异物，压迫止血，这就是原始的中医外科治疗方法。春秋时期《山海经·东山经》中记载了最早的外科手术器械——砭针，是当时切开排脓的有效工具。《周礼》中外科医生被称为"疡医"，主治疮疡、痈肿和跌打损伤等多种外科疾病，手术成为内科与外科的重要区别之一。《黄帝内经》中最早记载了脱疽的手术治疗"发于足趾，名曰脱疽，其状赤黑，死不治；不赤黑，不死。不衰，急斩之，不则死矣。"《五十二病方》中提出了腹股沟症的外科手术疗法。隋唐时期中医外科手术达到很高的水平，《诸病源候论》中指出："夫金疮肠断者……肠两头见者，可速续之。先以针缕如法，连续断肠，便取鸡血涂其际，勿令气泄，即推内之。"并强调肠吻合术后"当作研米粥饮之二十余日，稍作强糜食之，百日后乃可进饭耳。"这些资料较真实地保留了隋代肠吻合术、大网膜血管结扎术、大网膜坏死切除术等手术方法和步骤。明清时期的医家陈实功与王肯堂所实施的气管、食管缝合术是世界上该种术式的最早记录。清代顾世澄在《疡医大全》中详细记载了唇裂修补、女性先天性阴道闭锁、耳鼻再植等手术。

古代经典不仅在外科手术的术式上论述较多，而且对于现代外科学中强调的麻醉止血、消毒等问题也有较多论述。《三国志·华佗传》中记载的麻沸散就是麻醉学的初始，到了元代，危亦林的《世医得效方》中则详细论述了麻醉药量与麻醉深度之间的关系，通过这些我们可以推知。彼时中国的麻醉学都处于当时世界的领先水平。外科止血自原始的树叶、草根到明代烧烙止血，以及陈实功强调的综合止血。王肯堂非常注重预防感染，他提出"洗疮药

须用文武火煎十数沸，洗疮时勿以手触嫩肉，亦不可气吹之，应避风"。

同一时期，外科手术器械也逐步发展起来。从古老的石刀切开，发展到明清时期大匕、中匕、小匕、柳叶刀、过肛筒、弯刀乌龙针等，适用于人体各个部位。手术治疗范围也逐渐扩大。可见，中医手术治疗学的历史非常悠久，而且不断发展、不断完善。但到了清代，由于"理学"思潮影响临床医学，"取类比象""司外揣内"的思维定势盛极一时，手术、解剖等技术被视为"不穷天理，不明人伦，不讲圣言，不通世故"的旁门左道，外科技术发展受到空前制约。近百余年，现代医学在解剖学领先基础上，解决消毒、麻醉、止血3大难题，外科手术取得了突飞猛进的发展，而我国中医外科在清政府闭关锁国、妄自尊大的影响下被视为"妖术"，使其发展渐渐落后于西方。

故而，手术是千百年来中医治病救人的重要手段，只因特定历史时期的封闭国策影响而落后罢了，手术是既"姓西又姓中"的。

二、手术是在中医整体观念指导下的一种局部治疗手段，是外治技术的进步

中医十分讲究"整体观念"，整体与局部相结合是中医外科的重要特色。中医外科历来讲究局部辨证与整体辨证相结合，如脓、痒、痛、麻木的辨证。循内科之理以治外科之病，乃是外科的基础，而直接作用于患处的外治法又为外科所独有。局部与整体相结合的中医外科独特辨证体系决定了中医外科治法必须内治与外治相结合。一般来说，轻浅小疾，单用外治即可痊愈，而重大疾病则需中西医结合、内外治并举。

现代手术技术的飞速发展为传统中医外科的外治法拓展了空间，而在整体观念指导下，当考虑为患者实施手术时，必须充分权衡手术带给病人的效益与风险。手术的目的是治病救人，为了患者的健康，不能为手术而手术。对于中医而言，手术并不是唯一治疗手段，也不是一成不变的。如针对重症急性胰腺炎的治疗，就有行之有效的综合治疗方案，其中最核心的治疗理念源自《伤寒论》结胸证，采用"邪气盛，要避其锋芒"的战术，以甘遂末泄水、大承气汤灌肠，让患者度过急性发作期，明显降低了死亡率。这一治病思想在肿瘤中医外科治疗方面亦有体现。

将手术看作中医外治法的一种，这一概念最好的体现，就在于"手术时机"的选择上。中医外科古称为"疡医"，其最突出的就是疮疡的处理，脓成方可切开，脓未成切开则无益于身体健康。因此，手术时机的选择也是十分重要的。手术时机，即指对机体实施手术时可以达到最佳治疗效果，而机体又能耐受的一个阶段，即手术利大于弊的时候。坚持中医整体观念，合理选择手术时机才能提高手术效果。

三、手术是中医扶正祛邪的一种手段，以"祛邪为匡正、祛邪不伤正"为原则

正邪相争，邪强则必伤正，只有邪去方可正安，采用局部手术来祛除对人体有害的组织器官，从而保持整体脏腑经络的正常功能，正是中医千百年来重要的扶正祛邪手段，也是中

医手术唯一与西医的不同之处。例如各种实体瘤的切除、脓肿的切开引流、局部病变如阑尾、胆囊切除等，手术可去除病灶，减少机体的损害，起到客观确切的"祛邪"作用；清创缝合能停止气血外泄，又防止外邪从伤口入侵，起卫外固本的作用；肠粘连松解术、肠道肿瘤的切除术、胆道结石的取出术起行气疏通的作用；消化道大出血、腹腔脏器破裂出血等手术抢救起回阳救逆的作用等，均可被认为是"扶正"。

然而，手术同时是一把双刃剑，可切除坏死组织，也可给正常组织带来损伤，任何手术都伴随着耗伤气血，形成气滞血瘀，同时也是对身体的一个重要打击因素。历史上许多中医外科专家都是十分重视这一点，采取手术时更讲究爱护机体组织。明代陈实功，不断改良手术工具和器械，以尽可能减少组织损伤。重视解剖、改良工具、爱护组织是外科手术成功的3要素，"祛邪不伤正"是古今众多医者的追求。对于西医手术，以乳腺癌为例，早期主张切除范围越大越好，从根治术到扩大根治术，而到目前，经过临床多年的艰难探索，则多采用改良根治术、保乳手术。而这一点是通过无数临床实验被证实的，保护正常组织的重要性。可见，传统理念与现代治疗方法是相吻合的，现代医学手术的发展历程是从腔外手术到腔内手术，从破坏性手术到再造性手术，从扩大手术到微创手术，这正是向中医"祛邪以救本，祛腐不伤新，祛邪不伤正"这种观念的回归。正是在这种中医理论的指导下，输尿管镜、腹腔镜、胆道镜、多功能手术解剖器（刮吸刀）等微创器械能够在外科大范围使用并取得良好效果。

四、中医重视"以人为本"，突出"个体化"治疗

中医十分重视"手术"的个体差异，辩证地看待手术，随着时代变化和科学发展，手术不是绝对的或一成不变的。对待手术，中医更强调个体化治疗，防止一把刀主义，更不要用我们对现代医学的有限认知，来轻易武断人体的无限性。比如胆囊结石并非一概行胆囊切除术，也可单纯胆囊切开取石，也可不予手术，需要因人而异。据文献报道切除胆囊并非没有后遗症，胆囊切除术后结肠癌的发病率会增加。而另一方面，中西医结合治疗急腹症的成功，把急诊手术变成了择期手术，把一些需要手术治疗的病人变成了非手术治疗。这一系列"变"的过程，充分体现了中医"因人而异"，体现了现代医学的最高境界——"个体化治疗"。

来中医院就诊的外科病人多数对手术心存顾忌，开展外科手术治疗时，必须坚持"以人为本"，充分沟通，既要强调手术的必要性，也要防止过分夸大手术效果，高度尊重病人的手术意愿，可做可不做的手术坚决不做，可做小的手术则坚决不做大的，这是保证中医院外科手术成功的前提。我们不仅治人的病，更治患病的人，注重"以人为本"的理念让我们的临床思维不再局限于"为了手术而手术"。使我们提供给患者的治疗方案更具人性化、个性化。这也是"因人制宜"理念的实际运用。

五、从中医"治病求本"观念出发，发挥中医外科优势"邪去更扶正"

手术是治本还是治标呢？中医认为，无论是小手术还是肿瘤根治性手术，都是治标，所

谓肿瘤的根治性手术也不是根治，因为往往不能消除病人的致癌因素。中医治病强调"无病先防，已病防变，瘥后防复"的治未病思想，手术只是疾病发展到某一阶段的特定治疗手段，手术结束往往才是治疗的开始。所以围手术期治疗，是中医治病的本义，也是最能体现中医特色的环节。

术前通过中医调节让患者以最好状态迎接手术，特别是通过调节情志，消除患者术前恐惧方面，中医发挥了很大作用。术后讲究"实则泻之，虚则补之"，积极应用中医药提高机体免疫力，减少围术期并发症。此外，还应特别注意术后常见症状的中医治疗。对于发热、咳嗽、呃逆、呕吐、便结、失眠、虚汗、焦虑、狂躁、纳差等术后常见症状，中医治疗有独特优势，又与内科治法不尽相同。例如术后发热以虚、瘀、痰、毒为病机特点，分型论治能取得满意疗效。"阴平阳秘，精神乃治"，以手术为主要治疗手段的外科术后患者同样需要实现人体气血阴阳的平衡，五脏六腑的调和。以"衡"为度，以"运"为法，以"和"为常正是我们临床治疗的理念。通过中药口服、灌肠、外熨、沐足及针灸等各种传统疗法在临床的应用，许多患者的术后生活质量提升，其中中药的天然取材性和肯定疗效，减少了人们在临床工作中对化学合成药物的依赖，降低了以抗生素为代表的各类西药的使用比例，也降低了患者的住院成本，减少了经济压力，得到社会认可。围绕术前、术中、术后，着眼治病、防病，多角度、多靶向，整体辨证与个体论治相结合构成了外科中医药使用的特点。

第二节　中医药与放疗

随着核医学的发展，放射治疗成为肿瘤综合治疗的重要手段，大约 70% 的恶性肿瘤患者需要接受放射治疗。虽然放射治疗技术在不断提高，但无论靶点如何优化，在杀死肿瘤组织的同时，射线易损伤周围的组织和器官，破坏免疫功能，造成骨髓抑制等放射性损伤。放射性损伤是肿瘤患者放射治疗后的常见并发症，不仅影响患者的生活质量，在一定程度上限制了放疗的剂量与疗程，更制约了放射治疗的完成率。部分患者由于不能耐受而被迫停止放疗，严重影响其疗效，同时，降低了患者的生活质量。

对于放射性损伤的治疗，目前多采用激素、抗生素、生物制剂等方法，有一定副作用且效果不理想，尽管立体定向放射治疗技术日趋成熟，但对多发病灶的肿瘤患者，放疗仍是肿瘤综合治疗的重要手段。放疗通过高能射线对瘤细胞起杀灭作用，其性似火，故经放疗后的患者常出现口干舌燥、低热等症状，证属热盛伤津。因而，如何有效地预防和治疗放射性损伤，提高放疗完成率，减轻射线对正常组织的损伤成为临床研究的热点。

中医的诊疗理念认为：中药的清热解毒、益气生津等功效，能有效缓解因放疗带来的热毒反应。诸多中医肿瘤治疗方面的著作中都提出了肿瘤细胞内含有乏氧细胞，能明显降低放射线对肿瘤细胞的敏感性，中药活血化瘀药能改善微循环，增加血流量对放疗有增敏作用。中药复方具有缓解肿瘤患者临床症状、改善实验室指标、提高生活质量、延长生存期、减少复发等作用。近年来，关于中医药在防治肿瘤放疗后放射性损伤方面的独特优势也受到人们越来越多的关注。

一、放射性损伤的病因

放射治疗是使用高能射线的电离辐射杀死癌细胞来治疗肿瘤的方法，X线、γ射线和带电粒子如电子、质子和重离子等都是常见的辐射类型。放射性损伤的程度与病程的长短、放射的剂量、放射的面积等有关。放射性损伤可分为早期急性放射性反应和晚期迟发性放射性反应。早期反应多在治疗期间或治疗结束后短时间内发生，表现为局部炎症性反应，部分可自行缓解；晚期反应可潜伏数月甚至多年，表现为血管结缔组织损伤、脏器组织纤维化等，并随时间延长而逐渐加重，影响患者的整个生命过程。不同器官、组织部位进行照射会出现相应的放射性反应。根据放射损伤的临床表现及致病特点，结合中医的"瘀热"学说，电离辐射可归属于中医"火毒"之邪，其为外来之邪，但又与外感"六淫""疫毒"之邪不同，主要是X线、γ射线引起的电离辐射，临床传变一般不循"卫、气、营、血"及"三焦"传变规律，而是直中脏腑、血络。

二、放射性损伤之病机

（一）火（热）毒邪，深蕴营血，充斥三焦

放射线属于中医火（热）毒邪，其侵犯机体，深蕴营血，充斥三焦，使三焦枢机不利，损伤脏腑经络。《重订通俗伤寒论》云："火盛必有毒。"火、热、毒互为因果，合而致病。火为阳邪，其性炎上，火（热）毒邪亦可弥漫攻窜头面。放射治疗按区域按部位照射的特点，致局部脏器出现放射性辐射损伤，表现为：上焦口干咽燥；中焦咳嗽痰黏、胸骨灼痛；下焦大便溏数、小便频急等。火热毒邪充斥三焦，三焦枢机不利，气机郁结化火，可加重体内火热之象，火热之邪灼伤人体阴液，日久耗伤人体正气，出现气阴亏虚表现。临床应分清患者的体质差异、放疗部位、病变阶段，辨识放疗毒邪从化的趋势，以纠正机体寒热温凉偏颇、调补脏腑气血阴阳虚损，分阶段辨证治疗放射性损伤。

（二）癌毒内蕴，瘀热相搏，气阴两伤

癌毒是肿瘤患者体内产生的特殊病理因素，放射性损伤是在癌病基础上于放疗后的再发疾病。肿瘤患者表现为全身虚损、局部属实的证候，易产生外周循环功能障碍，凝血机制被激活，血小板活化，抗凝血功能减弱导致血液处于高凝状态。此时患者进行放射治疗，大量放射线从外而入侵犯人体，癌毒与火毒两种病理因素相互搏结，胶合为一种特殊的复合病理因素，导致瘀热相搏证。肿瘤患者素体正虚，放射线之火热毒邪侵袭人体，燔灼阴津，阴津亏损，气随津脱；局部多次放疗可能导致热毒内伏，损伤人体正气，真阴亏耗，进一步降低机体御邪能力，故放射治疗后机体多呈现气阴两虚的状态。

（三）"从化"理论与放射性损伤

"从化"理论源自《黄帝内经》，如《素问·逆调论篇》云："人有四支热，逢风寒如炙如火

者，何也？岐伯曰：是人者阴气虚，阳气盛，四支者，阳也。"即指机体感受风寒之邪，但由于受邪之人素体阴虚阳盛，又遇邪侵部位的性质属阳，故风寒之邪从阳化热。《伤寒论》将"从化"的思想贯穿六经辨证始末，认为病情始终随病邪侵及的脏腑经络属性而变化发展。并从脏腑经络辨证的角度，阐释了病邪"从化"的发展转归及预后规律，此时邪传阳明，入里化热，阳热亢盛，提示外感疾病已经进入邪热最盛的极期阶段。到了清代，吴谦所著《医宗金鉴》又进一步明确了"从化"的概念，指出"人感受邪气虽一，因其形藏不同，或从寒化，或从热化，或从虚化，或从实化"。说明了人体形质厚薄不一，脏腑虚实刚柔有别，病邪侵入人体后，可随人体体质和脏腑功能属性而发生化寒、化热、化虚、化实的改变。

毒邪具有明显的"从化性"，毒邪侵犯机体后，以体质为根据，受侵袭部位周围环境状态的影响而发生"从化"。放疗毒邪侵入机体后，"从化"为与人体体质和受邪部位属性相一致的各类毒邪，或从阳化为"热毒""燥毒""风毒"，或从阴化为"痰毒""瘀毒"。从而导致放射性损伤的病变发展、证候表现、转归预后各不相同。

1. 体质"从化"探讨放射性损伤

体质亦是毒邪发生从化的主要原因。《伤寒广要》云："假令素有寒者，多变阴毒也，素有热者，多变阳毒也。"体质虚弱或偏寒者，毒邪致病多表现为虚证、寒证、阴证，体质壮实或偏热者，毒邪致病多表现为实证、热证、阳证。对于阴虚质等体质偏热偏火、偏盛偏动者，由于多阳少阴，阳化太过，放疗毒邪易阳化伤阴，生为"热毒""燥毒"等阳毒；对于阳虚质、痰湿质、血瘀质等体质偏寒偏湿、偏衰偏静者，由于多阴少阳，阳化不足，放疗毒邪易阴化成形，生为"痰毒""瘀毒"等阴毒。根据患者体质特征，掌握放疗毒邪的从化趋势以辨证施治，是因人制宜、以人为本的集中体现。

2. 病位"从化"探讨放射性损伤

受邪部位属性是毒邪从化的重要影响因素。《景岳全书》言："在脏在骨者多阴毒，在腑在肤者多阳毒。""阳者，卫外而为固也"，阳主外运，阳气（卫气、脏腑阳气）敷布于表浅的体表、经络、脏腑，固密于外，以抗御外邪；当放疗毒邪侵袭阳气固密的表浅病位，正邪斗争剧烈，毒邪多从阳化热，变生"热毒""燥毒""风毒"等阳毒，甚或伤阴。"阴者，藏精而起亟也"，阴主内守，阴精（精血津液）藏守于内里的脏腑经络，化生精气，以供养全身；当放疗毒邪侵袭阴精固守的内里病位，精血津液运化失常，毒邪多从阴化成形，变生"痰毒""瘀毒"等有形实邪。根据患者受邪部位属性，明辨放疗毒邪的从化路径，是临床精准辨证的重要条件。

三、防治要点

（一）防治结合，以防为主

放射性损伤致病具有灼伤性、迟发性、损络性、伤阴性、耗气性、缠绵性等致病特点。放射性损伤迟发性的特点，是指损伤可在放疗结束后数月甚至数年后出现，并随时间延长而逐渐加重，可损伤血管，使脏器组织出现纤维化等，一旦发生往往不可逆转。放射性损伤的迟发性让我们意识到防重于治，防治结合，方能降低放射损伤的发生率。《素问·四气调神大论》指出："是故圣人不治已病治未病，不治已乱治未乱，此之谓也。"中医药预防放射性损伤完全符合中医"治未病"的防治原则。"治未病"思想主要包括未病先防、既病防变、病后防复。"未病先防"是指在疾病发生之前采取积极的措施防止其发生。对接受放疗的病人同时采用中药干预治疗，通过中药益气养阴、优化体质、调节脏腑功能，能够有效降低放射性损伤的发生率，临证可以沙参麦冬汤加减。"既病防变"是指在疾病发生以后干预病变的发展趋势，阻止其恶化。当患者出现急性放射性损伤时，中药干预可防止或延缓慢性放射性损伤的发生，此阶段治以凉血散瘀、清热解毒为主。"病后防复"是指针对放射性损伤缠绵性的特征，于放疗结束后或放射性损伤治疗缓解后应继续采用中药扶助正气、顾护脾胃，同时佐以抗癌解毒，以防止病情反复。

（二）防治原则，虚实兼顾

1. 凉血散瘀，益气养阴

放疗射线属于中医"火热毒邪"，其致病特点与外感六淫、疫毒之邪不同，不遵循六淫热邪循经传变的特点，不按卫、气、营、血或六经传变，侵犯人体后直中脏腑、血络，直入营血，损伤人体阴液，耗伤正气，病势较重。患者临床表现除射线照射部位出现皮肤颜色发红、皮温升高、色素沉着甚至皮肤破溃等局部症状外，还可表现为神疲乏力、口干、口渴、口疮、吞咽灼痛、咳嗽痰黏、大便溏数、尿频急、舌质暗有瘀斑等全身症状。

叶天士《温热论》提出："入血就恐耗血动血，直须凉血散血。"热邪侵入营分不解，进一步侵入血分，导致血液被热邪耗伤，津血同源，继而阴津耗伤，加之热毒煎灼营血，导致血液浓稠，血液黏滞，运行不畅，容易形成瘀血，此时治疗"直须凉血散血"，即果断采用凉血散瘀法。通过凉血，可以清解血分之火热，使其不至于煎熬成瘀；通过散瘀，可使热毒失去依附，不致与瘀血胶结而难解难清。同时也要注意养阴生津益气，热毒在内还需清热解毒。益气以扶正气御邪，养阴以助津液化生，凉血以防热毒伤络，散瘀以阻病邪传变。临证常选四君子汤合犀角地黄汤、沙参麦冬汤化裁。

2. 消癌解毒

贯穿始终"癌毒"是导致肿瘤发生、发展的一种特殊的毒邪，是在肿瘤发病过程中体内产生的一种特殊性的复合病理因素，是肿瘤发生、发展的关键。恶性肿瘤患者放疗后，体内的癌毒与外来放射线的火毒互相兼夹融合，形成新的复合毒邪，放射性损伤是在癌病基础上放疗后的再发疾病，因此在治疗上不可忽视癌毒的存在。临证既要清三焦火热之毒邪，又要针对不同脏器的恶性肿瘤采用理气解郁、化痰散结、软坚止痛等方法，以祛除体内癌毒之邪，二者贯穿始终，不可割裂。

（三）分部辨治，执简驭繁

放射治疗根据照射部位不同表现出不同的不良反应，临证可按上、中、下 3 部分分部辨治，上部主要为头颈部肿瘤、中部为胸部肿瘤、下部为腹盆腔肿瘤。

1. 上部

上部（头颈部）肿瘤多为鼻咽癌、口咽癌、牙龈癌等，病理类型多为鳞癌，放射治疗为主要手段，放疗后最容易发生放射性口腔黏膜炎、放射性唾液腺损伤、放射性皮肤损伤等，临床表现为颅脑水肿、颅内压增高、急慢性脑损伤、眩晕、呕吐、口腔黏膜炎、口干、颌骨坏死等。治疗在凉血散瘀、益气养阴的同时，注重清咽利喉、祛风化痰。

头位高气清，为诸阳之首，放疗毒邪侵犯脑窍，从其易受风扰之性化为"风毒"而攻之，形成放射性脑损伤。"风毒"多为毒邪从化于木气旺盛或易受风扰的阳位之腑。"风毒"致病，首扰髓海，清窍失灵，可见头晕头痛、视物模糊、恶心呕吐等症状；此时，血脑屏障受损，出现脑水肿、颅内压升高、神经功能一过性受损；治疗以平肝息风、醒脑开窍为主。若迁延日久，毒损脑络，髓海空虚，神明失养，可见记忆力下降、注意力减退、迟钝、痴呆等症状；此时，最具特征的病理表现为灰白质交界处嗜酸性细胞和纤维素渗出；治疗应以补肾填精、养元生髓为主。

对于放射性皮肤损伤而言，肺外合皮毛，放射性皮肤损伤亦可从"燥毒"论治，基本病机为"燥毒"伤阴，热盛肉腐。放射性皮肤损伤初期，"燥毒"侵入肌表，耗伤津液，肌肤失于濡养，出现皮肤增厚、干燥、瘙痒、脱屑；此时，放射线损伤基底层细胞，新细胞的更新快于旧细胞的脱落；治疗应以润燥生津解毒为主。放射性皮肤损伤中期，"燥毒"由肌表入里，耗血动血，出现红斑、肿胀、溃烂、出血；此时，毛细血管扩张、通透性增加，大量炎细胞浸润；治疗应以清热凉血解毒为主。放射性皮肤损伤后期，营血亏耗，伤及正气，表现为疮面塌陷、难以愈合、肌肤失荣；此时，真皮成纤维细胞受损，胶原纤维生成不足；治疗应以祛腐生肌、气血双补为主。

2. 中部

中部（胸部）肿瘤多为肺癌、食管癌、乳腺癌、胸腺瘤及纵隔肿瘤等，放疗后常见放射性肺损伤、放射性食管损伤、放射性心包损伤、放射性气管损伤等，临床表现为咳嗽、咳痰、胸痛、呼吸困难等。治疗在凉血散瘀、益气养阴的同时，注重清肺化痰、和胃护络。

放射性食管损伤的基本病机为痰毒阻遏气机，气郁化火，耗伤阴液。"痰毒"秽浊黏滞，胶着难愈，阻遏气机，为毒邪从化于易受湿困的脏腑或久积而成的痰浊。食管以通降为顺，传化饮食水谷至中焦，放疗毒邪侵袭易从化为"痰毒"。放射性食管损伤初期，痰毒侵袭食管，气机受阻，郁而化火，临床可见胸骨后灼烧感、呕吐痰涎、吞咽困难等；此时，食管上皮细胞受损，内镜下可观察到黏膜充血、水肿、溃疡；治疗以化痰解毒、理气和胃为主。若病程迁延，气机不畅日久，"气有余便是火"，耗伤阴液，食管濡养功能受损，临床可见进食梗阻难下、胸膈疼痛、呛咳等症状；此时，食管组织纤维化，黏膜萎缩，管壁僵硬；治疗应以清热养阴、化痰生津为主。

"瘀毒"具有阻滞血运、损伤脉络的特点，为毒邪从化于血脉错综的脏腑或蕴结日久而成的瘀血。《素问·痿论篇》云："心主身之血脉。"心主藏守一身之血而不外泄，放疗毒邪侵袭易阴化成形为"瘀毒"，故其核心病机为心脉瘀阻。放射性心脏损伤初期，心脏推动血液在脉管内运行的功能受损，气滞心胸，临床可见胸闷、气短、呼吸困难；此时，炎性细胞浸润损伤内皮细胞，纤维渗出；治疗应以理气活血、化瘀解毒为主。若病程迁延，瘀毒伤及心脉，脉为血之府，瘀血迟滞脉中或溢于脉外，阻滞脉道，聚而不散，出现心悸、胸痛、口唇紫黯等症状；此时，病理表现为血管壁增厚，成纤维细胞增殖，加重管腔狭窄；治疗应以活血化瘀、通络解毒为主。

放射性肺损伤的基本病机为燥毒伤阴、痰热瘀结。放射性肺损伤初期，肺叶不耐"燥毒"攻伐，肃降失司，又失于濡养，肺燥津伤，表现为刺激性干咳、咳痰不爽、口渴咽干、低热等症状；此时，病理表现为肺泡表面活性物质减少，毛细血管通透性增加；治疗应以清燥润肺、养阴生津为主。若"燥毒"侵袭日久，损伤肺络，瘀阻不通，血不归经，又因肺为贮痰之器，痰热瘀结，表现为咳痰带血、胸闷刺痛、口唇发绀等症状；此时，炎症逐渐吸收、消散，病理表现为毛细血管闭塞、胶原纤维沉积、肺泡间隔增厚；治疗时应兼以清热化痰、活血通络。

3. 下部

下部（腹盆腔）肿瘤多为结直肠癌、宫颈癌、子宫内膜癌、膀胱癌、前列腺癌等，放疗后易出现放射性肠炎、放射性膀胱炎等，临床表现为大便性状改变、腹痛、腹泻、肠穿孔等。

对于放射性肠损伤而言，肠为阳腑，隶属多气多血之阳明经，放疗毒邪客犯则易从阳化为"热毒"。放射性肠损伤初期，热毒燔灼，迫津外泄于肠腔而为湿，蕴生湿热，可见腹泻、便黏液、里急后重；此时，热毒主要伤及黏膜层，上皮细胞增生异常，毛细血管发生充血、水肿，炎性细胞浸润；治疗应以泻火解毒、清热燥湿为主。若病程迁延，热毒灼络，肠络受灼，迫血妄行，血溢脉外，热盛肉腐而成痈脓，可见腹痛、肛门灼热、便赤白脓血等症状；此时，热毒主要伤及黏膜下层，小血管壁肿胀、闭塞，造成闭塞性脉管炎，引起肠壁缺血坏死、黏膜糜烂；治疗应以清肠止血、凉血解毒为主。

对于放射性膀胱损伤而言，膀胱隶属于太阳经，秉承元阳之气，放疗毒邪客犯易从阳化为"热毒"。放射性膀胱损伤的基本病机为湿热毒蕴膀胱，灼伤血络，气化失常。"膀胱者，州都之官，津液藏焉"，热毒客于膀胱，湿热相搏，水热互结，灼伤血络，可见尿中带血、溲赤热痛等症状；此时，固有层发生急性炎症反应，表现为移行上皮细胞脱落、黏膜溃疡；治疗应以清热通淋、凉血止血为主。若病程迁延，膀胱脉络受损，气化失司，肾失开阖，可见小便频急、排尿不畅等症状；此时病变主要为膀胱壁纤维化，移行上皮细胞退行性变；治疗应以补益肾气为主。

（四）分期论治，灵活辨证

放射性损伤的程度与病程的长短、放射的剂量、放射的面积有关。早期出现急性放射性损伤（多发生于放射治疗期间或治疗结束后 3 个月），此时患者承受的放射剂量较小，火热毒邪相对较轻，患者多表现为黏膜炎性反应，如：急性放射性口腔黏膜损伤，可出现口干明显、口腔黏膜红肿、分泌物多；急性放射性肺损伤，可出现咳嗽、咳痰；急性放射性肠损伤，可出现大便性状的改变，如腹泻等。此时通过中医益气养阴、扶助正气等法进行干预，可以有效缓解症状或者达到治愈。晚期出现慢性放射性损伤（多发生于放射治疗后数月或者数年），此时蓄积在体内的火热毒邪进一步发展，出现黏膜、管壁的慢性缺血和纤维化改变，此时损伤具有不可逆性，如：慢性口腔黏膜损伤出现腮腺萎缩，慢性放射性肺损伤出现肺纤维化，慢性放射性肠损伤出现肠坏死，等等。此时治疗重在凉血散瘀，兼顾益气养阴，防止病情的进一步加重。

（五）循经用药，提高疗效

归经是指药物对于机体某部分的选择性作用，即某药对某些脏腑经络有特殊的亲和作用，因而对这些部位的病变起着主要或特殊的治疗作用。清·徐大椿《医学源流论·治病不必分经络脏腑论》云："不知经络而用药，其失也泛。"意为尽管药物作用相同，但归经不一样，那么对机体的作用也不一样，如不分清，用药不准确，则大大影响疗效。因此，在治疗放射性损伤过程中要注意辨明受损脏腑和病位之不同，配伍时当引经药以提高疗效。如头颈部的鼻咽癌放疗后可选用白芷、石上柏；胸部的肺癌放疗后可选用白英、白毛夏枯草；胸部的食管癌放疗后可选用石打穿、肿节风；腹盆腔的结直肠癌放疗后可选用藤梨根、椿根皮；宫颈癌、子宫内膜癌放疗后可选用龙葵、冬葵子。

（六）扶正固本，调节平衡

《素问·刺法论》曰："正气存内，邪不可干，邪之所凑，其气必虚。"正气亏虚，脏腑功能失调，气滞血瘀，湿浊内蕴，痰结毒聚，积渐生变，酿生癌毒，终致肿瘤发生。《医宗必读》云："积之成者，正气不足，而后邪气踞之。"肿瘤患者以正虚为先，继而因多种因素生成癌毒，癌毒的生成，必然耗伤气血阴阳，进一步加重正虚。肿瘤对人体正气的损伤是明显的，《脾胃论·脾胃胜衰论》云："百病皆由脾胃衰而生也。"脾为后天之本，气血生化之源，脾主运化，输送水谷精微和营养物质，若脾之运化功能正常则气血充足，正气得固。若脾胃虚弱，脾失健运，不能运化水谷精微，气血来源不充，则脏腑失于濡养。扶正固本十分重要，但亦需根据患者正气损伤的不同而定，其中顾护脾胃为核心，调畅情志是关键，调节平衡，以平为期。临证常用四君子汤益气健脾、顾护脾胃。六神曲是常用曲类中药的一种，味甘，性温，归脾、胃经，具有健脾和胃作用，研究表明焦六神曲对肠道致病菌及常见致病菌有抗菌作用。肿瘤患者大都心理压力较大，常出现抑郁、焦虑、悲观等不良情绪，不仅影响生活质量，还影响治疗效果，故将患者从负面的心理情绪中解脱出来十分必要。临证可选用合欢花，辛而不燥，主归心、肝经，具有解郁安神、理气开胃的功效，临证多用于治疗心神不宁、忧郁失眠、烦躁易怒等。

四、结语

放射治疗是肿瘤综合治疗的重要手段，放射性损伤发病急骤、病势重笃、病证变化多端，是限制其发展的主要瓶颈。近年来不少学者就中医药防治放射损伤开展了相关的研究，发现中药具有良好的抗辐射作用。"瘀热"和"从化"病机理论运用于防治肿瘤患者放射损伤中，同时结合"治未病"理论，提倡早期干预，预防为主，防治结合，以期提高患者放疗完成率，减毒增效，延长患者生存期，提高生存质量。

第三节　中医药与化疗

手术切除治疗恶性肿瘤虽具有良好的治疗效果，但其对机体的损害较大，且部分病情已发展至中晚期的患者无法采用手术治疗，再加上术后易复发的问题，治疗局限性较大，因此化疗仍是目前用于治疗恶性肿瘤的首选方法之一，在肿瘤的治疗过程中发挥着无可替代的重要作用。

化疗是肿瘤综合治疗的重要措施，亦是肿瘤整个综合治疗过程为时最长的治疗手段，化疗药物虽然有较强的杀瘤作用，但其有效性和毒副作用犹如一把双刃剑，部分化疗药物在杀灭肿瘤细胞的同时，对周边正常组织也造成了损伤，给机体带来如消化道刺激、骨髓抑制、心、肝、肾功能损害等副作用，导致患者治疗期间发生恶心、呕吐等不良反应，一定程度上影响了整体治疗效果。因此，在对恶性肿瘤患者开展化疗治疗期间，临床还需联合其他药物辅助治疗，以减少化疗药物带来的不良反应。而中医药在癌症防治和减轻化疗毒副作用方面的价值已得到广泛认可。中医认为肿瘤的发生与气滞、痰凝、热毒等有关，中药善于扶正培本，提高机体免疫力，对化疗起增效作用，具有作用广泛、多靶点等优势。中国作为中医药应用最广泛的国家，中医药治疗恶性肿瘤的优势、理念及方法是当代临床研究的重点，中医药标本兼治，具有调和阴阳的作用，可在一定程度上缓解肿瘤患者化疗后出现的不良反应。

一、恶性肿瘤化疗与中医药治疗

（一）恶性肿瘤的化学治疗

肿瘤化学治疗是化学药物治疗的简称，是指选用某些化疗药物经静脉滴注、口服、肌内注射等方式，使机体内癌细胞增殖受到抑制或被杀灭。在肿瘤学中，除了少部分药物是"驯化肿瘤"的诱导分化剂外，其他药物大部分是细胞毒药物。许多化疗药物来源于自然，有些为人工合成。目前已有超过 50 种化疗药物，如常用的氟尿嘧啶、顺铂、紫杉醇、伊立替康等。随着肿瘤细胞动力学和临床药理学发展，以及各种抗肿瘤药物的普及，加上联合化疗方案的成熟，少数肿瘤可以治愈，如急性淋巴细胞白血病、霍奇金淋巴瘤等。抗肿瘤药物种类繁多，其作用机制也各不相同，主要有干扰核酸的合成代谢、直接与 DNA 作用干扰其复制、抑制有丝分裂、抑制蛋白质合成等，肿瘤化学治疗属于全身效应的方法，除了重视局部肿瘤外，更着眼于恶性肿瘤的扩散和转移上，强调多疗程足剂量的给药方法，以期能彻底杀灭绝大部分的肿瘤细胞。全身化疗有可能消灭镜下转移灶，尤其是配合中医药治疗，疗效更加显著。随着化疗在恶性肿瘤治疗中的地位日益提高，新的抗肿瘤药物不断被发现和广泛应用，临床上也逐渐发现了一些化疗药物的局限性及值得进一步研究解决的问题，其中包括肿瘤细胞对化疗药物的抗药性及化疗药物的选择性低等。

（二）中医药治疗特点

中医认为，肿瘤的发生是全身机能状况失衡的局部反应，是以临床功能改变为主的整体反应形式，故治疗上强调辨证论治，相应地也是运用中药的偏性以调整机体的偏盛偏衰，从而调动内在的抗病毒能力，从而达到整体调控目的。治疗特点主要体现在肿瘤的辨证分型论治上，如胃癌以脾虚为主，乳腺癌以肝郁为主等，治疗效果以稳定病情、"带瘤生存"为特色，而不是直接杀灭癌细胞。其有效病例的疗效特点与西医治疗最大的差别是治疗后瘤体缩小不明显或缓慢，但患者自觉临床症状改善明显，生活质量有所提高，总体生存期有所延长，虽然近期有效率较低，但远期稳定率却较高。以上均与中医药全面调节人体内环境的平衡，实现多途径、多层次、多渠道及多靶点的综合治疗效果有关；在疗效评价上，中医药治疗的作用更倾向于机体整体临床症状改善与生活质量的提高，因而以杀伤概念为基础建立的疗效标准就不能全面反映其潜在疗效。在抗癌这场持久战中，化疗属于刚性的"消灭战略"，中医药属于柔性的"改造战略"，在方法和理念上都做到"刚柔相济"，必然能取得事半功倍的效果。

二、中医药的作用机制研究

（一）增效减毒

中医药增效减毒作用指的是在恶性肿瘤患者化疗期间，通过联合中药治疗的方式，进一步提高化疗效果，同时还能有效地提升肿瘤细胞对化疗药物的敏感性即使使用低剂量的化疗药物也能达到应有的临床效果。陈冠男等通过建立乳腺癌小鼠模型的方式，将其分为模型组与联合组，模型组采用紫杉醇治疗，联合组采用紫杉醇联合五味子乙素治疗，经治疗后发现联合组小鼠生存时间相比模型组显著延长，肺转移灶数目显著减少，实体瘤质量显著降低，血清肿瘤坏死因子 $-\alpha$（TNF-α）、白细胞介素 -10（L-10）、丙二醛（MDA）水平和肿瘤组织中血管内皮生长因子（VEGF）、基质金属蛋白酶 -2（MMP-2）水平表达均显著降低，血清超氧化物歧化酶（SOD）、还原型谷胱甘肽（GSH）活性显著升高，可见五味子乙素可增强紫杉醇对乳腺癌的疗效，减轻紫杉醇引起的不良反应，增效减毒作用较为显著。也有研究表明，在对乳腺癌患者进行化疗时，联合应用滋养气血、化瘀活血的中药配伍治疗，不仅能够改善患者的局部血压循环、增加其血流量灭活肿瘤细胞，具有一定的增效减毒作用，有助于进一步提高乳腺癌的临床治疗效果，控制其病情进展。

"如果不减毒增效，化疗很容易如同大型杀伤武器，杀敌一千，自损八百。"钱军等在晚期胃癌的临床试验中证明，使用养正消癥方联合化疗患者可比单纯化疗患者延长生存期55d。证实了减毒增效不是辅助方法，而是非常重要的环节。在临床减毒增效过程中，用辨证、辨病、辨法相结合的方式，证和病从不同角度、层次反映疾病和患者的整体情况。通过辨证可确定治法治则，进而明确中医处方的大致结构，如对于脾阳不足证可用香砂六君子汤打底；应对气滞血瘀证可以复元活血汤为基础方。通过辨病可确定不同部位癌症的病情特征及细胞特性，在辨证论治处方基础上加用针对性较强的药物，如肺癌可用猫爪草、金荞麦、鱼腥草、法半夏等理气化痰；食管癌选择三七粉、守宫粉、急性子等活血消积；乳腺癌可加醋青皮、梅花、玫瑰花、醋柴胡等疏肝理气。辨法则要明晰不同化疗药物的起效特征及毒性特点，并以此为依据，提前布局并随时调整中医处方，最大限度地达到减毒增效的目的。

"辨法是一个新概念，它是中西医结合抗癌中不可或缺的步骤。"奥沙利铂和伊立替康是治疗结直肠的两种常用化疗药，其中奥沙利铂有一定神经毒性，使用一段时间后，患者会出现四肢末端疼痛、麻木、活动受限等神经受损症状，辨法就是要明晰并预测到这种不良反应，在中药处方中提前布局相应的解毒中药汤剂，如用黄芪桂枝五物汤来补气、活血、通络，可有效预防神经毒性；而伊立替康则会造成延迟性腹泻，所以在处理化疗前期的便秘时，不宜用很多通滞中药，而应用健脾丸加火麻仁、郁李仁等药来消补兼施，既改善便秘症状，又预防化疗后期的严重腹泻。奥沙利铂、伊立替康等化疗药不过是有一定毒性的攻邪药，在辨证、辨病、辨法的基础上，发挥中医药优势，制定合理的减毒增效方案，可取得更佳抗癌疗效。

（二）逆转肿瘤细胞的多药耐药

据统计，肿瘤细胞对化疗药物产生的多药耐药作用占高死亡率肿瘤患者的90%。因此，逆转肿瘤细胞的多药耐药作用已逐渐成为国内外研究的热点问题。研究显示，在对恶性肿瘤患者进行化疗时，利用中药制剂对化疗过程中产生的多药耐药进行逆转，可发挥出取长补短、标本兼治的作用，是临床治疗恶性肿瘤的一大优势，肿瘤细胞的多药耐药机制错综复杂。常见的P糖蛋白（P-gp）、多药耐药性相关蛋白（MaP）、肺癌耐药蛋白（LRP）、乳腺癌耐药蛋白（BCRP）等表达异常引起的肺癌多药耐药均属于药物外排泵机制。吕鹏等将急性淋巴细胞白血病多药耐药细胞株L1210/CDDP细胞接种于DBA/2小鼠腋前皮下构建多药耐药移植瘤模型，建模成功后按随机数字表法将移植瘤小鼠分为模型组、CDDP组、高剂量复方浙贝颗粒联合CDDP组、中剂量复方浙贝颗粒联合CDDP组、低剂量复方浙贝颗粒联合CDDP组、中剂量复方浙贝颗粒组，分组当日开始给药，隔日给药1次，共治疗14d；实验结束后处死小鼠，剥离肿瘤，将瘤块组织制成切片，免疫组化检测肿瘤组织中L1210/CDDP移植瘤细胞耐药相关酶谷胱甘肽S转移酶（GST）、拓扑异构酶I（Top I）的表达，结果表明，复方浙贝颗粒联合顺铂能提高L1210/CDDP移植瘤的肿瘤抑制率，其机制可能是通过调节肿瘤多药耐药相关酶GST/Top I通路逆转多药耐药性从而增加肿瘤细胞对药物的敏感性。马宏波等在人参皂苷 Rg3 逆转人胆管癌多药耐药细胞株 OBC939/ADM 的耐药性的研究中初步证明，中药人参的有效成分人参皂苷 Rg3 能有效逆转其多重耐药性，但其逆转机制尚未研究，在逆转肿瘤细胞的多药耐药方面，中医药具有不可忽视的作用，中医药在逆转肿瘤细胞的多药耐药中具有较高的临床应用价值，但现阶段的研究机制较为浅显，且大多数研究仅仅是重复研究前人取得的结果，并未继续深入研究。因此，临床还需在以中医理论基础知识为指导的基础上，继续扩大研究范围，全面透彻剖析中医药在逆转肿瘤细胞的多药耐药的作用机制。

（三）增强机体免疫功能

化疗是临床常用于治疗恶性肿瘤的重要手段，治疗效果较为显著，但在治疗期间也会对人体免疫功能造成一定影响，免疫功能的稳固在增强化疗效果方面具有十分重要的意义。与常规西医治疗相比，中医药治疗在抗肿瘤方面的优势主要在于"辨证施治"，根据恶性肿瘤患者的病情严重程度和自身情况进行辨证，作出针对性调理方案，进一步增强患者的免疫功能，最终保障整体化疗效果。彭靖淇等在对 86 例晚期肿瘤恶性腹水患者进行分组研究后发现，接受温阳利水方外敷治疗的观察组患者，治疗后总缓解率（ORR）为 83.72%，显著高于仅接受腹腔灌注化疗的对照组患者，且治疗后观察组患者的 CD3、CD4$^+$百分比及 CD4/CD8$^+$比值均显著高于对照组 CD8$^+$百分比显著低于对照组。结果表明，温阳利水方外敷治疗晚期肿瘤恶性腹水患者可显著提高机体免疫功能，改善中医症状及腹水情况，提高整体治疗效果，安全性较高。

三、中医药在恶性肿瘤化疗中的临床实践研究

（一）加快骨髓造血功能恢复速度

化疗药物对机体所产生的不良反应较多，在对恶性肿瘤患者进行治疗时，极易导致患者出现骨髓抑制，影响其自身造血功能，威胁患者的生命安全。中医认为，引发骨髓抑制的病理基础主要包括脾肾亏虚、气血两虚两种，因此在治疗时应遵循扶正益气、补血补肾的原则，以促进患者骨髓造血功能的恢复。王涛等对进行异基因造血干细胞移植后骨髓造血功能恢复不良 45 例患者进行研究，在为患者输注干细胞 60d 后，将其随机分为对照组与观察组并给予观察组患者复方皂矾丸治疗，结果显示，观察组患者治疗 2 周后，0 级骨髓抑制（血常规指标恢复正常）的发生率显著高于对照组，I 级骨髓抑制发生率显著低于对照组，结果表明，异基因干细胞移植后，早期应用复方皂矾丸有助于恢复骨髓造血功能。柴红宇将 60 例急性淋巴细胞白血病（ALL）患者随机分为对照组与观察组，对两组患者开展化疗，并在此基础上给予观察组患者参芪扶正注射液治疗，治疗后观察组患者治疗总有效率为 90%，对照组患者为 86.67%；且化疗 12 周后，观察组患者的白细胞、红细胞及血红蛋白水平均优于对照组，可见在化疗基础上联合应用参芪扶正注射液辅助治疗 ALL，可以有效改善患者因化疗而出现的骨髓抑制，提高其骨髓造血与细胞免疫功能，促进机体恢复，临床应用价值较高。

（二）预防化疗药物所引发的胃肠道反应

化疗作为恶性肿瘤的首选治疗方法之一，治疗期间患者常出现恶心、呕吐、腹痛等不良胃肠道反应，导致患者机体内环境紊乱，不仅会影响化疗进程，还有可能导致化疗失败，因此还需尽早进行预防，改善患者食欲，消除不良胃肠道反应，才能达到提高患者临床治疗效果的目的。中医认为，脾胃作为气血生化之源，运化水谷，亦是先天之本，在治疗上更注重治病必求于本；而恶性肿瘤多属本虚标实证，在临床治疗中较多使用药性较烈并具有驱邪作用的药物，往往会损伤脾胃，使脾胃失和，运化不畅，从而气血生化不足，因此中医药辨证治疗可通过益气和胃、养益气血的角度对患者进行治疗，促进患者胃肠道功能的恢复。张馥丽等将 50 例接受含顺铂化疗方案的恶性肿瘤患者随机分为两组，对观察组患者开展常规止吐治疗加吴茱萸贴敷涌泉穴，对照组患者使用常规止吐治疗加安慰剂贴敷涌泉穴，化疗后第 1～7d，观察组患者恶心、呕吐发生率为 7.4%～59.3%，对照组患者为 8.7%～91.3%；第 4～6d 对照组患者恶心、呕吐发生率显著高于观察组，说明吴茱萸贴敷涌泉穴联合常规止吐方案可降低含顺铂联合化疗后患者胃肠道不良反应的发生，并将呕吐的发生率控制在较低水平。何翠琴等将中医耳穴埋籽用于预防妇科肿瘤化疗患者，结果发现，接受中医耳穴埋籽的观察组患者治疗后胃肠道反应发生率显著低于接受常规化疗治疗的对照组，说明对肿瘤化疗患者采取耳穴埋籽治疗与护理，能有效缓解患者的胃肠道反应，提高患者的生活质量与护理满意度。周佳佳等通过选取 52 例结肠恶性肿瘤化疗患者，将其分为对照组与观察组，两组患者均接受 XELOX（奥沙利铂＋卡培他滨）方案化疗及常规止吐药物、抑制胃酸等治疗，观察组患者在此基础上增加健脾止呕汤治疗，结果显示，观察组患者的各项胃肠道反应发生率均低于对照组，由此可见，采用健脾止呕汤治疗结肠恶性肿瘤化疗患者可减轻患者的胃肠道反应，更有利于患者疾病和身体的康复。

（三）预防化疗药物对肝肾功能造成损害

化疗药物在治疗期间极易对患者的肝肾功能造成损害，同时也会在一定程度上影响患者的整体治疗效果，是导致化疗效果低下的重要原因之一。相较于西医治疗，中医在预防肝肾功能损伤方面存在较大的优势。现阶段，中医常采用滋补肝肾、疏肝理气等功效的药物在化疗过程中起到一定的保肝作用，可减轻化疗所产生的不良反应。李丹等通过回顾性分析乳腺癌化疗患者的临床资料，对进行柴胡疏肝散联合归脾汤治疗的观察组与未进行中药和西药保肝治疗的对照组患者进行研究后发现，观察组患者治疗后肝损伤发生率仅为 4.7%，对照组患者肝损伤发生率高达 23.9%，且治疗后观察组患者丙氨酸基转氨酶（ALT）、天冬氨酸氨基转移酶（AST）、总胆红素（TBL）、碱性磷酸酶（ALP）等肝功能指标改善程度均优于对照组，可见采用中药预防性保肝治疗，可有效改善乳腺癌患者肝功能指标异常的状况，降低化疗所致药物性肝损伤的发生率。沈水杰等在对姚祖培教授验方疏肝健脾方对化疗所致的致药物性肝损伤的预防作用研究中，将 66 例恶性肿瘤化疗患者随机分为两组，治疗组患者化疗时予疏肝健脾方煎剂口服，对照组患者化疗时不予预防性保肝用药，结果显示治疗组患者药物性肝损伤发生率为 3%，对照组患者药物性肝损伤发生率为 18.2%，治疗组肝功能损害发生率及损伤程度均显著低于对照组，可见在化疗的同时给予中药疏肝健脾方口服可以有效地预防药物性肝损伤。

四、方法互补，找准化疗与中药有效配合的关键

"化疗加扶正中药，能有效改善癌症患者预后。"汤钊猷［中国工程院院士、复旦大学（中山医院）肝癌研究所名誉所长］强调，中西医结合抗癌并不是简单地中西医并用，而是找准互补点，让中西医有效配合，"化疗 + 扶正中药"这一经验来源于多年工作实践。

20 世纪 60—70 年代，对付肿瘤的方法非常"刚硬"，肿瘤外科主张用创伤性较大的"超根治术"，化疗也主张用大剂量，化疗不行就再加放疗，半枝莲、白花蛇舌草等清热解毒、软坚散结的攻癌中药被应用到临床治疗，目的是通过硬碰硬地方式将癌细胞赶尽杀绝。然而结果非常"惨烈"，大多数患者深受严重并发症或癌转移的折磨，最终逃不过死亡的命运。后来的研究表明，这些刚性疗法虽大多能立竿见影地消灭大部分癌细胞，却无法将它们根除，剩余癌细胞虽数量不多，却更加"凶猛"，使癌转移风险大大增加。其原因在于这些疗法可导致缺氧、炎症、免疫功能下降，严重损伤了人体内正常的保护屏障和调控机制，于是残留的癌细胞可如入无人之境，迅速死灰复燃。而单纯、大剂量地用攻癌中药实际上也是刚性治疗思路，"刚上加刚"不但不能起积极作用，还会使病情恶化。其原因在于，在"我强敌弱"（如癌症早期）态势下，"消灭战略"有优势，即孙子所说"五则攻之"，但在"敌强我弱"（癌症中晚期）态势下，硬碰硬的单纯"消灭战略"无法解决问题。后续临床治疗中改用健脾理气、补益气血的扶正中药复方辅助抗癌，就取得了较好的临床疗效，其有效所用的中医机制至少包括 3 个方面：第一，使部分癌细胞"改邪归正"，即下调肝癌干细胞标志，起促分化作用，可降低癌细胞的恶性程度，同时还能抑制上皮 – 间质转化，降低肝癌的侵袭性；第二，改善癌细胞所处的微环境，如通过促进血管内皮正常化而抗缺氧，进而减轻化疗等杀癌疗法的促转移作用；通过抑制肝星状细胞分泌细胞因子而抗炎，以抑制癌转移；第三，提高机体的整体免疫功能，抑制残癌转移。

"扶正中药复方的机制核心在于'改造'：改造癌细胞、改造微环境、改造机体。"这属于柔性抗癌方式，恰可弥补化疗这类刚性治疗的缺点，刚柔相济是化疗和中药配合显效的关键，也是抗癌王道。

五、立足理论，汲取中医药智慧让化疗更有效

"中医药抗癌的价值不仅体现在其技术方法上，更体现在其理论认知上。"中药复方柔性抗癌特色正体现了中医理论的优势。中医学作为植根于中华传统文化的一门学问，其理论具有宏观视角，在治疗思路上也遵循扶正祛邪、过犹不及、以和为贵等原则。而西医的传统抗癌思维是祛邪复正，即通过消灭肿瘤来恢复机体受到抑制的免疫力，重视打击对方，很容易

犯过度治疗的错误。西医在制定化疗策略及辅助方案时，应从中医理论中汲取智慧，以此来优化现有治疗方案，并拓展出更多有价值的方法。

化疗攻癌不是量越大越好，而应量力而为、适可而止，这正符合中医过犹不及、以和为贵的理念。如果西医能不仅以微观视角看到癌细胞，更以宏观视角看到患者整体，在刚性治疗中融入柔性理念，将化疗量控制在适当范围，必能取得更好的疗效。同时，免疫疗法是很有价值的辅助化疗方法。所谓免疫疗法，就是通过人为激发或调动机体的免疫力来控制、对抗癌症的一种方式，从作用机制来说，它与扶正中药复方类似，都属于柔和的补益法，也可弥补化疗的部分缺点。只要把握好刚柔相济的抗癌王道，深入理解中医理论精华，不一定局限于用哪些药、哪个方，甚至不局限于用中药，能达到柔和抗癌作用的方法，就可以用来辅助化疗而改善患者预后，这就是刚柔相济的消灭与改造并举抗癌思路。

以中医视角看，化疗药也分寒热，通过对患者用化疗药后的毒副反应进行阴阳属性的界定，可以判断所用化疗药物之寒热属性。比如紫杉醇会导致患者关节疼痛、低血压、心动过缓、水肿等一系列阴性表现，即可判断其属性寒凉；而健泽则会引发过尿血、过敏性皮疹、瘙痒等阳性症状，其属性偏热。所以紫杉醇适于偏热性的乳腺癌，健泽治疗寒湿型胰腺癌效果好。由于化疗杀癌是以偏纠偏且力度较大，所以遣方用药须调衡复正。黄金昶团队化疗同时用针围刺瘤体，通过火针围刺体表肿瘤或内部肿瘤在体表的投影进行肿瘤治疗，可调节肿瘤微环境，使化疗药在瘤体周围富集。由此可见，针刺能使化疗的靶向性更强、杀癌更精准。该团队亦同时运用中医思维制定化疗、放疗、靶向治疗方案，更是将中药、针灸、脐疗、刺络拔罐等各种中医方法灵活运用于癌症治疗，以达到抑瘤消癌、扶助正气，进而延长生存期、提升患者生活质量的目的。"火针围刺"抑瘤既有普适性也有独特性，比如对肝、肾等"脏"之肿瘤，直接围刺即有显著疗效；但对肠、胃等"腑"之肿瘤，需先在与其相关的腧穴刺络拔罐，之后围刺才会效显，其中蕴含着"五脏藏而不泻，六腑泻而不藏"的中医理论智慧。

化疗是杀癌的有力武器，但其毒副反应也不容忽视，中医药恰擅长解决这一难题。化疗常伴随较严重的消化道反应，如厌食、恶心、腹泻等，不用中药或者化疗后才开始用中药的患者，副反应往往较严重，很多人因耐受不住而不得不中断化疗；而在化疗前两周就开始服中药的患者，一般副反应较小甚至无副反应，大多能坚持完成化疗周期，饮食、睡眠质量较高，精力也比较充沛。中医药要为化疗打前站。中医药以宏观视角看患者，擅长通过整体调节来纠正偏颇体质，患者身体越接近平和，就意味着"土壤"越优良，癌细胞会逐渐失去生长空间，也就起到了抗癌、抑癌、防复发的作用。当然这是一个漫长的过程，所以中医药尽早干预、打足"提前量"是最佳选择。

六、小结与展望

中医药治疗在国内的历史较为悠久，且国内拥有丰富的中药材资源及相关研究资料，复方中药和单味中药在抑制恶性肿瘤病情进展中发挥着至关重要的作用。通过化疗药物与中药联合治疗的方式，不仅能够改善恶性肿瘤患者的临床症状，提高其生存质量，还能在一定程度上减轻化疗药物带来的不良反应，相较于单纯的化疗，其临床应用价值较高。因此，临床可将中医药联合化疗作为恶性肿瘤的首选治疗方法，值得注意的是，由于中医的辨证思路不一致、化疗方案具有多样性等特点，以及大多数试验对于对照组的控制力度较弱，最终试验结果极有可能存在偏差。因此临床还需进一步深入探讨中医药对恶性肿瘤治疗增效减毒作用的研究，才能进一步提高研究结果的合理性与可靠性。今后，临床也可通过手术、放疗、化疗及中医药治疗相结合的方式，对中医药在肿瘤治疗中的优势进行研究，进一步增加中医药在肿瘤治疗的应用，循序渐进地阐明与发现中医药作为化疗辅助用药对提升恶性肿瘤患者治疗效果的作用机制。

第四节　中医药与姑息治疗

随着饮食结构的改变、生活环境的恶化，我国肿瘤患者的发病率越来越高。目前临床治疗肿瘤的手段很多，不同的治疗手段各有优缺点，取得的治疗效果亦各有千秋。现在对于肿瘤早期患者仍主张采取手术治疗，有相当一部分患者可以达到治愈的目的。而对于中晚期患者来说，已完全失去手术或局部治疗机会，亦不能承受放、化疗等强烈手段治疗，因此姑息治疗的重要性日益显著，姑息医学早期介入并贯穿治疗全程已成为晚期肿瘤的治疗趋势。现在各个专业领域的肿瘤医生都在寻求新的治疗方法及药物搭配，我国传统的中医中药被提到了一个相当高的角度。

"带瘤生存"是中医治疗肿瘤的特色，也是中医学肿瘤姑息治疗的理论核心；中医药的早期介入并全程治疗是姑息治疗的一种表现，两者的共同点是均可控制患者症状，提高生活质量，延长生存期。中药在肿瘤的姑息性治疗中，可以显著提高治疗的有效率。

一、姑息治疗与恶性肿瘤的姑息治疗

美国国立综合癌症网络（NCCN）指南（2010 版）给姑息治疗的定义是："姑息治疗是一种关怀医学，提供给有生命危险及衰弱的病人予有组织、高度系统化的照顾。姑息治疗以病人及家属为中心，在配合病人及家属的信仰、文化等心理、精神需求的前提下致力于病人的疼痛及症状控制。姑息治疗的目标是在不论疾病的严重程度和其他正在使用的治疗手段下，尽可能消除或减轻病人及家属的痛苦，并维持可能的最高生活质量。姑息治疗可与其他治疗手段同时进行，也可单独实行。"

疾病的早期，抗癌治疗与姑息治疗同时进行，相互补充，交叉渗透，晚期则以姑息治疗为主，但它不等于临终关怀，更不是放弃治疗，它是积极的、全面的、贯彻始终的医疗干预。2010 年 ASCO 年会报道了一项由美国麻省总医院、耶鲁肿瘤中心和斯米诺肿瘤医院共同完成的晚期非小细胞肺癌Ⅲ期随机临床研究结果。历时 3 年的研究结果表明：化疗联合早期的姑息治疗不仅显著地改善了患者的生活质量，还明显地延长了患者的生存期，花费低廉，与目前昂贵的生物靶向治疗所取得的有限生存优势具有可比性。

二、中医对肿瘤姑息治疗的原则与优势

我国传统中医中药已有几千年的发展历史，关于肿瘤亦在很早以前就有了自己的理论学说，其对肿瘤的治疗也有了一定的认识，形成我国在肿瘤治疗特别是对肿瘤晚期姑息治疗方面的独特风景线。其通过阴阳五行学说去阐释肿瘤的发病机制及辨证医治。中医治疗疾病，讲究从整体上治疗，通过整体的调理达到治疗的目的。中医肿瘤姑息治疗是在中医肿瘤学的基础上发展而来的，是针对肿瘤患者的积极的全面的中医干预，包括以疼痛为主的症状控制、情感、精神和社会关系等问题的处理，它不考虑疾病所处的阶段、生命周期的长短，只考虑患者的躯体感受，精神愉悦程度生活质量的高低。近年来的研究表明中医药具有提高肿瘤患者的生活质量、促进康复的作用。

中医进行肿瘤的姑息治疗具有自身特有的优势：①整体观是中医认识疾病，治疗疾病的出发点。人是一个有机的统一体，不仅是躯体，也包括了情志活动；人与自然、社会也是一个整体，中医在治疗疾病的同时向来重视患者心理诉求的满足与社会功能的恢复，这与肿瘤姑息治疗所追求的生存质量是不谋而合的。②中医治疗肿瘤强调从整体出发，综合地辨证施治，中医肿瘤的姑息治疗除了缓解疼痛等症状控制、营养支持外，还能发挥多靶点、多途径的抗癌作用，尤其适用于对那些无法耐受西药抗肿瘤治疗的患者；西医的姑息治疗以对症处理和营养支持为主，而中医药则通过合理配伍，优选剂型及多种给药方法，在姑息治疗时可同时进行抗癌治疗，除口服外，尚有静脉注射、塞肛、熏洗、敷贴等给药方法把抗癌治疗贯穿始终。③中医肿瘤的姑息治疗把患者的生存质量作为追求目标，认为可以带瘤生存，不只追求瘤体的缩小、检查指标的降低，更注重解决患者躯体和心理的疾苦。④中医肿瘤姑息治疗还具有广泛的群众基础，中医药是我们的国医国药，患者对中医药的认同度比较高，尤其是不能耐受西药抗肿瘤的病人，它寄托了国人对生命的敬畏和战胜病魔的智慧。⑤中医肿瘤姑息治疗是西药抗肿瘤的有益补充，在西医抗肿瘤治疗的间歇期，中医认为此时是邪退正复之际，如果顺势而为，既可以增强抗癌、防转移的治疗效果，也可以为下一次抗癌治疗打下良好的基础。⑥中医药具有低毒、高效、依从性好的特点，在专业化治疗的同时，通过辨证施治，科学配方，多途径多样化的治疗手段，在整体观指导下的个体化治疗，为患者提供全方位、全程的积极干预。

综合广大学者近年来的研究，目前被广为接受的中医肿瘤姑息治疗须遵循的原则是：中医整体观念指导下的辨证施治。可采取的方法包括综合运用中医各种治疗手段，内服中药汤剂及中成药，外用药物熏洗、敷贴，穴位注射或离子导入，中药针剂的静脉给药与肌肉注射，中药抗癌制剂的介入治疗，中医的情志调节气功导引治疗，中医的饮食治疗等。中医肿

瘤的姑息治疗应该贯穿肿瘤治疗的全程，切忌把姑息治疗视为临终关怀。应该是积极的全面的中医干预，以最大程度控制疼痛为主，帮助患者解除或减轻躯体不适、心理纠结、精神抑郁和社会关怀缺失等。其治疗对象还应包括患者的家属及护理人员，使患者获得较好的疾病的治疗关怀、照料，达到较高的生存质量。

三、中医对肿瘤姑息治疗的目的与方法

（一）配合放、化疗的增敏增效，减轻毒副反应，增加患者治疗的依从性

近年来中医在传统辨证论治的基础上，参照西医对肿瘤的研究及分型、分期，进行了大量的专病研究，筛选出了具有特异性的中药，如食管癌可选用石见穿、急性子、葵树子、黄药子；胃癌可选用白花蛇舌草、铁树叶、半边莲、马钱子等；结肠癌可选用凤尾草、苦参、白花蛇舌草、黄药子等；肝癌可选用垂盆草、龙胆草、蚤休、半枝莲、山慈姑等；肺癌可选用生半夏、土贝母、生天南星、龙葵、鱼腥草等；乳腺癌可选用蒲公英、半边莲、木芙蓉、天冬、威灵仙、王不留行等。辨证与辨病的有机结合就能兼顾病证的两方面，从不同的侧面更好地揭示疾病的本质，取得更好的疗效。

在放、化疗治疗肿瘤的同时，予以中医药预防和处理抗癌治疗所引起的毒副反应可以提高患者抗癌治疗的依从性，保障患者治疗期的生活质量，从而促进患者的康复。如放、化疗出现的发热、口干头昏乏力之热毒伤阴，可以采用养阴清热的中药给予治疗；不思饮食，恶心呕吐，可予理气和胃治疗；出现头昏乏力、气短、低热之骨髓抑制表现的可予益气养阴，扶正培本治疗。王圣忠用以灵芝为主要成分的双灵固本散配合放疗治疗恶性肿瘤116例，与单纯的放疗相比较，可以显著的提高疗效，改善全身状况减轻放疗的损伤及血液学毒性，并且可以提高机体免疫功能及 NK 细胞的水平。

（二）"对症"用药，减轻临床症状，提高生活质量

1. 缓解癌症疼痛

我国的癌痛比例为 51% ~ 61%，癌痛的评价在治疗中具有优先地位，控制癌痛是姑息治疗的重要内容和需要优先解决的问题。止痛治疗除采用西医的"三阶梯"及"按时、个体化口服与外用给药"的止痛原则外，中医治疗的独特之处有：中医把癌痛归结为"不荣"与"不通"两个方面，其病机为本虚标实，虚实夹杂。早、中期以实痛为主，晚期以虚痛为主。癌痛的中医治疗原则应当是着眼于整体，审证求因，辨证施治，扶正祛邪，标本兼治。在临床实践中，总结出了行气止痛、活血止痛、清热解毒止痛及扶正培本止痛的大量研究，取得了较为满意的疗效，中药马钱子、附子、洋金花等具有明确的止痛作用，中成药复方苦参注射液，华蟾素注射液等均有良好的止痛作用，外用的如阿魏化痞膏、蟾酥膏等。

2. 控制胸、腹水，提高生活质量

癌性胸、腹水严重影响患者的生活质量，在西医对症处理的基础上，中医既可以辨证辨病治疗，还可采取多种方法综合治疗胸、腹水。①胸、腹腔内灌注药物，可选用的药物，

如：华蟾素注射液、爱迪注射液、香菇多糖、榄香烯等。②外治：如甘遂敷脐方：甘遂1.5g，麝香0.5g，研末，调敷贴脐窝，1次/d。具有泻水逐饮，消肿散结作用。

3.缓解胃肠道症状，提高患者依从性

肿瘤患者放、化疗后常出现呕吐、腹泻、便秘等临床表现，中医药既能较好地减轻这些不适，同时对于西医不能有效控制病情的患者，通过辨证施治的中医药治疗仍然可以获得比较理想的疗效。如陈惠东等运用参苓白术散加减治疗肿瘤放、化疗后消化不良36例，其疗效优于吗丁啉对照组。

4.缓解恶病质延长生存期

肿瘤患者中晚期往往出现由肿瘤引起的恶病质，临床表现为低热、形体瘦削、骨瘦如柴、厌食、贫血、极度疲劳、体重急剧下降以及多脏器功能进行性减退为特征的综合表现。中医将恶病质归结为虚劳，包括气、血、阴、阳的亏虚。分别采用益气、养阴、温阳、补血的方法进行治疗，中成药参麦注射液，黄芪注射液是其中代表。中医如果能与西医的支持治疗有机的结合，就可以收获更好的效果。

5.注重情志调节，和缓医患关系

肿瘤由于其较高的死亡率，对患者的心理势必产生诸多的消极不良情绪反应，出现诸如：恐惧、愤怒、孤独、焦虑、抑郁等。中医历来强调情志因素在疾病发生发展中的重要性，《灵枢·口问》说："悲哀忧愁则心动，心动则五脏六腑皆摇。"《外科证治全生集》指出："乳岩是阴寒结痰，此因悲哀忧愁，患难惊恐所致。"国内外临床研究表明，悲、思、忧、愁等情绪状态的持续，会造成肿瘤的发生和发展，长期的情志恶劣是肿瘤发生的催化剂。中医十分强调情志调节在疾病治疗中的重要性，"善医者，必先医其心，而后医其身。"中医积几千年的医疗实践，形成了一套成熟的心理疗法：如："静志安神法""怡悦开怀法""以疑释疑法""转移注意法""说理开导法""导引行气法"及"以情胜情法"等再加以中药养心、安神疏肝理气治疗，就可以调解患者的精神状态，改善睡眠，减少抑郁症的发生。

四、中医对肿瘤姑息治疗的前景展望

中医药治疗肿瘤是整体观念指导下的辨证施治，这是中医药在肿瘤姑息治疗中能够取得较为满意疗效的根本所在。但目前大部分研究仍然停留于临床观察，不能成为中医药是肿瘤姑息治疗不可或缺的综合治疗手段的强有力证据。为此我们认为有必要从以下几方面作出不懈的努力：①兼收并蓄发扬中医包容的传统作风，摒弃学科偏见，充分吸收现代科技的发展成果，用现代科技的研究方法与手段充实中医肿瘤姑息治疗的内涵，阐释中医肿瘤姑息治疗的原理。②建立统一的科学评价体系，在综合分析生活质量是健康的综合评价指标及癌症领域的生活质量的内涵基础上，建立切合中医的、可以量化的、得到公认的评价体系。只有这样才能使中医肿瘤姑息治疗的研究在其深度与广度上得以拓展。③与时俱进，当前分子生物学基因工程学日新月异，必须与它们密切结合开发新药探索新方法，让我们的国医国药焕

发出勃勃生机。

肿瘤的姑息治疗体现了"以人为本"的"人本"思想，治病更要"治人"，更要关注人的基本需求，这就是躯体无疼痛，精神无烦恼。中医学的特点是"以人为本"的整体观点，以调整阴阳平衡的辨证施治为核心，着眼于全身状态的调整，重视机体自身抗病能力的提高，追求"阴平阳秘，精神乃治"，治疗强调扶正祛邪。因此中医既能通过辨证施治提高抗癌效果，也可以减少肿瘤的复发与转移，延长患者的生存期，提高患者的生活质量。几千年的医疗实践中总结出的整体观，在肿瘤的姑息治疗中通过扶正祛邪、补气养血健脾和胃、补肝益肾等治疗法则，可明显地改善全身不适，提高患者的生存质量。

中医肿瘤的姑息治疗必须与西医的抗肿瘤治疗密切结合，中医药是肿瘤综合治疗的手段之一，只有与西医有机地结合，才能最大程度地发挥中医整体治疗与辨证施治的优势，走出一条中国式的抗肿瘤之路。中医肿瘤姑息治疗还必须进行大量深入地研究总结出一套切合于临床，得到广大医务工作者及患者认可的临床实践路径。

第五节　肿瘤的预防

在我国，每分钟就有 7 人被确诊为恶性肿瘤，其危害不言而喻！避免和减轻肿瘤的危害是医者和患者的共同心愿。在肿瘤防治领域，存在的主要问题是重治疗而轻预防的状况仍不容忽视。临床医生的主要工作和绝大多数精力都用在已罹患肿瘤患者的诊断和治疗上，重"主要治疗"而轻"次要治疗"，对手术、化疗的重视程度远高于化疗不良反应的预防控制和肿瘤患者的营养支持等。而患者的诉求与医者的追求也不完全一致，患者更希望了解的是正常人如何预防肿瘤、如何排查肿瘤、化疗过程中自己应该如何配合和观察不良反应、罹患肿瘤后如何改善营养。

癌症的发生是由多因素造成的。其中 5% ~ 10% 的癌症由相关遗传基因引起，剩下的 90% ~ 95% 的癌症与细胞内遗传物质的改变和损伤的长期积累有关。这些损伤的原因与潜在的社会决定因素密切相关，总体来说可以概括为 3 类：①直接因素：主要包括行为生活方式因素和环境理化因素，如吸烟、饮酒、高脂肪及低纤维素的饮食、环境污染、化学物质的职业暴露、辐射、缺乏运动、微生物的感染等。这些因素并不会使癌症迅速发生，但是随着年龄的增长，它们促使癌症发生的风险将成倍增加。②中介因素：主要是指年龄、性别、种族、居住地、婚姻状况及社会经济等一些客观因素。③根本因素：即原因，包括文化、社会经济、卫生政策和社会治理。因此，国际抗癌联盟（UICC）称，若能戒烟、节食、限制饮酒、有规律地进行锻炼及接种针对致癌感染的疫苗，约有 40% 的癌症是可以预防的。

综上所述，只要拥有科学的生活方式、健康的环境因素，大部分癌症是可以避免及预防的。

一、癌症的 3 级预防

癌症的预防分为：①病因学预防，即 1 级预防。②发病学预防，即 2 级预防。③在临床上治疗癌症时，设法预防癌症的复发和转移，称为癌症的 3 级预防。

一般而言，当人体暴露于致癌因素后，经过 1 年、数年或几十年的潜伏期（诱发期）后，才可能导致癌症的发生。癌症的发生可以是单因素的，也可以是多因素的。癌症的形成往往存在癌前病变，这种癌前病变不是癌，其可能转化成癌，也可能回归于正常状态。因此，在癌症发生前的几年或是几十年的潜伏期（诱发期），是我们进行病因学预防（也就是 1 级预防）的时间，这一段时间非常漫长，对于癌症预防时间而言也是足够的。如果我们能从这个时期开始进行预防，便能从源头减少癌症的发病率，同时还能减少与癌症相关的其他慢性疾病。

如何减轻生活中毒素带给我们的伤害？这里的毒素包含所有对我们的身体有害的物质。比如：病毒、有毒的化学品、有毒的有机物、身边的辐射及磁场长期累积带给我们的伤害等。尽管并非所有毒素都会直接致癌，但在日积月累之下这些毒素可能会干扰身体的正常运作而成为癌症的"启动子"或是"促进因素"。例如，人乳头瘤病毒（HPV）与宫颈癌密切相关，慢性炎症的反复迁延与消化道肿瘤有关，食物中常见的防腐剂苯甲酸钠与维生素 C 相互作用后可形成致癌物苯甲酸，等等。这些毒素无处不在，环绕在我们的身边，防不胜防。即使生活方式或是饮食习惯多么健康，也无法避免现代生活中的各种毒素环境。因此，适当的定期的排毒对于我们而言非常重要。首先，饮食排毒主要包括：①轻断食排毒。对于上班族而言，可以选择在周末尝试，但糖尿病患者应避免使用此种方式。②蔬菜汁排毒。③益生菌与膳食纤维的适量增加。而非饮食排毒包括：①汗蒸排毒，比如热水澡、热疗和足浴。这些方式能使毒素通过汗液排出体外，达到排毒的效果。②适当的灌肠和水化可以清除肠道宿便。

二、中医药预防恶性肿瘤复发和转移

肿瘤转移是人体恶性肿瘤的主要生物学特征，是引起恶性肿瘤治疗失败和死亡的主要原因。临床研究统计表明，约 60% 的肿瘤患者就诊时事实上已经发生了转移，80% 的患者最终要发展到肿瘤晚期阶段，约 8.6% 的患者周围血中能查见癌细胞，76% 患者在肿瘤复发、转移的 2 年内死亡。随着肿瘤手术、放疗、化疗以及对肿瘤检测水平的不断提高，治疗原发灶的手段不断增多，然临床能否控制肿瘤转移的治疗还存在着极大的不确定性，而中医药在临床改善肿瘤患者生存质量、延长带瘤生存时间及减少肿瘤转移等方面具有独特优势。

（一）中医药预防肿瘤转移是治疗恶性肿瘤的有利补充

1.单纯手术、放疗和化疗等手段还不能根治恶性肿瘤

因为恶性肿瘤是一种全身性疾病，单纯手术、放疗和化疗即是治疗恶性肿瘤的方法，可

将大部分癌细胞死亡和清除；它又给机体造成极大的创伤和理化因素刺激，这种过程均可激活增殖受体，使细胞增殖加速，同时细胞分化被抑制，使残余的癌细胞、癌旁组织及亚临床癌灶细胞解除休眠状态，进入细胞增殖期，便成为癌症复发和转移的原因。KotiyaroV 等报道，肺癌根治术后血行转移率为 55.2%，并且 88.7% 的血行转移发生在术后 1 年内。因此，在清除恶性肿瘤的局部之后，还应改变机体的内环境，消除致癌的内在条件，进行综合性治疗，也就是治疗应与预防肿瘤复发和转移相结合。有人提出 4 个纠正和 1 个坚持，消除长期的精神紧张、压抑、苦闷，保持良好的心理活动，纠正不正常的心态；改变偏食、偏嗜、过食炙炒、过食辛辣的生活方式，以蔬菜、水果、清淡食物为主，纠正不合理的饮食习惯；避免紧张过劳，保持稳定性的生活规律，纠正不合理的生活习惯；注意不要有病乱求医，纠正重治轻防的倾向；坚持服用中药，提高机体免疫功能，改善生活质量。

2. 抗癌西药用于临床已有数十种，却未见一种预防肿瘤转移药被广泛使用

中医中药可调节机体的内环境，有效地提高机体免疫功能、降低放化疗的毒副反应，并对促细胞分化和癌细胞逆转等具有调控作用。陈氏等对国内 7 年来的文献中单纯以中医药治疗原发性非小细胞肺癌，并与化疗组做对照的定量合并分析，统计了 7 篇文献的中位生存期，中药组平均为 335.4d，化疗组为 231.8d，统计差异具有显著性，表明中医药具有提高远期生存率，然而中医药治疗肺癌并非仅仅是局部杀死肿瘤细胞，而且可能还与其抗癌转移的作用有关。

3. 肿瘤是全身性疾病，预防肿瘤转移实质上是治疗癌症微小转移灶

这些微小转移灶在肿瘤发生的开始就有，只是难以检测而已。如科学家尸解研究发现，40 ~ 50 岁的妇女中 39% 的妇女乳房内有肿瘤存在，这些肿瘤体积小，没有任何症状，不被发现，但其年龄段的乳腺癌的发病率只有 1%。如大肠癌手术切除率较高，即使根治性切除术仍有 40% ~ 70% 的病例术后局部复发或远处转移。所以治疗肿瘤从局部治疗的一开始就应采用中医中药的整体调整措施。

4. "癌症并非越早发现越好"

这是美国的医学专家提出的观点。科学家们研究表明，大部分早期癌症如果医生不去发现它，它也不会增长或恶化。美国特茅斯大学的布莱克说："人们完全有理由相信许多早期癌症并不具备进行临床治疗的意义。"如尸体解剖发现几乎所有 50 ~ 70 岁的人的甲状腺体内都有微型肿瘤，但甲状腺癌的发病率仅为 1%。又有人认为，对无害的肿瘤进行手术和化疗不仅无益反而有害，有些治疗还会带来严重的后遗症，即使对可能有害的肿瘤过早诊治也并非全部有益。从这种意义上讲，采用中医中药进行早期的整体调养治疗，防于平时，治在重防，以防为主，必然能达到预防肿瘤的复发和转移的目的。

5. 精神因素是致癌的重要原因，精神调畅必然能减少肿瘤的发生和转移

中医认为情志是致病的主要因素。有人调查 1.8 万癌症患者中，70% 的发病与精神和社会因素有关。由此认为，精神和社会因素对人体中枢神经系统产生的长期影响，是诱发这些疾病的重要因素。从另一个侧面说，癌症给人精神负担，往往意味着潜在的扩散和致命。布莱克说："我对癌症和肿瘤一词的滥用感到十分忧虑，人们给它赋予的分量太重，以至于它可以抑制人们的理性思考。"因此，积极地舒调情志、消除精神负担，唤起机体战胜疾病的信心是肿瘤综合治病的主要内容。

（二）肿瘤转移的基本途径

一般说转移首先是瘤细胞从母体脱离，表明瘤细胞的转移自身特性、黏附力下降及表面电荷增多。其次瘤细胞向周围组织浸润，由于瘤细胞的运动性、趋化性、释放蛋白溶解酶等因素所致。再有瘤细胞侵入血管及淋巴管并在循环系统存活，因为瘤细胞的侵袭潜能、血管淋巴管基底膜黏附性、运行中逃避宿主免疫识别能力。瘤细胞在新的血管淋巴管内附壁停留并着床，是黏附因子及血管生成因子、微瘤栓等原因所致的血管淋巴管内皮细胞基底膜诸多成分发生改变，瘤细胞穿出管壁形成微小转移灶。新转移灶形成，血管生成因子促进血管生长及转移灶扩大。

（三）中药预防或抑制肿瘤转移的临床研究

1. 扶正补益药可提高机体的免疫能力

恶性肿瘤的转移与免疫功能的抑制程度呈现正相关。机体的免疫过程可以清除循环中的绝大多数癌细胞，并且免疫清除能力贯穿于肿瘤细胞转移的整个过程，完善的免疫功能能抑制肿瘤的远处转移而相应提高肿瘤患者的生存率。临床研究表明，中医虚证时常有机体免疫功能的下降，特别是细胞免疫功能的下降。如临床研究了中医虚证与食管癌淋巴结转移、浸润深度和 TNM 分期的关系，结果伴有虚证组比不伴有虚证组的癌细胞浸润程度深，淋巴结转移数量多，TNM 分期晚。食管癌晚期表现为气虚阳微型，转移率也高。阴虚和气阴两虚型占肺癌的 80%。

补气、养血、滋阴、温阳等补益类中药具有提高肿瘤患者免疫功能的作用，可诱导细胞因子如白介素I、干扰素、肿瘤抑制因子的释放，促进淋巴细胞转化，调整 T 细胞亚群的比例，提高 NK、LAK 细胞活性，从而消灭转移的癌细胞。如天然冬虫夏草及人工发酵生产的虫草菌丝的水提物能明显抑制皮下移植 Lewis 肺癌的局部生长和自发转移，提高免疫功能；河豚鱼油能增加肿瘤患者血 T 淋巴细胞数，也能抑制小鼠自发肺转移。益气健脾的山药中含有机锗，可诱生干扰素抑制小鼠肺癌的转移。许多中药可使癌细胞凋亡，达到抑制转移的目的，如 IL-2 和肿瘤坏死因子可引起靶细胞凋亡。而补益中药对肿瘤坏死因子 IL-2 的产生具有诱生和提高活性作用，枸杞子可促进 IL-2 产生，黄芪、茯苓、党参、女贞子、白术、银耳可提高巨噬细胞吞噬能力及增加外周血 T 淋巴细胞数量和淋巴细胞 IL-2 活性；可抑制 Lewis 肺癌血行转移及 U_{14} 淋巴转移。淫羊藿多糖对小鼠胸腺和脾脏有促进产生 IL-2 作用，且随着药量的增加而作用递增；淫羊藿苷能在体外诱导肿瘤细胞凋亡，具有时间和剂量依赖的关系性。

中药复方扶正补虚方剂在抑制肿瘤复发和转移上有着更大的潜力，如十全大补汤能诱生肿瘤坏死因子及提高其活性；复方绞股蓝汤可增强患者 T 淋巴细胞转化率，并控制肿瘤转移；以黄芪、党参、白术、何首乌、藤梨根等为主要药物的益气健脾口服液对小鼠黑色素瘤血性转移有抑制作用；以扶正祛邪为原则的肺瘤平消煎对肺癌自发性肺转移有抑制作用，且对荷瘤小鼠低下的 NK 细胞活性有较好的恢复作用；复方生脉注射液等复方制剂都有类似作用。刘氏等辨证论治肺癌，以滋阴（南沙参、北沙参、天冬、麦冬、玄参、百合、生地、鳖甲）、益气（人参、黄芪、党参、太子参、白术、茯苓）、温阳（补骨脂、淫羊藿、肉苁蓉、菟丝子、锁阳、薜荔果）扶正中药为主，酌情配用软坚解毒药治疗未经手术或放疗的中、晚期肺腺癌 171 例，设立单纯化疗 133 例为对照，结果治疗后 1、2、3 年及 5 年生存率分别为 60.94%、36.77%、31.86% 和 24.22%，中位生存期 417d；对照组分别为 36.67%、26.79%、24.56% 和 0，中位生存期为 265d，差异有显著性。还用益气养阴的复方益肺抗瘤饮（黄芪、北沙参、天冬、女贞子、石上柏、重楼等）治疗Ⅲ期非小细胞肺癌 85 例（均未行化疗、放疗和手术），与中药加化疗 60 例、单纯化疗 42 例做对照，60d 为 1 个疗程，结果疗程结束后远处转移率为 23.52%，中药加化疗组 20%，单纯化疗组 35.71%。中药组与中药加化疗组比较无明显差异，但明显优于单纯化疗组。

潘氏等中西医结合治疗已行手术的Ⅱ、Ⅲ、Ⅳ期大肠癌 260 例，中药依证施用，化疗期间用扶正健脾汤（黄芪、党参、白术、茯苓、甘草、熟地黄、枸杞子、何首乌、黄精、女贞子、沙参、麦冬、鸡血藤、芡实、山药）辨证加减，放疗期间用扶正养阴汤（黄芪、党参、茯苓、白术、甘草、太子参、人参、麦冬、沙参、玉竹、白花蛇舌草、丹参）加减，放化疗的间歇期或巩固治疗用扶正解毒汤（党参、白术、茯苓、甘草、三七、黄芪、白英、白花蛇舌草、半枝莲、黄精、女贞子、仙鹤草）加减，每天或隔天服 1 剂，连续 1 年，第 2 年每周服 3 剂，第 3 年每周服 2 剂，疗程最短 1 年，最长 10 年。结果Ⅱ、Ⅲ、Ⅳ期大肠癌的 5 年生存率分别为 80.6%、56.1% 和 21.7%，平均 50.4%。有人用扶正抑癌汤（薏苡仁、人参、灵芝、三七、黄芪、白术、苦荞头、无花果、猪苓、山慈姑、山豆根、丹参、败酱草）为主方，辨证加减，配合化疗治大肠癌 38 例，2 个月为 1 疗程，结果 3、5 年生存率和中位生存期分别为 100%、82.4%、65.7% 和 31.4 个月，而单纯化疗 31 例对照组为 89.7%、61.2%、41.3% 和 18 个月，差异有显著性。临床表明，扶正补虚中药与手术和化疗联用能产生加强的效果，提高机体的免疫功能，预防大肠癌远处转移的发生，以延长肿瘤患者的生存时间。

2. 活血化瘀药降低血黏度防止癌栓的形成

临床研究证实肿瘤患者的发生和发展过程中往往伴有血脉瘀滞和脏络血瘀证，表现为血浆黏度升高和脏器的肿大、周围组织的压迫征象。增高血黏度会促进肿瘤的转移，在转移过程中，含有瘤细胞的微血栓的形成、瘤细胞与毛细血管内皮的粘连等转移环节都存在着血液的高凝状态。有人对 77 例肺癌患者血液流变学研究发现，肺癌转移患者的血浆黏度、纤维蛋白原较肺癌未转移者有显性升高，表明肺癌患者血液的高凝状态是导致肺癌转移的主要内在因素，肿瘤转移必然与微观血瘀证存在着极为密切的关系。不同分期的胃癌患者的血液流变学指标显示，淋巴结转移组与远处转移组、相对无转移组全血比黏度和血浆比黏度等项较健康组显要提高，由此瘀血内阻是癌症复发、转移的重要因素。

临床药理证实活血化瘀类中药能改善血液的高凝状态，如莪术、虎杖、穿山甲、凌霄花等通过促进纤维蛋白溶解、抑制血小板聚集、改善微循环、降低血液黏稠度等途径改善血液的高黏状态，使肿瘤转移灶内新生的毛细血管退化及提高其免疫识别能力。赤芍提取物可延长凝血酶原时间，对小鼠 Lewis 肺癌和黑色素瘤自发肺转移有明显抑制作用；用丹参、地鳖虫、桃仁、红花、川芎、当归、牡丹皮等可降低荷瘤小鼠血浆 TXB_2 水平，抑制 TXA_2 的生成，通过抑制瘤细胞与血小板黏合及血管壁黏附而不利于癌栓的转移的发生。川芎嗪注射液可提高动物 NK 细胞活性，抑制黑色素瘤人工肺转移。其次活血化瘀药还可通过诱导肿瘤细胞调亡抑制肿瘤的发生和转移，丹参酮通过阻止细胞进入 S 期，抑制 DNA 合成，诱导细胞凋亡；牛膝多糖能诱导小鼠肿瘤坏死因子 $-\beta$ 的产生；白芍总苷对大鼠腹腔巨噬细胞产生肿瘤坏死因子有双向调节作用。

活血化瘀类方药是治疗癌症复发和转移的主要药物，杨氏报道，以温寒化瘀、健脾降胃、解毒抗癌（黄药子、肉桂、干姜、生黄芪、党参、续断、沙苑子、陈皮、代赭石、藤梨根、白花蛇舌草、槟榔、莪术、生姜、大枣）为基本方药论治胃癌，临证治疗中晚期胃癌 65 例，与中药加化疗组 33 例做对照，生存期 > 0.5 年、> 1 年、> 3 年和 5 年的中位生存期分别为 85.4%、84.0%、56.4%、45.4% 和 2.45 年，对照组分别为 83.3%、76.7%、53.3%、43.3% 和 1.73 年，临床疗效优于中药加化疗组，由此中药相对于化疗特别是对于中、晚期胃癌远期生存时间和质量的影响更具意义。蔡氏采用活血化瘀中药（黄芪、赤芍、川芎、当归、桃仁、红花、鸡血藤、葛根、陈皮、丹参）临证加减，配合放疗治疗鼻咽癌，与单纯放疗做对照，结果鼻咽癌的消退率优于对照组，远期生存率也高于对照组（$P < 0.05$）。可见活血化瘀中药合并放疗能加强疗效，并且抑制鼻咽癌的复发和转移。也有人用扶正化瘀法（黄芪、鳖甲、蛇六谷、壁虎、白术、薏苡仁、当归、茯苓、白花蛇舌草）治疗术后胃癌，配合化疗 36 例，随症加减，胃阴不足者加生地、玄参、麦冬；痰湿阻滞者加半夏、胆南星；热毒炽盛者加半枝莲、山慈姑、龙葵；瘀血内瘀明显者加水蛭、川芎。结果 1 年内局部淋巴结转移及远处转移 10 例，未见复发及转移 22 例；而对照组单纯化疗 32 例中局部淋巴结转移及远处转移 18 例，未见复发及转移 11 例，其转移例数明显低于对照组。证实中药与化疗联合运用能减少胃癌术后的远处转移。

但临床有人对活血化瘀法治疗在防止肿瘤转移上提出不同的观点。在药理基础研究方面，张氏等研究了活血化瘀药川芎嗪、水蛭素、丹参酮ⅡA 和凝血酶对高转移人肺巨细胞肺癌 PGCL3 和低转移人肺腺癌 PAa 细胞侵袭和黏附的影响，结果川芎嗪、水蛭素和凝血酶不同程度地增加 PGCL3 细胞的黏附，而丹参酮抑制其黏附。川芎嗪、水蛭素、丹参酮ⅡA 抑制 PGCL3 细胞对 Boyden 小室的侵袭，抑制血小板与 PGCL3 和 PAa 细胞侵袭的协同作用，而凝血酶明显促进这些过程。因此活血药对肿瘤细胞的侵袭和转移可能具有促进和抑制的双向作用。有人研究丹参可促进实验性大鼠的癌细胞的血行扩散和转移。从临床角度证实某些恶性肿瘤的血瘀证，血浆组织型纤溶酶原激活因子活性高于对照组1倍以上，而组织型纤溶酶原抑制因子差异无显著性。依据恶性肿瘤血浆组织型纤溶酶原激活因子活性明显增高，纤溶功能亢进，血黏度下降，可促进恶性肿瘤的局部浸润和全身转移，于是恶性肿瘤的中医治疗也应慎用活血化瘀法，当扶正祛邪兼顾。另有研究施治气血两亏型胃癌的益气生血方中活血化瘀药强度与胃癌转移率之间的相关性显示，气血两亏型胃癌转移率随活血化瘀药比例增高而增高，由此提示气血两亏型胃癌，在血小板数量及聚集率明显下降、凝血时间明显延长及纤维蛋白分解产物高时，应尽量减少方剂中活血化瘀药的比重，以避免促进肿瘤转移。总之临床上治疗肿瘤一般不单用活血化瘀药，应与益气、助阳、养阴等补虚药配伍应用，实现让瘤细胞既不易脱落又不易在远处黏附的效应。

3. 清热解毒药抗瘤毒防转移

清热解毒中药在抗肿瘤的中药中占有很大比例，临床药理研究表明，这类中药中的有效成分确有直接或间接杀死肿瘤细胞的作用。如白花蛇舌草含有白花蛇舌草素和三萜酸类成分，半枝莲含有黄酮类成分及生物碱，龙葵含有龙葵碱等生物碱、皂苷，藤梨根含有猕猴桃碱，均与杀灭癌细胞有关。金荞麦提取物对B16-BL6细胞的体外抗侵袭活性和体内转移作用，结果金荞麦提取物100mg/L，能明显抑制B16-BL6细胞侵袭，200mg/L能有效抑制B16-BL6黑色素瘤细胞C57-BL6小鼠体内自发性肺转移。茜草提取物PA对小鼠白血病、腹水癌、大肠癌的转移有预防作用。槲皮素是从侧柏叶、银杏等中药提取的天然黄酮类化合物，具有抗肿瘤活性和细胞毒作用，能抑制卵巢癌、乳腺癌、结肠癌等，诱导细胞凋亡、改善DNA合成。临床常用的还有半枝莲、白英、山豆根、石上柏、黄药子等。

以清热解毒中药为主要组成的方剂在防治肿瘤方面也是常用的。许氏等用扶肺煎（生晒参、炙黄芪、北沙参、枸杞子、天葵子、猫爪草、紫花地丁、蜈蚣）以清热解毒、益气养阴为主要治法，治疗原发性肺癌110例，与单纯化疗组比较：原发性中、晚期肺癌患者免疫功能低下，表现为B淋巴细胞转化试验和T淋巴细胞转化试验、补体、循环免疫复合物、免疫球蛋白等的数值低下，治疗组15例治疗后其上述数值升高差异有显著性，而化疗组数值显著降低，表明扶肺煎有促进免疫功能作用。治疗组对30例肺癌的抑癌基因、癌转移基因、癌抑制基因的测定，治疗后抑癌基因、癌抑制基因阳性者明显增多（$P < 0.01$），癌转移基因阴性者显著增多。在治疗组63例、化疗CMB组30例、化疗CVA组17例生存率显示，1年生存率分别34.9%、36.6%、35%，2年生存率分别是17.4%、10%、11.7%，3年生存率分别是7.9%、3.3%、5.8%，4年生存率分别是4.7%、0，5年生存率分别是3.2%、0。由此认为扶肺煎除改善免疫功能、临床症状外，还可调节癌基因水平，具有促进抑癌基因、癌转移抑制基因的水平，抑制癌转移基因的作用，从而抑制肿瘤细胞和阻抗肿瘤转移，延长中晚期肺癌的生存期。

李氏等用养阴清热解毒药（太子参、玄参、麦冬、生地、石斛、天花粉、板蓝根、金银花、连翘、白花蛇舌草、甘草）配合小剂量化疗加放疗的中西医结合疗法治疗鼻咽癌160 例与单纯放射治疗 154 例做对照，结果中西医结合治疗组 5 年内复发率 11.88%、生存率 55%；单纯放疗组 5 年内复发率 20.78%、生存率 43.5%，两组比较差异有显著性（$P < 0.05$），两组 5 年内远处器官转移率分别是 24.38%、25.97%。可见，中西医结合治疗鼻咽癌的疗效优于单纯放疗，能提高患者 5 年生存率。

4. 软坚散结药消除癌肿防转移

软坚散结类中药是肿瘤科常用的促使肿瘤消散的药物。山慈姑含有秋水仙碱、秋水仙胶，对多种动物移植性肿瘤有抑制作用。从莪术提取的抗癌有效成分榄香烯，实验药理和临床都证明对肿瘤确有疗效，能阻止肿瘤细胞从 S 期进入 G_2/M 期，并诱发其细胞凋亡；用莪术油处理 L615 细胞，可明显提高对瘤细胞的杀伤能力。有实验证明，具有消肿散结解毒的中药木鳖子含有番木鳖碱、马钱子碱等生物碱对鼻咽癌、胃癌、肺癌、肝癌细胞的转移扩散有抑制作用。吴氏报道用壳木鳖治疗癌转移性淋巴结肿大 38 例，均经病理检验确诊，8 个疗程治疗后，8 例痊愈，12 例显效，14 例有效，总有效率 89%。此外，夏枯草、土贝母、牡蛎、土鳖虫等也有类似作用，提示软坚散结类中药具有消癌和抑制癌转移的作用。

5. 化湿健脾药改善组织水肿抗转移

中医理论认为，脾主运化水谷精微，若失健运，聚为水湿，或为痰饮，留于组织间为水肿。西医研究证实组织水肿是肿瘤转移的内在相关因素，瘤体组织水肿，瘤细胞间聚合力下降，癌细胞易脱离母体而进入转移途径。另一方面水肿又可使组织纤维成分疏散，间隙加宽，组织结构抵抗力减弱，又是瘤细胞侵袭和转移的有力因素。化湿健脾、渗泄水湿的中药是抗癌抑癌的主要药物，如猪苓提取的猪苓聚糖 I，具有抗癌的作用；薏苡仁的主要成分为薏苡仁油、薏苡仁酯、甾醇、氨基酸等，对癌细胞有抑制作用，以薏苡仁为主要原料的抗癌药"康莱特"具有较好的抗癌作用。泽漆含有皂苷、槲皮素 –5 等有较强的杀灭癌细胞的功能，也是临床常用的抗癌中草药。菝葜的根茎含有多种甾体皂苷，对小鼠肉瘤 180 抑制率 30% ~ 50%，对吉田肉瘤腹水型生命延长率 50% 以下，对脑瘤抑制率 50% 以上。具有祛风湿作用的刺五加，其根茎的醇提物有抑制大鼠 SSK 肉瘤及瓦克氏瘤的转移扩散作用。瓜蒌醇提取物三萜皂苷等体外有抗癌的疗效，以 60% 的醇提物作用较强。固涩燥湿的五倍子、明矾提取物作局部注射可使纤维结缔组织增生包裹，具有抗直肠癌转移的作用。

总之，预防和抑制恶性肿瘤复发和转移的研究仍处于临床研究的初期阶段，而当今还未见能有彻底治愈恶性肿瘤的方法和手段的情况下，临床迫切需要抑制肿瘤复发和转移的药物，而中医在这一领域有着独特的优势，存在着巨大的潜力，需要更多的学者来研究和重视。

（唐 莹）

第三章　中医治疗肿瘤的主要治法

　　中医治疗肿瘤的方法十分丰富，中医药目前已成为治疗恶性肿瘤的主要方法之一。通常来讲中医治法主要有"汗、吐、下、清、温、和、消、补"八法。但由于疾病变化多端，所以治疗方法实际上远远超过八法，如清代《医方集解》总结了二十二法。本章总结了临床上治疗肿瘤较常用的内治五法。当然，根据辨证论治的需要也常使用其他治法，如解表法、和解法、安神法、开窍法、平肝息风法等。此外，临床还有外治、针灸、推拿、穴位注射等诸多治疗方法。

第一节　扶正培本法

　　中医认为肿瘤属慢性消耗性疾病，多为虚证。扶正培本法即扶正法，为中医治疗肿瘤的常用方法。应用扶正培本法可以扶助人体正气，包括调补正气不足和防止正气损伤，调整阴阳偏盛偏衰，补益人体虚弱状态，通过扶助补益和调节人体气血阴阳，达到祛除病邪治愈疾病的目标。扶正培本法能够调整机体内环境，提高患者免疫功能，加强抵御和祛除病邪的能力，抑制癌细胞的生长，为进一步治疗创造条件。

　　现代研究认为，扶正培本法治癌的作用是多方面的：①提高机体细胞和体液免疫功能。②保护骨髓，增强放化疗效果，控制复发，从而达到抗癌和抑癌的效果。③促进网状内皮系统的吞噬功能，改善免疫状态。④直接抑瘤作用。

一、定义

　　扶正培本法是根据"虚则补之""损则益之"的治疗原则，针对肿瘤患者正气虚弱、脏腑虚损等证候而拟定的治疗法则，属于治疗"八法"中的补法。所谓"扶正"，就是扶正气，所谓"培本"就是培植元气，提高机体的抗病能力，扶正培本法实际上就是通过对肿瘤患者的阴阳血的扶助补益与调节而改肿瘤患者的"虚证"状态，从而达到防治肿瘤的目的。

二、病机

　　中医有关肿瘤扶正培本的治疗理念已历经数千年，《素问·刺法论》和《素问·评热病论》分别指出："正气存内，邪不可干。""邪之所凑，其气必虚。"简要地指明了正气不足和外邪侵犯是疾病发生的两大主要因素，并强调了正气不足的主导地位。《素问·通评虚实论》的"精气夺则虚"和《素问·三部九候论》的"虚则补之"则是确立扶正治法的主要理论依据。

《灵枢·上隔》最早论述了肿瘤的病因："喜怒不适，食饮不节，寒温不时……下管虚则邪气胜之积聚以留，留则痈成。"《素问·六元正纪大论》曰："大积大聚，其可犯也，衰其大半而止，过者死。"则强调肿瘤治疗应攻伐有度。这些为肿瘤扶正培本治疗思想奠定了理论基础。

从临床表现分析恶性肿瘤发病及病机特点，认为肿瘤的本质在于"正虚"其形成和发展是因机体正气不足，邪气聚集而成，致气滞、血瘀、痰凝、湿聚、热毒多种病理产物互相搏结，蕴结体内，日久积渐而成有形之肿块，属正虚邪实之证。肿瘤的发病都有正虚邪实的病机变化。《黄帝内经》正邪学说阐述了正气不足是肿瘤发生的内在根本原因，后世医家对此有进一步的认识。隋代巢元方《诸病源候论》记载："凡脾肾不足，虚弱失调之人多有积聚之病。"明代李中梓《医宗必读》在论述体内肿块时说："积之成也，正气不足而后邪气踞之。"清代叶天士《临证指南医案》指出："至虚之处便是留邪之地。"余听鸿《外科医案汇编》中明确地指出："正虚则为岩。"以上论述均说明，脏腑虚损气血亏虚或先天禀赋不足是引起肿瘤的内在因素。而一旦形成恶性肿瘤，则掠夺水谷精微、阴血津液以自养，进一步使机体失养而虚弱，因虚弱而终至衰竭。癌症的发生发展是一个邪正相争的过程，特别是晚期肿瘤患者正虚更著、邪气更甚。扶正培本法治疗肿瘤是中医学的一大特色。

从临床分析，肿瘤患者正气不足的原因如下：①肿瘤患者多为中老年人，劳累多年耗伤正气，耗精伤神，气血渐衰，脏腑渐亏。②肿瘤初期或因微小难以发现或因患者无明显症状而忽略，一经发现多已处中晚期，正气已亏，癌瘤渐增，耗伤气血。③经过手术、放射疗法、化学药物治疗的肿瘤患者，已经是正气大亏，脏器虚衰，无力抗邪。由此可见，正气亏虚伴随着肿瘤的发生、发展过程，并影响治疗和预后。因此，扶正培本法贯穿肿瘤临床治疗各个时期，是中医治疗恶性肿瘤的重要法则，中医肿瘤病因学在强调邪毒的同时，更重视内在因素，即内因是本质，外因为条件，外因作用于内因而起作用，正虚邪实的病机本质是肿瘤扶正培本治法的主要立法基础。

三、临床应用

（一）补虚培本

在恶性肿瘤的发生发展过程中，可出现一系列正虚证候，如气虚、血虚、阴虚、阳虚及脏腑虚弱等。到了晚期出现癌症恶病质表现时，虚弱之象更甚。根据治病求本。虚则补之、损则益之的原则，扶正培本法又分为补气、补血、补阳、补阴及补脏腑等治疗方法，内容十分丰富。

（二）平衡调节

扶正培本法并不是单纯应用补益强壮的方药，而是通过扶持正气、培植本元的方法来调节人体阴阳平衡及气血、脏腑、经络功能。中医的"补之、调之、和之、益之"等法都属于校正范畴，通过调整机体内环境，增强免疫功能，加强抵御和祛除病邪的能力，从而抑制癌细胞的生长，为进一步治疗创造条件。正如中医所言，"养正积自除"。

（三）扶正与祛邪

肿瘤发生发展过程中可出现邪毒、瘀血、痰凝等病理产物，表现为"本虚标实"之证。在临床治疗中应注意"扶正与祛邪"的治疗策略，分清轻重、缓急、先后，或兼合并重等以决定治疗次序，根据正虚和邪实的偏颇，予以祛邪为主兼以扶正，或扶正祛邪并重，或扶正为主兼以祛邪的治疗方法。从广义来说，扶正还应包括祛邪以安正的含义在内切实掌握邪正虚实的关系，应做到扶正不留邪，祛邪不伤正。

（四）调整机能

中医治疗肿瘤的优势之一即"调整"。全身机能的调整，包括改善睡眠、缓解疼痛、饮食调整等，借助中医药全身机能调整使机体的内乱得以恢复平衡，患者身体症状得到改善，肿瘤得以康复。如肿瘤患者脾胃功能不足，食欲低下，慢性腹泻，可通过补益脾胃恢复功能，再如经过放疗、化疗后肾气损伤，性功能减退，可通过补益肾气促使性功能恢复。

（五）保健强体

"治未病"肿瘤患者病后体虚，为预防复发转移，可通过有针对性的扶正补益，达到"治未病"的作用。如肺癌病后通过药疗配合食疗的办法补肺益气，减少复发；又如胃气虚弱，慢性胃炎、上皮高度异常增生的患者，可通过药疗或食疗补益胃气，结合辨证治疗，以减少胃癌的发生率。

（六）扶正培本法临床应用的注意事项

1. 注意各种补法之间的相互配合

由于肿瘤病情的复杂性，临床上各种虚证之间往往互相兼夹，如气阴两虚、气血两虚、阴阳两虚等，故治疗上各种补虚方法要注意相互配合：其次还要注意各种不同脏器的虚弱状态，如肺肾两虚、肝肾两虚、脾肺气虚等，选用对相关脏器有补益作用的药物，进行合理应用，做到相辅相成，相得益彰，以提高临床疗效。

2. 注意与其他方法之间的配伍应用

临床病情千变万化，虚实之间亦常相互兼杂互为因果，因此必须根据患者的临床表现仔细明辨，根据实证的不同表现，相应配合清热解毒、以毒攻毒、活血化瘀、软坚散结、祛湿化痰等法治疗，如能根据患者的体质状况、病情的不同阶段，把握好扶正与祛邪之间的"度"，该攻则攻，该补则补，临床易获得满意的疗效。

扶正培本治法在防治肿瘤并发症、配合放化疗等方面具有广泛的应用价值，可以明显提高治疗效果，增强治疗耐受性，减轻放疗、化疗的毒副反应。特别在晚期肿瘤的治疗中，采用扶正培本法具有延长生存期、提高生活质量、减少患者痛苦等作用，甚至可以使患者较长时间带瘤生存，这种效果是现代医学的营养支持疗法所无法比拟的，而两者相结合则相得益彰，效果更好。

四、常用药物

常用的补气类方剂有四君子汤、补中益气汤、生脉散等，补血类方剂有四物汤、当归补血汤等，气血双补类方剂有八珍汤、归脾汤等，补阴类方剂有六味地黄丸、大补阴丸等，补阳类方剂有金匮肾气丸、右归丸等。

常用的补气药有人参、黄芪、党参、白术、山药、茯苓、甘草等，补血药有当归、阿胶、白芍、鸡血藤、熟地、桑葚、枸杞子、紫河车等，补阴药有生地、龟板、鳖甲、旱莲草、女贞子、天冬、麦冬、沙参等，补阳药有附子、肉桂、杜仲、淫羊藿、补骨脂、肉苁蓉、仙茅、巴戟天等。

第二节　清热解毒法

恶性肿瘤通常被认为是正虚邪实之病。热毒病机在肿瘤发病中最为常见。古今文献中多有恶性肿瘤发生是由阴精（血）亏损或热（火）毒蕴结所致的论述。宋代《卫济宝书》明确指出："癌疾初发，却无头绪，只是肉热痛。"清代何梦瑶《医碥》指出："酒客多噎膈（食管癌），好热酒者尤多，以热伤津液，咽笛干涩，食不得入也。"清代高秉钧《疡科心得集》认为肾岩（阴茎癌）是由"其人肝肾素亏，或又郁虑忧思，相火内灼，阴精消涸，火邪郁结"所为；清代吴谦《医宗金鉴》称舌疳（舌癌）"由心脾毒火所致"，并指出失荣证（恶性淋巴瘤等恶性肿瘤）"由忧思、恚怒、气郁、血逆与火凝结而成"；清代易方坞《喉科肿瘤》云："喉疳（喉癌）次由肾液大亏，相火炎上，消灼肺金，熏炼咽喉。"从以上论述可以看出，古人已经观察到肿瘤的发生与阴精（血）不足、火（热）毒内蕴有着密切关系。

肿瘤患者常常阴虚与热毒并存，一方面热毒是肿瘤发生发展的主要原因之一，另一方面癌症患者往往正气虚损，邪毒乘虚而入，邪滞于脏腑，耗气伤阴，造成阴虚内热证。另外，目前西医治疗肿瘤多以手术、放疗、化疗为主要手段，这些损伤性的治疗，常常使人体的阴阳平衡遭到破坏。中医学认为放射线损伤及化学药物的毒性反应多属燥热伤津的阴虚内热证候，故治疗肿瘤时以养阴清热解毒为主。同时肿瘤引起的炎症又是促进肿瘤发展和恶化的病理因素之一，清热解毒法能够控制和减轻肿瘤及周围组织的炎症，因此清热解毒法是肿瘤治疗的大法之一。

一、定义

清热解毒法是根据"热者寒之""温者清之"的治疗原则，针对肿瘤患者的热毒、温热、火毒、血热等证候而拟定的治疗方法，具有清热、解毒、泻火、凉血等功效，属于"八法"中的清法。

二、病机

因肿瘤属本虚标实之病，故其形成不在一朝一夕。如《诸病源候论》曰："积聚者，由阴阳不和，脏腑虚弱，受之于风邪，搏于脏腑之气所为。"当今社会，饮食不节、起居无常等不良生活习惯造成脾胃积损，正气不固。食滞、湿邪、痰浊内生，蕴而失和，久则入气入血，化热生火成毒。癌毒贯穿于肿瘤发病的全过程，既是肿瘤的病理产物，又是肿瘤进一步发生、发展的致病因素。癌毒极为顽固，具有发病隐匿、易伤正气、难治难消、凶顽多变的特点．致病之势迅猛，流散机体极易引发肿瘤侵袭和转移，非寻常药物所能祛除，采用中医药辅助治疗就显示出了明显的优势。

"热毒"既是恶性肿瘤的主要病因之一，也是肿瘤侵袭变化的病机表现之一，辨证属于"里热"证候，可分为实热、虚热，气分热、营分热、血分热，脏腑偏胜之热（如肺热、肝热、胃热、下焦热、膀胱热等）以及经络之热等证。热毒还可与多种病邪结合为患，形成痰热、湿热、暑热、瘀热等；热毒炽盛则可伤气伤阴、伤津、伤脏腑、伤筋骨，共同造成肿瘤病机和病情变化的复杂性。故在具体运用清热解毒法时，应辨证配合益气、养阴、祛风、通络等治法，方能获得良好的治疗效果。

肿瘤中晚期或有并发症的患者，临床常有发热、疼痛、肿块增大、局部灼热疼痛、口渴、便秘、尿黄、脉数等症状，表现为毒热内蕴或邪热瘀毒证候，故以清热解毒法治疗会取得良好疗效。清热解毒药能清除或控制肿瘤周围的炎症和感染，减轻临床症状。同时清热解毒药又具有较强的抗肿瘤活性，所以清热解毒法是恶性肿瘤治疗中较常用的方法之一。

三、临床应用

临床应用清热解毒法时首先要辨别热证真伪。热证常有假寒真热，真寒假热之分。临床上屡有清热解毒药用后热仍不退现象，应考虑改用滋阴壮水之剂，阴复则热毒乃退。亦有热炽盛者，服清热解毒药入口即吐，可于清热解毒剂中佐以少量辛温之剂，如姜汁或凉药热服，即反佐之法。热邪炽盛，耗伤津液时，清热解毒药分别与养阴生津药及滋阴凉血药合用，如果出现热盛迫血妄行时，则应与凉血药一起应用。根据热毒蕴结的部位不同，用药有所不同，黄芩清上焦肺热，黄连清胃热，黄柏清下焦热，山栀清三焦之热，龙胆草泄肝胆之积热，大黄泄肠胃之腑热等。清热法常与利湿法、化瘀法同时用。应用清热解毒法还要根据热势轻重、体质强弱而恰当调节药量，热虽易伤津劫液，而寒凉之剂用之过量，亦有邪意不解和损伤脾胃之弊。

临床应用的注意事项：①祛除邪热清热解毒法的核心作用就是清除热邪，诸如实热、虚热，气分热、营分热、血分热，肺热、肝热、胃热、下焦热、膀胱热以及经络之热等。②协同祛邪热邪与其他邪气交杂（如暑、湿、风、痰、瘀等病邪）时，应选择不同的清热解毒药物和治疗变法。如热盛迫血妄行时，应与凉血止血药合用；瘀血久蕴发为瘀热则应与凉血活血药合用。此外，清热解毒药物常与清暑、疏风、化痰、除湿等药物同时应用。辨证地应用清热解毒药，可以在肿瘤治疗中更好地发挥"祛邪"作用。③祛邪扶正肿瘤患者一般体质较差，邪热更易损伤正气，除邪则有利于正气的恢复，如热邪炽盛，耗损津液，则清热解毒药与养阴生津药合用；如热邪伤气，则清热解毒药与益气扶正药合用。④辨证选药根据毒热蕴结的不同部位和不同表现，选择恰当的清热解毒药物，如黄芩清上焦热、黄连清中焦热、黄柏清下焦热、山栀清三焦热、龙胆草泻肝胆之湿热、大黄泻肠胃之腑热等。

四、常用药物

治疗肿瘤常用的清热解毒药物有金银花、连翘、白花蛇舌草、半枝莲、半边莲、龙葵、七叶一枝花、山豆根、板蓝根、大青叶、虎杖、紫草、紫花地丁、蒲公英、鱼腥草、夏枯草、败酱草、穿心莲、黄芩、黄柏、知母、黄连、栀子、牡丹皮、苦参、龙胆草、石上柏、土茯苓、马齿苋、鸦胆子、牛黄、羚羊角、水牛角等。

目前通过药理研究和临床筛选，证明大多数清热解毒药物均有较强的抗癌活性，并可从中分离提取出有效的疗癌成分，如喜树碱、山豆根生物碱、长春新碱、长春花碱、穿心莲内酯等。又如白花蛇舌草具有广谱的抗癌作用，对于动物的多种肿瘤均具有抑制作用。同时，清热解毒中药也具有消炎和抗感染作用。由于炎症和感染往往是促使肿瘤发展和病情恶化的因素之一，因此，清热解毒药通过消除肿瘤周围的炎症与感染，并同时增强机体的免疫功能而达到减轻症状和协同抗肿瘤的效果。

配伍注意事项：①具有清热解毒功效的药物，久服易伤胃气，脾胃功能不佳者应谨慎选用，需"权衡邪正，活用攻补"，使用时可配伍黄芪、白术、山药、党参、炒麦芽等健脾和胃之品以顾护胃气。亦可根据患者情况加入少量干姜以反佐，清解寒凉伤胃之弊。②在用药剂量上，结合病情发展阶段，初期患者正气充盛时，往往用药剂量常规或稍大；对于质欠佳、肝功能不全、年老体弱、儿童需减半使用，且宜加入黄芪、仙鹤草、太子参等补中益气、和血养阴。③对于正在接受放疗、化疗的患者，不宜再配伍过多清热解毒药物。④在服药方法上，因恶性肿瘤患者需长期服药，为减轻服用中药所导致的腹泻、厌食、恶心呕吐等不良反应，可采用每周服药 5~6d 的方式使肠胃得到一定程度的休息，护正安中。⑤在煎药方法上，山豆根、蛇六谷、山慈菇等有毒药物需先煎至少半小时，防止对肝肾功能造成损伤。此外，在常规中药煎煮基础上将药液浓缩至 200mL 左右，分 2~3 次于饭后半小时服用，既能促进药物吸收，又能避免妨碍患者正常进食，大部分病例临床收获较好疗效。

第三节　活血化瘀法

恶性肿瘤患者易合并血液高凝状态并出现新生血管生成现象，且在一定程度上与肿瘤进展密切相关。血液高凝状态统属中医血瘀证范畴，血瘀是肿瘤形成发展的主要病理机制之一，也是肿瘤病邪深入侵袭的后果。而新生的肿瘤血管是肿瘤营养供应及肿瘤细胞逃逸的通道，可促进肿瘤的生长、发展和转移。肿瘤新生血管又与祖国传统医学中的"血瘀"病机相关联。肿瘤患者由于肿瘤的生长与发展，容易产生瘀血之症，通常表现为体内或体表肿块经久不消，坚硬如石凹凸不平；唇舌青紫或舌体、舌边及舌下有青紫斑点或静脉怒张。活血化瘀法是针对血瘀证的基本治法，是中医治疗恶性肿瘤行之有效的方法，抗血管生成与抗凝治疗是其主要治疗方式。

《医林改错》曰："肚腹结块，必有形之血。"说明腹内有形的包块肿物多由瘀血所致。临床观察证明，大多数肿瘤患者存在血瘀证候，如体内或体表肿块经久不消、坚硬如石或凹凸不平，唇舌青紫或舌体、舌边及舌下有青紫点或静脉曲张、皮肤暗黑、肌肤甲错，局部疼痛、痛有定处、日轻夜重，脉涩等。非实体肿瘤如白血病等，既有出血的症状，也存在瘀血的病因、病机变化，所以治疗上常常需要使用活血化瘀法。

一、定义

活血化瘀法是根据"结者散之""留者攻之""逸者行之"的治疗原则，针对肿瘤瘀血留滞、血行不畅的血瘀证候而拟定的治法，以达到通畅血行、祛除瘀滞的目的。

活血化瘀法的核心作用就是消除瘀血肿块、疏通凝滞血脉、恢复正常气血运行，对防止或减少瘤栓的形成和转移具有重要作用，还可以配合放、化疗可增效增敏，改善血液流变学异常，消除微循环障碍，提高免疫功能。

二、病机

历代医家对肿瘤基本病机"虚、毒、瘀、痰"已经达成共识瘀血是肿瘤的病理基础，并存在于肿瘤的发生发展的全过程。古代认为"瘀滞内结""离经之血""污秽之血"皆为瘀，肿瘤血瘀证多为瘀滞内结。《金匮要略》提出："内结为血瘀。"唐容川《血证论》曰："瘀血在经络脏腑之间，则结为癥瘕，寝者或聚或散，气为血滞，则聚而成形。"指出癥瘕为气滞血瘀，聚而成形所致。并提出"凡治血者，必先以祛瘀为要"的治疗大法。王清任在《医林改错》中说："气无形不能结块，结块者，必有形之血也。"指出有结块的必定是有形之血，即瘀血。又云："瘤者常聚不散，血多气少，气不胜血故不散，或纯是血质，或血中裹水，或血积既久，亦能化为痰水，水即气也，概之为病总是气与血胶结而成。"明确指出肿瘤的基本病机是气与血结。近代学者陈可冀进一步将瘀血分为有形之瘀和无形之瘀，有形之瘀如肿瘤、瘦、积聚等；无形之瘀如血液流变学改变、血液凝固性增高或纤溶活性降低、血小板聚集等，丰富了瘀血的内涵。亦有学者提出肿瘤血瘀证有癌肿局部血瘀和机体整体血瘀并存的空间特点。气血以和为贵，以通为用，因此活血化瘀法成为肿瘤的基本治法。前人已经认识到肿瘤的本质为正虚邪实，治宜扶正祛邪，攻补兼施活血化瘀法为攻邪的方法，攻邪太过有耗血破血、耗伤正气的反面作用，因此后世医家提出了"屡攻屡补，以平为期"的治疗原则。

三、临床应用

通过活血化瘀，疏通血脉，破瘀散结，祛瘀生新等治疗，能达到活血止痛，祛瘀消肿，恢复肿瘤患者正常气血的运行。且活血化瘀法不但能消瘤散结治疗肿瘤，而且对由瘀血引起的发热，瘀血阻络引起的出血，血瘀经络所致的疼痛等症状，分别结合清热活血、活血止血、化瘀止痛等方法治疗，能有较好的效果。对于长期受肿瘤侵蚀、身体虚弱的肿瘤患者来说，给予益气培本、活血化瘀相结合的治疗法则，可促进患者机体功能恢复，提高机体免疫力，增强消瘤散结的能力。

1. 行血活血化瘀法

行血活血化瘀法的核心作用就是消除瘀血肿块、疏通凝滞血脉、恢复正常气血运行。本法可用于多种情况：肢体、肺、心、脑、肝、脾、肠等脏腑血瘀病证，外伤损伤、血脉置管、手术外伤、放疗辐射及肿瘤压迫血脉等因素导致瘀血滞留；药物毒性、抗癌药物的邪深入，侵袭内脏，内脏痹塞，如肺栓塞、脑梗死、心肌梗死、肠膜栓塞等。

2. 疏通活血化瘀法

疏通活血化瘀法同时还具有疏通经络、破瘀散结、祛瘀生新、活血止痛等治疗功能。现代医学认为，癌症往往伴有血液黏稠度的升高，为肿瘤转移创造了条件，而活血化瘀药有抗凝、抗纤溶、降低血液黏稠度的作用，对防止或减少癌栓的形成和转移具有重要作用。活血化瘀药配合放、化疗可增效增敏，改善血液流变学异常，消除微循环障碍，提高免疫功能。

3. 协同祛邪

血瘀证常常同时存在气滞，血滞则气亦滞，气行则血亦行，故活血化瘀药往往与理气行气药合用；治疗瘀血证往往是逐瘀药与荡涤邪热药配伍；瘀阻血络，往往是化瘀药与舒经通络药配伍；治疗癌积血块往往是化瘀药与消瘤散结药配伍。

应用活血化瘀法应注意以下几点：①瘀血是肿瘤发生发展过程中的病理产物，也是新的致病因素。瘀血仅是一个表象，寒凝、气滞、热灼、气虚阴虚、阳虚、痰阻等均可致血瘀，治病求本，审因论治，遵循中医辨证论治原则，才能减少副作用，提高疗效。②肿瘤的病机特点为本虚标实，活血化瘀为攻邪之法，攻邪太过有耗血破血、耗伤正气的反面作用，正气亏虚机体免疫力低下，更容易加快疾病发展。因此，攻邪务必与扶正相结合，如在活血化瘀的同时，配伍补气之品。一来可助正气抗邪，抗癌毒，控制癌毒肆虐，侵袭它处；二来可气行血行，提高活血化瘀疗效。做到"屡攻屡补，以平为期"，勿犯"虚虚实实"。③根据现代研究成果"辨病用药""辨法用药"时也应遵循中医的辨证论治原则，因人制宜，制定个体化的方案并根据疾病的演变过程进行调整。④活血化瘀法虽然有抗肿瘤的作用，但运用时也有促使肿瘤血行播散的可能，如无明显血瘀征象，则无须使用活血化瘀法，特别是在有可能发生肺咯血、肠出血、胃出血、肝硬化出血等情况下，更不应使用活血化瘀法。在进行介入栓塞治疗时亦不可使用活血化瘀药物。

四、常用药

治疗肿瘤常用的活血化瘀药物有丹参、牡丹皮、赤芍、桃仁、川芎、红花、郁金、延胡索、乳香、没药、五灵脂、王不留行、蒲黄、斑蝥、水红花子、石见穿、当归、虎杖、血竭、穿山甲、水蛭、露蜂房等。

第四节　软坚散结法

恶性肿瘤在祖国医学文献中属于癥瘕、积聚、噎膈、岩等病证的范畴。中医当代医家对肿瘤的病因病机形成了比较成熟的看法，认为肿瘤发病包括正虚癌毒、血瘀和痰凝，而痰凝郁结在肿瘤的病机中起重要作用。古代医籍有"诸般怪症，皆属于痰"之说。痰乃津液停聚而成，随气运行，无处不到，停滞不行，结聚成块则为痰核、痰瘤、肿块等症。患者通常都有浅表或深部局部肿块和硬结的临床表现。

有学者认为肿瘤的病理性生物学基础主要包括4个方面：①恶性肿瘤能量代谢的高度无氧糖酵解。②恶性肿瘤环境的高度乳酸化。③恶性肿瘤细胞增生的低分化。④恶性肿瘤免疫监控的缺失化。而这4大恶性肿瘤的病理性生物学基础，都是取决于传统中医学的气血瘀阻不通的病理结果。气血瘀阻不通导致供血不足而组织缺氧。那么，恶性肿瘤的能量代谢就只能由早期的有氧糖酵解，演变为中晚期的高度无氧糖酵解。恶性肿瘤细胞的分化增生，也由早期的中分化，演变为中晚期的低分化或未分化，并由低分化或未分化细胞组成了僵硬坚结的实体瘤块，而且随着分化程度越低，则恶性肿瘤分化增生的速度也越快。气血瘀阻不通其实就是循环障碍。那么，恶性肿瘤高度无氧糖酵解所产生的乳酸类代谢产物就因缺氧而无以还原成丙酮酸，也无以随后循环由肺肾而降解。从而形成恶性肿瘤环境的高度乳酸化，而这高度乳酸化的环境不仅是恶性肿瘤浸润扩散的开路先锋，更是恶性肿瘤抵御人体免疫的钢铁长城。气血瘀阻不通而血流受阻。那么，人体免疫细胞也就无以随体循环而进行肿瘤免疫，从而形成恶性肿瘤免疫监控的缺失，至此，恶性肿瘤的增生扩散转移已完全失控！由此可证，恶性肿瘤的4大病理性生物学基础，不仅是无不源于"瘀"，即气血瘀阻不通，并且是由"瘀"生"结"，即症结（古为：腹中结块的病），临床除了气结血结以及良性肿瘤之外，那就是由低分化细胞增生积聚生成的实体恶性肿瘤，也即，恶性肿瘤，瘀结之症也。瘀结之症，中医内科最为有效的应症对策就是"软坚散结，开瘀通阻"（简为：软坚散结通瘀），软坚散结就是为了促使瘀结消散，开瘀通阻就是为了促使气血再通，从而达到有效地逆转恶性肿瘤的病理性生物学基础，并使其因失去病理性生物学基础而中止、转归，或凋亡。

化痰软坚散结法目前已被广泛地应用于临床，并取得了明显疗效。软坚散结中药可以软化肿瘤形成的肿块，使肿瘤产生的硬结得以消散，从而广泛应用于肿瘤的治疗，常与其他疗法相配合，提高治疗肿瘤的疗效。许多研究工作都表明，软坚散结中药具有直接抑制肿瘤细胞的作用，并能促进癌变部位病理产物和炎性渗出物的吸收，可应用于肿瘤局部病灶的治疗。

一、定义

软坚散结法是以能够软化肿块、消散硬结的中药来治疗肿瘤的一种方法，是根据"坚者削之""结者散之"的治疗原则，针对癌肿坚硬、病邪聚结的病证而拟定的治法。

二、病机

肿瘤又称"石寝""石疽""岩"等，多为有形之物，坚硬如石。中医学认为，肿瘤是由于痰凝、血瘀、气滞等原因结聚于局部所致的坚实如岩石的病灶门。痰凝郁结在肿瘤的病机中起重要作用。脾为生痰之源，肺为贮痰之器，肺主通调水道，脾主运化水湿，若肺脾失调，则水湿不化，津液郁滞，热化痰，痰邪停聚于脏腑、经络、组织之间而引起复杂的病理变化，从而出现多种复杂的临床症状，所以古代医籍有"诸般怪症皆属于痰"之说。在证候上常见有痰核乳、凛疠气瘿、无名肿物、阴疽肿块等。因此，早在《素问·至真要大论》中就提出了"坚者之……结者散之……"之后经各代医家继承和发扬，软坚散结法逐渐形成。

软坚散结类中药可以溶解局部物质的团聚，使肿块变软，并疏通隧道，促使肿块消融，且经常与调节气血，活血化瘀痰药配合使用。现代医学病理和超微结构观察研究表明，软坚散结药对癌细胞具有强大的杀伤和破坏作用，可直接作用于癌细胞的膜系结构，导致细胞膜溶解并破裂，粗面内质网扩张，线粒体肿胀和空泡化，最终癌细胞崩解并破碎。所以在肿瘤治疗中，常配合使用软坚散结法，起到促使肿块软化、消散的作用。临床上常见的甲状腺癌、乳腺癌、食管癌、肝癌、恶性淋巴瘤、腹腔肿瘤、软组织肿瘤、骨肿瘤等，以及肿瘤皮下转移结块、淋巴结转移等，均可使用软坚散结的方法进行治疗。软坚散结法主要是针对癌肿坚硬、病邪聚结病症的治法，多数还是属于配合之举。辨证应用时，还应针对产生聚结的原因、病机变化，分别采用不同的方法，如解毒散结、消痰散结、理气散结、温寒散结、化瘀散结、消导散结等法。

三、常用药物

常用治疗肿瘤的软坚散结中药有天南星、全瓜蒌、海藻、昆布、柘木、贝母、十大功劳叶、猫爪草、蛤蜊、黄药子、半夏、荔枝核等。临床运用时应根据痰邪性质及气血阴阳失调情况辨证选药，对于寒痰为患者，选用温化寒痰药如制南星、化橘红、橘络、旋覆梗；痰热互结者，选用浙贝母、胆南星、海藻、昆布、海蛤壳、竹茹、猴枣、冬瓜子等。伴有脾气虚者，应配伍健脾化痰方，如二陈汤等，常用药物有茯苓、白术、党参、怀山药、白扁豆；

伴有肾阳虚者，治疗可配伍温肾之品，常用药物有淫羊藿、巴戟天、制附子、干姜、鹿角片、肉苁蓉、仙茅、熟地黄、海马、葫芦巴、沙菀子、益智仁等；伴有肝郁气滞者，配伍疏肝解郁、行气化滞之品，常用药物有玫瑰花、绿萼梅、荔枝核、橘核、甘松、九香虫、佛手、八月札、娑罗子、荷梗、枳实、石菖蒲、沉香等。

四、结语

祖国医学认为痰凝郁结在肿瘤的病机中起重要作用。脾为生痰之源，肺为贮痰之器，肺主通调水道，脾主运化水湿，若肺脾失调，则水湿不化，津液郁滞，热化痰，痰邪停聚于脏腑、经络、组织之间而引起复杂的病理变化，从而出现多种复杂的临床症状治疗上多往往以化痰软坚散结为主。我国应用中医药治疗癌症已有 2000 年历史，在恶性肿瘤临床治疗上化痰软坚散结法的运用可谓是源远流长，也积累许多宝贵的经验。对肿瘤的治疗应通过调整机体对它的控制，而不一定必须把所有的癌细胞杀绝。带瘤生存提高远期生存率，改善生活质量是中医药的优势。目前的研究表明，化痰软坚散结法在恶性肿瘤临床上的运用具有强大的生命力。因此，我们应该不断总结经验，通过辨证与辨病结合，全面认识疾病，合理运用药物，更好地服务于社会。

（唐　莹）

第四章　中西医结合治疗肿瘤研究进展

　　恶性肿瘤是细胞生长增殖机制失衡而引起的疾病，严重威胁人身体健康及生命安全。目前临床肿瘤治疗效果不佳，发病机体通过细胞外基质的降解，血管因子的生成，上皮间质转化和肿瘤微环境等因素从而改变细胞黏附及肿瘤细胞迁移运动能力等促进肿瘤侵袭转移；通过调节膜蛋白、凋亡调控基因表达、酶介导的多药耐药性、DNA 损伤修复及上皮间质转化导致肿瘤多药耐药，从而产生肿瘤治疗无效性。随着中药在癌症治疗中的应用日益广泛，人们对中药单体及复方的研究也日渐深入，中药抗肿瘤侵袭转移及干预肿瘤耐药的机制也愈发清晰。利用中药单体及复方通过增强化疗药物敏感性以及给药辅助剂的特性发挥抗肿瘤侵袭、转移及逆转肿瘤耐药性的作用，提高患者对化疗药的耐受性，减轻化疗的不良反应，减少复发并延长患者生存期。中医药的发展对减少肿瘤的复发转移和逆转肿瘤耐药性，延长肿瘤患者的预后具有重要的作用，可以延长生存时间，提高患者生活质量。目前已发现多种中药中具有抗肿瘤侵袭、转移和逆转肿瘤耐药性的作用。

第一节　中药抗肿瘤发生的机制研究

　　肿瘤的发生和发展是一个多步骤过程，肿瘤的单克隆起源在很早就已得到证实，随着原癌基因、抑癌基因的发现，以及对致突变剂致癌作用的认识，癌症的基因突变起源论登上了舞台。该理论认为癌症实际上是一种分子病，其发生是由于一系列的致癌突变在细胞内积累所致。从细胞水平上看，癌的发生是极偶然的事件；从遗传上看，癌都是由一个细胞发展而来，由一个失去了增殖控制的细胞发展而来。细胞的恶性转化需要发生多个遗传改变，即一个细胞发生多次遗传突变。因此，肿瘤发生是一个渐进式的过程，涉及多级反应和突变的积累。在此过程中，癌变的细胞系越来越不受体内调节机制的控制，并逐渐向正常组织侵袭。在细胞发生恶性转变之后，肿瘤细胞继续积累突变，赋予突变细胞新的特性，使癌细胞更具危险性。研究发现，中药在抗肿瘤方面显示出很大的潜力和广阔的前景。近年来，随着肿瘤发生、发展过程中多种机制被发现和进一步阐明，以及现代分离、分析技术的发展，为从分子机制上研究中药中提取的单体成分抗肿瘤作用以及寻找中药作用的明确靶点提供了条件。

一、肿瘤干细胞与肿瘤的发生

肿瘤发生究竟是一种渐变过程还是一种突变过程，肿瘤最早期的起源在哪里，越来越多的证据表明，类似干细胞的一类细胞是引发肿瘤的起因，进而提出了肿瘤干细胞学说。肿瘤干细胞（cancer stem cell，CSC）假说是近年来提出的关于肿瘤发生的新理论，在所有的肿瘤细胞中，可能只有一小部分细胞具有产生肿瘤并维持肿瘤生长和异质性的能力，目前已经在白血病、乳腺癌、脑癌等肿瘤组织中成功分离出了肿瘤干细胞，深入了解肿瘤干细胞的生物学特性、发展相应的鉴别方法以及特殊的治疗手段对癌症的临床治疗有着重要的意义。

（一）肿瘤干细胞假说

近年来，随着干细胞概念被引入肿瘤学的研究，以及多种肿瘤组织和癌细胞系中肿瘤干细胞得到成功分离和鉴定（表4-1），肿瘤干细胞学说应运而生。肿瘤干细胞学说认为，

表 4-1　已发现的肿瘤干细胞及其标志物

肿瘤类别	肿瘤干细胞标志物
乳腺癌	CD44+/CD24（-/low）；SP；ALDH+；CD326
脑癌及胶质瘤	CD133；nestin；CD133/Sox2/Musashi
结肠癌	CD133；CD44；CD326；CD166
肺癌	CD34+/Sca-1+；SP
肝癌	CD133
胰腺癌	CD133；ABCG2；CD44+/CD24+/ESA+；CD326
前列腺癌及其细胞系	CD133；CXCR4；CD44+；CD133+；Sca I；SP
黑色素瘤	CD133；ABCG2
成肝细胞瘤	CD34+/Thy1+/c-kit+
成视网膜细胞瘤	CD133

肿瘤实际上是由一小群具有无限自我更新能力的干细胞样细胞及由其产生的分化程度不均一的细胞团组成。这群干细胞样细胞被称为肿瘤干细胞，而肿瘤的主体却是由失去自我更新能力的具有一定分化特征的非干细胞样细胞组成。人们早就注意到肿瘤组织的细胞在增殖能力和表型上存在异质性。对于肿瘤异质性产生的原因，突变渐进说认为起源于单个细胞的肿瘤细胞群在发展的过程中继续发生突变，造成肿瘤细胞遗传和表型上的多样性（diversity）。干细胞起源说却从细胞发育学的角度作出解释：肿瘤可以看作是一个异常发育的器官，肿瘤内部的异质性是肿瘤干细胞执行分化功能的自然体现，尽管这种分化是混乱且不完全的。同时人们也普遍认为肿瘤发生的原因是内在遗传物质与外在环境相互作用的结果，细胞生长的过程中，DNA发生突变，可能会造成原癌基因激活，抑癌基因沉默，与凋亡相关的基因异常表达或沉默，导致细胞的生长、增殖或凋亡失去调控，从而生成肿瘤，进一步恶化后会发生癌变。传统的观点认为所有的细胞都有可能积累这样的突变，形成肿瘤细胞，这种

可能性发生的概率是相同的。但近几年关于此问题研究人员提出了肿瘤干细胞假说：在所有的细胞中，只有很小一部分细胞具有形成并维持肿瘤生长和异质性的能力，这一小部分细胞被称作肿瘤干细胞。

肿瘤干细胞假说最先是由 Mackillop 于 1983 年提出，他认为在所有的肿瘤中都可能存在着一小部分细胞具有类似干细胞的特殊功能。1997 年，Bonnet 第一次在急性髓性白血病（acute myeloid leukemia，AML）中分离出了一类细胞表面抗原标记是 CD34$^+$、CD38$^-$ 的细胞，数量约占 AML 总细胞数量的 0.2%，将这部分细胞移植至非肥胖型糖尿病 / 重症联合免疫缺陷小鼠（NOD/SCID）后，会引起 AML 的发生，而将其他的 AML 细胞以更大的数量移植入小鼠体内却不能引起 AML 的发生。以上结果表明，这部分拥有 CD34$^+$/CD38$^-$ 细胞表面抗原标记的 AML 细胞可能是肿瘤干细胞，它们的细胞表面抗原标记与正常的造血干细胞类似，也暗示了 AML 中的肿瘤干细胞可能是来源于正常的造血干细胞。在此之后，研究人员使用了类似的实验方法，在乳腺癌、中枢神经系统癌症、结肠癌、前列腺癌、胰腺癌、肝癌等实体瘤中也鉴定出了肿瘤干细胞的存在，进一步证实了肿瘤干细胞假说。

（二）正常干细胞同肿瘤干细胞的比较

正常干细胞是一类具有自我更新能力，并可以分化成为多种子代细胞的一类具有较长生命周期的特殊细胞。自我更新是指细胞分裂后能产生与自身完全相同的子代细胞。胚胎干细胞是受精卵分裂发育成囊胚时的内层细胞团，具有全能性，可以分化成体内的全部组织。成体干细胞是一类在多种器官中都存在的多能细胞，主要负责组织的再生与修复。干细胞存在于体内特定的环境中，微环境对干细胞正常发挥自身的功能有着重要的作用。肿瘤干细胞与干细胞具有很多相似的特点，如二者都就具有自我更新、可以产生大量分化细胞以及拥有一些共同的细胞表面抗原标记。所不同的是干细胞在有序的调控下发挥自己的功能，如在正常的生理条件下，造血干细胞受到细胞周期调控因子的调节，大部分时间都处于静止的状态，当造血干细胞受到外界信号刺激后，才会进入自我更新或分化进程，维持着组织的更新与修复，整个过程处于平衡状态。而肿瘤干细胞分裂与分化是失控的，通过不断自我更新与分化，最终产生大量的肿瘤细胞，维持着肿瘤的生长与异质性。

（三）肿瘤干细胞的起源

目前对于肿瘤干细胞的起源尚无明确的结论，突变的成体干细胞、祖细胞甚至体细胞、两种细胞融合或细胞质交换、残留的胚胎细胞都有可能是肿瘤干细胞的来源。

肿瘤干细胞同正常成体干细胞一样，可以自我更新并且不断分化，二者含有很多相似的细胞表面抗原标记，暗示了肿瘤干细胞可能是由正常的干细胞转化而来。正常的细胞成为癌细胞需要经历多次突变，而分化后的细胞生命周期有限，发生多次突变最终形成癌细胞的概率很小，但成体干细胞具有不断自我更新的能力，拥有了更长的生命周期，积累更多突变的概率增大，更可能成为癌变发生的对象。另一个证据是乳腺癌小鼠模型内发现干细胞在癌症进一步发展前有扩增现象产生，在肺癌以及急性髓性白血病中也存在这种现象，暗示了肿瘤干细胞和干细胞二者之间可能具有某种联系。

　　过去，人们自然而然形成一种把多重打击学说和癌症干细胞起源学说融合在一起的假说，该假说认为最初的突变发生在干细胞中，仅造成干细胞池（stem cell pool）一定程度的扩张，最为致命的突变最终发生在前体细胞（progenitor cells）中，造成大量低分化程度细胞无节制地疯狂增殖，这也就是说肿瘤干细胞最后是由前体细胞转化而来的。这其实引发了一场肿瘤干细胞到底是源于成体干细胞还是那些走上分化道路的前体细胞的争论。其实这两种情况并不对立，他们均存在于实际的肿瘤中，甚至是同一种肿瘤的不同阶段中。例如，人类慢性髓细胞性白血病（chronic myelocytic leukemia，CML）分为两个阶段：慢性期（chronic phase，CP）和爆发危机期（blast crisis，BC）。在 CP 期，患者造血干细胞（hematopoietic stem cell，HSC）中出现染色体 9-22 易位生成融合蛋白 Bcr-Abl，该蛋白的出现对于 HSC 本身几乎没有影响，但会使粒 - 单前体细胞（granulocyte-monocyte progenitor，GMP）发生一定的扩增，最终导致外周血中中性粒细胞的数量上升。在该阶段中，只有 HSC 具有自我更新能力，GMP 尚不具备这种能力，此时的肿瘤干细胞是发生 Bcr-Abl 基因融合的 HSC 而在 BC 期，额外的突变发生于 HSC 或 GMP 中，造成控制自我更新通路的激活，不论这个突变发生在 HSC 还是 GMP 中，均致使 GMP 获得自我更新能力。GMP 将进行快速的扩增，导致血液中大量 GMP 及 GMP 产生的不成熟粒细胞的囤积，此时的肿瘤干细胞是这些发生二次突变的 HSC 或 GMP。在这两个阶段，CP 期的肿瘤干细胞处于 HSC 群体中，而 BC 期的肿瘤干细胞要视第二次突变发生在哪种细胞而定。致癌突变在干细胞及前体细胞中发生并积累，总结起来有 3 种模式：第一种模式是肿瘤干细胞由前体细胞转化而来，第二种模式肿瘤干细胞源于干细胞，第三种模式认为一定分化特征的过渡细胞去分化（deiffrentiation）而获得干细胞特性成为肿瘤干细胞。已有一些实验结果支持第三种模型，证明分化细胞甚至是终末分化的成熟细胞的细胞核仍具有全能性，只要通过一系列特定的调控因子的重置（reprogramming），就会表现出来。近期一组日本研究人员将 Oct3/4、Sox2、c-Myc 和 Klf4 等 4 种转录因子的基因转入小鼠的成纤维细胞，成功诱导其去分化而表现出干细胞特性。该实验结果有力地证明了分化细胞重新获得干细胞状态是完全可能的。由此可见，要明确肿瘤干细胞究竟起源于哪种类型的细胞是非常困难的。我们认为，最有可能的情况是：肿瘤干细胞的起源是多元的，也就是说，多种类型的细胞均有成为肿瘤干细胞的可能，但不同类型细胞起源可能与肿瘤转移有明显关系。

　　这种观点认为肿瘤的发生是某两种细胞之间发生融合，可能是一个突变体细胞与一个成体干细胞融合，也可能是与骨髓来源的干细胞进行融合。这种理论认为肿瘤的发生可能是突然变化过程，而不是一种逐渐变化过程。有研究表明，通过实验手段诱导细胞融合产生的杂交细胞表现出肿瘤细胞的某些特点，如快速的生长和较强的迁移能力。肿瘤干细胞就可能源于正常干细胞与突变的分化细胞的融合。两种细胞发生融合之后，一方的细胞因子对另一方的基因表达会产生影响，有的影响可能会导致杂交的细胞被转化而变成肿瘤干细胞。转录因子的改变能够引起基因表达乃至细胞表型的变化，已经得到较多的研究结果的支持，并且在胃癌中也发现癌细胞与骨髓来源的细胞融合的现象。许多能够致癌的病毒就可能通过促进细胞的融合而诱发肿瘤的发生。Dueli 等的最新研究表明，病毒会诱导融合被原癌基因破坏了其细胞周期的细胞而造成大量染色体的不稳定性。如果将这些杂合细胞移植到小鼠中，其中一部分将会导致上皮细胞瘤的产生。这项研究表明，具有融合能力的病毒，包括那些可能与肿瘤并没有关系的病毒，可以导致染色体的不稳定性，从而导致肿瘤的产生。此外，炎症与肿瘤的相关性也可能由引发炎症的病毒促使细胞融合而产生的。尽管细胞融合在肿瘤发展中所起的作用是已被证实的，但其在肿瘤发生中的具体作用尚需深入地研究。相关研究证实，肿瘤细胞与正常细胞之间存在着大量小管，两种细胞可以通过小管进行蛋白质、微小 RNA 甚至线粒体的交换。这种交换还可能通过分泌小囊泡进行。通过这种相互交换，肿瘤细胞与正常细胞间发生了遗传物质或转录因子的转移，这种转移也有可能导致肿瘤干细胞产生。

一些研究者认为肿瘤干细胞可能是定向祖细胞突变后获得自我更新能力后形成的。例如，在髓性祖细胞中共表达 Bcl-2 和 BCR/ABL 蛋白质可以使小鼠获得髓性白血病。粒细胞 - 巨噬细胞祖细胞突变激活 Wnt/β-catenin 信号途径后可以获得自我更新的能力。MLL-AF9 融合蛋白可以将粒细胞 - 巨噬细胞祖细胞转化为白血病干细胞。再如融合致癌基因 ETV6-RUNX1 和 p190BCRABL，只能在部分患有急性淋巴细胞白血病（acute lymphoblastic leukemia，ALL）的病人体内中具有 CD34$^+$、CD38$^-$、CD19$^+$ 标记的 B 细胞祖细胞中检测到有表达。将这部分 CD34$^+$、CD38$^-$、CD19$^+$ 细胞从患者体内分离后移植入 NOD/SCID 小鼠，会重新引起 ALL 发生，而带有 CD34$^+$/CD38$^-$/CD19$^-$ 的造血干细胞的移植没有此现象的发生。在脑肿瘤中也有发现定向神经元祖细胞很可能是致癌突变的靶点。以上实验结果均表明了肿瘤干细胞可能起源于定向祖细胞。

癌症起源于干细胞的说法来自 19 世纪胚胎静止的观点。1 个多世纪后，仍有一些科学家认为肿瘤起源于静止的胚胎干细胞，肿瘤的发生是这种静止胚胎干细胞受到某种刺激后被激活产生的。这种观点的主要证据是将胚胎干细胞接种到脑或肝脏，可产生畸胎瘤，出现畸胎瘤干细胞，同时在很多肿瘤干细胞中表达一些在胚胎干细胞的标记基因如 *OCT4*、*SOX2* 等。

病毒致癌的观点已被广泛接受，但病毒如何引起肿瘤的发生仍有广泛争议。最被接受的学说是病毒整合到基因组中激活和（或）抑制某些癌基因及抑癌基因，同时病毒的某些蛋白干扰了癌基因及抑癌基因，从而导致细胞生长不受控制，经过多次其他打击后最终形成肿瘤。这种学说将病毒看作是肿瘤发生的一种打击因素。尽管我们在研究肝癌发生过程中发现 HBVX 蛋白与肿瘤有一定关系，但始终没能在肝癌中找到 HBV 特定基因整合位点。另一种学说是病毒引发慢性炎症从而促使肿瘤的发生，这种观点与细胞融合的观点相似。近期美国匹兹堡大学的 Chaudhary 博士提出了一种新观点，认为病毒只是选择已存在的变异细胞群，促进其进一步生长和复制，最终形成完全癌变的细胞。

有研究表明，乙肝病毒、丙肝病毒导致肝脏慢性炎症发生，诱导肝细胞死亡，这需要大量干细胞来修复；这种干细胞极有可能来源于骨髓细胞；尽管我们还不清楚这群干细胞的来源可能是造血干细胞、间充质干细胞、骨髓来源的成体祖细胞，甚至也可能是一群我们尚未认识的干细胞，它们与突变的肝细胞受到病毒及慢性炎症双重刺激，产生细胞间的融合或（和）细胞间蛋白质及微小 RNA 交换，从而导致肝癌干细胞产生。这种假说可以解释为什么在肝癌标本中乙型肝炎的表面抗原表达量总是明显低于癌旁细胞，也可以解释为什么总有一些少量（＜5%）CD34 阳性细胞会出现在肝癌组织中。

肿瘤干细胞学说从提出之日起，就一直受到各方面不同观点的质疑与挑战。也正是由于经历了这些挑战，肿瘤干细胞学说逐渐变得日益成熟。但是近些年来的发现与进展对肿瘤干细胞学说提出了更多的问题，促使我们从更多的角度与更广阔的思路去认识肿瘤与肿瘤干细胞。

目前，肿瘤干细胞学说在理论上与技术上都存在一些还没有解决的问题。肿瘤干细胞的分选可能会破坏肿瘤以及肿瘤干细胞生长的微环境，在这样的条件下分离出的肿瘤干细胞是否代表其天然性质还有待进一步研究。此外，分选过程中胰酶的消化也可能会影响到表面分子标志的状态及内在的基因表达，依赖于表面分子标志的分选方法可能还存在缺陷。检测肿瘤干细胞的一个很重要的标准是免疫缺陷鼠成瘤性测试。这一标准在近年来受到了质疑。Strasser 等认为小鼠作为模型动物与人相比还是存在较大的差异，肿瘤干细胞只是肿瘤中一小部分细胞的原因可能是只有一小部分移植瘤能够适应小鼠体内的微环境生长。实际情况可能是所有的肿瘤细胞都能导致肿瘤发生。2007 年 3 月，Dana-Farber 癌症研究院 Kornelia Polyak 等在分子水平上挑战了"肿瘤干细胞"假说。他们通过对人类乳腺癌样本中 CD44[+] 与 CD24[+] 细胞之间基因表达水平的分析，发现这两种细胞代表不同的细胞群，在基因表达及表观遗传方面存在着诸多的不同，所以它们并非是亲代和子代的关系，进而提出克隆进化学说能更合理地解释肿瘤的异质性。而且，CD44[+] 细胞与 CD24[+] 细胞相比更具有干细胞特性，具有干细胞相关的活化的信号转导途径，如 TGF-β。2007 年 8 月，美国佛罗里达州大学的 Chris Cogle 等发现在肿瘤内存在着 5% 的骨髓干细胞，这些骨髓干细胞外表看起来像是恶性细胞，但是这些细胞是否能够促进癌症形成和扩散还不确定。这项新的研究发现对越来越流行的骨髓干细胞衍生癌症的理论提出了挑战。这些干细胞和癌细胞具有相同类型的表面蛋白，它们到达癌症区域并看起来像周围的可塑性组织，但是它们事实上并不是癌症的种子。可能的情况是，这些骨髓细胞只是被趋化至癌变环境而已。

（四）炎性微环境与肿瘤干细胞

肿瘤干细胞具有自我更新能力和分化潜能，这一特性在肿瘤起始和发展过程中起着十分重要的作用。然而调控肿瘤干细胞自我更新和分化的分子机制并不是十分清楚，大量的临床和实验研究已证实慢性炎症对于肿瘤的发生和发展起着至关重要的作用，而慢性炎症对于肿瘤干细胞的调控是肿瘤研究的新领域。慢性炎症相关的炎性因子，由慢性炎症引起的氧化应激和缺氧反应都可以调控肿瘤细胞的增殖、代谢及分化，同样也可以调控肿瘤干细胞的自我更新能力。

早在 1864 年，Virchow 就发现在肿瘤组织中经常会伴有免疫细胞的浸润。随后的临床资料也显示，慢性结肠炎、肝炎以及胰腺炎分别与结肠癌、肝癌以及胰腺癌的发生存在密切的相关性。近十年来，科学家越来越清楚地认识到，肿瘤基质能够促进肿瘤的生长和转移，深入了解肿瘤基质在这一过程中的主要参与者和作用机制对于抑制肿瘤生长和转移是非常关键的。随着研究的不断深入，目前，肿瘤细胞和微环境之间的相互作用越来越明确，与此同时，一些以这一相互作用为靶点的药物也进入了临床前的实验阶段。在肿瘤微环境中，肿瘤相关巨噬细胞（tumor-associated macrophages，TAMs）和骨髓来源的免疫抑制性细胞对于肿瘤的发生和发展起着重要作用。在肿瘤发生的早期，肿瘤组织中大多浸润 M1 型的巨噬细胞，它们能够分泌促炎因子和趋化因子。然而，伴随肿瘤的发展，M1 型的巨噬细胞逐渐被肿瘤细胞以及肿瘤细胞所分泌的多种细胞因子与生长因子所教化，从 M1 型巨噬细胞向 M2 型转化。M2 型的巨噬细胞主要分泌 EGF、TCF-β、IL-6、IL-10、CCL18 和 CCL22 等细胞因子，它们能够促进 Th2 细胞的分化，招募调节性 T 细胞，或者直接作用于肿瘤细胞，从而促进肿瘤的生长和转移。

已有大量研究报道，TAMs 能够通过分泌 VEGF、TCF-β 和 PDGF 等细胞因子促进肿瘤新生血管生成。另外，TAMs 能够适应肿瘤微环境中的低氧条件，活化转录因子 HIF-1/HIF-2 从而激活其下游基因的表达，例如 VEGF、FGF、CXCL8 以及与糖酵解相关的蛋白酶。除此之外，TAMs 还能够分泌一些蛋白水解酶，例如 MMP-9 和溶酶体蛋白酶，使肿瘤基质分解，从而促进肿瘤细胞的迁移。骨髓来源的免疫抑制性细胞是一群不成熟的单核细胞，它们处于单核细胞分化的不同阶段。肿瘤微环境中的 MDSC 具有免疫抑制功能，它们能够干扰固有和适应性免疫应答反应，另外有数据显示，循环 MDSC 的数量越多，转移性乳腺癌的整体预后状况就越差，这些研究提示 TAMs 和 MDSC 作为乳腺癌预后指标和治疗靶点的可能性。成纤维细胞是结蹄组织中最丰富的细胞类型，它们通过分泌各种细胞外基质成分来构建人体组织。在肿瘤微环境中，TGF-β、血小板来源的生长因子（platelet-derived growth factor，PDGF）以及成纤维细胞生长因子（fibroblast growth factor，FGF）能够活化静息状态的成纤维细胞，使之成为促进肿瘤生长的肿瘤相关成纤维细胞，另外，骨髓来源的间叶干细胞在 VEGF、EGF、HGF、FGF、PDGF 以及 CCL2 等细胞因子的刺激下也能够分化形成肿瘤相关成纤维细胞。除此之外，内皮细胞也能够通过内皮 – 间叶转化的方式获得间叶细胞的特性并进一步分化成为 CAFs。肿瘤微环境中的 CAFs 能够分泌大量的基质细胞衍生因子（stromal-derived factor，SDF-1），而 SDF-1 可以通过与肿瘤细胞表面的 CXCR4 受体结合促进肿瘤细胞的转移。最近有研究报道，CAFs 在肿瘤形成的早期具有促进炎症发生的作用，CAFs 的这一作用一方面表现为其能够大量分泌 SDF-1、IL-6 以及 IL-1 等细胞因子，另一方面表现为其募集促血管生成的肿瘤相关巨噬细胞以促进肿瘤生长。研究发现，CAFs 的上述作用主要是由转录因子 NF-κB 和环氧酶 2（COX-2）介导完成的。

最近有研究显示，CAFs 常常存在于转移性鳞状细胞癌的淋巴结中，并且在肿瘤组织外沿经常会有 CAFs 的存在，这些结果提示 CAFs 能够促进肿瘤的转移。目前的研究表明，各种细胞因子是调节肿瘤微环境的重要参与者，在肿瘤发生发展过程中，它们能够调节肿瘤微环境中免疫细胞的活性并诱导其产生不同的生物学功能。现已证实，肿瘤患者血清中常伴有炎性因子比如 IL-6、IL-8 以及 IL-10 等的上调，并且它们的表达水平与病人的预后存在相关性。在肿瘤微环境中，TGF-β 和 IL-10 更受到特别的关注，起初认为它们可以通过抑制血管生成和抑制巨噬细胞的活化来抑制肿瘤，然而，在肿瘤组织中它们的作用往往是促进肿瘤生长，抑制效应 T 细胞的杀伤功能。尤其是 TGF-β 对于 $CD4^+/CD25^+/Treg$ 细胞的活化及其免疫抑制功能起到关键作用，并且 TGF-β 还能抑制 Th1 和 $CD8^+$ T 细胞 IFN-γ 的分泌，最终导致肿瘤的免疫逃逸和免疫耐受。

正常干细胞的功能需要周围的微环境来维持，肿瘤干细胞的功能同样也受到肿瘤微环境的影响。目前的研究显示，肿瘤干细胞表型与功能的维持远比人们想象的复杂，阐明调控肿瘤干细胞表型和功能的信号通路显得尤为重要。我们都知道，肿瘤在生长的过程中会招募各种类型的免疫细胞到肿瘤微环境中去，并且这些免疫细胞在肿瘤细胞的教化作用下其表型与功能都发生了改变，成为促进肿瘤生长和转移的帮凶。这些浸润在肿瘤组织当中的免疫细胞能够分泌大量的炎性因子，例如 IL-6、IL-8、TNF-α、TGF-β、HGF、FGF 等，正是由于这些炎性细胞与其所分泌的活性因子形成了肿瘤干细胞赖以生成的微环境，它能够刺激与保护肿瘤干细胞以维持其自我更新的能力。肿瘤相关巨噬细胞是乳腺癌以及恶性脑胶质瘤组织中浸润的主要免疫细胞，约占肿瘤组织中所有细胞的 5%～50%。有研究报道，TAMs 主要分布于 CD133 阳性的脑胶质瘤干细胞附近，并聚集在微血管周围和低氧区。最近，有研究显示，慢性炎症能够刺激乳腺癌肿瘤干细胞的增殖并维持其不分化的状态。有研究表明，肿瘤相关巨噬细胞能够维持小鼠乳腺癌肿瘤干细胞的干性，从而促进肿瘤的生长和转移，其具体机制是肿瘤相关巨噬细胞通过分泌 EGF，激活肿瘤干细胞 STAT3/SOX2 信号通路，从而促进肿瘤干细胞自我更新的能力，抗体阻断 EGF 以及小分子抑制剂抑制 STAT3 磷酸化后能够抑制肿瘤干细胞的表型和功能。Jinushi 等报道，肿瘤微环境中的肿瘤相关巨噬细胞能够分泌 MFG-E8，从而维持结肠癌和乳腺癌的肿瘤干细胞自我更新能力，敲除肿瘤相关巨噬细胞内的 MFG-E8 基因后能够显著抑制肿瘤干细胞在免疫缺陷小鼠体内的成瘤能力。

活化的免疫细胞是活性氧（reactive oxygen species，ROS）的主要来源，有研究显示，ROS 能够直接引起 DNA 损伤导致癌基因的突变。另外，细胞内的 ROS 能够激活对氧化还原反应敏感的转录因子以促进肿瘤的形成，例如当细胞内 ROS 水平较高时，转录因子 FoxO 能够迅速进入细胞核内并转录一些利于细胞存活的蛋白以减弱 ROS 对细胞的损伤作用。另有研究报道，FoxO 还能够促进许多与细胞增殖、凋亡以及分化有关的蛋白的表达，以促进肿瘤的生长和转移。ROS 能够调节正常造血干细胞的功能，造血干细胞显示出比分化细胞较低水平的 ROS，而这一特征使造血干细胞能够维持其自我更新的能力。最近有研究报道，慢性髓系白血病的肿瘤干细胞需要 FoxO$_3$ 的活性以维持其自我更新的能力，由此可以想到慢性炎症引起 ROS 上调后激活 FoxO$_3$，从而维持了肿瘤干细胞的功能。更为重要的是，在一些肿瘤中，其肿瘤干细胞内的 ROS 水平要明显高于非肿瘤干细胞。

慢性炎症经常会引起组织缺氧，有研究显示在免疫反应过程中释放的一些细胞因子能够抑制红细胞形成和机体的造血功能，例如，血液循环中的 IL-6 能够降低血清中铁含量从而减少红细胞的数量。另外，许多研究都显示，组织缺氧能够促进肿瘤的生长和转移。与氧化应激类似，低氧也能够调节干细胞的静息和自我更新能力。细胞对于低氧诱发的反应主要依赖于低氧诱导因子 HIF 的活化，有研究显示，造血干细胞和神经干细胞都常常位于相对低氧的区域。最近有研究报道，神经脑胶质瘤中位于低氧区的肿瘤干细胞其转录因子 HIF-1α 是活化的，并且激活 HIF-1α 能够维持肿瘤干细胞的不分化状态。骨髓中的低氧环境以及转录因子 HIF-1α 对于维持正常造血干细胞的功能都是非常重要的。最近有研究显示，存在大量白血病细胞的骨髓是高度低氧的。上述的研究结果表明，肿瘤细胞内代谢状态的改变会引起 ROS 和 HIF-1α 的变化，从而调控肿瘤干细胞的功能。在肿瘤微环境中，除了免疫细胞和基质细胞分泌的各种因子对肿瘤干细胞有调控作用，肿瘤细胞自身分泌的细胞因子同样能够通过自分泌的形式作用于肿瘤干细胞。最近 Iliopoulos 等报道，炎症因子 IL-6 能够使非肿瘤干细胞向肿瘤干细胞转化。Long 等报道，卵巢癌干细胞表达上调 CCL5，并通过自分泌的形式激活自身 NF-κB 信号通路，上调 MMP-9 的表达，从而促进肿瘤转移。Ginestier 等研究报道，肿瘤干细胞高表达 CXCR1 受体，并且 IL-8（CXCR1 的配体）能够增强肿瘤干细胞的比例，维持肿瘤干细胞的干性。

最近，研究发现调控炎性基因表达的转录因子 NF-κB 及其信号通路在乳腺癌干细胞中是活化的。Hinohara 等利用基因富集的分析方法（gene set enrichment analysis，GSEA）研究关键信号通路中相关基因的表达谱，分析发现，CD44$^+$/CD24$^-$/low 这一群乳腺癌干细胞具有不同的基因表达谱，其中炎性基因尤其是 NF-κB 信号通路中的关键基因，例如 TNF 和 IFN 较非肿瘤干细胞更加富集。实际上，我们的研究发现利用 NF-κB 的小分子抑制剂能够减少乳腺癌肿瘤干细胞的比例并且抑制其成球能力。其他实验室同样也证明了 NF-κB 所引起的炎症对于正常乳腺细胞的恶性转化以及维持肿瘤干细胞的表型是至关重要的。另外，还有报道，抑制 NF-κB 的经典信号通路或者非经典信号通路都能够抑制乳腺癌肿瘤干细胞的成球能力。但是 NF-κB 调节 CSCs 干性的分子机制还不是十分清楚。已知 NF-κB 能够促进 150 多种基因的表达，这些基因中可能存在调节 CSCs 的关键分子，同时，NF-κB 也可能通过调控细胞因子的表达来调节 CSCs 的干性。实际上肿瘤微环境中的许多因子都能够激活 NF-κB 信号通路，而作为这些因子产生的关键转录因子，NF-κB 被认为是联系炎症和肿瘤起始及发展的重要桥梁。

信号转导与转录激活因子（signal transducer and activator of transcription，STAT）蛋白家族是

一组可以被不同的细胞因子受体激活的相关蛋白，在细胞因子 – 受体相互作用的过程中充当载体，保持信号在细胞内传递的内在特异。在这些 STAT 蛋白当中，STAT3 由于其与肿瘤的关系较为密切，越来越受到人们的重视。在正常生理状态下，STAT3 的激活是快速而短暂的，仅维持数分钟到几小时，对于正常细胞的生理功能起着关键性作用。STAT3 是 EGFR、IL–6/JAK、Src 等多个致癌性酪氨酸激酶信号通道的汇聚焦点，在多种肿瘤细胞中均发现有持续性过度激活。STAT3 过度激活后诱导上述与细胞增殖、分化、凋亡密切相关的关键基因异常高表达，通过各种途径促进细胞增殖和恶性转化、阻碍细胞凋亡，表现出致癌作用。最近，Marotta 等利用 shRNA 文库筛选技术发现，IL–6/JAK2/STAT3 信号通路对于乳腺癌干细胞的增殖是不可或缺的。我们最近的研究也证实，肿瘤相关巨噬细胞能够通过分泌 EGF，激活肿瘤干细胞内 STAT3/SOX2 信号通路，从而促进肿瘤干细胞自我更新的能力。

慢性炎症与肿瘤的发生和发展密切相关。尽管其具体分子调控机制还不是十分确定，但是肿瘤微环境中的免疫细胞、炎症因子以及高水平的 ROS 和低氧对于肿瘤干细胞的调控起到关键作用。这些作用过程相互影响、相互促进，从而调节肿瘤干细胞的自我更新能力、耐药特性和转移潜能。更好地了解肿瘤炎性微环境对肿瘤干细胞的调控机制，可以使我们真正全面认识肿瘤发生发展的过程，为预防和治疗肿瘤提供新型的策略和手段。

肿瘤干细胞假说提出了只有一小部分肿瘤细胞可以产生肿瘤并维持肿瘤生长及异质性，与肿瘤的发生、转移以及复发有着直接的联系，为癌症的临床治疗提供了全新的视角。彻底有效地根除癌症需要消灭肿瘤干细胞又避免伤害正常的干细胞，而在急性白血病以及一些实体瘤中的研究发现肿瘤干细胞对常规癌症治疗手段具有耐受性，因此发展肿瘤干细胞的筛选鉴定方法，进一步开发只针对肿瘤干细胞的药物以及治疗方法对于癌症的临床治疗具有重要的意义。肿瘤是由肿瘤干细胞无限制自我更新和混乱发育而成的畸形器官或组织。肿瘤干细胞可能源于多种类型的细胞，正常干细胞是其中的一个来源。干细胞本身突变的积累和表观遗传的改变以及微环境的异常变化都能够导致肿瘤的发生。对称分裂和不对称分裂两者转化的紊乱在癌变中的影响也不能忽视。肿瘤干细胞可能起源于特定组织的干细胞和骨髓干细胞，它们也可能起源于逆分化的体细胞。此外，肿瘤干细胞的产生可能是细胞融合或基因水平转移的结果。因此，肿瘤干细胞与一群有着某些共同特性（如自我更新和引发肿瘤能力）的细胞有关。我们面临的挑战是如何识别这一群细胞，这群细胞究竟具有怎样的特性，他们之间的异同点是什么；另一个挑战是确定肿瘤干细胞与正常干细胞间的差别，对于特异差别的鉴定将对未来的肿瘤治疗提供一些新的靶标。不断出现的新现象、新理论对现有的观点的挑战促进了人们对肿瘤本质的认识，我们在与癌症的战斗中已经取得了不少的成就，虽然前面的路仍然艰辛而漫长，但坚信人类终将战胜肿瘤。

二、病毒感染与肿瘤的发生

肿瘤是目前危及人类生命安全的主要疾病之一，每年都有大量的患者死于肿瘤诱发的相关疾病，由此导致严重的人员和经济损失。肿瘤的发生源于多方面的因素，就生物因素而言，病毒和肿瘤的关系最为密切。19 世纪以前，人们普遍认为肿瘤与生物因素无关，直至 1911 年 Rous 肉瘤病毒被发现，人们才认识到肿瘤的发生与病毒感染存在一定的相关性。越来越多的研究证明，一些病毒的慢性感染可诱发肿瘤，据国际癌症研究中心估计，全球约 20% 的人类肿瘤是由病毒所致。这些病毒的致癌机制各有特点，但仍存在某些共性。目前越来越多的肿瘤被证实是由病毒引起的，如研究最多的人类乳头瘤病毒（HPV）与宫颈癌的发生紧密相关。此外，乙型肝炎病毒（HBV）、丙型肝炎病毒（HCV）、EB 病毒（EBV）、免疫缺陷病毒（HIV）和人类 T 细胞白血病病毒（HTLV）等都是肿瘤发生的诱因。虽然，病毒是肿瘤发生的一个主要诱因，但是改良或者灭活后的病毒也可以作为肿瘤治疗的一个手段，例如溶瘤病毒的发展，给肿瘤的治疗带来了一缕曙光。

（一）与肿瘤发生相关的主要病毒种类

目前已知的与肿瘤发生相关的病毒有 7 种，按照肿瘤病毒所含核酸的不同，可以分为 DNA 病毒和 RNA 病毒两大类，其中 DNA 病毒包括：人类乳头瘤病毒（human papilloma virus，HPV）、乙型肝炎病毒（hepatitis B virus，HBV）、EB 病毒（Epstein-Barr virus，EBV）、卡波希瘤疱疹病毒（Kaposi's sarcoma herpes virus，KSHV）、Merkel 细胞多瘤病（Merkel cell polyoma virus，MCV）。RNA 病毒包括：人类 T 淋巴细胞白血病病毒 1 型（Hman T-cell leukemia virus type 1，HTLV-1）、丙型肝炎病毒（hepatitis C virus，HCV）。

1. EBV 感染与肿瘤发生

EBV 感染与淋巴系统恶性肿瘤、鼻咽癌的发生有关，此外，还发现可能 EBV 与胃癌、乳腺癌、成人喉 G 上皮细胞癌变、平滑肌肉瘤等肿瘤发生相关。

EBV 感染与伯基特淋巴瘤（Burkitt lymphoma，BL）、霍奇金淋巴瘤（Hodgkin lymphoma，HL）的发生关系密切。据统计，地方性 BL 样本 EBV 检测阳性率达 95% 以上，但 HL 组织中 EBV 检出率在不同地区存在差异，疟疾流行及人类免疫缺陷病毒（HIV）感染等因素起到一定影响。此外，EBV 还与其他淋巴系统恶性肿瘤，如 T 淋巴细胞 /NK 细胞淋巴瘤、T 细胞淋巴增殖性疾病（T-cell lymphoproliferative disorders，T-LPD）、移植后淋巴组织增生疾病（post-transplant lymphoproliferative disorder，PTLD）等密切相关。

EBV 与鼻咽癌的发生有着紧密的关系，从大多数亚洲病例和 75% 白种人患者体内可以分离出 EBV-DNA。虽然 EBV 导致鼻咽癌的机制尚未明确，但是可以根据一些标志物如 EBV 病毒的核抗原和病毒早期抗原，利用 EBV 抗体对鼻咽癌进行早期的检测和诊断。Rta/IgG、EA/IgA、VCA/IgA 和 EBNA1/IgA 这 4 种抗体联合检测敏感度、特异度和准确度最高，是鼻咽癌血清学诊断的合适组合，可以提高鼻咽癌的预测值。

胃癌是第四大常见癌症，其中 10% 的病例是由 EBV 病毒诱发的。目前，可以通过 PCR 或原位杂交的方法从胃癌患者体内检测到 EBV 相关基因（如早期基因 *BARF1* 和 *BHRF1*）、EBV 蛋白及较高水平的抗原。

关于 EBV 病毒和乳腺癌的关系一直存在较大争议。一些证据表明了两者存在紧密的关联，Mazouni 等利用实时 PCR 检测了 196 个乳腺癌样本中 EBV 病毒引起乳腺癌的概率，结果表明，33.2% 乳腺癌组织中存在 EBV-DNA。Joshi 等发现在乳腺癌患者体内 EBV 核抗原 -1（EBNA-1）IgG 抗体水平明显高于良性乳腺疾病患者。可能是源于检测方法的不同或是 EBV 病毒感染的流行病学差异，也有一部分试验无法证明两者关系。

EBV 感染和多种淋巴瘤的发生发展密切相关，主要包括霍奇金淋巴瘤、弥漫大 B 细胞淋巴瘤、T 或自然杀伤细胞淋巴瘤和伯基特淋巴瘤等。在不同年龄、地区、性别及不同类型淋巴瘤患者的 EBV 阳性检出率存在着差异，如鼻腔及鼻咽非霍奇金淋巴瘤 EBV 感染率高于胃部和浅表淋巴结非霍奇金淋巴瘤。有些淋巴瘤（如 EBV 阳性 B 细胞淋巴瘤）随着年龄的增长，其发病率也在增高。EBV 致淋巴瘤机制尚未明确，但一些介导淋巴瘤发生由病毒编码的跨膜蛋白备受关注，如 LMP2A 蛋白是导致弥漫大 B 细胞淋巴瘤发生的重要因素，因此研究这些跨膜蛋白将有助于相关疾病的治疗。

2. HBV、HCV 与肝癌

全球约 80% 的肝癌病例是由 HBV 和 HCV 两种病毒的长期感染引起的，其中前者的比例更大。黄巧梅以同等数量的其他类型肿瘤患者 HBV 血清标志物（HBsAg、HBeAb、HBcAb、HBsAb、HBeAg 和 HBcAg）作为对照，对比分析了 92 例原发性肝癌患者 HBV 血清标志物，结果表明对照组合并 HBV 感染率为 82.61%，肝癌患者组合并 HBV 感染率为 13.04%，说明 HBV 感染在原发性肝癌的发生中起着重要作用。

3. HPV 与肿瘤

宫颈癌是第二大常见的妇科恶性肿瘤，其发病率仅次于乳腺癌，全球每年约有 27 万妇女死于宫颈癌，其中 80% 发生在发展中国家。HPV 持续感染是引起宫颈恶变的最根本原因，99.7% 宫颈鳞癌患者病变组织中都可检测到有高危型 HPV-DNA 序列的插入。HPV 病毒分为低危型和高危型。低危型 HPV 病毒主要是以游离状态存在，常常引起肛门、皮肤、生殖道疣和喉乳头状瘤等良性肿瘤；高危型 HPV 病毒绝大部分以单拷贝或多拷贝的形式整合到宿主细胞染色体中，整合后的 DNA 原癌基因 *E6*、*E7* 和 *E2* 就会被激活，并产生 E6、E7 和 E2 蛋白，前两者是参与宫颈病变的主要蛋白。

头颈部肿瘤是第六大常见的肿瘤，死亡率极高，大多数头颈部肿瘤病理类型都是鳞状细胞癌，除了吸烟和喝酒等传统主要风险外，高危型 HPV 的感染也是造成该肿瘤的一个关键因素。HPV-16 是头颈部肿瘤发生的必要条件，HPV-DNA 整合于宿主染色体中，促使头颈部病变发展为肿瘤。Andrews 等证实头颈癌的一个重要的亚组口腔鳞癌和 HPV-16 的病原学关系；王安训等通过 Meta 定量及 Fisher 定性分析了 HPV 感染和口腔鳞癌发生的关系，结果均显示 HPV 感染尤其是 HPV-16 感染者具有较高的口腔鳞癌发生的危险性。除此之外，HPV-16 也可增加食管癌等一些肿瘤发生的危险性，尤其是在食管癌高发区。虽然，由于研究方法等不同因素会导致数据有些偏颇，但 HPV 与肿瘤的关系越来越受到广泛的关注，因此有必要从分子水平阐明 HPV 的致瘤机制，这样才能得出定论并从根本上切断致瘤途径。

1977 年，Takatsuki 等首先对成人 T 细胞白血病（adult T-cell leukemia，ATL）的临床特征进行了描述。1980 年，Poiesz 等从人皮肤 T 细胞淋巴瘤患者的淋巴细胞中分离出了人 T 细胞白血病 1 型病毒（human T-cell leukemia virus type1，HTLV-1），其是第 1 个被发现的人类反转录病毒，是引起成人 T 细胞白血病 / 淋巴瘤（adult T-cell leukemia lymphoma，ATLL）的病原体。目前，全世界 HTLV-1 携带者约 2000 多万人，2% ~ 5% 感染者发展为 ATLL，急性型 ATL 患者的平均存活期一般不超过 1 年。一般认为中国 HTLV-1 感染率较低，但 Du 等最近研究发现，国内有些地方 HTLV-1 感染率与 20 世纪 80 年代相比有增高趋势，且很多医院和血站未对献血者血液 HTLV-1 进行检测，这也增加了 HTLV-1 在我国流行的风险。

HTLV-1 是第 1 个被鉴定的人类反转录病毒。在感染的细胞内，病毒的单链 RNA 转变成原病毒 DNA，然后通过病毒的整合酶作用插入宿主 DNA。在婴儿期 HTLV-1 是否整合入 CD4$^+$ T 细胞或者造血干细胞尚不清楚，但近来研究表明造血干细胞在肿瘤发生的起始和存留病毒方面发挥重要作用。存留病毒作用使 HTLV-1 逃避宿主的免疫反应，从而导致病毒长期在体内存在。HTLV-1 感染细胞转化为 ATLL 细胞依赖于多种因素，其中最重要的是宿主免疫状态和病毒编码的基因，其中 HTLV-1 反式激活因子 X（Tax）蛋白和 HTLV-1 碱性亮氨酸拉链蛋白（HBZ）发挥关键作用，Tax 蛋白是病毒 RNA 的反式转录因子，并且通过多种机制促使细胞无限增殖。HTLV-1 感染分为 2 个时期：起始期是 Tax 介导的，其特征为在感染宿主体内产生 500 ~ 5000 个克隆的 T 细胞。随着针对病毒免疫力的发展，特异性的细胞毒性 T 细胞能够清除表达病毒 Tax 蛋白的宿主细胞，从而控制感染。接着是维持期，主要由 HBZ 蛋白介导，HTLV-1 感染细胞呈现较低的免疫原性，避免了病毒感染细胞被特异性 T 细胞清除，从而使感染细胞克隆扩张。之所以这样认为，是因为在 ATLL 细胞中检测不到 Tax 蛋白表达，却能观察到 HBZ 蛋白持续存在。

最近有学者提出不同观点，认为在 ATLL 细胞中检测不到 Tax 蛋白是因为 Tax 蛋白表达量太低，且在该细胞中可以检测到 TaxmRNA 的存在，少量 Tax 蛋白足以维持 ATLL 细胞生存的需要。因此，学者认为在维持期 Tax 蛋白仍发挥重要作用。HTLV-1 能够感染不同类型的细胞，包括 T 细胞、B 细胞、成纤维细胞、树突状细胞和巨噬细胞。但只有表达 CD25 和 FOXP3 的调节性 T 细胞被认为能够转化为 ATLL 细胞。调节性 T 细胞具有控制和抑制细胞毒性 T 细胞的功能，因此 HTLV-1 感染的调节性 T 细胞比感染其他细胞有清除细胞毒性 T 细胞的生存优势，这些细胞容易发展为 ATLL 细胞。

（二）病毒致瘤机制

肿瘤的发生发展是一个复杂、多步骤的过程，包括细胞水平、基因水平等多方面的变化。目前肿瘤病毒的致癌机制仍未明确，各自有其特点，但仍存在某些共性。

肿瘤基因即原癌基因，是一段可以使人体正常细胞发生恶变的 DNA 序列，存在于人体内。机体免疫力正常时，肿瘤基因的表达是静默的；机体免疫力降低且受到如辐射、有毒物质和病毒感染等外界刺激时，肿瘤基因就有可能被激活，进而导致转化蛋白的大量表达，促使正常细胞转化为肿瘤细胞，其中病毒是导致肿瘤发生和扩散的一个关键因素。虽然不同肿瘤病毒在结构和生物学特性上有所不同，但是其转化正常细胞、导致细胞恶变的机制却是一致的。病毒感染宿主细胞后，病毒抗原和病毒基因组就被释放于宿主细胞内或是全部整合于正常细胞基因组中，促使宿主DNA序列发生改变，进而恶化。此外，还有一些肿瘤病毒的基因和宿主癌基因序列同源，一旦进入宿主细胞，就会表达癌蛋白包括核蛋白、核受体或转录因子等产物，影响正常细胞的转录与代谢，促使细胞过度增殖，最终导致肿瘤发生。

1. 癌基因／抑癌基因功能异常

不同肿瘤病毒虽编码不同的病毒产物，但可针对某些相同的机制，如抑制抑癌基因表达，异常激活癌基因干扰细胞生长分化相关信号如 NF-κB、PI3K-Akt-mTOR、β-catenin、干扰素信号通路等，从而影响细胞生长周期调控等功能，诱导细胞恶性转化。DNA病毒编码病毒癌基因，RNA病毒可直接编码癌基因或通过顺式激活或反式激活的方式激活细胞癌基因。因此，肿瘤病毒可能通过异常激活癌基因、抑制抑癌基因的表达，最终导致宿主细胞发生癌变。

2. 长期病毒感染导致宿主细胞遗传不稳定

肿瘤的起源除癌基因、抑癌基因的改变外，还包括对宿主细胞基因稳定性的影响。近年来研究发现，某些病毒如 EBV 在长期感染过程中可发生潜伏期与裂解期之间的不断转换，在两个时期分别编码不同的病毒产物，干扰宿主细胞有丝分裂、DNA修复体系，产生基因及染色质的永久性损害，从而改变宿主细胞遗传稳定性。

3. 病毒改变宿主细胞基因表型

肿瘤病毒可通过影响 DNA 甲基化和组蛋白修饰改变宿主细胞基因表型。研究发现，肿瘤病毒癌蛋白可诱导细胞表达 DNA 甲基转移酶以及组蛋白修饰酶如组蛋白去乙酰化酶、组蛋白乙酰转移酶、脱甲基酶，并影响这些酶的活性，通过改变细胞 DNA 甲基化及组蛋白修饰的形式，抑制抑癌基因的表达，干扰细胞周期调控。因此，肿瘤病毒对宿主细胞表观遗传学的影响亦可能是其致癌的机制之一。

4. 病毒潜伏／再激活学说

Avanzi 等认为病毒进入潜伏期前就已对细胞产生损害，导致细胞出现永久的遗传学及表观遗传学的改变；进入潜伏期的病毒可能再次激活，对细胞产生损害，病毒可能经历潜伏／再激活的周期变化，而从持续损害中存活下来的细胞在这个时期不断累积 DNA 损害，继而发生遗传不稳定性、细胞永生化、肿瘤等一系列效应。该学说更新了现有的肿瘤病毒致癌机制。

5. 致瘤性 DNA 病毒整合机制

致瘤性 DNA 病毒一直以来在恶性肿瘤发病学方面扮演着重要角色，与动物或人类肿瘤相关的致瘤性 DNA 病毒有 5 类：乳头瘤病毒类，如与人鳞状细胞癌以及宫颈癌发病相关的人乳头瘤病毒等；腺病毒类，如与可以引发肉瘤的腺病毒等；疱疹病毒类，如与人伯基特淋巴瘤和鼻咽癌密切相关的 EB 病毒等；乙型肝炎病毒类，如与人类原发性肝细胞癌的发生有密切相关的乙型肝炎病毒。目前有 50 多种致瘤性 DNA 病毒可以引起人类和动物肿瘤，已经明确是人类恶性肿瘤发生发展关键因子的 DNA 致瘤病毒包括 HBV、EBV 和 HPV 等。尽管致瘤性 DNA 病毒与人类恶性肿瘤的病因学关系仍未完全阐明，但有大量研究证实，这些致瘤性 DNA 病毒可以感染进入宿主细胞后编码病毒蛋白，病毒蛋白可通过激活宿主细胞基因组原瘤基因表达、调节细胞周期蛋白及抑制细胞凋亡等不同机制作用于细胞，导致细胞恶性转化及肿瘤形成，同时亦有资料表明，致瘤性 DNA 病毒普遍还具有另外一种重要手段导致细胞癌变，那就是致瘤性 DNA 病毒在宿主细胞基因组上的整合。

致瘤性 DNA 病毒在宿主细胞基因组上的整合，是其长期进化过程中形成的一种重要的在宿主体内保存自我的方式，可以引起宿主细胞发生炎症或癌变。致瘤性 DNA 病毒也可以整合进入宿主细胞基因组引起宿主细胞基因组不稳定，导致染色体的倒位、易位、缺失以及重排，从而使得宿主细胞基因组结构出现异常。同时，能够引起插入诱变导致宿主细胞关键抑瘤基因异常失活或瘤基因异常激活，病毒整合也能够引起宿主细胞基因组的某些区域拷贝数变异，间接影响宿主细胞某些关键瘤基因或抑瘤基因的表达水平，而病毒在宿主细胞基因组的整合过程中自身也会发生基因组的变异并改变其自身的生物学功能。

致瘤性 DNA 病毒的整合位点在目前的研究中已经有多例报道，几乎在宿主细胞每条染色体上都能观察到它们的整合，尽管病毒在癌细胞中的整合位置表现出一定的随机性，但还是发现了一些高频的整合位点，HPV 在整合过程中有一个整合位点在多个肿瘤组织和细胞系中被反复观察到，即染色体的 8q24，该区域存在著名的瘤基因 *MYC*。HBV 在肝癌细胞的整合位点也有几个被多次报道，这几个位点区域存在已经被证实与癌症发生发展紧密相关的基因 *TERT*、*MLL4* 和 *CCNE1*。高建明等在 EBV 阳性的伯基特淋巴瘤细胞系 Raji 上面定位了多个 EBV 整合区域，并指出在染色体 4q、2q、1q、7q 为 EBV 整合的高频区域，15 号以后的染色体及性染色体未发现 EBV 整合。我们通过收集中南大学湘雅医院 VCA-IgA 滴度高于 1∶40 的鼻咽癌患者的鼻咽癌活检组织多例，并采用构建鼻咽癌基因组文库的方法，利用 EBV 的 BaMHIW 片段作为探针，在 14、15 号染色体上发现了 EBV 的整合。而通过 G 带 FISH 技术，也在 EBV 阳性鼻咽癌患者的外周血中发现了 EBV 的整合。

但是由于找寻到的整合位点过少，不能进行统计分析 EBV 的整合位点的分布规律在 HBV、HPV 和 EBV 以及其他某些能够整合的致瘤性 DNA 病毒之间并没有发现共同的高频的整合位点，这可能是几个方面的原因：首先，致瘤性 DNA 病毒之间的序列千差万别，病毒基因组长度大小不一，不同病毒编码的病毒蛋白对宿主细胞造成的影响也不同，而病毒的整合并不是一个独立的行为，病毒的整合往往伴随着病毒蛋白对宿主细胞持续的影响，使得病毒的宿主细胞抵御病毒整合的能力存在差异，而同一致瘤性 DNA 病毒的不同亚型之间的整合位点以及整合频率也有区别，比如 HPV 的高致病亚型 HPV16 和 HPV18 在宿主细胞中的整合频率就高于 HPV 其他亚型。其次不同的致瘤性 DNA 病毒整合的细胞组织类型也存在差异，而不同的细胞组织存在不同转录活性的基因组区域，导致宿主细胞基因组某些高转录区域暴露在病毒面前的概率增大。另外，受传统的病毒学研究方法限制，我们仅能找到病毒几个特定的整合位点，某些病毒整合位点由于研究技术的限制而发生遗漏，对我们在病毒整合位点的统计比较中也造成了干扰，这可能都是目前致瘤性 DNA 病毒之间没有发现共同整合位点的因素。

目前，对致瘤性 DNA 病毒插入序列的研究发现，致瘤性 DNA 病毒可以是部分序列参与整合，也可以是完整的致瘤性 DNA 病毒全基因组序列参与整合，另外，致瘤性 DNA 病毒的插入序列与插入位点附近的人源基因组序列也存在一定的相关性。Dall 等在 HPV 整合研究中，将 HPV 整合的病毒序列与整合位置相邻的人类 DNA 序列的关系分为 3 种：①微同源整合，即病毒整合序列与相邻的人源序列存在 1 ~ 10bp 的同源性。②非同源整合，即病毒整合序列与相邻的人源序列不存在同源性。③在病毒序列和整合位置的人源序列中间还存在一段未知来源的 DNA 序列。而在 EBV 阳性的伯基特淋巴瘤细胞系 Raji 中，EBV 整合至染色体 6q15，整合位点的 EBV 序列与相邻的人源序列存在 70% 的同源性，我们通过 G 带 FISH 技术也在 Raji 细胞系基因组这一区域发现了 EBV 的整合信号。这些研究提示，致瘤性 DNA 病毒的插入序列与整合位点相邻的人源序列的同源性可能是致瘤性 DNA 病毒整合发生的一个重要条件。致瘤性 DNA 病毒的插入序列在致瘤性 DNA 病毒基因组上并不是完全随机分布，而是存在着不同的整合频率。比如致瘤性 DNA 病毒 HBV 的基因组含有 4 个开放性阅读框，分别是 S 基因区、C 基因区、P 基因区和 X 基因区。国内学者对国内多例肝癌患者的多项研究证实，X 基因区的整合频率远高于其他基因区。随着对致瘤性 DNA 病毒不同基因区整合频率与致瘤性 DNA 病毒的致瘤效应研究的不断深入，未来致瘤性 DNA 病毒不同基因区整合频率很有可能应用到临床，成为判断与致瘤性 DNA 病毒相关疾病恶性程度的诊断以及预后的重要指标。针对整合频率高的致瘤性 DNA 病毒某段基因区设计合适的分子靶向干预药物也将会很有应用前景。

伴随着致瘤性 DNA 病毒在宿主细胞染色体的整合，肿瘤细胞基因组的不稳定性增加，插入突变引起癌基因的异常高表达和抑癌基因的异常低表达，肿瘤细胞的表型也往往会出现变化。宫颈上皮细胞系 W12 是来自一位 HPV16 感染的低等级的鳞状宫颈上皮损伤的病人，在早期培养时，实验显示该细胞系中的 HPV 全部以游离体形式存在。而在长期的体外培养过程中，HPV 的整合逐渐增多，该细胞系的表型也由低等级的鳞状宫颈上皮损伤逐步变为高等级的鳞状宫颈上皮损伤，并最终发展成为鳞状上皮细胞癌。在 HBV 阳性的乙型肝炎患者中，经常能够发现 HBV 的整合。而在肝癌组织和肝癌癌旁组织中，癌组织中的 HBV 整合位点明显高于癌旁组织。我们认为，当致瘤性 DNA 病毒整合达到一定程度，宿主细胞基因组不稳定性持续增加，以及病毒蛋白的持续影响，宿主细胞组织的损伤逐步增大，随着病毒长期的感染以及整合，宿主的正常细胞组织也逐渐变为炎症组织，并向非可控性炎症发展，最终形成癌变。这都提示致瘤性

DNA 病毒整合引起肿瘤细胞的表型变化是一个量变到质变的过程。

致瘤性 DNA 病毒在宿主细胞染色体上的整合，是致瘤性 DNA 病毒持续潜伏感染的一种重要方式，与宿主细胞基因组不稳定性密切相关。Peter 等研究发现，在宫颈癌中 HPV 的整合能够引起宿主细胞染色体高水平的不稳定性。Winder 等更进一步发现，在宫颈癌中 HPV 的整合能够促使宿主细胞基因组双链 DNA 断裂，从而使得宿主细胞基因组的不稳定性增加。而在肿瘤细胞中致瘤性 DNA 病毒整合位点附近，常常能够发现肿瘤细胞染色体的倒位和易位。Simon 等发现了 HBV 在肝癌组织和肝癌细胞系 Hep40 细胞染色体上的整合，并发现在肝癌组织中 1p36 位点存在异常，而在正常肝细胞组织中却不存在这种情况。HBV 在宿主细胞基因组的整合，也经常能够造成宿主细胞不同长度大小的细胞基因组 DNA 片段的缺失。致瘤性 DNA 病毒整合与宿主细胞基因组异常紧密相关，致瘤性 DNA 病毒在宿主细胞长期的潜伏感染并对宿主细胞染色体进行整合，使得宿主细胞染色体遭受断裂和损伤，宿主细胞基因组的不稳定性持续提高，并引起更大规模的宿主细胞基因组变异。而细胞基因组异常是肿瘤细胞的重要标志，由此可见，致瘤性 DNA 病毒整合对宿主细胞的癌变具有重要意义。

三、生长因子、受体与肿瘤的发生

生长因子及其受体与肿瘤的发生、发展关系密切，近年来已成为研究热点。本节内容主要介绍表皮生长因子受体、碱性成纤维生长因子及其受体和神经生长因子在肿瘤发生、发展方面的重要作用。

表皮生长因子受体（EGFR）是 ErbB（ErbB1～4）家族的一员，即 ErbB1。EGFR 为一种跨膜糖蛋白，属受体型酪氨酸蛋白激酶（RTK），其配体包括 EGF、TGF-α、amphiregulin、hepatin-binding-EGF、heregulin、betacellulin，后 3 种也可与 ErbB4 结合。由于 EGFR 在多种肿瘤中有过表达和（或）异常表达，与肿瘤的发生、发展关系密切，故其研究进展备受关注。

1. EGFR 的结构与功能

EGFR 是原癌基因 c-*ERBB*1 的表达产物，是一种 N 连接糖蛋白。其前体是含有 1210 个氨基酸残基的多肽，经剪切加工切掉 N 末端的一段序列成为含有 1186 个氨基酸残基的成熟 EGFR，相对分子质量 170kDa，N 端糖基化与 EGF 转运到细胞膜并最终获得功能有关。EGFR 可分为 3 区，胞外区、跨膜区和胞内区。胞外区包括 L1、CR1、L2、CR2 四个结构域。L1 和 L2 区是富含亮氨酸重复序列的 β 螺旋折叠结构。CR1 和 CR2 结构域富含半胱氨酸，含有 N 端糖基化位点和二硫键，决定了受体胞外区的 3 级结构。EGFR 的跨膜区是由 23 个氨基酸残基构成的 α 螺旋结构。胞内区包括近膜区（jaxta membrane，JM）、酪氨酸蛋白激酶区和 C 末端。EGFR 的配体以疏水键、氢键结合于 L1 和 L2 结构域。配体的结合促使 EGFR 二聚化，可形成同二聚体，也可同 ErbB 家族的其他成员或 ErbB 家族成员外的细胞膜受体如血小板源性生长因子受体形成异二聚体，实际是 2∶2 的受体配体复合物。二聚化主要是由 EGFR 的 CR1 后部突出的大环和另一受体 CR1 大环下的口袋相互作用来介导，CR1 的大环也可以与另一受体的 L1 及 L2 相互作用来加固二聚化。有研究表明 JM 区和激酶区也可以稳定二聚化，在溶液中 JM 的存在可以加强配体诱导的二聚体形成。EGFR 的 C 末 984～996 残基是肌动蛋白的结合位点，与配体活化激酶后寡聚体形成有关。50% 以上的非活化 EGFR 集中分布于细胞膜凹陷中，其面积总和仅占细胞膜面积的 5%～10%，EGFR 在膜上的这种分布提高了受体二聚化的效率。没有配体存在时 EGFR 以单体或二聚体形式存在于细胞膜上，对 Ba/F3 细胞研究发现这 EGFR 二聚体是非活化的，提示受体的二聚化和活化可能是可区别的过程。非活化的受体二聚物的存在可能与 EGFR 快速激活有关。配体结合及受体二聚化导致细胞内酪氨酸蛋白激酶活化，其可能机制被称为 rotation-twist model：EGFR 以跨膜区附近为轴点扭曲，使细胞内结构域变构形成激酶活性区。EGFR 内源性酪氨酸蛋白激酶的活化使其 C 末端酪氨酸残基磷酸化，为含 SH2（Srchomology2）、PTB（phosphotyrosine binding）结构域的细胞内信号转导因子及接合子（adaptor）提供结合位点，如接头蛋白 Grb-2、Grb-7、Nck、Crk、Shc、Dok-R；磷脂酶 C；磷酸化酶 SHP-1、PTB-1B；酪氨酸蛋白激酶 Src、Ab1 等。所以，EGFR 的活化可激活多条信号转导通路。受体二聚体激活哪条信号转导通路则由配体及受体二聚体的性质决定。这些信号转导通路之间相互联系、相互影响。

另外，EGFR 信号转导通路还能被其他的信号转导通路或信号蛋白所影响，如 G 蛋白偶联受体对 EGFR 信号转导通路有正调节作用。EGFR 可被其他激酶如 Src、Jak-2 磷酸化而活化，细胞内许多重要的信号蛋白如钙调蛋白、eps 蛋白可以与 EGFR 的 JM 区结合，PKC、MAPK 及 PKD 等可以使此区的调节位点磷酸化而影响 EGFR 的活性。配体与受体的结合不仅启动受体及其靶蛋白的活化而引起细胞内信号转导，同时也启动了配体受体复合物的内吞过程。内化的受体有两种结局，一是返回胞膜继续发挥受体功能，二是被转运至溶酶体降解，从而调节 EGFR 的信号转导。研究表明，Cb1 介导的 EGFR 泛素化与 EGFR 被转运到溶酶体降解有关，而与内吞过程无关。Rin1 则在 EGFR 的内吞过程中起重要作用。EGFR 的 C 末端的丝／苏氨酸和其一些酪氨酸的磷酸化与受体下调过程及内吞过程有关。

2. EGFR 激活的相关信号转导通路

Shc，Grb2 和 Ras/MAPK 信号转导通路是 EGFR 研究中最透彻的。EGFR 自身磷酸化后为 Grb-2 的 SH2 区提供结合位点，Grb-2/Sos 复合物通过其 SH2 结构域直接或通过 Shc 间接与 EGFR 结合，使 Grb-2/Sos 复合体锚定于细胞膜的胞质面从而激活膜结合蛋白 Ras，活化的 Ras 可激活丝／苏氨酸蛋白激酶 Raf，然后通过一系列中间激酶使 Erk-1、Erk-2 磷酸化，最后转入核内催化核内转录因子的磷酸化，启动相关基因的转录过程。研究表明，MAPK 的活化也可通过磷酸化 Sos，使 Grb-2/Sos 复合物从胞膜上解离而发挥负反馈作用。

EGFR 的配体可以激活 STAT1、STAT3 和 STAT5。通过 EGFR 的活化，STAT 可通过 JAK 或非 JAK 依赖途径磷酸化而活化，活化的 STAT 在胞质中形成同二聚体或异二聚体后进入细胞核，结合于 DNA 上的序列特异性 STAT 反应元件促进特异的靶基因转录。这些基因包括 *P21CIPI*、*CYCLIND*、*MYC*、*BCL-2*、*BCL-XL* 和 *CASPASE*-1，为调节细胞周期及凋亡的重要基因。研究表明 STAT1 和 STAT3 在 EGFR 介导的细胞周期调节中起作用，STAT1 起负调节作用，促进细胞凋亡，STAT3 则相反促进增殖，抑制凋亡。EGFR/STAT3 在细胞周期中的作用还并不完全清楚。EGF 与 EGFR 的结合可以同时激活 Ras-MAPK 和 STAT3 信号转导通路，Grb2 则可通过与 STAT3 竞争性结合 EGFR 下调 STAT3 的活性。

在脂类代谢中，至少有 3 种酶可以被 EGFR 直接激活，磷脂酶 Cγ（PLCγ）、磷酸酰肌醇三磷酸激酶（PI3K）和磷脂酶 D（PLD）。其中，PLCγ 和 PI-3K 在 EGFR 介导的信号转导中起重要作用。PLCγ 直接与自身磷酸化的 EGFR 的 Y1173 和 Y992 结合而被磷酸化激活，水解 PIP2 为两个重要的第二信使分子 DAG 和 IP3，DAG 和 PKC 可活化丝 / 苏氨酸蛋白激酶，IP3 使钙从内质网中释放，影响钙依赖性酶的活性。通过 IP3，EGFR 可以活化钙依赖的信号转导通路 Rel 和 NF-κB；通过 PKC 可以激活 MAPK 和 JAK 途径，也可参与调节细胞膜内外的 Na^+/H^+ 交换。

PI3K 在细胞的增殖、相互黏附、转移、抑制细胞凋亡及促进血管生成方面都起着重要作用。PI3K 包括 P110 催化亚基和 P85 调节亚基，PI3K 可以通过 P85 的 SH2 结构域结合于 EGFR/ErbB3 而被其中的 ErbB3 活化，还可通过被 Src 磷酸化的 EGFR 活化。PI3KIα 催化生成 PIP3，其靶蛋白是丝 / 苏氨酸蛋白激酶 Akt（PKB），PI3K/Akt 下游分子包括 Mdm2、BAD、caspase-9、cyclinD1/D3、Htert、P21、P27 等。

3. EGFR 与肿瘤

EGFR 在上皮、间质、神经源性组织中都有表达，在调节正常细胞的增生、生长和分化中起着重要作用。研究表明，在许多实体肿瘤中存在 EGFR 的高表达或异常表达。EGFR 与肿瘤细胞的增殖、血管生成、肿瘤侵袭、转移及细胞凋亡的抑制有关。其可能机制有：EGFR 的高表达引起下游信号转导的增强；突变型 EGFR 受体或配体表达的增加导致 EGFR 的持续活化；自分泌环的作用增强；受体下调机制的破坏；异常信号转导通路的激活等。

EGFR 的过表达在恶性肿瘤的演进中起重要作用，胶质细胞瘤、肾癌、肺癌、前列腺癌、胰腺癌、乳腺癌等组织中都有 EGFR 的过表达。对胶质细胞瘤的研究发现 EGFR 的高表达主要与其基因扩增有关。90% 以上的星形胶质细胞瘤高表达 EGFR，有 50% 存在 EGFR 基因扩增。但也有只存在 EGFR 蛋白的过表达而不伴有 EGFR 的基因扩增，说明 EGFR 表达水平的调节异常也存在于翻译及翻译后。EGFR 的高转录机制现在还不清楚，可能与 EGFR 基因的内含子 1 中增强子附近的 CA 二核苷酸重复序列数量多态性有关，重复单位的数目 14～21 次不等。内含子中的增强子与 CA 二核苷酸重复序列（CA-SSA）位置相近，EGFR 转录水平的增高可能与 CA-SSA 重复次数的减少有关。研究表明，21 次重复的等位基因表达的 EGFR 水平比 18 次重复的基因表达的 EGFR 下降了 80%。Tidow 等对乳腺癌的研究中发现，几乎所有乳腺浸润性导管癌都有 CA-SSA 位点的等位基因不平衡性（AI），具有 CA-

SSA 位点 AI 的病人术后有更高的再发危险性，但并不是所有 CA-SSA 位点 AI 都高表达 EGFR。另外，不同组织的机制可能也不同，在对结肠癌的研究中发现 EGFR 的高表达与 CA 二核苷酸重复次数无相关性。EGFR 在肿瘤中的高表达还可能与活化后降解减少有关，一些研究指出 c-Src 可通过抑制受体泛素化和内吞作用而上调 EGFR 水平。通常 EGFR 的活化同时伴有 c-Cb1 的结合，使 EGFR 内吞并最终在溶酶体中降解。当 c-Src 高表达时，其可以结合 c-Cb1 使之磷酸化并加强其泛素化使之降解加速，导致可与 EGFR 结合的 c-Cb1 减少，从而减少 EGFR 的降解。这可能是为什么在许多肿瘤中同时存在 c-Src 和 EGFR 共同高表达的一个机制。

许多肿瘤中有突变型 EGFR 存在，现已发现许多种 EGFR 突变型。突变型 EGFR 的作用包括：具有配体非依赖型受体的细胞持续活化；由于 EGFR 的某些结构域缺失而导致受体下调机制的破坏；异常信号转导通路的激活；细胞凋亡的抑制等。突变体的产生是由于 EGFR 基因的缺失、突变和重排。许多突变体都存在外显子缺失导致 EGFR 胞外区某一结构域的缺失。例如，EGFRv I 的 N 端缺失使其结构同 v-erbB-1 的编码产物相似而引起细胞的恶性转化且具有配体非依赖性的受体持续活化。有一些突变是由于外显子部分序列连续重复（tandem duplication，TD）引起受体相应区域重复出现。EGFRv Ⅲ 是肿瘤中最常见的一种突变体，它在许多肿瘤中表达，如胶质母细胞瘤、胶质瘤、乳腺癌、卵巢癌等。由于外显子的缺失导致了细胞外区的 6~273 位氨基酸缺失和一个甘氨酸的出现，它不需配体就可以持续活化。在人的高侵袭性乳腺癌中 62%EGFRv Ⅲ 阳性，EGFRv Ⅲ 转染的 MCF-7 细胞对裸鼠致瘤性增强。在对人类乳腺癌的研究中发现 67.8% 的乳腺癌中 EGFRv Ⅲ 阳性，其中 57.1% 有 EGFRv Ⅲ 和 EGFR 共表达。

另外，发现乳腺癌细胞只在体内表达 EGFRv Ⅲ，体外培养时就不再表达 EGFRv Ⅲ。同样的情况也见于胶质细胞瘤，可能在体内存在着对 EGFRv Ⅲ 表达十分关键的因子。与 EGFR 定位于细胞膜不同，EGFRv Ⅲ 主要存在于细胞质中，有一些存在于核内，提示 EGFRv Ⅲ 有着与 EGFR 不同的转运、信号转导、循环及降解途径。EGFRv Ⅲ 使细胞转化的分子机制还不清楚。在 EGFRv Ⅲ 阳性的细胞中有 PI3K、c-Jun 和 JNK 的持续激活，其可能是由于细胞内酪氨酸蛋白激酶持续活化所致。配体表达增多，自分泌环作用增强，EGFR 的配体如 EGF、TGFα、amphire-gulin 对细胞内信号转导有很大影响。很多上皮癌中存在高水平的 TGFα 与 EGFR 的共同表达，这支持了自分泌环的存在。EGFR 的配体通过自分泌形式激活 EGFR 促进细胞增殖，他们的共表达往往预示肿瘤预后不良，例如，在乳腺浸润性导管癌的研究中发现 TGFα 与 EGFR 共表达，且这种共表达与病人的生存率显著相关。Kopp 等对结 / 直肠癌的研究表明肿瘤的自分泌生长是 EGFR 的过表达及其配体（EGF、TGF-α、HB-EGF、amphire-gulin）表达共同作用的结果。人类肝细胞瘤细胞系和人类表皮样瘤细胞系可以分泌 TGF-α，使 EGFR 持续激活，另外，在这些细胞中 c-met 在没有相应配体肝细胞生长因子的情况下持续磷酸化，这种磷酸化可被 EGFR 和 TGF-α 的单抗所抑制，提示在肿瘤中 EGFR 除可以激活自身经典的信号转导通路外，还能激活其他异常的信号转导通路。

EGFR 往往反映了肿瘤的高侵袭力和高转移性及预后不良。近年来，对 EGFR 与肿瘤的血管生成、高侵袭性及转移关系的研究越来越多，很多研究提示了高度相关性的存在。EGFR 可以通过 Ang-1 及 VEGF 等因子水平的调节而影响肿瘤血管生成。Casanova 发现在肿瘤的演进过程中，去除 EGFR 的作用会阻碍血管的进一步发展。CD31 免疫组化染色发现去除 EGFR 作用组与对照组血管密度相同，但没有 EGFR 作用的肿瘤（dn 瘤）血管大部分是小而细的毛细血管，有 EGFR 作用的肿瘤（wt 瘤）中是大量扩张的不成熟的血管。进一步研究发现 VEGFmRNA 表达水平在 dn 瘤中明显低于 wt 瘤而与正常细胞相同，其表达水平与血管直径正相关。对两者细胞凋亡程度研究发现 dn 瘤凋亡数比 wt 瘤高了 3～4 倍，而两者增殖程度仅有细微的差别。与 dn 瘤凋亡程度上升相一致，Akt 的活性显著下降。Kruger 对乳腺癌的研究中发现在 EGFR 促进肿瘤转移中，至少两条信号转导通路参与其中。在肿瘤转移的早期 MAPK 发挥重要的作用，后期 PKC 起主要作用。EGFR 降低肿瘤细胞凋亡的可能途径有：①减低 NF-κB 的 DNA 结合能力来降低肿瘤细胞的凋亡。EGFR 的单克隆抗体 IMG-C225 可以显著降低 NF-κB 的 DNA 结合活性，下调 bcl-xl 和 bfl-1 的表达水平。②通过 PI3K/Akt 通路。另外，Yoon 等研究发现，EGFR 可以通过 Raf-1 抑制抗凋亡蛋白 Mcl-1（Bcl-2 家族的一员）的降解而抑制细胞凋亡，且 Raf-1 可能是通过 MAPK 通路以外的其他机制来调节 Mcl-1 水平。

鉴于 EGFR 家族在许多肿瘤中都有过表达和异常表达，及其在肿瘤的演进、细胞凋亡、血管生成及肿瘤转移中的作用，从而为肿瘤的诊断和治疗提供了新思路。GFR 在许多肿瘤中都高表达，那么有无可能通过血清 EGFR 浓度来对肿瘤的发生和（或）转移做出预测呢？Sasaki 对 106 例肺癌病人和 16 例非恶性胸部疾病病人的研究中发现，血清 EGFR 水平在肺癌病人和其他肺疾患病人中无差别，但肺癌伴转移的患者血清 EGFR 水平明显增高。用 RT-PCT 对宫颈癌病人的外周血 EGFRmRNA 水平研究发现对照组血清中没有 EGFRmRNA，而病人组 45 例中有 12 例血清中存在 EGFRmRNA。提示 EGFR 可作为宫颈癌患者的一个检测指标。对其他肿瘤的研究发现 3/10 的肺非小细胞癌患者，2/11 的胰腺癌患者，2/16 的结肠癌患者，在外周血中检测出 EGFRmRNA，但 6 例肾癌患者没有检测出 EGFRmRNA。在治疗方面，尤其是对于那些有 EGFR 表达的肿瘤，针对 EGFR 及其信号转导通路的治疗方法的研究越来越多。现有以下几条思路：①单克隆抗体，包括针对 EGFR 胞外配体结合区的单抗（例如 IMC-C225 和 ABX-EGF），可通过抑制配体与 EGFR 的结合来阻断信号转导；双特异性抗体（例如 MDX-447），可以同时与 EGFR 胞外区及免疫效应细胞膜上特定的表位相结合，促进免疫效应细胞在肿瘤中的聚集，从而破坏肿瘤细胞，刺激机体对肿瘤的免疫反应；与毒素拼接的单抗和针对 EGFR 突变体的单抗，例如 scFv-14e1-ETA- 融合毒素，是将针对 EGFR 的单链片段可变抗体（scFv）与假单胞菌内毒素拼接，其对 EGFR 及 EGFRvⅢ有相同的亲和力，但表达后者的实体瘤的细胞毒性是表达前者的 100 倍。②酪氨酸蛋白激酶抑制剂是针对 EGFR 胞内酪氨酸蛋白激酶结构域的小分子抑制物，例如 ZD1839 和 OSI-774。他们通过抑制 ATP 与受体酪氨酸蛋白激酶结构域结合而影响受体的蛋白激酶活性和自身磷酸化，抑制 EGFR 信号转导。③重组 EGF 疫苗，如 EGF-P64k，是将 EGF 与具有高免疫活性的细菌蛋白 P64k 结合，这种蛋白可以使机体被动产生抗 EGF 抗体。④反义寡核苷酸技术，是利用针对 EGFR 或其配体 TGF-α 等的反义寡核苷酸在翻译水平降低 EGFR 或其配体蛋白质的表达。⑤ EGFR 的配体与毒素或免疫毒素的融合蛋白，可以与 EGFR 结合发挥细胞毒作用。另外，有研究利用 EGFR 活化后内吞来介导肿瘤的基因治疗。Lee 等应用 EGFR 与配体的特异结合原理发展了一种受体介导的基因转运系统，其包括一个 EGFR 结合区，DNA 结合区及可以溶解内体的内体溶解寡肽，由此载体将 P53 转运进肝癌细胞中进行肿瘤基因治疗。目前，这方面的研究进展很快，部分药物已经进入临床Ⅲ期实验阶段，更多药物正在研制中，有理由相信针对 EGFR 信号转导通路的研究将为肿瘤治疗提供新的有效方法。

四、中医药与肿瘤的发生

肿瘤是临床常见的疾病之一，现代医学对肿瘤的治愈率很低，中医药疗法是我国治疗肿瘤的特色，在治疗肿瘤疾病中以病灶稳定性高、不良反应低、生存质量优为特点。其中中药发挥着极大优势，能增强患者免疫力，降低放、化疗不良反应，改善患者临床症状。

应用中医药治疗的疾病包括肿瘤，在中国已有几千年的历史，中医理论认为肿瘤发生的病理机制主要为体虚正元亏损，寒凝、气滞、痰阻、血瘀、热毒内结等。其主要治疗原则为扶正培本（健脾、补肾为主）、温阳散寒、化痰逐瘀、疏肝理气、清热解毒、软坚散结、以毒攻毒，常见肿瘤在临床中综合运用中西医结合治疗手段，遵循辨证论治，应用现代科技辨证与辨病结合，局部与整体结合，扶正与祛邪结合，中西医相辅相成，尽力使肿瘤患者接受最适当的规范化治疗。

肿瘤的生长是一个相当长的过程，预防是一个重要的环节，临床和试验证明，中药具有抗突变、抑制诱癌发生以及癌细胞生长等作用。在肿瘤的防治中既要强调整体观念，又要重视有效控制和消灭癌细胞；既要扶正，又要祛邪；既要审证，又要求因，有防有治，形成中医药及中西医结合治疗肿瘤的新概念。综合治疗中药材，如补骨脂、莪术、当归、泽泻、人参等有逆转肿瘤细胞的作用；黄芪、黄芩、人参等通过抗氧化，清除自由基；五加皮、当归、枸杞子保护 DNA；人参、丹参、莪术、枸杞子、三七通过改善微循环，促进造血干细胞增殖分化，改善造血功能，并均起到放射保护剂的作用。在肿瘤的防治上运用中医理论可以充实现代医学，同时运用中医开放性思维，从现代医学治疗手段和抗癌药作用方式考虑辨证论治，如扶正祛邪、局部与整体治疗方法，完善肿瘤综合治疗方案，可扩大中医药应用范围，着眼于临床疗效的提高，寻找防治肿瘤的临床突破口。中医药与西医结合治疗肿瘤表现在调节机体内环境，提高机体免疫功能方面具有很大的优势，这与现代生物治疗着眼于调理抑制癌基因，促进免疫功能或通过刺激造血因子，促进患者骨髓功能恢复以抑制肿瘤目的是吻合的。

（一）诱导肿瘤细胞分化

恶性肿瘤细胞在形态和功能方面都类似于未分化的胚胎细胞，没有终末分化细胞的性状，对细胞内正常的分化调节机制缺乏反应。诱导肿瘤细胞分化即肿瘤细胞在药物的作用下发生分化，向正常细胞方向改变，丧失恶性增殖能力，达到抑制肿瘤的目的。自 1971 年 Friend 等发现二甲亚砜可诱导小鼠红白血病细胞系分化并合成了血红蛋白以来，相继发现了许多具有诱导分化作用的药物。丹参酮 ⅡA 能调节细胞分化相关基因 C-MYC、BCL-2 表达下降，$P53$ 及 C-FOS 表达升高；作用于细胞周期，减少 S 期细胞数目，抑制 DNA 合成，从而促进 NB4 细胞分化，降低其增殖能力。有报道人参炔醇能活化细胞内腺苷酸环化酶（cAMP）、蛋白激酶 C（PKC）信号通路，诱导 HL-60 细胞向单细胞分化。金龙胶囊作用于 HL-60 细胞后，分化细胞如中、晚幼粒细胞比例增高，具有四唑氮蓝（NBT）还原能力的细胞增多，细胞吞噬 HRP 的能力明显增强，细胞间信息传递也有所增加。曾报道三氧化二砷（As_2O_3）能诱导白血病细胞的分化，而对实体瘤细胞的诱导分化作用研究报道较少，杜彩文等观察 As_2O_3 对人鼻咽低分化鳞癌可移植瘤在 BALB/C 裸鼠体内生长的影响。研究发现，经 As_2O_3 作用后的癌细胞恶性增殖程度减弱，并向正常方向转化；组织学和超微结构观察均提示癌细胞向成熟分化；免疫组织化学检测结果提示 As_2O_3 还能通过抑制人鼻咽低分化鳞癌的增殖活性，促使癌细胞向正常分化。

（二）诱导肿瘤细胞凋亡

细胞凋亡（apoptosis），也称细胞程序性死亡（PCD），是由核细胞通过启动自身的遗传机制，主要通过激活内源性 DNA 内切酶而发生的自动死亡过程。它是机体清除无用或威胁机体生存细胞的重要机制。长期以来，肿瘤的研究一直偏重于细胞增生的失调方面，后来认识到细胞凋亡通路受阻也是肿瘤细胞恶性增殖的重要原因。目前诱导肿瘤细胞凋亡已成为治疗肿瘤的重要途径。

在细胞凋亡过程中，一类被称作 caspase 的半胱氨酸天冬氨酸蛋白酶起调控作用。吴振等研究了紫草素诱导人黑色素瘤 A357-S2 细胞凋亡的机制，发现 10μmol/L 的紫草素能上调 Bax 和下调 Bcl-XL 表达，通过 caspase-9 激活的线粒体信号转导途径诱导人黑色素瘤 A357-S2 细胞凋亡。姜黄素能显著抑制卵巢癌细胞体外生长，通过下调 NF-κB（P65）蛋白表达，上调 caspase-3 蛋白表达诱导癌细胞凋亡是其作用机制之一。羊栖菜多糖能阻滞肿瘤细胞由 G_0/G_1 期进入 S 期，进一步研究其对 SGC-7901 人胃癌细胞的影响，结果表明它能使肿瘤细胞内钙库的 Ca^{2+} 释放，升高肿瘤细胞内 Ca^{2+} 的浓度，启动细胞凋亡机制达到抗肿瘤的作用。黎丹戎等研究不同浓度的汉黄芩素能诱导卵巢癌 A2780 细胞凋亡，诱导凋亡作用可能与抑制端粒酶活性有关。王三龙等研究了苏木对 K562 细胞株的影响，MTT 法检测苏木浸膏有抑制 K562 细胞增殖活性；以顺铂作为阳性药进行比较，进行多方面的实验，结果证明苏木浸膏抑制 K562 细胞增殖的机制之一是诱发 K562 细胞凋亡。

（三）抑制端粒酶的活性

端粒在真核生物细胞中具有维持染色体完整性和稳定性的功能。正常细胞周期中，随着细胞的每次分裂，端粒逐渐缩短。端粒酶则能以自身 RNA 为模板反转录合成端粒 DNA 序列，维持端粒的功能。研究证实多数肿瘤细胞中端粒酶活性呈阳性，而正常细胞中无表达，认为端粒酶活性表达是恶性肿瘤和细胞永生化的重要标志。近年来，端粒酶抑制剂的研究已经成为寻找抗肿瘤药的一个新方向。李桂生等报道应用蝎毒对人肝癌 Bel-7404 细胞处理后，在各个浓度阶段端粒酶活性均出现了明显的改变，细胞生长明显受抑制，抑制程度与浓度有关。750μg/mL 剂量的苦参碱对肝癌细胞株 HepG2 端粒酶活性有一定抑制作用，进一步研究证明与抑制端粒酶逆转录酶有关；而且一定浓度的苦参碱还有细胞周期阻滞作用。黄芪多糖是一个很好的免疫调节剂，具有抗肿瘤作用，姚金凤等研究发现黄芪多糖能降低 HL-60 细胞内端粒酶活性，这可能是其抑制肿瘤增殖的机制之一。黄富春等研究榄香烯乳能抑制 Lovo 细胞的恶性增殖，抑制作用与下调端粒酶活性、诱导细胞凋亡以及使结肠癌细胞阻滞在 G_0/G_1 期有关。淫羊藿苷能通过基因－蛋白－细胞效应的级联调节作用显著抑制 HL-60 细胞的端粒酶活性。

（四）调节免疫系统

中医学认为，肿瘤的形成是机体正气不足而后邪气踞之所致，"正气虚"伴随着肿瘤发生、发展、治疗和预后的全过程。现代免疫学认为，人体的免疫系统具有免疫监视功能，能监督机体内环境出现的突变细胞及早期肿瘤，并予以清除。因此，肿瘤与机体免疫系统的状态密切相关，增强免疫功能对于治疗肿瘤、改善患者生存质量、延长生存期有着重要的作用。中药扶正培本、活血化瘀、补气健脾类复方大多能增强免疫功能。灵龙颗粒能在抑制肿瘤生长的同时提高免疫功能，能明显增强荷瘤小鼠的迟发性过敏反应及细胞丝裂原诱导的淋巴细胞转化反应，并能提高荷瘤小鼠腹腔巨噬细胞肿瘤坏死因子（TNF-α）活性。李强等对 30 例肝癌患者应用紫龙金作为免疫调节剂进行临床观察，发现对照组中 T 淋巴细胞亚群、NK 细胞、B 细胞群活性均明显增高。中药含有的多糖类主要活性为免疫增强作用，当归多糖（ASDP）是一种新型的生物反应调节剂，高浓度的 ASDP 能明显增强荷瘤小鼠中的 T 淋巴细胞增殖作用和 NK 细胞对靶细胞（K562）的杀伤作用。灰树花多糖能显著增强荷瘤小鼠脾指数、巨噬细胞吞噬功能、淋巴细胞转化能力等，具有抑瘤和免疫调节作用。

随着肿瘤分子生物学的深入研究，循证医学在中医肿瘤学中的应用，相信可进一步提高疗效直至治愈。在中医辨证论治思维指导下，革新肿瘤试验研究，结合基础和临床研究，尤其是分子生物学最新进展和抗复发、转移的机制研究，使中医药对肿瘤的治疗方法更规范合理，同样对揭示肿瘤深层机制，开发新药将有思维上的启示。

第二节　中药抗肿瘤扩散的机制研究

肿瘤细胞从原发病灶出发，通过血管进入宿主的血液和淋巴管或通过体腔直接扩散到远处的部位，躲避宿主的免疫系统并进行繁殖，最终导致新的血管形成并发生转移。肿瘤转移是一种涉及多步骤、基因和基因产物的复杂的过程，抑制肿瘤转移可以防止肿瘤细胞转移到机体其他部位，从而延缓肿瘤恶化。中药含有多种化学成分，具有广泛的药理作用，其干预肿瘤侵袭转移的机制复杂多样。包括中药对细胞外基质的降解、细胞黏附的影响、肿瘤细胞迁移运动能力、抑制血管生成、上皮间质转化以及肿瘤微环境的影响等作用机制。

一、细胞外基质与肿瘤的转移

在肿瘤细胞发生转移的过程中，细胞外基质是肿瘤细胞继基底膜之后的第二道屏障。近年来，大量的研究表明，细胞外基质的合成、分布、降解与恶性肿瘤的转移密切相关。

（一）细胞外基质在肿瘤转移中的屏障作用

细胞外基质（extracellular matrix，ECM）是由大分子构成的结构精细的网络，将实质细胞分割成一系列组织间隔。构成ECM的大分子种类繁多，主要成分包括胶原、糖蛋白、蛋白多糖、氨基葡聚糖。基质的功能作为选择性的大分子滤器，它也影响有丝分裂、形态发生和细胞分化。越来越多的研究发现，基质可对正常细胞和基质之间的形状和生物化学的相互作用，施加化学和机械的影响。机械屏障在肿瘤形成时可能发生改变并影响肿瘤的增殖和转移。

胶原（collagen）是细胞外基质的主要成分，目前发现胶原有20种类型。根据胶原分子结构、功能、分布特点，可将其分为5大类：①纤维形成胶原，包括Ⅰ、Ⅱ、Ⅲ、Ⅴ、ⅩⅠ型胶原，各同源胶原分子高度有序地排列组成不同类型的间质胶原纤维。②基底膜胶原，主要为Ⅳ型胶原。③间断三股螺旋纤维结合胶原（FACIT），包括Ⅳ、Ⅻ、ⅩⅣ、ⅩⅥ型胶原，主要分布于间质，参与纤维骨架的形成。④多股螺旋胶原，包括ⅩⅤ和ⅩⅦ型胶原，主要位于基底膜。⑤未分类胶原，包括Ⅵ、Ⅶ、Ⅷ、Ⅹ型胶原等，Ⅵ型胶原位于基质中，Ⅶ型胶原参与上皮下基底膜锚定纤维的形成，Ⅷ型胶原是迄今为止所发现的唯一跨膜胶原蛋白，参与上皮下基底膜半桥粒的形成。

近年来，胶原对肿瘤发生发展的研究主要集中在Ⅳ型胶原。结直肠癌组织中Ⅳ型胶原有不同程度的缺失，且缺失程度与转移风险高低相关。在对胰腺癌的研究中发现，胰腺癌细胞可分泌Ⅳ型胶原，胰腺癌患者血清中Ⅳ型胶原水平明显升高，术后血清中持续高水平的Ⅳ型胶原提示肿瘤有复发倾向，可作为评价胰腺癌生物学行为的标志物。肿瘤抑素是一个被广泛关注的内源性抗肿瘤因子，位于Ⅳ型胶原α3链NCI结构域，可抑制体内血管形成从而抑制肿瘤的增殖与转移，Chung等研究发现将肿瘤抑素转染口腔鳞状细胞癌后可在体内延缓肿瘤的生长和转移。

糖蛋白（glycoprotein）现已发现数十种，包括纤黏连蛋白（fibronectin，FN）、弹性蛋白（elastin）、层黏连蛋白（laminin，LN）等，是多肽链与短的寡糖链共价相连构成的结合蛋白，参与ECM纤维网架形成、基质与细胞连接及其信号转导和功能调节。FN为广泛存在于细胞表面、细胞体液、结缔组织和各种实质器官基底膜的非胶原糖蛋白。细胞表面FN高表达的肿瘤细胞通过细胞膜表面包括整合素在内的多种黏附分子的作用，增强肿瘤细胞彼此间的黏附及细胞与基质、基膜的锚定黏附能力，而不致脱落、转移。LN 可促进细胞的黏附、增殖、迁移，提高蛋白酶系统的活性，促进肿瘤的增殖和侵袭。

研究表明，FN 的表达水平与肿瘤转移密切相关。基底膜和细胞 FN 的减少，使肿瘤细胞的黏附性降低，容易脱落，而脱落的肿瘤细胞因保留有 FN 受体，能够与间质 FN 结合，促进肿瘤细胞的生长及运动。在对肝癌的研究中发现，高分化和膨胀性生长的肿瘤组织中细胞表面和基底膜的 FN 呈高表达，而低分化和转移瘤中间质 FN 表达下降。结肠癌细胞的侵袭与间质 FN 促进黏着斑激酶磷酸化有关，抑制黏着斑激酶的表达可以抑制肿瘤细胞的侵袭。在对乳腺癌的研究中发现，利用赖氨酰氧化酶前肽可减弱纤维连接蛋白对黏着斑激酶的激活而达到抑癌作用。同时，LN 是基底膜的主要成分，对其进行研究发现，正常及良性肿瘤标本中基底膜 LN 呈连续线性表达，而恶性肿瘤基底膜出现局灶性缺损，且肿瘤恶性程度越高，缺损也越严重。肿瘤细胞可通过细胞表面 LN 受体与 ECM 中相应的 LN 配体相结合，促进肿瘤细胞附着于 ECM，然后 LN 可诱导黏附的癌细胞分泌破坏基底膜的水解酶如 Ⅳ 型胶原酶，使局部基底膜溶解，促进癌细胞的迁移。

氨基聚糖及蛋白聚糖由于其亲水性和负电性，在细胞外基质中成为高度水化的多孔乳胶样物，允许营养物、代谢物、激素和细胞因子之间迅速扩散，赋予组织抗压性。蛋白聚糖（proteoglycans）是一种以长而不分支的糖胺聚糖为主体，在糖的某些部位上共价结合若干肽链而生成的复合物。糖胺聚糖（glycosaminoglycans）亦称酸性黏多糖主要由糖醛酸进而氨基己糖重复连接形成的长短不等的链，包括透明质酸、硫酸软骨素、肝素和硫酸肝素等。

透明质酸（hyaluronic acid，HA）是一种在体内广泛存在的糖胺聚糖，作为 ECM 中的重要物质，其所形成的细胞外空间会对肿瘤细胞的发生、侵袭和转移以及新血管形成等方面产生促进作用。大部分恶性肿瘤中 HA 的表达水平远高于正常组织，可由肿瘤细胞诱导周围的间质细胞合成与分泌或者肿瘤细胞自身合成。HS 是广泛分布在 ECM 和基底膜中的硫酸乙酰肝素蛋白聚糖（heparan sulfate proteoglycans，HSPGs）的侧链，Narita 等研究发现 HS 及其类似物能够抑制卵巢癌、乳腺癌和肝癌等肿瘤的生长。Whipple 等发现硫酸乙酰肝素在裸鼠体内可显著影响肿瘤细胞的生长，并抑制肿瘤的血管生成和转移。

（二）细胞外基质降解酶系统在肿瘤转移中的作用

侵袭转移过程中，恶性肿瘤细胞须先突破细胞外基质，然后沿基底膜缺损和基质空隙向周围生长，最终侵袭正常组织及转移。细胞外基质，尤其是其中的基底膜，是肿瘤转移过程中必须克服的生理屏障。原发上皮性肿瘤若完成肿瘤转移的全过程，至少要 3 次穿过基底膜。大量研究证实，肿瘤的侵袭转移能力与蛋白水解酶降解细胞外基质和基底膜的能力密切相关。在癌细胞与基底膜紧密接触 4~8h 后，细胞外基质成分如层黏连蛋白、纤黏连蛋白可被癌细胞直接分泌的蛋白溶解酶溶解，使基底膜产生局部缺损。癌细胞也可诱导宿主细胞产生蛋白酶使细胞外基质溶解，这样癌细胞可通过缺损的细胞外基质进入血液淋巴循环。

二、细胞黏附分子与肿瘤的转移

细胞识别与细胞黏附在个体发育、成体结构与功能维持、创伤修复及疾病的发生、发展，尤其是肿瘤的生成与转移中具有十分重要的作用。经典的转移过程包括以下几个步骤：①浸润基底膜及细胞外基质。②侵入脉管系统。③在脉管系统的循环中存活。④侵出血管。⑤外渗进入远处组织。⑥肿瘤存活并重新启动增殖模式，以形成较大的转移灶，进而发展成为可在临床上检测到的肿瘤灶。在转移过程中，由于肿瘤组织内肿瘤细胞之间的相互黏附与连接松散而容易脱落，成为转移的前提。进入循环中的肿瘤细胞又可以彼此聚集，并与血小板及白细胞相互黏附而形成瘤栓。瘤栓的形成可以保护肿瘤细胞穿出脉管，这依赖于与脉管内皮细胞的相互黏附及对内皮下基膜的降解，出脉管后肿瘤细胞还需与细胞外基质及转移部位的细胞相互作用，并借以存活和增殖，最终建立转移灶。可见，在肿瘤转移过程中自始至终都贯穿着细胞与细胞，以及细胞与细胞外基质间的识别、黏附及相互作用。导致细胞间相互作用失常的直接原因是肿瘤细胞表面黏附分子的异常。

现已鉴定出参与黏附过程的是一大类肿瘤细胞表面糖蛋白成分的特异性受体——细胞黏附分子（cell adhesion molecule，CAM）超家族，它们介导细胞与细胞、细胞与细胞外基质以及某些血浆蛋白间的识别与结合，并参与细胞内外的信息传递，在受精、胚胎发育分化、正常组织结构的维持、免疫调节、炎症反应、血栓形成、变态反应、损伤修复等生理及病理生理过程中都发挥重要作用。CAM 可以介导肿瘤细胞之间、肿瘤细胞与血管内皮细胞、淋巴细胞、实质器官细胞或与其他细胞之间的相互作用。

绝大多数 CAM 是存在于细胞膜上的跨膜整合糖蛋白，由较长的细胞外区、跨膜区和较短的细胞内区 3 部分组成，配体结合部位位于细胞外区，细胞外区通过一些连接蛋白与细胞内骨架蛋白结合。少数 CAM 是通过糖基磷脂酰甘油肌醇锚定在细胞膜上的，还有一部分以溶解或循环形式存在于机体的血清或其他体液之中，被称为可溶性细胞黏附分子（soluble cell adhesion molecule，sCAM），他们是 CAM 的细胞外区脱落后形成的。通常一种细胞表面有多种 CAM，而同一种 CAM 也可在不同细胞表面表达。迄今已发现的细胞黏附分子至少有 5 大类。

（一）钙黏素族

钙黏素族（cadherins）。钙黏素超家族是一类钙依赖性蛋白分子，属Ⅰ型跨膜糖蛋白，包括典型性钙黏素（classical cadherins，C-cad）和非典型性钙黏素（nonclassical cadherins，No-cad）。C-cad 又包括 E-cad、N-cad、P-cad 及 VE-cad，E-Cad 主要分布于成人的上皮细胞、N-Cad 主要分布于成人的神经组织及肌肉组织、P-Cad 主要分布于胎盘、VE-cad 主要分布于内皮细胞。No-cad 主要分布于脑组织，包括桥粒中的 Cadherin 及脑组织中的前体 Cadherin (protocadherin)。Cad 分子结构含有一个信号肽、胞外区、跨膜区和胞内区。胞外区决定黏附的特异性，胞内区的尾端只有与胞质中的连环蛋白（catenin）相互作用才能发挥钙黏素的生物学功能。Cad 主要是通过由组氨酸 – 丙氨酸 – 缬氨酸（HAV）序列组成的黏附识别位点来识别和介导同种细胞间的黏附反应。也就是说，在 Ca^{2+} 存在的前提下，位于同一组织类型的邻近细胞间通过完全一样的 Cad 的相互作用，导致细胞聚集。

与癌转移相关的主要是 E-Cad，其存在于上皮细胞的带状黏合连接处，参与上皮细胞间的黏合与连接，介导同种上皮细胞表面同种分子间的识别与结合。在上皮的恶性肿瘤中，E-Cad 介导的上皮细胞黏附分子黏附性降低，使得癌细胞更容易从原发肿瘤中脱落，发生转移。E-Cad 的胞外部分与相邻细胞的钙依赖性同嗜性结构相互作用，胞内部分通过 α- 连环蛋白（α-catenin）、β- 连环蛋白（β-catenin）及 γ- 连环蛋白（γ-catenin）与肌动蛋白结合，调整细胞黏附及运动功能。

对人癌细胞系观察发现，E-Cad 表达水平与癌侵袭能力呈负相关。Zschiesche 等对 157 例乳腺癌组织中的 E-Cad 表达与转移的关系进行了研究，结果显示原发瘤组织中 E-Cad 表达正常者无腋窝淋巴结的转移，而原发瘤组织中 E-Cad 表达下降时腋窝淋巴结转移的概率大大增加。在乳腺癌细胞系，E-Cad 的丢失与其体外侵袭能力及成纤维细胞样表型相关。采用 E-Cad 阳性和阴性表达的乳腺癌细胞，转染入 HNF3 后，E-Cad 稳定高表达，使腺癌细胞的间质状向上皮状转变，从而改变了肿瘤细胞的生长特性，同时降低了乳腺癌细胞侵袭和运动的能力。在发生胰腺 β- 细胞癌的转基因小鼠模型中，显示 E-Cad 表达丢失，与完全分化的黑色素瘤向侵袭性癌的转化同时发生。当 E-Cad 在 β- 细胞中得以维持其表达时，肿瘤的发展停滞在腺瘤阶段。Annie 等研究 E-Cad 功能与胃癌转移的关系时，发现 E-Cad 功能的缺失在胃癌转移之前。运用 siRNA 技术干扰 E-Cad 的 mRNA 的表达，提高了胃癌的侵袭能力。肝癌组织中 E-Cad 表达与肝癌侵袭能力呈负相关，癌组织中 E-Cad 表达阴性者，肝癌侵袭能力增强。而癌旁组织中 E-Cad 表达与肝外转移呈负相关，癌旁组织中 E-Cad 表达阳性者，肿瘤发生转移的时间晚、概率低，提示通过检测癌旁组织 E-Cad 的表达，可用以评估肝癌术后转移时间的早晚。大量研究证明，E-Cad 表达的缺失或下调在许多肿瘤中发生，如头颈部鳞癌、肺癌、食管癌、胃癌、胰腺癌、乳腺癌、前列腺癌、膀胱癌、结肠癌、直肠癌等。

然而，E-Cad 蛋白的减少并不是黏附作用丧失的唯一原因。连环蛋白表达的变化也能导致 E-Cad 功能的丧失。E-Cad 是在 β-catenin 的介导下与 α-catenin 相互作用而完成黏附功能的。新合成的 E-Cad 在转运至胞膜之前先与 β-catenin 和 γ-catenin 结合，在胞膜上，α-catenin 本身并不是直接与 E-Cad 结合，而是通过结合在 E-Cad 上的 β-catenin 与 E-Cad 形成复合体。其中，β-catenin 不仅起到连接 α-catenin 和 E-Cad 的作用，而且由于其在 E-Cad/α-catenin 复合体中的核心位置，β-catenin 可能还是调节 E-Cad 功能的位点。在浆膜上与 E-Cad 结合的 catenin 可以与细胞内的 catenin 互换，形成动态平衡，并借此平衡来调节细胞黏附。E-Cad 通过 β-catenin 还具有调节蛋白合成的功能，当 β-catenin 在胞内聚集时，激活

Wnt 通路，启动 Wnt 基因转录。β-catenin 是 Wnt 信号转导通路中关键的调节因子，Wnt 基因家族编码的分泌性糖蛋白，与膜表面 Frizzled 受体结合，经胞质 Dishevelled 蛋白抑制糖原合成酶激酶 -3β（glycogen synthase kinase-3beta，GSK-3β）的活性。当激活 Wnt 通路时，胞质内 β-catenin 积聚并向核内转移，通过 TCF/LEF 的 DNA 结合域和 β-catenin 的转录激活区调节靶基因的转录活性（如 MMP-7）。另外，β-catenin 还能激活 c-myc，导致 c-Myc 蛋白增加，促进细胞生长和增殖。没有和 E-Cad 结合的 β-catenin 迅速被细胞质中的蛋白降解复合体（GSK-3β-APC-AXIN）降解。因此，钙黏素 / 连环蛋白复合体在肿瘤的侵袭和转移中的影响可能是双重性的，一方面调节同型细胞间黏附，而另一方面转导细胞信号至胞核内。已发现，E-Cad 功能的缺失，将导致 MMP-7 的上调，后者是基质降解酶，提示可能存在一条连接细胞黏附与基质降解的信号通路。肿瘤细胞周围基质和血管基底膜的降解是恶性肿瘤细胞侵袭和转移的基础，提示这一过程有可能是被一种特定类型的黏附所启动。

（二）整合素族

整合素族（integrins）是一类表达于细胞膜上的跨膜糖蛋白，作用依赖于 Ca^{2+}，介导细胞与细胞及细胞与细胞外基质间的相互作用。整合素是由 α 和 β 两个亚单位以非共价键结合形成异二聚体。现已发现，哺乳动物细胞选择性表达 18 种 α 链和 8 种 β 链，两者结合形成至少 24 种整合素的异二聚体。根据 β 亚单位的不同可将整合素分为若干亚族，如 β1、β2、β3 整合素等。β1 整合素为细胞外基质蛋白质的受体，β2 整合素主要介导白细胞的黏合，β3 整合素主要介导血小板的黏合。

整合素与其配体结合后即聚集成簇，从而与细胞骨架牢固地结合，并可启动一定的信号转导途径。整合素与其配体结合后胞内区可与一些连接蛋白和微丝蛋白结合，引起细胞在基质上铺展或影响细胞的迁移；可与细胞内信号转导分子作用，启动增殖、分化或凋亡相关的信号转导途径。整合素可介导细胞外信号内传和细胞内信号外传。前者参与细胞外基质成分的生物学效应，后者引起整合素的活化。有些整合素在激活后方可与配体结合，有些整合素则处于持续的活化状态。

整合素在肿瘤中的表达常有显著差异，这将有利于肿瘤细胞的浸润和转移，并在配体促肿瘤血管形成作用下，与转移瘤的形成和肿瘤复发有关。随着研究逐渐深入，发现整合素几乎参与肿瘤转移整个过程的每一步骤，并随着肿瘤的进展而改变，影响肿瘤细胞与其微环境的相互作用。Kozlova 等发现肿瘤细胞与细胞外基质接触，基质被破坏后会产生一种激活信号而引起细胞凋亡，此信号的传感器是整合素 ανβ3。ανβ3 可促进癌细胞与胶原基质结合而抑制肿瘤细胞凋亡，而对于基质脱离的癌细胞，ανβ3 又可下调自身表达而阻断肿瘤失巢凋亡（anoikis）的发生。Dieta 等将白血病细胞（L1210）的整合素激活，然后注入小鼠体内，结果使小鼠的死亡率及脑转移率均增加。他认为整合素激活，有利于肿瘤细胞营养及生长因子等的供应，炎症等外部刺激也有利于白血病细胞的恶性变化。而 Sawai 等研究发现白细胞介素 IL-1α 可以上调整合素 α6β1，激活 uPA/uPAR、ERK（extracellular signal-regulated kinase）和 Ras 下游等通路，促进肿瘤的生长转移。卵巢癌细胞株、患者卵巢癌组织中均有许多不同的整合素表达，其表达有助于癌细胞侵入内皮细胞下的基质。临床研究表明，整合素 αβ6 随卵巢肿瘤分级增高而增多，并且其侵袭转移还与整合素 α2 介导有关。整合素 αβ6 在正常口腔上皮细胞中不表达，但在伤口愈合或癌变时高表达。在直肠癌中 αβ6 也有上调现象。整合素 α6β4、α6β1 是层黏连蛋白的受体，近期研究表明整合素能直接介导转移性直肠癌肿瘤细胞黏附在肝窦内，α6、β2 和 β4 整合素可直接介导细胞在肝微循环中黏附，而 α2、α6、β1 和 β4 整合素与早期肿瘤细胞外渗至肝实质的过程有关。

由于整合素组成种类较多，研究较为复杂，各种整合素在各种癌组织及肿瘤细胞系中的表达有量的改变及构象的改变，目前还不能总结出一个适用于所有肿瘤转移过程中整合素变化情况的普遍规律，也许这个规律根本不存在。一般来说，分化程度低、侵袭性强的癌细胞整合素的表达往往降低，如乳腺癌、前列腺癌、结肠癌和肝细胞癌，整合素 α2β1、α3β1、α5β1 的表达减少或缺失。然而在黑色素瘤中，整合素 αvβ3 表达上调，且与肿瘤侵袭力增强呈正相关，α5β1 一般与肿瘤细胞的转移潜能呈负相关：转化细胞及肿瘤细胞表面的 α5β1 常常减少或缺失；转化的 CHO 细胞经转染 α5β1 后，成瘤性、增殖速度及迁移能力均降低。α6β1 则与某些肿瘤细胞（肝癌、乳腺癌、胰腺癌等）的转移潜能呈正相关：其原因一方面由于整合素的种类多、功能复杂；另一方面，所用的各种检测方法只能表明基因的转录水平或翻译水平的整合素的含量，而不能指明其活化状态。某些整合素在非活化状态下不能与其配体结合，因而不能正常发挥其生物学功能。不过，整合素表达的降低或升高确实能影响肿瘤的转移行为。

（三）免疫球蛋白超家族

免疫球蛋白超家族是一类含有免疫球蛋白（immunoglobulin，Ig）特有结构域的分子，由一个或多个 Ig 同源单位组成，多数能介导 Ca^{2+} 非依赖性同种或异种细胞之间的黏附反应。目前已发现免疫球蛋白超家族包括 70 多种分子（表4-2），其主要成员有神经细胞黏附分子、细胞间黏附分子、血管细胞黏附分子、癌胚抗原及结肠癌缺失基因编码的黏附分子。

表4-2 免疫球蛋白超家族的黏附分子

命名	配体	定位
LFA-2（CD2）	LFA-3	淋巴细胞
CD28	B7-1，B7-2	淋巴细胞
CTLA-4	B7-2，B7-3，B7-1	淋巴细胞
B7-1（CD80）	CD28，CTLA-4	淋巴细胞，巨噬细胞
B7-2（CD86）	CD28，CTLA-4	淋巴细胞，巨噬细胞
ICAM-1（CD54）	LFA-1，Mac-I	多种细胞
ICAM-2（CD102）	LFA-1	内皮细胞
ICAM-3（CD50）	LFA-1	内皮细胞

命名	配体	定位
LFA-3 (CD58)	LFA-2	多种细胞
VCAM-1 (CD106)	LFA-4	激活的内皮细胞
PECAM-1 (CD31)	PECAM-1	内皮细胞，白细胞，血小板
NCAM (CD31)		神经细胞
CEA		结肠黏膜细胞

已经发现这个家族的一些成员与肿瘤转移相关。细胞间黏附分子（intercellular cell adhesion molecule，ICAM），ICAM-1首先作为LFA-1（αLβ2整联蛋白）的配体而被鉴定，后来发现它也能结合Mac-1（αMβ2整联蛋白）。已发现ICAM-1是恶性黑色素瘤发展的标记，在一些类型的鳞状细胞癌和黑色素瘤中表达。ICAM-1通过与白细胞间接相互作用，介导肿瘤细胞与内皮细胞结合，从而使外侵作用增强。Kitagawa等研究发现，伴肝转移的大肠癌患者血清sICAM-1浓度明显高于无肝转移者，提示sICAM-1与肿瘤转移相关。在肝癌、膀胱癌等肿瘤组织中也发现有类似的sICAM-1表达。Becker等研究表明，在IFN-γ和TNF-α作用下ICAM-1可从黑色素瘤细胞上脱落形成可溶性ICAM-1分子影响NK细胞和LAK细胞的免疫调节作用。鼻咽癌组织中ICAM与血清ICAM-1浓度密切相关，且表达水平明显高于对照组，血清ICAM质量浓度与分期及淋巴结转移相关。

神经细胞黏附分子（neural cell adhesion molecule，NCAM）是Edelman等首次在神经组织中提取的多肽，参与神经细胞间及神经与肌肉间突触形成，促使细胞聚集，是一种高度唾液酸化的糖蛋白，在神经细胞和非神经细胞均有表达。研究显示，NCAM可表达于神经源性肿瘤和神经内分泌肿瘤如Wilms瘤、嗜铬细胞瘤、小细胞肺癌，这些肿瘤表达的是含高水平唾液酸的胚胎型NCAM。Dvardsen等将编码人NCAM-140的全长cDNA转染至鼠星形细胞瘤细胞系，发现转染NCAM的细胞较对照组的肿瘤细胞生长较局限，细胞迁移实验证实这种转染细胞的侵袭力较弱。薛凡等研究发现，NCAM在涎腺样囊性癌呈弱阳性表达，表达强度较正常组织低，且癌分化程度低，表达率愈低，表明NCAM在腺样囊性癌中是具有抗侵袭力的黏附分子。

癌胚抗原（carcinoembryonic antigen，CEA）也属于免疫球蛋白超家族的亲同性细胞黏附分子，于20世纪60年代中叶作为大肠癌的标志物被发现。CEA是一种高度N糖基化的细胞表面糖蛋白，其肽链并不跨膜，而以共价相连的糖基化磷脂酰肌醇（GPI）锚定于胞膜外，因而没有胞质区。CEA存在于肿瘤细胞间隙，介导不依赖于Ca^{2+}的同型细胞间的黏附。CEA在成人正常胃肠的柱状上皮及其他内胚层源的器官只有很低水平的表达，因其随着细胞分化成熟而逐渐脱落；而在恶性转化的细胞表达水平大幅升高，在结肠癌中可升高百倍。令人费解的是，CEA既然可以介导细胞间的黏合，而高表达时的恶性瘤细胞却又容易从瘤体脱落，似乎自相矛盾。对于该矛盾的解释，肿瘤细胞表面的CEA可能在某种活化的磷脂

酶的水解作用下，GPI 脱落而游离于细胞外。这些游离的 CEA 可以竞争性地与细胞表面的
CEA 结合，从而封闭了肿瘤细胞表面的 CEA，削弱了相邻细胞表面膜结合的 CEA 分子介导
的细胞间相互黏合，肿瘤细胞因而易于脱落。同时，游离的 CEA 也可释放入血，导致血中
CEA 升高。

血管细胞黏附分子（vascular cell adhesion molecule，VCAM）-1 介导白细胞和内皮细胞
间的黏附。研究发现，在肿瘤患者的血液循环中 VCAM-1 的数量增加，而在黑色素瘤转移
实验模型和肺癌转移患者的血管壁上 VCAM-1 表达缺失。这些结果提示，肿瘤细胞可以通
过阻止效应细胞外溢的方式，逃脱宿主的防御机制，因而在肿瘤转移过程中，黏附分子也能
在细胞毒介导免疫反应中起作用。

（四）中药抗肿瘤扩散的机制研究

1. 抑制细胞外基质（ECM）的降解作用

恶性肿瘤细胞突破 ECM，沿着基底膜缺损和细胞外基质间隙向周围生长，最后侵袭正
常组织并发生转移，细胞外基质中促进肿瘤转移的最主要两种的蛋白酶为基质金属蛋白酶类
（MMPs）和尿激酶纤溶酶原激活剂（u-PA）。目前已发现 20 多种类别的 MMPs 能与锌结合，协
同降解肿瘤基质，也可与它们的特异性受体结合产生其他效应。通常，基质金属蛋白酶组织
抑制剂（TIMPs）可与 MMPs 竞争锌离子，从而降低 MMP 的活性。因此，肿瘤细胞中 MMPs
和 TIMPs 水平升高表明肿瘤恶性程度增强。白黎芦醇通过上调 MMP 抑制剂 -1（TIMP-1）的
表达，调控 mRNA 和蛋白表达水平来抑制宫颈癌的侵袭和转移；温下方正丁醇提取物通过下
调 MMP-2，MMP-9 的表达来抑制抗肿瘤生长侵袭的作用，证明肿瘤细胞中 MMPs 和 TIMPs 水
平升高表明肿瘤恶性程度增强。

2. 抑制肿瘤细胞黏附分子的表达

细胞黏附可分为同质型黏附与异质型黏附，前者是肿瘤细胞之间的相互黏附，后者是肿
瘤细胞与宿主基质和宿主细胞的黏附，两者均由细胞表面黏附分子（CAM）介导。细胞黏
附分子由 4 个超家族组成，包括选择素、钙黏连素、整合素和免疫球蛋白，在肿瘤细胞侵袭
性运动中起着双重作用。许景伟等研究发现，去甲斑蝥素通过降低 MMP-9 蛋白表达和增加
E- 钙黏蛋白（E-cadherin）的表达抑制人未分化甲状癌细胞的迁移和侵袭。

3. 抑制肿瘤细胞运动和迁移

肿瘤细胞可以侵袭并迁移至周围组织，穿透血管导致肿瘤侵袭、转移和扩散。肿瘤细胞
通过调控自分泌运动因子（AMFs）、转化生长因子（TGF）等运动因子的表达影响肿瘤的侵
袭、转移，且运动因子的表达与肿瘤的侵袭、迁移正相关，肿瘤细胞在基质降解后开始向远
处移动。研究发现，中药的某些成分可以通过影响运动因子的活性和抑制肿瘤细胞与纤维连
接蛋白的黏附来降低其迁移和运动潜能。红花多糖能够抑制 AMF mRNA 的表达抑制肿瘤的
转移；白黎芦醇通过降低 TGF-β 诱导结肠癌 SW480 细胞 Smad 蛋白磷酸化水平抑制结肠癌
细胞的侵袭转移。

4. 抑制肿瘤血管生成

肿瘤血管生成是一个多步骤过程，可为肿瘤细胞提供足够的营养并加速其生长。肿瘤周围的血管比普通血管壁更脆弱，使肿瘤细胞更易通过血管壁进入血液并转移。研究表明，与恶性肿瘤相比，良性肿瘤周围新生血管的数量明显减少。很多生长因子参与新血管的形成，其中最重要的两种是血管内皮生长因子（VEGF）和表皮生长因子（EGF），生长因子与各自的跨膜受体结合以促进血管生成。冬凌草甲素可通过抑制血管生成增强阿霉素的治疗效果，减少阿霉素使用引起的心肌损伤；补肾健脾方能够显著降低 VEGF 的表达，抑制人肝癌细胞的侵袭转移能力。

5. 调控肿瘤细胞的上皮 – 间质转化（EMT）

EMT 是许多类型癌症的普遍现象。上皮细胞经历 EMT 后失去细胞黏附和细胞极性，并获得间充质特征，具有更强的侵袭性和迁移性。EMT 抑制可通过 miRNA 抑制 EMT 相关转录因子实现。miR-29b 可下调 Snail1 的表达，上调 miR-29b 的表达可逆转 EMT，降低细胞侵袭。杨庆龙研究发现和厚朴酚在通过下调 Wnt/β– 连环蛋白（β–catenin）信号通路中β–catenin 的表达，阻断上皮 – 间质转化，从而抑制人胰腺癌细胞（SW 1990）的增殖、迁移和侵袭。

6. 调控肿瘤微环境（TME）

TME 由炎性微环境、缺氧微环境以及免疫微环境等组成，是肿瘤赖以生存的综合内部环境。微环境可以影响肿瘤细胞的稳定性，抑制肿瘤细胞的生存和生长，微环境中的细胞因子（缺氧诱导因子白细胞介素 –6 等）、TGF-β 和激素也可能刺激肿瘤表型的变化，促进转移性肿瘤的生存和生长。红景天苷联合顺铂给药逆转了铂类药物的耐药性，促进了缺氧诱导因子 –1α（HIF-1α）的降解，抑制了缺氧肿瘤微环境诱导的转移。

中药因其多靶点特性，进入体内后可发挥"药辅合一"作用特点；中药成分种类繁多使得中药对于疾病治疗新手段的研发更具有创新性，中药除自身独特的作用，还可与化学药物联合用药抑制肿瘤细胞的侵袭、转移。

第三节　中药抗肿瘤耐药的机制研究

肿瘤治疗中化疗药物的使用很大程度上抑制了肿瘤的生长、复发及转移，但肿瘤多药耐药现象的出现严重影响了化疗的疗效及肿瘤患者的生存期。耐药是肿瘤化疗失败的根本原因，克服耐药是提高肿瘤化疗效果的关键。经过化疗后，存活下来的肿瘤细胞往往会对结构和作用靶点不同的化疗药物产生交叉耐药反应，即形成多药耐药（multidrug resistance，MDR），这使得肿瘤的药物治疗更加棘手。多药耐药是肿瘤细胞在接触某种化疗药物之后，对其产生耐药性，同时对其他结构类似的化疗药物也产生交叉抗药性的一种肿瘤治疗进程中出现的难题。近 20 年来的研究表明，肿瘤耐药的产生有其分子基础，而研究肿瘤细胞产生耐药的分子机制将有助于从根本上克服肿瘤的耐药，提高现有化疗药物治疗的效果和开发新型的化疗药物越来越多的中药制剂已表现出逆转肿瘤多药耐药的潜力，对其作用机制的研究也越发得到关注。

一、肿瘤多药耐药的产生及其分子作用机制

肿瘤耐药的机制十分复杂，近年来的相关研究取得了一些新进展。MDR 是指肿瘤对药物的敏感性降低，使药物的疗效降低的现象。根据是否有药物接触可分为内在性多药耐药和获得性多药耐药，前者指在接触药物前就已经产生了耐药性，与所使用的药物无关，后者指接触药物前就比较敏感，在使用过程中出现的耐药性。肿瘤多药耐药性产生的机制包括膜蛋白的异常改变，酶介导（Topo Ⅱ、GST、蛋白激酶 C 等），DNA 损伤修复能力增强，凋亡调控基因（B 细胞淋巴瘤 / 白血病 –2 基因、凋亡抑制基因 SURVIVIN 等）的异常表达以及上皮间质转化介导的多药耐药等。上述这些机制共同作用诱导肿瘤细胞产生耐药。

（一）相关蛋白介导的耐药性

P– 糖蛋白（P–gP）是一种 ATP 依赖性的药物外排泵。膜蛋白异常调节 P–gP 的高度表达是多药耐药的作用机制之一。P–gP 通过将化疗药物从靶细胞中转移，使其在细胞中的有效浓度和对肿瘤细胞的抑制效果下降，进而产生耐药性，但是 P–gP 所介导的耐药性并不只取决于药物的外排泵作用，还与有抗细胞凋亡作用相关。夏黄帅等研究发现没药甾酮可通过下调孕烷 X 受体（PXR）/P–gP 通路降低肿瘤细胞对化疗药物耐药性，增强化疗药物对人肝癌细胞的增殖抑制和凋亡诱导作用。P–gP 表达对于逆转 TNF 相关凋亡诱导配体（TRAIL）介导的细胞凋亡必不可少，表明 P–gP 具有抗凋亡作用，凋亡基因的过表达可导致 MDR。

多药耐药相关蛋白（MRPs）是 ATP 能量依赖性跨膜蛋白，可以转运大量的外源性和内源性物质。MRPs 既可以起到药物外排泵作用，介导 MDR，又可参与细胞内解毒、氧化应激、炎症和物质运输。MRPs 家族共有 9 个成员，MRP1 ~ MRP9，其中最主要的成员是 MRP1 ~ MRP3。文献研究表明，在 MRP 家族成员中，MRP1 在多种癌细胞中过表达，包括白血病、胰腺癌和乳腺癌，美洲大蠊多肽 PAE2 通过下调多药耐药相关蛋白的表达水平从而逆转人肝细胞肿瘤耐药细胞株的多药耐药性。肺耐药蛋白（LRP）LRP 是非小细胞肺癌细胞系 SW–1573 多药耐药的相关蛋白。可能通过以下 2 种机制引起 MDR：①阻止以细胞核为靶点的药物通过核孔进入细胞核。②使细胞质中的药物进入囊泡，并通过胞吐作用从细胞中排出。LRP 在多种癌细胞中过表达，包括乳腺癌、肺癌和胃癌等。车向前等发现对苯二胺通过芳香烃诱导 LRP 表达，并诱导非小细胞肺癌细胞对抗肿瘤药物耐受。

乳腺癌耐药蛋白（BCRP）又称三磷酸腺苷结合转运蛋白 G 超家族 2（ABCG2），BCRP 在不同细胞类型中广泛分布且表达，近年来发现其可能与多种抗肿瘤化疗药物的交叉耐药有关。许多 ABCG2 抑制剂可以增强癌细胞的化学敏感性。周迪等研究发现 BCRP 的过表达可降低体外抗肿瘤药物的敏感性。

（二）多药耐药的酶介导机制

DNA 拓扑异构酶Ⅱ（TopoⅡ）是一种普遍存在于原核细胞和真核细胞中的重要生物酶，有两种亚型，即 α 和 β，在 DNA 复制、转录等过程中对调控 DNA 结构起着重要的作用，其中同工酶 popoⅡa 作为细胞内的重要核酶参与了 MDR 的形成。高飞研究发现依托泊苷可以抑制和降低人小细胞肺癌细胞（NCI-H446）TopoⅡα 核酸的表达，从而改善 NCI-H446 对顺铂化疗的敏感性。

谷胱甘肽转移酶（GST）是一类多功能蛋白家族，包括 5 种同工酶，其中 GST-π 是表达最高的一种。除了作为肿瘤转化的标志，GST 还可以将谷胱甘肽（GSH）与诸如化疗药物之类的亲电物质结合，促进肿瘤细胞对药物的代谢和转运，从而形成耐药性。GST 的主要机制为①催化 GSH 与亲电性物质结合，增加其水溶性，加快其排泄从而降低药物浓度。②直接与药物结合降低药物活性。花义同等研究发现补骨脂素可以通过下调谷胱甘肽 -S- 转移酶 π 基因和蛋白表达水平进而逆转人乳腺癌干细胞耐药性。

DNA 损伤修复与肿瘤多药耐药有关，有些癌症化疗药物是以 DNA 为靶点，其主要作用于细胞合成周期、DNA 化学结构、核酸合成等方面，通过多种途径导致 DNA 损伤，从而启动 DNA 损伤修复，而随着修复机制的增强，化疗药物的效果也会逐渐减弱，细胞修复 DNA 损伤的能力与 MDR 的生成密切相关。核酸内切酶、DNA 聚合酶、DNA 连接酶等参与其中。有研究发现，重组人瓣状内切核酸酶 1（FEN1）在耐药性胃癌细胞 BGC823/5-Fu 中高表达，通过作用于 DNA 损伤修复，导致 BGC823 对 5- 氟尿嘧啶（5-Fu）耐药，降低 FEN1 表达和抑制 FEN1 功能活性可抑制 DNA 损伤修复并逆转 5-Fu 耐药性。

二、免疫相关细胞与肿瘤的耐药

机体免疫系统具有免疫防御、免疫应答和免疫耐受 3 大功能，对异常增殖的肿瘤细胞有杀伤作用，但肿瘤微环境中部分免疫细胞在肿瘤演变过程中可以促进肿瘤生长、转移以及侵袭，并能介导肿瘤对常规化疗药物耐药性和免疫 / 靶向治疗的耐受性。肿瘤微环境中的固有免疫细胞包括肿瘤相关巨噬细胞（tumor-associated macrophage，TAM）、树突细胞（dendritic cell，DC）、肿瘤相关中性粒细胞（tumor-associated neutrophil，TAN），获得性免疫细胞包括调节性 T（regulatory T，Treg）细胞，免疫相关细胞包括间充质干细胞（mesenchymal stem cell，MSC），通过探讨免疫及免疫相关细胞在诱导肿瘤化疗耐药和免疫 / 靶向治疗耐受过程中的作用及相关分子机制，期望对预防肿瘤耐药提供指导，并为肿瘤治疗策略提供新思路。

（一）巨噬细胞及其诱导肿瘤耐药的相关机制

肿瘤微环境中的巨噬细胞属于骨髓来源的单核巨噬细胞系统，主要来源于血液中的单核细胞。巨噬细胞可根据功能和活化途径不同分为 M1 型和 M2 型两大类。在肿瘤恶性进程中，肿瘤及肿瘤基质细胞通过分泌 CC 趋化因子配体（chemokine（C-C motif）ligand，CCL）2、CCL5 等趋化因子招募单核细胞、巨噬细胞等，并在 VEGF、PDGF、MCSF 等细胞因子作用下转变为 TAM。TAM 可以促进肿瘤细胞增殖、存活和迁移，肿瘤血管生成，抑制抗肿瘤免疫等，最终导致肿瘤原位生长和转移。

近年来，越来越多研究显示 TAM 在肿瘤化疗或靶向治疗耐药中发挥不容忽视的作用。首先，TAM 可抵抗药物对肿瘤细胞的促凋亡作用而诱导耐药。吉西他滨是临床治疗胰腺导管癌的一线药物，但常因肿瘤耐药而未能达到预期治疗效果。与 TAM 共培养的胰腺导管癌细胞可降低吉西他滨通过 caspase-3 凋亡途径引起的肿瘤细胞凋亡作用。在 TAM 抑制型胰腺导管癌小鼠模型中，肿瘤对吉西他滨的耐药性也明显减弱。此外，TAM 可使肿瘤细胞胞苷脱氨酶上调，而胞苷脱氨酶能使吉西他滨在胞内被代谢成非活性形式，从而使肿瘤细胞产生耐药。其次，TAM 可产生细胞因子诱导肿瘤细胞基因调控通路发生耐药性变异。在 NSCLC 中，TAM 产生的乳脂球状表皮生长因子（milk-fat globule EGF-8，MFG-E8）协同 IL-6 激活肿瘤干细胞的 STAT3 和 Sonic Hedgehog 通路从而诱导耐药作用。再次，TAM 分泌的组织蛋白酶可能通过降解药物作用靶点而使肿瘤细胞产生耐药性。研究发现，化疗药物紫杉醇可诱导乳腺癌微环境中 TAM 的组织蛋白酶 B 和 S 分泌水平显著增高，而组织蛋白酶 B 和 S 类似组织蛋白酶 L，可通过降解药物作用靶点而使肿瘤细胞对阿霉素、吉西他滨和卡铂等多种化疗药物产生耐药性。此外，有观点认为 TAM 可分泌 VEGF 等促血管生成的细胞因子使肿瘤的微血管密度增高，而异常的微血管使化疗药物不能运输至肿瘤而使肿瘤产生一定的耐药性。综上，TAM 可以通过使肿瘤细胞抗凋亡、降解药物作用靶点、诱导肿瘤细胞耐药变异和微血管增生异常以减少药物运输至靶点等机制来诱导肿瘤耐药。

（二）树突细胞及其诱导肿瘤耐药的相关机制

DC 是已知最强的抗原提呈细胞。根据发现过程和来源等不同，DC 可分为两大类：传统树突细胞（conventional dendritic cell，cDC）和浆细胞样树突细胞（plasmacytoid dendritic cell，pDC），一般认为两者分别来源于髓系造血干细胞和淋巴系造血干细胞。传统观点认为，DC 可提呈肿瘤抗原、激活 T 细胞，继而启动抗肿瘤免疫。近年来研究表明，pDC 和 cDC 均有可能通过诱导肿瘤耐药而促进肿瘤恶性进程。DC 可在微环境中 IL-10、TGF-β 等因子的作用下转变为具有免疫调节功能的 DC，进而诱导肿瘤免疫耐受。故因成熟情况及所处微环境的不同等，相同来源的 DC 可能具有不同的功能，DC 启动抗肿瘤免疫的功能及诱导肿瘤耐药的功能可能并不矛盾。

Dharminder 等发现多发性骨髓瘤（multiple myeloma，MM）患者骨髓中 DC 细胞浸润较正常骨髓增加，将 MM 细胞与 DC 共培养可促使 MM 细胞抵抗硼替佐米和来那度胺等药物诱导肿瘤细胞凋亡的作用。进一步研究解析了 DC 通过抗肿瘤细胞凋亡作用介导肿瘤耐药的相关分子机制。一方面，DC 可使肿瘤细胞蛋白酶体亚基的表达增加，上调蛋白酶体的活性。由于硼替佐米等化疗药物可通过抑制蛋白酶体的正常功能而诱导肿瘤细胞凋亡，故 DC 上调 MM 细胞蛋白酶体功能可能是抵抗硼替佐米细胞毒性的重要机制。另一方面，DC 通过共刺激分子 CD80/CD86 与 MM 细胞表达的 CD28 配合，激活下游的 PI3K/Akt 信号通路，下调促凋亡蛋白 Bim 的表达，从而对抗治疗诱导的 MM 细胞凋亡。此外，另有研究表明 DC 通过分泌 IL-6、IL-10 等细胞因子激活肿瘤细胞的 NF-κB 信号通路，进而诱导肿瘤耐药。

（三）中性粒细胞及其诱导肿瘤耐药的相关机制

中性粒细胞具有很强的游走能力及吞噬、杀灭病原体等异物的能力，是重要的固有免疫细胞。在肿瘤发生时，中性粒细胞受肿瘤组织分泌的细胞因子作用进入并浸润肿瘤组织，即成为肿瘤相关中性粒细胞。TAN 根据发挥的作用不同分为"N1"和"N2"两种表型。其作用具有两面性，"N1"型可抑制肿瘤生长，"N2"型则可促进肿瘤生长及转移。中性粒细胞在缺乏 TGF-β 刺激并受 IL-10 等刺激时可分化为"N1"型，而在受 TGF-β 和 CXCL12（C-X-C chemokine ligand 12）等刺激时则可分化为"N2"型。尽管目前对 TAN 在肿瘤耐药中的研究尚少，"N2"型 TAN 可能通过分泌粒细胞弹性蛋白酶（neutrophil elastase，NE）、MMP-9、趋化因子等促进肿瘤生长及转移，参与肿瘤耐药。NE 可在肿瘤细胞内作用并降解胰岛素受体底物-1（insulin receptor substrate-1，IRS-1），使得血小板源性生长因子受体（platelet-derived growth factor receptor，PDGFR）与 PI3K 间的作用增强，从而通过激活 PI3K/Akt 下游信号通路促进肿瘤细胞的增殖。MMP-9 可降解细胞外基质并可活化 VEGF 等促血管形成因子，从而促进肿瘤血管生成，对抗肿瘤的抗血管生成治疗。TAN 尚可分泌 CCL8、CCL12、CCL17、CXCL9 和 CXCL16 等趋化因子，对中性粒细胞本身具有趋化作用，进一步增强了促进肿瘤的作用。因此，据上述 TAN 参与肿瘤发生发展的过程，其促肿瘤耐药的机制仍有很大的探究空间。

（四）调节性 T 细胞及其诱导肿瘤耐药的相关机制

Treg 细胞属于 CD4$^+$T 细胞亚群，是一类重要的免疫抑制细胞，在维持机体免疫系统稳态、维持外周免疫耐受和调节免疫应答中发挥着重要作用。Treg 细胞可抑制 CD8$^+$T 细胞、自然杀伤细胞和 DC 等多种免疫细胞的功能，维持机体自身耐受。Treg 细胞表达 CCR4，可被肿瘤细胞或肿瘤浸润的巨噬细胞分泌的 CCL22 招募到肿瘤微环境中，发挥免疫抑制功能，在多种肿瘤中与不良预后相关。

Treg 细胞在肿瘤免疫治疗耐受中发挥重要作用。抗细胞毒 T 淋巴细胞相关抗原-4（cytotoxic T lymphocyte-associated antigen-4，CTLA-4）药物 Ipilimumab 和 Ticilimumab、抗程序性死亡受体-1（programmed death-1，PD-1）药物 Nivolumab（BMS-936559）等是临床上肿瘤免疫治疗中常用的靶向治疗药物，然而越来越多的患者表现出对该类药物的抵抗性。Treg 细胞可能通过分泌 TGF-β 和 IL-10 而抑制 CD8$^+$T 细胞抗肿瘤活性，或通过 CD25 与 T 细胞竞争性结合 IL-2 等途径使 T 细胞抗肿瘤免疫能力下降，参与上述耐受过程。同时，Treg 细胞可以通过细胞表面的 CTLA-4 提高抗原提呈细胞中吲哚胺 2，3-双加氧酶（indoleamine 2，3-dioxygenase，IDO）的表达，增加肿瘤微环境中 IDO 浓度，而上升的 IDO 可招募并活化 Treg 细胞，进一步促进肿瘤进程而诱导耐药。

(五)间充质干细胞及其诱导肿瘤耐药的相关机制

MSC 是一种成体多功能组织干细胞,广泛分布于动物和人的骨髓、脂肪、肝脏等组织中,可跨胚层分化为多种组织干细胞,参与体内再生修复。更为重要的是,MSC 具有其他干细胞不具备的免疫调节功能,即在特定条件下能够干预调控免疫反应,是一类重要的免疫相关细胞。研究表明,MSC 具有定向迁移到特定组织尤其是损伤和炎症组织的能力。在肿瘤恶性进程中,MSC 在肿瘤患者机体长期的炎症作用下被募集至癌变的细胞周围,在与癌变细胞和(或)肿瘤微环境作用下分泌生长因子、趋化因子和免疫抑制因子等,通过抑制抗肿瘤免疫反应、促进肿瘤炎症反应和血管生成等,最终促进肿瘤生长和转移。

新近研究发现,MSC 在肿瘤耐药的形成过程中扮演重要角色。MSC 可分泌多种细胞因子,分别发挥对抗肿瘤细胞凋亡和增加药物泵出等作用介导肿瘤细胞对化疗药物的耐药。比如 MSC 分泌的 IL-6 可上调存活蛋白(如 Bcl-2、Bcl-xl)以及多药耐药相关蛋白(如 P-gp、MRP)的表达,前者可能通过抑制 caspase 等通路直接抑制肿瘤细胞的凋亡,后者则促进肿瘤细胞排出化疗药物,均削减了化疗药物的作用。有意思的是,Roodhart 等研究发现 MSC 在化疗药物的刺激下能够促进肿瘤生长,揭示了 MSC 在肿瘤获得性化疗耐药中的重要作用。MSC 在铂类药物的作用下分泌少量独特的多不饱和脂肪酸如十六烷 -4,7,10,13- 四烯酸等,进而保护肿瘤细胞导致肿瘤对多种化疗药物的耐药性。此外,MSC 在肿瘤细胞对硼替佐米、格列卫等靶向药物治疗的抵抗中发挥一定的作用。硼替佐米可通过上调 miRNA-15a 的表达以增强对细胞周期的调控和抑制 VEGF 分泌,进而抑制细胞增殖及肿瘤血管生成;而 MSC 可以对抗硼替佐米诱导的 miRNA-15a 表达上调,导致肿瘤细胞对硼替佐米治疗不敏感。Fabrizio 等也发现,MSC 可非选择性的抑制靶向治疗药物格列卫对慢性髓系淋巴细胞瘤细胞杀伤,介导肿瘤靶向治疗耐药。

有趣的是,亦有不少观点认为,MSC 具有抑制肿瘤生长、促进肿瘤细胞凋亡等作用。这提示 MSC 在肿瘤发展过程中发挥的作用可能具有两面性,其在治疗上的利弊还需进一步研究。

三、中药逆转肿瘤多药耐药的研究

中药具有多成分、多途径、多靶点等特点,可用于抗肿瘤 MDR。目前,中医药在抗肿瘤 MDR 的应用已成为临床治疗的一大优势,而中西医结合治疗在逆转 MDR 方面的研究也日益增多,两者相辅相成,在临床上得到广泛的应用,且近年来逆转肿瘤耐药性相关中药单体的作用机制逐渐被阐明。

(一)中药单体对肿瘤耐药性的逆转作用

近年来,较多研究表明,生物碱类化合物可逆转肿瘤 MDR。吴茱萸碱、小檗碱单用及其联用可显著增强 SGC-7901/DDP 细胞对 DDP 的敏感性;氧化苦参碱呈现浓度依赖型逆转结肠癌耐药;汉防己甲素联合紫杉醇摩尔比值增加,耐药逆转指数增加。其机制可能与上调凋亡蛋白肽、蛋白酶 Caspase-3、Caspase-9 表达，下调耐药相关蛋白 P-gp、MRP、PAI-1 和 FN 蛋白表达，TGF -β/p38/Smad2 信号通路引起的 EMT 改变相关。

黄酮类化合物具有广泛的药理作用，包括抗肿瘤、抗菌、抗病毒、镇痛抗炎等，在逆转肿瘤 MDR 方面发挥重要作用。随着野黄芩苷药物浓度的增加，可增强对肺癌 A549/DDP 细胞的抑制率；牡丹皮酚与顺铂联合后 SKOV3/DDP 细胞对顺铂的耐药倍数显著下降；在芹菜素作用下阿霉素（ADR）对 MCF-7/ADR 细胞其逆转倍数为 3.22。其机制可能与下调 P-gp、c-met 蛋白、MTDH 表达以及降低 MDR1 基因转录有关。

皂苷类化合物主要来源于的植物油苋科、豆科、葫芦科等。人参皂苷 Rh 与 5-Fu 协同用药与 5-Fu 单独用药相比细胞坏死、早期凋亡和晚期凋亡的百分比显著增加；三七总皂苷与 Adr 联合给药与 Adr 单独给药相比对 HepG2/ADR 细胞的半数抑制浓度显著降低。其作用机制可能与下调 P-gp、MDRl 表达，增加胞内药物浓度以及抑制 ERK/Akt 通路相关。

暗罗素是从陵水暗罗中分离出一种天然金属化合物，暗罗素联合顺铂可使肿瘤细胞增殖指数从 100% 减少至 35.63%；三氧化二砷作用 人胃癌细胞株 SGC7901/ADM 48h 后可显著降低耐药。其作用机制可能与抑制 NF-κB 转录活性，下调凋亡抑制蛋白 Bcl-2、p65 蛋白和 MDR 相关耐药蛋白的表达有关。

（二）中药复方对肿瘤耐药性的逆转作用

中药复方在临床实践中得到了很好的应用，这些复方不仅可以提高化疗的疗效，还可以提高患者对化疗药物的耐受性，减少不良反应。

多柔比星（DOX）与 1/256 ,1/128 浓度的岩舒注射液合用处理 MCF-7/DOX 耐药细胞时，能显著降低乳腺癌细胞的存活率，具有明显增效作用；西黄丸联合 ADM 作用于三阴乳腺癌耐药株 MDA-MB-231/ADM 细胞后，可显著降低 ADM 对癌细胞耐药倍数；化痰散结方组与生理盐水组及阿霉素组比较，均能减轻瘤重，提高抑瘤率。其作用机制可能与增加肿瘤细胞内化疗药物浓度，下调 P-gP 和 MRP1 蛋白表达水平有关。

至真方醇提物作用大肠癌耐药细胞株 HCT-8/5-Fu 细胞 48h 后，可增加不同化疗药物（5-Fu、L-OHP、Taxol）的细胞浓度；益气复生方可抑制人结肠癌细胞 HCT116 增殖、侵袭和转移并促进其凋亡；肠胃清含药血清可以增加 HCT116/L-OHP 细胞内草酸铂水平，并能增加细胞核内铂（Pt）-DNA 加合物水平。其作用机制可能与增加肿瘤细胞内化疗药物浓度，下调 ABCG2，VEGF 和 MMP-2 蛋白表达水平，以及增加细胞内 Pt-DNA 加合物水平有关。

健脾化瘀方给药后，可显著降低 ADM，DDP，5-Fu 化疗药物对人肝癌细胞耐药株 BEL-7402/5-Fu 的半数抑制浓度，并且能减轻瘤重；小柴胡汤和 5-Fu、ADR 联合应用时，可显著降低肝癌耐药细胞株的耐药指数，增加细胞的逆转倍数；麝黄消瘤汤含药血清给药后，可显著降低 ADR 对人肝癌细胞 Bet-7402ADR 的半数抑制浓度，且降低其耐药指数。其作用机制可能与增加肿瘤细胞内化疗药物浓度，下调 P-gPMDR1 和 MRP1 蛋白表达水平有关。

补中益气汤组与奥沙利铂组相比人胃癌顺铂耐药细胞凋亡率显著上升、划痕面积显著降低；参芪扶正注射液与 DDP 联用处理人肺腺癌耐药细胞时，能显著提高细胞凋亡率并显著抑制 LRP 蛋白表达；复方君子汤与 DOX 联合应用处理白血病 K562/VCR 细胞时，逆转指数显著高于单独应用。其作用机制可能是通过诱导细胞凋亡，从而提升化疗效果。

在临床癌症治疗中，肿瘤细胞对许多化学药物都产生了侵袭转移和耐药性，这种趋势使得癌症治疗效果不加且手术预后差。近年来研究发现中药单体和复方可以抑制肿瘤侵袭、转移和逆转耐药性，还可以与化学药物联合用药抑制肿瘤细胞的侵袭、转移从而逆转耐药性，目前临床上中西合用治疗恶性肿瘤可明显提高患者预后。虽然中药在抑制肿瘤侵袭、转移和逆转耐药性的研究已经取得了进步，但是临床抑制肿瘤侵袭转移和逆转多药耐药仍面临许多问题：①肿瘤多药耐药机制复杂，但主要还是停留在多药耐药蛋白 –1（MDR1）/P- 糖蛋白（P-gp）这一个经典机制的研究中，其他作用机制研究不足，难以为癌症的治疗提供更为详细的研究支撑。②因 P-gp 等药物外排泵对药物的外排导致抑制剂和逆转剂在病灶难以达到有效抑制浓度。③中药成分复杂难以对体内的有效成分进行跟踪。④目前对中药抑制剂及逆转剂的研究大多局限于对单一组分的探索，没有反映出中医辨证论治与"君臣佐使"配伍原则。如何能够确定中药单体和复方能发挥特定疗效，面对上述存在的问题，应该①明确某种肿瘤的耐药机制，可做肿瘤生物学的再分析，精确判断肿瘤耐药的产生机制。②密切检测药物浓度，只有达到有效血浆浓度，才能抑制肿瘤侵袭、转移和克服耐药性。③遵照中药整体理念辨证选药，充分发挥中药抑制肿瘤侵袭、转移和逆转肿瘤耐药性的优势，同时遵循中药辨证论治理论与"君臣佐使"的配伍原则。④发现和挖掘中药中能抑制肿瘤侵袭和转移、逆转耐药性的活性物质具有重要意义。

目前，中药已受到越来越多研究者的青睐，并具有非常广阔的前景，值得研究者对其在抑制肿瘤侵袭、转移和逆转肿瘤耐药性方面进行更多更深入的科学探索与研究。

（潘　茜）

第五章 常用抗肿瘤中药的现代研究

第一节 扶正补虚药

一、人参

【来源】为五加科多年生植物人参 *Panax ginseng* C. A. Mey. 的根。

【性味】甘、微苦，温。

【功效】大补元气，固脱生津，补脾益肺、安神益智。

【抗癌药理】人参的化学成分主要有皂苷、多糖、挥发油、蛋白质、多肽、氨基酸、维生素、有机酸、微量元素等。对中枢神经系统、心血管系统等系统疾病有明显作用，主要用于治疗劳伤虚损，心衰、心悸怔忡、久病体虚、神经衰弱等病症。

人参皂苷是人参抗肿瘤的主要有效成分，人参皂苷主要由人参二醇型、人参三醇型、齐墩果酸型等类型组成。大量的实验研究表明，人参皂苷能够显著诱导多种肿瘤细胞凋亡，这是人参发挥抗肿瘤作用的一个非常重要的机制。细胞凋亡是指细胞的程序化死亡，是机体维持细胞结构、功能正常及细胞数量动态平衡的一种重要调节机制。肿瘤的发生发展中，细胞凋亡常常受到抑制，处于一种异常过度增殖的状态，那么诱导肿瘤细胞凋亡、抑制增殖无疑对肿瘤的治疗具有积极意义。人参皂苷 Rg3 是四环三萜类人参二醇皂苷，具有通畅血脉，提高机体免疫力的功效，也是人参抗肿瘤作用的主要成分。有研究表明，人参皂苷 Rg3 可以通过诱导细胞凋亡抑制肺腺癌细胞生长。在人参皂苷 Rg3 对人肺腺癌细胞 A549 细胞的研究中，采用 MTT 法检测人参皂苷 Rg3 对细胞增殖的影响，结果表明高剂量组人参皂苷 Rg3 能明显抑制 A549 细胞增殖；将浓度为 $0 \sim 80\mu mol/L$ 之间不同浓度梯度的人参皂苷 Rg3 作用于人肺腺癌细胞 A549 细胞，分别在处理 72h 及 120h 后，用流式细胞仪检测细胞凋亡率，结果表明细胞凋亡率呈浓度、作用时间性依赖；用蛋白免疫印迹法检测与 A549 细胞凋亡相关的 Bcl-2 等蛋白的表达，结果表明人参皂苷 Rg3 在诱导 A549 细胞的凋亡过程中，可以通过上调 Bax、Bid 的表达，而减少 Bcl-2 的表达，完成经线粒体通路，诱导细胞的凋亡。在人参皂苷 Rg3 对结肠癌 Caco-2 细胞增殖和迁移的研究中，采用 MTT 法检测人参皂苷 Rg3 抑制人结肠癌细胞 Caco-2 的增殖影响，结果表明不同浓度 Rg3 作用于人结肠癌细胞 Caco-2 后，抑制细胞增殖的能力增强，呈现出时间和剂量依赖性；采用 Western blot 法检测人参皂苷 Rg3 诱导相关凋亡基因蛋白的表达。实验结果表明，人参皂苷 Rg3 能够上调 Bax 蛋白的表达，下调 Bcl-2 蛋白的表达，且细胞中 Caspase-3 蛋白的表达随着人参皂苷 Rg3 质量浓度的增加而上升。在人参皂苷 Rg3 对 K562/ADM 细胞诱导的研究中，用 MTT 法检测人参皂苷 Rg3 对 K562/ADM 细胞毒性；用流式细胞仪测定 K562/ADM 细胞分别与不同浓度的 ADM 和 Rg3 共同培养 48h 后，两种药物对细胞凋亡的诱导率差异；以及在透射电子显微镜下观察 Rg3 诱导的 K562/ADM 细胞凋亡的形态。结果表明，低毒剂量的 Rg3 具有较强的诱导细胞凋亡的能力，提示 Rg3 是通过诱导细胞凋亡而杀死肿瘤细胞，是一种很有效的抗肿瘤药物。人参皂苷 Rh2 单体属于原人参二醇型，也是人参抗肿瘤的有效成分，它可以通过不同途径诱导肿瘤细胞凋亡，也能抑制肿瘤细胞的侵袭及转移。在人参皂苷 Rh2 诱导人结肠癌细胞 SW480 凋亡机制的研究中，用人参皂苷 Rh2 诱导人结肠癌 SW480 细胞，通过 CCK-8 试剂盒检测、FCM 检测结肠癌 SW480 细胞凋亡和 Western blot 相关蛋白分析。结果表明，人参皂苷 Rh2 对结肠癌 SW480 细胞具有抑制增殖、促进凋亡的作用并且呈一定的时间、浓度依赖性。Rh2 对人结肠癌 SW480 细胞的作用机制可能是 Rh2 能够激活 p53 的信号通路，上调激活型 Caspase-3 表达水平，破坏 Bcl-2/Bax 比例，从而诱导结肠癌细胞 SW480 凋亡。在人参皂苷 Rh2 抑制肝癌 HepG$_2$ 细胞迁移的实验研究中，用 CCK-8 检测 Rh2 对 HepG$_2$ 细胞增殖的影响；用 Transwell 检测人参皂苷 Rh2 对细胞 HepG$_2$ 迁移的抑制作用；用 Western blot 方法检测 HepG$_2$ 细胞中相关蛋白的表达。实验结果表明，人参皂苷 Rh2 能有效抑制肝癌细胞的增殖，并呈剂量和时间依赖性；HepG$_2$ 细胞有很强的侵袭迁移能力，80μmol/L Rh2 作用于 HepG$_2$ 细胞后，能显著减少穿过聚碳酸酯膜的细胞数，表明 Rh2 能有效抑制肝癌细胞的侵袭迁移能力，其抑制肝癌 HepG$_2$ 细胞迁移的机制是 Rh2 通过对 MAPK 通路的调控，从而降低 MMP-3 的表达来实现的。

人参多糖主要由淀粉样葡聚糖和人参果糖两部分组成，人参多糖对免疫调节有良好的药理活性，人参多糖抗肿瘤机制主要是通过调节机能免疫力实现的。人参多糖可促进小鼠脾脏和胸腺重量的增加，提高网状内皮系统吞噬功能，促进补体形成。人参多糖对机体的特异性免疫和非特异性免疫都有较明显的促进作用，也可以抑制肿瘤细胞增殖，促进肿瘤细胞凋亡。在人参多糖体外抑制人非小细胞肺癌 A549 细胞作用研究中，采用 MTT 法检测人参多糖注射液对非小细胞肺癌 A549 细胞增殖的影响；采用流式细胞技术检测细胞周期变化；用 Hoechst 33258/PI 双染色法镜下观察细胞凋亡形态。结果表明，人参多糖在体外可抑制人非小细胞肺癌 A549 细胞增殖，促进细胞凋亡。在人参多糖对鼻咽癌细胞 CNE-2 裸鼠移植瘤实验研究中，将对数生长期的鼻咽癌 CNE-2 细胞，经裸鼠背部皮下注射造模，将模型鼠随机分组，人参多糖给药 3 周后，计算肿瘤抑制率；光学显微镜下对移植瘤组织进行病理学观察；采用 Real-time PCR 检测移植瘤组织中 β-catenin 基因 mRNA 转录水平。实验结果表明，人参多糖（GPS）明显抑制鼻咽癌裸鼠移植瘤的生长；GPS 联合放疗组肿瘤组织镜下可见许多凋亡小体的形成，个别区域细胞膜结构已经完全溶解，表明 GPS 能提高放疗抑制肿瘤生长及诱导肿瘤细胞凋亡的能力；人参多糖与放疗协同使用，可能是通过抑制 β-catenin 的表达，增强肿瘤细胞的放射敏感性发挥作用。

二、党参

【来源】为桔梗科多年生草本植物党参 *Codonopsis pilosula*（Franch.）Nannf. 和同属多植物的干燥根。

【性味】甘，平。

【功效】补气益肺，养血生津。

【抗癌药理】党参是补益类中草药材之一，党参的化学成分十分丰富，包含黄酮类、生物碱类、糖类、皂苷类、氨基酸等活性成分，具有调节免疫、抗氧化、抗炎、抗肿瘤等药理作用。党参多糖是党参中所含的主要活性成分。在党参粗多糖抗 S180 腹水瘤小鼠肿瘤的实验研究中，将党参粗多糖以高、中、低 3 个剂量组灌胃 S180 腹水瘤小鼠，观察小鼠存活时间。研究结果表明，党参多糖可以延长 S180 腹水瘤小鼠生存时间，说明党参多糖具有一定的抗肿瘤作用。在党参多糖对荷瘤小鼠抑瘤作用的研究中，对荷瘤小鼠灌胃给药党参多糖，测定小鼠脾脏、胸腺、肿瘤组织质量，计算抑瘤率和胸腺指数；用 MTT 法检测 T 淋巴细胞增殖情况；用 ELISA 法检测小鼠血清中 IL-2、IL-6、INF-γ 和 TNF-α 等细胞因子浓度。实验结果表明，党参多糖可以抑制 S180 在小鼠体内的生长；纹党参多糖和白条党参多糖能增加 NK 细胞活度，提高淋巴细胞增殖能力；可以使 IL-2、IL-6、TNF-α 和 INF-γ 的水平降低，以及 IL-4 水平的升高。研究结果提示党参多糖可以使机体 Th2 类细胞向 Th1 类细胞逆转，促进细胞的免疫应答，使失调的 Th1/Th2 类细胞达到平衡状态，从而发挥抗肿瘤的治疗作用。在板桥党参多糖的研究中，采用 MTT 法检测板桥党参多糖体外抗肿瘤活性，对 S180 荷瘤小鼠灌胃板桥党参多糖，观察肿瘤的生长抑制情况。实验结果表明板桥党参多糖能够直接抑制肿瘤细胞活性，在临床抗肿瘤应用上具有潜在价值。在党参多糖对宫颈癌细胞 SiHa 的实验研究中，用 MTT 法检测潞党参多糖对 SiHa 细胞增殖情况；用细胞黏附试验、划痕试验和铺展试验检测潞党参多糖对 SiHa 细胞迁移的影响。实验结果显示，潞党参多糖显著抑制了 SiHa 细胞的增殖，明显抑制了 SiHa 细胞与外基质的黏附作用，延缓了其铺展过程，并抑制了其体外迁移能力。肿瘤细胞迁移能力强，并且向周围组织侵袭浸润，通过降低肿瘤细胞的迁移能力，抑制其向周围组织的转移也可发挥抗肿瘤作用。在党参总多糖对胃癌 BGC-823 细胞的实验研究中，在对数生长期 BGC-823 细胞中加入党参总多糖，24h 后经 Hoechst 33258 染料染色，在共聚焦显微镜下观察发现随着党参总多糖浓度的增加细胞凋亡愈加明显，说明党参总多糖对肿瘤细胞具有一定的诱导凋亡作用，并呈现出剂量依赖性；对数生长期 BGC-823 细胞在党参总多糖作用后，用酶标仪测定 OD 值计算细胞存活率，结果表明不同浓度的党参总多糖对胃癌 BGC-823 细胞具有抑制作用。

三、黄芪

【来源】为豆科多年生草本植物黄芪 *Astragalus membranaceus*（Fisch.）Bunge. 或内蒙古黄芪 *A. mongholicus* Bunge. 的根。

【性味】甘，微温。

【功效】补气升阳，益气固表，利水消肿，托毒生肌。

【抗癌药理】黄芪主要有苷类、多糖类、黄酮类、生物碱类、氨基酸和微量元素等多种化学成分，其中黄芪多糖（astragalus polysac-charides，APS）作为主要化学成分之一，主要分为杂多糖和葡聚糖，具有抗癌、调控免疫力、抗氧化等功效。黄芪多糖可以通过抑制肿瘤细胞增殖、诱导肿瘤细胞凋亡，提高免疫功能，抑制肿瘤细胞迁移、侵袭等机制实现抗癌功效。在黄芪多糖对肺癌 A549 细胞自噬作用的机制研究中，以黄嘌呤氧化酶处理 A549 细胞建立自噬模型后给药，采用免疫荧光法检测自噬相关蛋白的表达量。实验结果表明黄芪多糖对抑制肺癌 A549 细胞自噬具有积极的作用，它的作用机制可能是通过调节自噬相关蛋白的表达，降低了自噬的发生水平，抑制抗肿瘤细胞生长，发挥抗肿瘤的作用。在黄芪多糖抑制肝癌 Bel-7402/5-FU 耐药细胞株增殖的实验研究中，采用 CCK-8 法检测黄芪多糖对 Bel-7402/5-FU 耐药细胞株的细胞增殖抑制率；采用流式细胞术检测细胞凋亡情况；实验结果表明黄芪多糖可提高 5-FU 对肝癌 Bel-7402/5-FU 耐药细胞生长、增殖的抑制作用，促进细胞凋亡，在临床应用中可通过改善肝癌药物耐药性促进抗癌疗效。在黄芪多糖对 Lewis 荷瘤小鼠的抗肿瘤作用研究中，用 Lewis 细胞建立肺癌小鼠模型，模型成功后灌胃黄芪多糖，称重小鼠肿瘤组织、脾、胸腺重量计算抑瘤率；用流式细胞仪检测外周血中 T 细胞数量；用 ELISA 法检测血清中 IFN-γ、IL-2 含量；用 Western blot 法检测小鼠脾组织中 PD-1、肿瘤组织中 PD-L1 蛋白的表达水平。结果表明，黄芪多糖能显著提高抑瘤率，增加肺癌小鼠脾指数和胸腺指数；能够增加 CD4$^+$ T 细胞比率及 CD4$^+$/CD8$^+$ T 细胞比率；提高肺癌小鼠血清中 IFN-γ 及 IL-2 含量；可以降低肺癌小鼠脾组织中 PD-1 和肿瘤组织中 PD-L1 的蛋白表达量。由此可推测黄芪多糖通过对 PD-1/PD-L1 通路进行负向调节，促进 T 淋巴细胞介导的抗肿瘤免疫反应发生，抑制了肿瘤细胞生长，产生抗癌作用。

黄芪中有 40 多种三萜皂苷类化合物，可分为黄芪皂苷、异黄芪皂苷、乙酰基黄芪皂苷、大豆皂苷等，具有抗炎、免疫调节、抗氧化、抗细胞凋亡、抑制肿瘤等作用。在黄芪总皂苷对肺腺癌细胞增殖、迁移、凋亡能力的研究中表明黄芪总皂苷可降低肺腺癌细胞的增殖、迁移能力，并诱导其凋亡。在黄芪皂苷对不同类型乳腺癌细胞的研究中，将黄芪皂苷作用于 MCF-7、MDA-MB-231、T-47D 三种乳腺癌肿瘤细胞，结果表明黄芪皂苷在体外对 3 种乳腺癌细胞系的生长、增殖均有抑制作用，这种效应的大小与作用途径在不同的乳腺癌细胞系中表现不同。

四、白术

【来源】为菊科多年生草本植物白术 *Atractylodes macrocephala* Koidz. 的根茎。

【性味】苦、甘，温。

【功效】补脾益气，燥湿利水，固表止汗。

【抗癌药理】白术的化学成分主要为挥发油、多糖、内酯类化合物。其中白术内酯类成分及白术多糖是白术抗肿瘤的主要活性成分。在白术多糖对肺癌模型大鼠免疫功能的实验中，给肺癌大鼠灌胃白术多糖进行实验。实验结果表明白术多糖给药组大鼠肺指数下降，主要免疫器官脾脏和胸腺指数增大；ELISA 法检测的大鼠血清中免疫球蛋白 IgG、IgA、IgM 水平和 T 淋巴细胞亚群 CD3$^+$、CD4$^+$、CD4$^+$/CD8$^+$ 水平呈剂量依赖性升高；在 MTT 法和 Annexin V–FITC/PI 双染法检测中，白术多糖各剂量组肺癌模型大鼠的癌细胞增殖率降低，细胞凋亡率增大。实验结果表明白术多糖能够提高肺癌模型大鼠免疫功能，白术多糖能剂量依赖性抑制癌细胞增殖并诱导凋亡。在白术多糖对结肠癌 CT26 荷瘤小鼠肿瘤影响的实验研究中，取对数生长期的小鼠结肠癌 CT26 细胞给小鼠皮下注射制备荷瘤小鼠，经白术多糖灌胃后，测定免疫器官指数及抑瘤率；用 ELISA 法检测小鼠血清 TNF-α 及 IL-2 的含量；用流式细胞仪检测小鼠外周血 T 淋巴细胞亚群及肿瘤组织髓来源的抑制性细胞水平；Western blot 法检测 TLR4 信号通路相关蛋白的表达。实验结果表明白术多糖具有调节结肠癌 CT26 荷瘤小鼠免疫功能及抑制荷瘤小鼠肿瘤生长的作用，其作用机制可能与 TLR4 信号通路激活有关。

白术内酯是白术的有效成分之一，具有促进胃肠消化、抗炎、抗肿瘤的作用。在白术内酯 I 对肺癌系细胞抗肿瘤作用的研究中，用白术内酯处理肺癌 A549 细胞，用 MTT 法测定细胞活力；A549 细胞经 Annexin–V/PI 和 DAPI 染色后经流式细胞仪检测和荧光显微镜下观察；采用蛋白质免疫印迹法测定，白术内酯 I 处理后 A549 细胞中 Bcl-XL、Bcl-2、Bax 和 Bad 蛋白的表达。实验结果表明，白术内酯 I 对人肺癌 A549 细胞有抑制作用；白术内酯 I 可以诱导 A549 细胞的凋亡且呈浓度依赖；白术内酯 I 能上调 A549 和 HCC827 细胞中 Caspase-3 和 Caspase-9 蛋白，下调 Bcl-2 和 Bcl-xL 的表达，并显著上调 Bax 的表达，提示白术内酯 I 可以诱导肺癌细胞系凋亡，对肺癌细胞中具有显著的抗肿瘤活性，其作用机制可能与线粒体介导的细胞凋亡有关。

白术挥发油主要为烯类化合物，可对动物肿瘤生长具有抑制作用。在白术挥发油抑菌和抗肿瘤研究中，利用 MTT 法检测肿瘤细胞的生长，结果显示白术挥发油可以明显地抑制人肺癌 A549 细胞和人宫颈癌 Hela 细胞的活性，呈剂量依赖性。

五、当归

【来源】为伞形科多年生草本植物当归 *Angelica sinensis* (Oliv.) Diels. 的根。

【性味】甘、辛，温。

【功效】补血活血，调经止痛，润肠通便。

【抗癌药理】当归化学成分主要包括挥发油类、有机酸类、多糖类和黄酮类等。当归多糖是当归水溶性部分的提取物，多以酸性多糖和中性多糖的形式存在，主要成分有葡萄糖、半乳糖、木糖、阿拉伯糖等。当归多糖是当归的主要活性成分之一，具有广泛保肝、抗肿瘤、改善贫血等药理作用。在当归酸性多糖的结构表征及其体外抗肿瘤活性研究中，通过体外 MTT 法测定体外当归多糖对人肝癌细胞 HepG$_2$、人乳腺癌细胞 MCF-7 和人肺癌细胞 A549 细胞的抗瘤活性抑制率的影响。实验结果表明，当归多糖对 MCF-7 和 HepG$_2$ 细胞系的体外增殖抑制有剂量依赖性影响，对 A549 细胞也具有明显的抑制活性作用，但其作用不具有剂量依赖性，提示当归多糖可能通过直接抑制癌细胞的增殖而具有潜在的抗肿瘤活性。当归多糖对抑制宫颈癌 Hela 细胞生长、迁移和侵袭的研究中，将当归多糖作用于宫颈癌 Hela 细胞，采用 MTT 检测各组细胞生长情况；采用划痕实验检测细胞迁移能力；采用 Transwell 检测肿瘤细胞侵袭情况；通过 Western blot 法检测 p38 通路相关蛋白的表达水平。实验结果表明，当归多糖可呈剂量依赖性抑制宫颈癌 Hela 细胞的生长和迁移能力，当归多糖能够抑制宫颈癌 Hela 细胞生长、迁移和侵袭的作用可能与其调节 p38 信号通路的活性有关。在当归多糖抗白血病的研究中，用 L1210 细胞造模小鼠，给模型小鼠腹腔注射当归多糖，观察动物的死亡率，计数血样中白细胞和淋巴细胞数量；通过酶联免疫吸附（ELISA）法测定血浆 TNF-α、IL-2 和 IFN-γ 水平；采用 MTT 法评价当归多糖对脾淋巴细胞增殖情况，用 MTT 法检测 NK 细胞活性。研究结果表明，当归多糖可以显著延长 L1210 模型小鼠的寿命，其抗白血病作用机制与激活外周血白细胞和淋巴细胞，刺激细胞因子 TNF-α、IFN-γ 和 IL-2 的分泌，促进脾细胞增殖，提高腹腔巨噬细胞和淋巴细胞的吞噬活性有关，提示当归多糖具有显著的抗白血病活性。在当归多糖抑制 K562 细胞增殖促进其分化、诱导凋亡的机制研究中，将当归多糖作用于 K562 细胞，采用免疫细胞化学检测当归多糖作用 K562 细胞不同时间信号转导和转录激活因子 3 的表达；用激光共聚焦显微镜观察当归多糖作用 K562 细胞后的形态变化；采用免疫印迹法检测信号转导与转录激活因子 3 的表达水平。实验结果表明当归多糖能够抑制人白血病 K562 细胞株的增殖，当归多糖影响了 K562 细胞核中信号转导与转录激活因子 3 的表达水平和核转位活化，从而抑制了肿瘤细胞的增殖促进了凋亡。

当归挥发油是当归的活性成分之一，其中藁本内酯和正丁烯基苯酞等苯酞类化合物是挥发油的主要成分。在当归挥发油对肺腺癌 A549 细胞增殖、迁移作用的研究中，将当归挥发油作用于肺腺癌 A549 细胞，采用 MTT 法计算挥发油对肺腺癌 A549 细胞增殖抑制率；用流式细胞仪检测细胞凋亡情况和细胞周期分布情况。实验结果表明，6.25～400μg/mL 剂量范围内的当归挥发油对肺腺癌 A549 细胞的增殖具有浓度依赖性抑制作用；当归挥发油可以诱导肺腺癌 A549 细胞凋亡，其作用机制可能与当归挥发油对肺腺癌 A549 细胞周期进程具有明显的阻滞作用，能将肺腺癌 A549 细胞分裂时相阻滞于 G$_0$/G$_1$ 期与 G$_2$/M 期有关。

六、灵芝

【来源】为多孔菌植物灵芝（赤芝）*Ganoderma lucidum*（Leyss.ex Fr.）Karst. 和紫芝 G.japonicum (Fr.) Llyd 的子实体。

【性味】甘、微苦，平。

【功效】补气益血，养心安神，止咳平喘。

【抗癌药理】灵芝的活性成分有灵芝多糖、灵芝三萜、核苷类、甾醇类及蛋白质等。现代研究发现灵芝的药理作用包括抗肿瘤、免疫调节、抗氧化、保肝护肝、防治心血管疾病、降血糖等。灵芝多糖是灵芝抗肿瘤作用的重要活性物质之一，它是一种从灵芝子实体或孢子粉中提取的有效成分，存在于灵芝细胞壁里面。在灵芝多糖抗肿瘤和免疫作用的研究中，用肉瘤 S180 细胞系制备荷瘤模型小鼠后，用灵芝多糖给小鼠灌胃给药 14d，用 MTT 法检查淋巴细胞增殖情况；检测脾细胞的 NK 细胞活性；流式细胞术分析 CD4$^+$ 和 CD8$^+$T 细胞亚群；采用酶联免疫吸附法测定小鼠血清中 IL-2、TNF-α 和 IFN-γ 的水平。实验结果表明灵芝多糖能抑制脾淋巴细胞增殖，增强 NK 细胞毒活性；增加 CD4$^+$ 或 CD8$^+$ 亚群的百分比；增加了 IFN-γ、TNF-α 和一氧化氮的血清水平。以上实验结果提示灵芝多糖的抗肿瘤活性可能与通过刺激 NK 细胞、T 细胞和巨噬细胞依赖性免疫系统反应而激活免疫反应有关。在灵芝多糖对 T 淋巴细胞肿瘤浸润的研究中，用 B16-F10 细胞对小鼠造模，将灵芝多糖用腹腔注射给模型小鼠，采用免疫组化方法观察小鼠肿瘤组织中细胞间黏附分子 ICAM-1 表达及 CD3$^+$、CD8$^+$T 细胞浸润影响；在体外实验中，用灵芝多糖处理 EA.hy926 细胞，用 Western blot 法检测 ICAM-1 的表达。实验结果表明灵芝多糖可以显著抑制肿瘤生长，其抑制肿瘤生长的作用可能是因为灵芝多糖能够促进 ICAM-1 表达，并进一步增强 T 淋巴细胞肿瘤浸润。灵芝三萜类是灵芝的主要成分之一，在灵芝三萜对肝癌增殖和凋亡的研究中，将灵芝三萜作用于 HepG$_2$ 人肝癌细胞，采用流式细胞仪检测灵芝三萜对 HepG$_2$ 细胞凋亡的影响；用 Western blot 检测 Caspase-3、Caspase-8 蛋白表达。实验结果表明，低、中、高剂量的灵芝三萜均能有效抑制 HepG$_2$ 人肝癌细胞增殖并诱导细胞凋亡，且浓度越高抑制细胞增殖或诱导细胞凋亡的作用越强，其作用的机制可能是通过 Wnt/β-catenin 信号通路调控细胞增殖、凋亡相关蛋白 Caspase-3、Caspase-8 等的表达，从而调节细胞周期和细胞凋亡。

七、北沙参

【来源】为伞形科多年生草本植物珊瑚菜 *Glehnia littoralis* F.Schmidt ex Miq 的根。

【性味】甘，微寒。

【功效】养阴润肺，益胃生津。

【抗癌药理】北沙参的主要化学成分有香豆素类、木脂素类，其次还有单萜糖苷、酚酸类、挥发油以及多糖等，北沙参的药理作用主要有抗氧化、抗肿瘤、抗炎、抑菌、免疫调节等。在北沙参多糖对人肺癌细胞 A549 的抗癌活性研究中，用北沙参多糖（PGL）作用于人肺癌细胞 A549，采用 MTT 法检测细胞增殖情况；用 V-FITC 或 PI 细胞凋亡检测试剂盒通过流式细胞术检测 PGL 诱导的细胞凋亡的情况；Transwell 迁移实验检测细胞迁移情况；Hochst 3342 染色检测沙参多糖对 A549 细胞凋亡产生的影响；免疫荧光法检测细胞核抗原 PCNA 的表达。实验结果表明沙参多糖可以显著降低 A549 细胞的增殖，且呈时间和剂量依赖性；在 Transwell 迁移实验中显示出沙参多糖能抑制 A549 细胞迁移的活性，可以促进 A549 细胞凋亡，并诱导 A549 细胞周期阻滞。实验结果提示沙参多糖通过抑制 A549 细胞迁移、增殖和诱导细胞凋亡发挥强大的抗癌作用，其机制可能与减少增殖细胞核抗原 PCNA 表达，导致细胞周期停滞在 S 期和 G2/M 期有关。在北沙参提取液抑制肺癌细胞迁移侵袭能力的研究中，用北沙参提取液作用于人支气管细胞 16HBE 和肺癌细胞 H460 细胞，采用 CCK8 法检测北沙参提取液对 16HBE 细胞增殖能力的影响；采用 Transwell 法检测对 H460 细胞迁移能力的影响；采用 Matrigel 法检测北沙参提取液对 16HBE 细胞侵袭能力的影响；采用荧光定量 PCR 法检测北沙参提取液对 H460 细胞中 TIMP-2 表达水平的变化；采用 ELISA 法测量北沙参提取液对 H460 细胞分泌 TIMP-2 蛋白水平的影响。实验结果表明，北沙参提取液对 H460 细胞的迁移能力、侵袭能力具有抑制作用，且随药物浓度的提高，抑制作用逐渐增强，其作用机制可能是北沙参提取液能够增强肺癌细胞对 TIMP-2 的合成和分泌，从而抑制了肺癌细胞的迁移和侵袭。

第二节　清热解毒药

一、穿心莲

【来源】为爵床科一年生植物穿心莲 *Andrographis paniculata*（Burm. f.）Nees 的地上部分。

【性味】苦，寒。

【功效】清热解毒，燥湿。

【抗癌药理】穿心莲化学成分主要为二萜内酯类、黄酮类、苯丙素类、环烯醚萜类、生物碱类、甾醇类等，其中穿心莲内酯等二萜内酯类成分含量较高，是穿心莲的主要活性成分。穿心莲内酯具有抗炎、抗菌、抗病毒、抗肿瘤、抑制血小板凝集等药理作用。在穿心莲对人肝癌 HepG$_2$ 细胞增殖、凋亡的研究中，用不同浓度的穿心莲内酯作用于人肝癌 HepG$_2$ 细胞，采用 CCK-8 法检测穿心莲内酯对 HepG$_2$ 细胞的增殖情况；采用流式细胞仪检测 HepG$_2$ 细胞凋亡情况。实验结果表明，不同浓度的穿心莲内酯均能抑制 HepG$_2$ 细胞的增殖，且呈浓度依赖性；不同浓度的穿心莲内酯均能诱导 HepG$_2$ 细胞凋亡。在穿心莲内酯对人骨肉瘤 143B 的研究中，采用不同浓度穿心莲内酯作用于人骨肉瘤 143B 细胞，分别检测穿心莲内酯对人骨肉瘤 143B 细胞增殖、细胞迁移、侵袭能力，对细胞凋亡的影响；用 Western blot 检测与骨肉瘤细胞增殖、迁移侵袭和凋亡相关蛋白 Bcl-2、Bax、Caspase-3 的表达水平；采用 Western blot 检测 Wnt 信号通路中的 β-catenin 及其相关分子 c-Myc 的表达量。研究结果表明穿心莲内酯作用后的 143B 骨肉瘤细胞的增殖、迁移和侵袭能力明显受到抑制且呈浓度依赖性；相关蛋白的检测中，使抗凋亡蛋白 Bcl-2 表达量升高，凋亡相关蛋白 Caspase-3 的蛋白水平下降而 cleaved Caspase-3 的蛋白水平升高。研究结果提示穿心莲内酯能降低 β-catenin 及其相关分子 c-Myc 的表达量从而抑制 Wnt 信号通路的活性达到抑制人骨肉瘤 143B 细胞增殖、迁移和侵袭的能力，产生抗骨瘤活性。

二、夏枯草

【来源】为唇形科多年生草本植物夏枯草 Prunella vulgaris L. 的干燥带花的果穗。

【性味】苦、辛，寒。

【功效】清肝明目，散结消肿。

【抗癌药理】夏枯草中化学成分含量丰富，主要包括萜类、酚酸、黄酮、多糖类、有机酸类、挥发油类等。夏枯草被证实具有抗炎、抗病毒、抗氧化、调节代谢、抗肿瘤等作用。在夏枯草促进人甲状腺乳头状癌细胞自噬性死亡的研究中，经水提法提取夏枯草药材，采用高效液相色谱和质谱串联测定出 8 种活性成分，这 8 种成分分别作用于人甲状乳头癌细胞系 K1 细胞和人正常甲状腺滤泡上皮细胞 HUM-CELL-0097，采用 CCK8 法检测细胞活力；用 Western Blot 检测海藻糖和山奈酚对 K1 细胞自噬相关蛋白的表达；用透射电镜观察海藻糖和山奈酚对 K1 细胞自噬小体形成的影响。实验结果表明，海藻糖及山奈酚能抑制 K1 细胞增殖，二者可能是最有潜能的抗甲状腺乳头状癌的活性物质；海藻糖及山奈酚作用 K1 细胞，可使双层膜结构的自噬体数量增多，促进 K1 细胞自噬。

三、半边莲

【来源】为桔梗科多年生蔓生草本植物半边莲 Lobelia chinensis Thunb. 的全草。

【性味】辛，寒。

【功效】清热解毒，利尿消肿。

【抗癌药理】半边莲是常见的抗癌中药，用于治疗乳腺癌、胃癌、肠癌等。半边莲的化学成分有黄酮类、苯丙素类、生物碱类、脂肪酸类、萜类等。木樨草素是天然黄酮类化合物，是半边莲的活性成分之一，它具有抗炎、抗过敏、抗肿瘤等药理作用。在半边莲煎剂对肝癌抑制作用的研究中，用小鼠肝癌腹水瘤细胞系 H22 给小鼠皮下注射制备荷瘤模型，给模型小鼠灌胃半边莲煎剂，停药后计算抑瘤率；采用免疫组化方法检测肿瘤组织中 p27、Bcl-2 蛋白的表达。实验结果表明半边莲给药组小鼠瘤重减小，半边莲有明显抑制肿瘤作用；半边莲煎剂组使抑制细胞增殖的 p27 蛋白表达增强，使抗细胞凋亡蛋白 Bcl-2 表达减弱。在木樨草素抗肿瘤细胞增殖及增敏作用的研究中，将木樨草素分别作用于人非小细胞肺癌细胞 A 549、人子宫颈癌细胞 Hela、人胃癌细胞 MGC-803、人乳腺癌细胞 MCF-7、人胃腺癌细胞 AGS、人肝癌细胞 HepG₂、人结肠癌细胞 Caco2 等 7 种肿瘤细胞，用 MTS 法检测木樨草素对上述肿瘤细胞的体外增殖的影响；将木樨草素与抗肿瘤药物联用作用于上述肿瘤细胞，MTS 法检测联合用药的影响。实验结果表明，木樨草素对上述肿瘤细胞均有抑制增殖作用；木樨草素可以显著增敏化疗药物 Bexarontene 对 Hela 细胞增殖的抑制作用，顺铂与低浓度木樨草素联用后对癌细胞的抗增殖作用也明显增加，提示木樨草素是一种较好的化疗增敏剂，可以降低肿瘤细胞多药耐药性和使抗癌药物增敏的作用。

四、半枝莲

【来源】为唇形科多年生草本植物半枝莲 *Scutellaria barbata* D. Don 的全草。

【性味】辛、苦，寒。

【功效】清热解毒，活血化瘀，利湿。

【抗癌药理】半枝莲中的主要成分有黄酮类、二萜类、多糖类、挥发油类等化合物。半枝莲含有多种黄酮类成分，结构类型包括黄酮类及二氢黄酮类。在半枝莲总黄酮对非小细胞肺癌的研究中，采用甲醇提取半枝莲，测其粗提液总黄酮的浓度，配制不同浓度的半枝莲总黄酮提取液作用于人肺腺癌 A549 细胞，用 MTT 法、划痕实验法检测细胞增殖、迁移的影响；用流式细胞仪检测半枝莲总黄酮提取液对人肺腺癌 A549 细胞凋亡的影响；用蛋白质印迹法检测凋亡抑制蛋白 Survivin 和凋亡蛋白 Caspase-3 的表达。实验结果表明，不同浓度的半枝莲总黄酮对人肺腺癌 A549 细胞具有不同程度的抑制，并呈一定的剂量依赖性；不同浓度的半枝莲提取物可诱导人肺腺癌 A549 细胞出现不同程度的凋亡，这提示半枝莲总黄酮抑制 A549 细胞增殖的机制在于诱导 A549 细胞凋亡；蛋白质印迹法检测结果提示半枝莲总黄酮抑制 A549 细胞增殖可能与下调 Survivin 蛋白的表达，上调 Caspase-3 蛋白的表达有关。在半枝莲多糖抑制肿瘤的实验研究中，将宫颈癌 Hela 细胞给小鼠皮下注射制备模型小鼠，给模型小鼠腹腔注射高中低剂量半枝莲多糖；取出肿瘤和脾脏并称重计算抑瘤率；ELISA 法检测小鼠血清中 VEGF、IL-2、MMP-2 和 MMP-9 含量；q RT-PCR 检测 Bax、Bcl-2、Caspase-3 和 Caspase-9 基因表达。实验结果表明，不同浓度的半枝莲多糖都能显著抑制 Hela 细胞肿瘤生长；半枝莲多糖可以使 VEGF、MMP2 和 MMP9 含量减少，IL-2 含量增加；半枝莲多糖可以使肿瘤组织 Bcl-2 基因表达显著减少；Bax、Caspase-3 和 Caspase-9 增加。其结果提示半枝莲多糖是一种较好的抗肿瘤药物，有很好抑制宫颈癌 Hela 细胞增长和转移的作用。在半枝莲二萜类化合物抗肿瘤的研究中，从半枝莲中分离出 16 种化合物，通过 MTT 法比较预测这些化合物对 4 种人类肿瘤细胞系 LoVo（结肠癌）、MCF-7（乳腺癌）、SMMC-7721（肝癌）和 HCT-116（结肠癌）细胞的细胞毒活性。结果表明，克罗烷型二萜类化合物对受试肿瘤细胞系的生长表现出不同程度的细胞毒活性，其中大多数对 LoVo 细胞系表现出选择性细胞毒活性。在半枝莲碱 B 抑制胶质瘤细胞增殖的研究中，将半枝莲碱 B 作用于人胶质瘤 U251 细胞，用 EdU 试剂盒检测细胞增殖情况；TUNEL 试剂盒检测细胞凋亡；免疫印迹法检测 DNA 修复蛋白及 MAPK 通路相关蛋白的表达。实验结果表明，半枝莲碱 B 能够抑制 U251 细胞增殖，并诱导 DNA 损伤和细胞凋亡，同时下调 DNA 修复相关蛋白 Rad51 的表达，其作用机制可能是通过激活 MAPK 信号通路从而抑制胶质瘤细胞活性。

五、大黄

【来源】为蓼科多年生草本植物掌叶大黄 *Rheum palmatum* L. 唐古特大黄 *R.tanguticum* Maxim.ex Regel. 和南大黄 *R. officinale* Baill. 的根茎。

【性味】苦，寒。

【功效】攻下积滞，凉血解毒，逐瘀通经，利胆退黄。

【抗癌药理】大黄的主要化学成分为蒽醌类、蒽酮类、二苯乙烯类、鞣质、有机酸及多糖等，其中蒽醌类成分是大黄的主要活性物质之一。大黄中的蒽醌类成分主要有大黄素、大黄酸、芦荟大黄素、大黄素甲醚、大黄酚等。在大黄素对人肝癌细胞 SMMC7721 的研究中，用不同浓度大黄素处理人肝癌细胞 SMMC7721，进行细胞增殖、细胞凋亡和周期分布、细胞凋亡相关基因 Bax、Bcl-2 表达的检测。实验结果表明，大黄素可以抑制 SMMC7721 细胞增殖，与浓度、作用时间呈正相关；大黄素可以上调 SMMC7721 细胞 Bax 基因表达，下调 Bcl-2 基因表达，从而促进诱导 SMMC7721 细胞凋亡；可以使 SMMC7721 细胞滞留于 G_0/G_1 期，从而阻止细胞的分裂和生长过程发挥抑制肿瘤作用。在大黄酸对胰腺癌细胞增殖和迁移的作用机制研究中，将大黄酸作用于人胰腺癌 MiaPaCa-2 细胞，采用 CCK8 法检测细胞增殖、Transwell 法检测大黄酸对 MiaPaCa-2 细胞迁移影响；Western blot 法检测 HIF-1α、E-cadherin 和 Snail 的表达。实验结果表明，大黄酸对胰腺癌细胞增殖有抑制作用且呈剂量和时间依赖性；大黄酸能抑制胰腺癌细胞迁移，其作用机制可能是通过抑制 HIF-1α 和 Snail 的表达，上调了 E-cadherin 的表达而实现的。在芦荟大黄素对肝癌 HepG₂ 细胞的实验研究中证明芦荟大黄素对肝癌细胞 HepG₂ 细胞的生长、迁移有抑制作用。

六、山慈姑

【来源】为兰科多年生草本植物杜鹃兰 *Cremastra variabilis*（BI.）Nakai 和独蒜兰 *Pleione bulbocodioides*（franch.）Rolfe 的假球茎。

【性味】辛，寒。

【功效】清热解毒，消痈散结。

【抗癌药理】山慈姑的化学成分较多，杜鹃兰的成分主要有菲类、联苄类、酮类、多糖等；独蒜兰的常见成分有菲类、苯乙烯类、黄酮类、糖苷类等。山慈姑具有抗肿瘤、降压、降血糖、降血脂、抗菌等方面。现代研究表明山慈姑的水提物、醇提取物及乙酸乙酯提取物都有抗肿瘤的药理作用。山慈姑经水提取后，再加入 95% 乙醇洗涤得到山慈姑干粉，作用于人直肠癌 SW480 细胞，检测其细胞增殖、迁移情况及山慈姑提取物对 AEG-1、Bcl-2 和

Bax蛋白表达的影响。实验结果表明，山慈姑提取物能有效抑制SW480细胞活性，细胞克隆形成能力明显降低，能促进SW480细胞凋亡；山慈姑提取物能下调AEG-1蛋白表达，进一步调控细胞凋亡相关蛋白的表达，上调Bax和下调Bcl-2蛋白表达水平，从而抑制SW480细胞增殖并诱导其凋亡，具有抗肿瘤活性。在山慈姑水提物干粉作用肝癌细胞Huh7的研究中，用MTT法检测细胞存活率；采用流式细胞术检测山慈姑水提物对Huh7细胞凋亡的影响；用Western blotting法检测细胞凋亡相关蛋白的表达。实验结果表明，山慈姑可以抑制肝癌细胞的增殖并可促进诱导细胞凋亡。对山慈姑乙酸乙酯提取物的研究中，山慈姑经乙醇提取后，取乙酸乙酯萃取部分，作用于T1细胞荷瘤小鼠，称重肿瘤组织计算抑瘤率、检测肿瘤组织中IL-2、TNF-α、IFN-γ及IL-10的含量，用TMT蛋白质组学方法分析山慈姑乙酸乙酯提取物对肿瘤组织免疫相关差异蛋白的影响。实验结果表明，山慈姑乙酸乙酯提取物可以抑制4T1荷瘤小鼠癌组织的增长；提高癌组织中免疫因子IL-2、IFN-γ而降低TNF-α、IL-10免疫因子的表达。

七、鱼腥草

【来源】为三白草科多年生草本植物蕺菜 *Houttuynia cordata* Thunb. 的干燥地上部分。

【性味】辛，微寒。

【功效】清热解毒，消痈排脓，利尿通淋。

【抗癌药理】鱼腥草的化学成分主要有挥发油、黄酮、酚酸、生物碱、萜类等成分。鱼腥草的药理作用主要有抗炎抑菌、抗病毒、抗肿瘤、保肝等。其中黄酮类成分主要有槲皮素、木樨草素、山奈酚等，多以苷的形式存在。在鱼腥草总黄酮的抗肿瘤活性研究中，将鱼腥草用60%的乙醇提取后，经大孔吸附树脂收集洗脱得取总黄酮提取物。将鱼腥草总黄酮提取物作用于人子宫颈癌细胞株SiHa细胞，用MTT法、流式细胞术研究其对SiHa细胞增殖、凋亡的影响。实验结果表明，鱼腥草总黄酮提取物能抑制人子宫颈癌细胞株SiHa细胞的增殖和诱导其凋亡的作用；显微镜下观察细胞形态发生变化，细胞膜粗糙、皱缩，细胞变小，伪足消失，细胞表面出现固缩黑斑，提示鱼腥草总黄酮提取物可能减低细胞侵袭性。鱼腥草中的挥发油是鱼腥草的主要活性成分之一。在鱼腥草挥发油抗淋巴瘤细胞的研究中，收集了13个产地的鱼腥草药材，提取挥发油后用GC-MS技术绘制色谱图；将鱼腥草挥发油作用于Raji细胞株，用MTT法测定对Raji细胞株增殖的影响；用PLS法分析谱效关系。实验结果表明，鱼腥草挥发油对Raji细胞增殖具有很好的抑制效果；鱼腥草挥发油7个特征峰对应的化合物对细胞增殖抑制率呈正相关，鱼腥草挥发油的抗淋巴瘤作用可能是它们协同作用的结果。

八、鸦胆子

【来源】为苦木科常绿灌木或小乔木植物鸦胆子 *Brucea javanica* (L.) Merr. 的成熟果实。

【性味】苦，寒。

【功效】清热解毒，截疟，止痢，腐蚀赘疣。

【抗癌药理】鸦胆子中含有多种活性成分，主要有苦木内酯类、生物碱类、三萜类、甾体类、苯丙素类、黄酮类等。苦木内酯类是鸦胆子的主要活性成分，在鸦胆子中含量较高，具有抗肿瘤作用和抗疟作用。在鸦胆子素 D 诱导肺癌细胞凋亡和自噬的研究中，用 CCK-8 法检测细胞增殖情况；用流式细胞术检测细胞凋亡情况；用免疫印迹法检测相关细胞凋亡相关蛋白表达。结果表明，鸦胆子素 D 呈剂量、时间依赖性抑制人肺癌细胞的生长；鸦胆子素 D 作用的人肺癌细胞，细胞凋亡率增加；鸦胆子素 D 可通过上调 Bax 表达并降低线粒体中 Bcl-2/Bax 比值和细胞色素 c 表达，通过线粒体途径诱导细胞凋亡。从鸦胆子中提取出的鸦胆子油制备成乳剂或软胶囊，广泛应用在各种癌症的辅助治疗方面。在鸦胆子油乳对宫颈癌 Hela 细胞的抑制效果的研究中，用 MTT 法分析鸦胆子油乳作用于 Hela 细胞增殖情况的影响；显微镜下观察细胞形态的变化；用流式细胞术分析鸦胆子油对细胞周期的影响。实验结果表明，鸦胆子油乳能抑制 Hela 细胞增殖；显微镜下观察鸦胆子油乳作用细胞后，细胞核固缩，染色质出现浓缩，聚集在核膜下，最终形成凋亡小体；鸦胆子油乳能够诱导细胞凋亡，且使 Hela 细胞阻滞于 S 期。

第三节　活血化瘀药

一、丹参

【来源】为唇形科多年生草本植物丹参 Saluia miltiorrhiza Bge 的根。

【性味】苦，微寒。

【功效】祛瘀止痛，活血通经，清心除烦。

【抗癌药理】丹参的化学成分主要有脂溶性二萜醌类化合物，水溶性酚酸类成分以及多糖类、黄酮类、甾体类等成分。丹参酮 II A 是一种从丹参中分离出的脂溶性单体，具有心血管保护、抗肿瘤的作用。在丹参酮 II A 对人肝癌细胞 Huh7 的研究中，将丹参酮 II A 作用于 Huh7 细胞，采用 CCK-8 法检测丹参酮 II A 对 Huh7 细胞增殖的影响；在显微镜下观察细胞形态改变；采用流式细胞术检测丹参酮 II A 对 Huh7 细胞凋亡与周期改变；采用免疫印迹法检测丹参酮 II A 对 Huh7 细胞相关蛋白表达的影响。实验结果表明，丹参酮 II A 对 Huh7 细胞具有抑制增殖作用并可促进其凋亡，细胞凋亡率与给药剂量正相关，使细胞周期阻滞在 G1 期；丹参酮 II A 可以提高促凋亡蛋白 cleaved-PARP、Caspase-9 以及抑制肿瘤蛋白 p53 的表达水平，具有显著的诱导 Huh7 细胞凋亡的作用，提示丹参酮 II A 有很好的抗肝癌活性。在丹参酮 II A 对阿霉素耐药人乳腺癌细胞 MCF-7/ADR 的多药耐药逆转作用研究中，将丹参酮 II A 作用于人乳腺癌细胞 MCF-7 和阿霉素耐药人乳腺癌细胞 MCF-7/ADR 细胞，采用流式细胞术检测 MCF-7/ADR 细胞内阿霉素蓄积的变化及细胞内三磷酸腺苷含量变化；采用

q RT-PCR 及 Western blotting 法检测相关蛋白表达的变化。实验结果表明，丹参酮Ⅱ A 可以抑制 MCF-7、MCF-7/ADR 细胞的增殖；丹参酮Ⅱ A 可以显著增强 MCF-7/ADR 细胞对阿霉素的敏感性；丹参酮Ⅱ A 可以通过调控 ABCG2 和 ABCC1 的表达来逆转 MCF-7/ADR 细胞的多药耐药性。丹参素是丹参的主要的有效成分之一，是从丹参中提取出来的一种芳香酸类水溶性成分，它具有抗炎、抗凝、抗动脉粥样硬化、抗肿瘤等药理作用。在丹参素诱导人肝癌细胞株 SMMC7721 凋亡的研究中，将丹参素体外作用于人肝癌细胞株 SMMC7721，通过透射电子显微镜观察细胞形态；流式细胞术检测其对细胞凋亡的影响；用 RT-PCR 法检测 p53mRNA 的表达。实验结果表明，丹参素可以抑制 SMMC7721 细胞增殖，呈时间和剂量依赖性地诱导 SMMC7721 细胞凋亡；它可以上调 p53mRNA 的表达。实验提示丹参素是一种具有抗肿瘤活性的中药单体成分。丹参中的隐丹参酮是从丹参根茎中提取的脂溶性的单体，有研究表明隐丹参酮可不同程度地影响人肺癌 A549 细胞和顺铂耐药 A549/DDP 细胞死亡相关基因的表达，抑制肿瘤细胞增殖，这也可能是隐丹参酮抗肿瘤机制的新的研究方向。

二、莪术

【来源】为姜科多年生草本植物莪术 *Crucuma zedoaria*（Berg）Rosc.、郁金 *C.aromatica* Salisb. 或广西莪术 *C.kwangsiensis* S.Lee et C. F. Liang. 的根茎。

【性味】辛、苦，温。

【功效】破血行气，消积止痛。

【抗癌药理】莪术中主要含有挥发油类和姜黄素、多糖类、甾醇类、酚酸类、生物碱类等化学成分。现代药理学研究表明，莪术具有抗肿瘤、抗血栓、抗血小板聚集、调血脂、抗动脉粥样硬化等药理作用。其中莪术挥发油中有莪术醇、莪术二酮、莪术酮等化合物，是莪术主要抗肿瘤活性成分。莪术油对人乳腺癌细胞株 MCF-7 增殖的研究中，将莪术油作用于人乳腺癌 MCF-7 细胞，分别用 CCK8 法和流式细胞术检测莪术油对 MCF-7 细胞增殖及细胞周期的影响。实验结果表明，莪术油可以抑制 MCF-7 细胞增殖，其作用机制可能是通过将细胞阻滞在 G_1 期实现的。在莪术油对卵巢癌作用机制的研究中，采用网络药理学分析研究显示卵巢癌与 VEGFA，STAT3，mTOR 三种蛋白关系密切。采用人卵巢癌 SKOV3 细胞造模裸鼠，将肿瘤组织 HE 染色镜下观察；Rt PCR 和蛋白免疫印迹法检测 VEGFA，STAT3，mTOR mRNA 的表达。实验结果表明，莪术油能降低卵巢癌模型鼠瘤体组织中 VEGFA，STAT3，mTOR 蛋白和 mRNA 的表达，其抑制卵巢癌细胞增殖的作用机制可能是通过对 VEGFA，STAT3，mTOR 的作用达到的。在莪术油联合放疗对宫颈癌 Hela 细胞的研究中，分别用放射线、莪术油、放射线联合莪术油作用于宫颈癌 Hela 细胞，用 CCK8 法及流式细胞术检测对宫颈癌 Hela 细胞的增殖及细胞凋亡的影响。实验结果表明，莪术油对 Hela 细胞生长有抑制作用且呈剂量依赖关系。与单独 X 线照射相比，莪术油联合 X 线照射可使 Hela 细胞增殖抑制率、凋亡率显著升高，莪术油可以增加肿瘤细胞放射的敏感性。

三、赤芍

【来源】为毛茛科多年生草本植物芍药 *Paeonia lactiflora* pall. 或川赤芍 *Paeoniaveitchii* Lynch. 的根。又名毛果赤芍、木芍药或红芍药。

【性味】苦，微寒。

【功效】清热凉血，祛瘀止痛。

【抗癌药理】赤芍中的主要化学成分包括萜类及其苷、黄酮类及其苷、酚酸及其苷、鞣质类、挥发油类以及多糖类、微量元素等。赤芍具有保肝、抗肿瘤、抗血栓、抗氧化及对神经系统和心脏的保护等药理作用，其主要药理活性成分为赤芍总苷。赤芍中富含的各种苷类总称为赤芍总苷，主要有芍药苷、芍药内酯苷、苯甲酰芍药苷、羟基芍药苷等。在赤芍总苷对肺癌大鼠抑制肿瘤的研究中，采用大鼠左肺叶支气管内一次性灌注致癌碘油液的方法进行肺癌造模，模型成功后静脉注射赤芍总苷 16 周。采用 HE 染色镜下观察肺组织形态；RT-PCR 法检测肺组织中 MRP、MDR、p21、p16 mRNA 的表达；采用免疫组化法检测肺组织中 p53 蛋白表达。实验结果表明，模型组大鼠肺组织出现体积增大，纤毛上皮细胞破损的情况，赤芍总苷组作用后得到明显改善；与模型对照组比较，赤芍总苷可以使大鼠肺组织中肿瘤耐药相关基因 MRP、MDR1 mRNA 表达水平明显降低；与模型组对照，赤芍总苷可以下调大鼠肺组织中抑癌相关基因 p21、p16 mRNA 表达水平；赤芍总苷可以使大鼠肺组织中 p53 抑癌蛋白阳性率降低。研究提示赤芍总苷可以通过抑癌相关基因发挥抗肺癌的治疗作用。在赤芍总苷诱导 K562 肿瘤细胞凋亡的实验研究中，用赤芍总苷作用于人红白血病 K562 细胞株，采用 MTT 法做细胞增殖率检测；采用流式细胞术检测赤芍总苷对细胞凋亡及细胞周期的影响；实时定量 PCR 测定 Caspase3、Caspase8、Caspase9 含量；Western blot 法检测赤芍总苷对 Bax、Bcl-2、Bcl-X1 凋亡基因的影响。实验结果表明，赤芍总苷可以抑制 K56 细胞的增殖，抑制作用呈量效关系；赤芍总苷可以诱导 K562 细胞凋亡，使细胞增殖停滞在 G_1 期，抑制细胞的分裂增殖诱导其凋亡；赤芍总苷可以使凋亡基因 Caspase3、Caspase9 的表达升高；赤芍总苷可以下调 Bcl-2、Bcl-X1，上调 Bax 抗凋亡分子，提示赤芍总苷诱导细胞凋亡主要是通过线粒体途径发挥作用。

四、三棱

【来源】为黑三棱科植物黑三棱 *Sparganium stoloniferum* Buch. –Ham. 的干燥块茎。

【性味】辛、苦，平。

【功效】破血行气，消积止痛。

【抗癌药理】三棱化学的成分主要有挥发油、苯丙素类、黄酮类、有机酸类、生物碱类、蒽醌类等化学成分，具有抗血栓、抗炎、抗肿瘤、镇痛等药理作用。在三棱黄酮抑制细胞增殖机制的研究中，三棱药材经水提、氯仿萃取后过聚酰胺柱洗脱得到总黄酮浓缩浸膏。将三棱黄酮作用于人肺癌细胞 A549、乳腺癌细胞株 MCF-7 细胞，采用 MTT 法检测细胞增殖情况；流式细胞术检测细胞周期；间接免疫荧光法镜下观察细胞形态及细胞骨架变化。实验结果表明，三棱黄酮可以呈剂量性抑制 A549 与 MCF-7 细胞的增殖；三棱黄酮可以使凋亡小体比率升高，且与三棱黄酮含量呈正相关，并诱导 A549、MCF-7 细胞使 S/G2 细胞周期停滞；三棱黄酮作用 A549 细胞后，细胞形态狭长、微管骨架紊乱，其紊乱程度与三棱黄酮呈剂量性相关；三棱黄酮作用 MCF-7 细胞后，细胞形态不规则变化，a-tublin 微管骨架分布不均。实验提示三棱黄酮对两种细胞有细胞毒作用。在三棱黄酮抗 Hela 宫颈癌细胞的研究中，用水提取三棱药材，乙酸乙酯除掉脂溶成分后经聚酰胺柱甲醇洗脱，得到三棱总黄酮。将三棱总黄酮作用于 Hela 细胞，采用 MTT 法测定细胞生长曲线；免疫荧光法观察细胞骨架；流式细胞术检测细胞周期。实验结果表明，三棱黄酮可以呈剂量性抑制 Hela 细胞增殖；增加凋亡小体比率；三棱黄酮作用下的 Hela 细胞骨架形态异常，微丝皱缩，提示三棱黄酮抑制细胞毒作用机制可能与影响细胞周期进程，阻碍细胞的有丝分裂有关。

五、水蛭

【来源】为环节动物水蛭科的蚂蟥 *Whitmania pigra*（*Whitman*）和水蛭 *Hirudonipponica Whitman* 及柳叶蚂蟥 *W.acranulata*（*Whitman*）等的全体。

【性味】咸、苦，平。

【功效】破血逐瘀，通经。

【抗癌药理】水蛭的主要化学成分主要有多肽、蛋白质等大分子化合物，另外还含有糖脂类、甾体类、生物碱类、蝶啶类等多种小分子化合物。水蛭中蛋白多肽类成分是其主要活性成分，有抗凝血、抗血栓、抗肿瘤等药理作用。水蛭提取物对肝癌细胞 $HepG_2$ 的作用研究中，将水蛭制成超微粉，经水提、冷冻干燥成水蛭提取物冻干粉，作用于人肝癌细胞株 $HepG_2$。采用 MTT 法检测细胞增殖抑制率；RT-PCR 法检测 DNMT1、DNMT3a、DNMT3b mRNA 的表达；采用免疫组化法检测 DNMTs 相关蛋白表达水平。实验结果表明，水蛭提取物可以呈剂量依赖性抑制 $HepG_2$ 细胞增殖；水蛭提取物对肝癌 $HepG_2$ 细胞 DNMT1、DN MT3a、DNMT3b mRNA 表达有抑制作用；水蛭提取物可以使肝癌 $HepG_2$ 细胞 NMT1、DNMT3a、DNMT3b 蛋白表达明显降低。实验结果提示 DNA 去甲基化作用可能是水蛭提取物抗肿瘤的机制之一。水蛭素是从水蛭唾液中首次分离出的天然肽类活性物质，是水蛭抗肿瘤的活性物质之一。在水蛭素对人鼻咽癌细胞增殖的研究中，将水蛭素作用于人鼻咽癌细胞 CNE2，在显微镜下观察细胞形态的变化；采用 MTT 法检测水蛭素对 CNE2 细胞抑制率的影响；用实时荧光定量 PCR 分析 CNE2 细胞内 Bax、p21mRNA 的表达水平。实验结果表明，水蛭素作用于 CNE2 细胞后，细胞皱缩，细胞碎片增多，细胞出现凋亡并释放大量代谢颗粒；水蛭素能抑制 CNE2 细胞增殖，且呈浓度、时间依赖；水蛭素组 Bax、p21mRNA 表达增高，表明水蛭素可能通过增加 p21 的表达，使 CNE2 细胞周期阻滞而抑制 CNE2 细胞增殖。

六、乳香

【来源】为橄榄科小乔木植物卡氏乳香树 *Boswellia carterii* Birdw. 及其同属植物皮部渗出的树脂。

【性味】辛、苦，温。

【功效】活血止痛，消肿生肌。

【抗癌药理】乳香的化学成分有萜类、烷烃类、挥发油，另外还具有多聚糖、单糖、长链脂肪酸类等成分，其中萜类和挥发油是乳香的主要活性成分。乳香主要的药理作用有抗炎、抗肿瘤、抗溃疡等。在乳香提取物抑制胰腺癌作用的研究中，给裸鼠皮下接种胰腺癌细胞 MIA PaCa-2 造模，用水蒸馏冷凝得到乳香提取物精油，给小鼠皮下注射。测量肿瘤组织体积观察抑制肿瘤情况；肿瘤组织用免疫组化法染色，在镜下计数阳性细胞数。实验结果表明，裸鼠皮下注射乳香提取物后，肿瘤体积缩小；与对照组相比较，细胞有丝分裂的标记抗体 PHH3 阳性细胞数下降、TUNEL 阳性细胞数升高，均有显著性差异。实验结果提示乳香提取物可以抑制胰腺癌细胞生长，使肿瘤细胞有丝分裂减少，促进其凋亡。在乳香挥发油抑制肝癌细胞增殖的研究中，用 CO_2 超临界萃取得到纯乳香挥发油，体外作用于人肝癌 SMMC-7721 细胞。采用 MTT 法检测乳香挥发油对细胞增殖的影响；采用流式细胞术检测 SMMC-7721 细胞的凋亡率及分析其对细胞周期的影响；采用间接免疫荧光法检测细胞凋亡调控相关蛋白 Bax 和 Bcl-2 表达的变化。实验结果表明，乳香挥发油可以浓度依赖性抑制 SMMC-7721 细胞增殖；乳香挥发油作用后细胞的 DNA 合成、分裂速度逐渐减慢，可以诱导 SMMC-7721 细胞凋亡，使肿瘤细胞周期阻滞于 G_1 期；促凋亡蛋白 Bax 的表达增强，抗凋亡蛋白 Bcl-2 的表达无明显变化，Bax/Bcl-2 比值上升。实验结果提示乳香挥发油抑制肝癌细胞株 SMMC-7721 的增殖可能与其上调线粒体内 Bax/Bcl-2 的表达比例有关。3-乙酰基-11-羰基-β-乳香酸（AKBA）是五环三萜类化合物，是乳香中主要活性物质。在 AKBA 对胶质母细胞瘤作用的研究中，用 AKBA 作用于人胶质母细胞瘤细胞 U251 和 U87-MG，采用 CCK-8 法检测 AKBA 对细胞增殖的影响；用 Transwell 法和软琼脂培养法检测 AKBA 对胶质母细胞瘤细胞的迁移、侵袭作用；通过流式细胞术和蛋白质免疫印迹法进行 AKBA 对 U251 和 U87-MG 细胞的凋亡和细胞周期的测定。实验结果表明，AKBA 能抑制 U251 和 U87-MG 细胞增殖，导致 LDH 释放，减少 DNA 合成；并能抑制 U251 和 U87-MG 人胶质母细胞瘤细胞系的迁移、侵袭。

（曲　静、王　莹）

第六章　中西医结合治疗化疗并发症

　　恶性肿瘤的发病率在近年来居高不下，严重威胁人类生命。化疗是中晚期肿瘤治疗过程中一种常用且重要的治疗方法，是应用一些化疗药物对肿瘤的繁殖、肿瘤的复制起到了抑制和破坏的效果，从而控制肿瘤的生长、发展和扩散，以达到治疗恶性肿瘤的目的，常见的化疗药物如紫杉醇、顺铂、奥沙利铂、吉西他滨、多柔比星、氟尿嘧啶、长春新碱等，在临床上应用于肺癌、胃癌、肝癌、食管癌、乳腺癌等多种恶性肿瘤的治疗中。但由于化疗药物对肿瘤细胞具有较强的杀伤作用，同时它对于机体快速更新的组织如胃肠道、骨髓等以及心脏、肝、肾等重要脏器都具有毒性作用，因此会产生相应的并发症，严重影响患者的化疗效果和生存质量，使患者感受到更多的痛苦与压力，不利于治疗的进行。

　　化学治疗药物主要是指的那些治疗恶性肿瘤的药物。根据作用的原理可以分为以下几类：①细胞毒素类药物：作用机制是可以作用于 DNA 和 RNA，酶，蛋白质，导致细胞死亡，常用的药物包括环磷酰胺，氮芥，卡氮芥，白消安，罗莫司丁等。②抗代谢类药物：这类药物对核酸代谢物与酶结合反应会有相互竞争的作用，影响和阻断核酸的合成，常用的药物包括氟尿嘧啶、甲氨蝶呤、巯嘌呤、替加氟、阿糖胞苷等。③抗生素类药物：产生自由基引起碱基损伤和 DNA 链的断裂，这个是它的作用原理，常用的有放线菌，放线菌素 D，丝裂霉素，阿霉素等。④生物碱类药物：常用的药物有长春新碱，长春碱，羟喜树碱，以及依托泊苷，替尼泊苷等。⑤激素类药物：常见有他莫昔芬，黄体酮等。

　　某些患者在化疗过程中会出现一些消化道的不良反应，表现为食欲不振、进食量减少、恶心呕吐、腹泻等不适症状。还有些患者会出现骨髓抑制的表现，如表现为白细胞下降、中性粒细胞下降，进而有可能导致患者出现感染的相关症状；亦可能会表现为明显的贫血、血小板下降，进而导致患者出现乏力、面色苍白、皮肤黏膜瘀点瘀斑等症状。另外，化疗过程中可能会出现心肺功能的损伤，表现为呼吸不畅、不可逆性心律失常、心衰等。化疗对于肝肾功能也有较大的影响，有些患者会表现为肝功能不全、肾功能不全，甚至会导致病毒性肝炎、肾炎等肝肾基础性疾病加重。除此之外，常见的并发症还包括神经系统的损伤，由于化疗药物对神经系统的毒性，可能导致患者出现四肢麻木、皮肤知觉减退、关节疼痛等表现。

　　因此，在肿瘤治疗过程中产生的并发症亦不可忽视，应根据患者出现的症状及临床表现分析患者出现的并发症，从而对症治疗。随着近年来中西医结合工作的发展，对化疗并发症的治疗取得了一定进展，采用中西医结合的方法治疗化疗并发症，可以最大限度地减轻恶性肿瘤患者的痛苦，延长患者生存期，提高患者生存质量。

第一节　中西医结合治疗化疗并发症的思路

许多肿瘤患者不是死于肿瘤本身，而是死于化疗后的并发症，如造血功能障碍、肝肾功能异常、心肺功能异常等等。肿瘤内许多并发症来势迅猛病情险恶，加上放化疗后患者体质虚弱、免疫功能低下，极易使晚期肿瘤患者死亡。许多晚期肿瘤患者的化疗并发症是可以预防或延迟的，通过预防和（或）延迟并发症，可明显提高患者生活质量，延长患者生存时间。中西医结合不仅在治疗肿瘤化疗并发症有较好的疗效，而且在预防并发症及早期发现并发症等方面都起着重要作用。

一、"未病先防"预防肿瘤并发症

祖国传统医学十分强调"未病先防"的防病思想。早在《素问·四气调神大论》就有云："圣人不治已病治未病，不治已乱治未乱。夫病已成而后药之，乱已成而后治之，譬犹渴而穿井，斗而铸锥，不亦晚乎？"对于晚期肿瘤患者的化疗并发症，预防比治疗更有意义，而且部分并发症是可以预防的。如白血病患者、放化疗引起血小板低下及骨髓抑制的患者，避免应用激素、解热镇痛剂等影响血小板功能的药物，以防出血，给予益气养血、健脾补肾中药，对预防大出血的发生有重要的临床意义。放化疗患者易发生细菌及病毒性感染，目前大多数肿瘤科医生主张放化疗的同时合并应用抗生素，但其能否防治感染尚有争议，若配合放化疗予以相应的中医药则明显减少了感染的发生率。无菌性炎症在鼻咽部、食管、肺及膀胱等处放疗时或放疗后经常发作，西药无特效药物，如予清热解毒、生津润燥、活血化瘀的方药常取得良好的预防作用。

二、及早发现肿瘤化疗并发症先兆

现代医学为肿瘤并发症的检查提供微观定量的依据。认识了解肿瘤的发展趋势，定期检查相关指标，可及早发现可能出现的化疗并发症。然而化疗的许多并发症来势迅猛，数日前或当日检查未见异常，其并发症就可出现，所以仅仅依靠现代医学的手段是不够的。事实上，有些肿瘤并发症的先有其诸多外在表现，通过应用中医几千年的临床经验，观察外在的临床症状来认识可能要发生的并发症，是对西医诊断学的补充和完善。临床常见晚期肿瘤尤其是胃癌、肝癌、食管癌，化疗后可能会有出血的症状，出血前有时会出现阳热偏亢的情况，面色由原来的苍白变红润，语音低微变洪亮，食量骤增，喜进冷食，脉大舌鲜红等，此时应警惕消化道大出血。肿瘤患者同时由于化疗损伤肝肾功能，可能患有糖尿病，进食少还口服降糖药，出现汗多、心悸、头晕、乏力等症，此为低血糖表现，宜急予静脉推注50%葡萄糖，以防出现低血糖昏迷。放疗患者若舌红苔黄燥，急予清热解毒、生津润燥中药，以防严重放射副反应。

三、中西医结合治疗化疗并发症

晚期肿瘤患者体质弱，并发症重，一般难以治疗。随着近年来中西医结合的发展，对肿瘤并发症治疗取得一定成绩，此优于单一的治疗方法。如肝癌动脉灌注化疗栓塞后，发热不退，单用抗生素效果不好，若配合清开灵或醒脑静静脉滴注后一般 5~7d 热退。再如便血，诸多中西止血药物无效，用烧干蟾 7d 后便血可明显好转。晚期肿瘤 DIC 发展迅速，分期多为不明确，经常在短期内又要止血又要溶解血栓，出现用药矛盾，这时如能配合中药，双向调解，情况便可改观。

中西医结合防治肿瘤化疗并发症，重在未病先防，防微杜渐；其次要认识了解肿瘤发展趋势，采用中西医诊断学的内容早期认识化疗并发症的先兆，最大限度地减轻癌瘤患者的痛苦，提高生活质量，延长生存期。

第二节 化疗所致骨髓抑制的治疗

骨髓抑制，也称为骨髓功能抑制，是化疗过程中较为典型且较为常见的并发症之一，是指骨髓受到影响后所出现的急性早期损伤，且骨髓抑制现象会随着治疗剂量的加大和治疗时间的延长而加重。大多数化疗药物如环磷酰胺、长春新碱、阿霉素、吡喃阿霉素、阿糖胞苷、甲氨蝶呤、羟基脲、伊达比星、依托泊苷等均会导致不同程度的骨髓抑制现象，因为骨髓造血细胞在化疗药物的影响下前体活性受抑、细胞寿命变短，从而降低骨髓的造血功能，使患者出现贫血、失血、血小板减少、头晕等临床表现，少数患者可能出现骨髓再生障碍，且能导致患者免疫功能下降，不利于患者预后和心理健康。

骨髓抑制通常发生在化疗后，因粒细胞平均生存时间最短，为 6~8h，因此骨髓抑制常最先表现为白细胞下降；血小板平均生存时间为 5~7d，其下降出现较晚较轻；而红细胞平均生存时间为 120d，受化疗影响较小，下降通常不明显。

根据患者白细胞、血红蛋白、血小板的指标可将化疗所致的骨髓抑制分为 5 度，其中 0 度最轻微，4 度骨髓抑制是最严重的骨髓抑制，可能危及生命。0 度：白细胞 $\geq 4 \times 10^9/L$，血红蛋白 $\geq 110g/L$，血小板 $\geq 100 \times 10^9/L$；1 度：白细胞 $3.0 \sim 3.9 \times 10^9/L$，血红蛋白 $95 \sim 100g/L$，血小板 $75 \sim 99 \times 10^9/L$；2 度：白细胞 $2.0 \sim 2.9 \times 10^9/L$，血红蛋白 $80 \sim 94g/L$，血小板 $50 \sim 74 \times 10^9/L$；3 度：白细胞 $1.0 \sim 1.9 \times 10^9/L$，血红蛋白 $65 \sim 79g/L$，血小板 $25 \sim 49 \times 10^9/L$；4 度：白细胞 $0 \sim 1.0 \times 10^9/L$，血红蛋白 $< 65g/L$，血小板 $< 25 \times 10^9/L$。

在临床上对于化疗所致骨髓受抑的患者可以采用西药治疗，可以强化骨髓造血功能，缓解骨髓抑制。近年来，中医疗法在骨髓抑制的防治中亦发挥了较大的优势，中西医结合的疗法可以获取更好的临床价值。

一、化疗后骨髓抑制的发生机制

（一）化疗损伤造血细胞导致骨髓抑制

化疗药物可损伤人体内的造血干细胞和造血祖细胞，破坏了血细胞的生成，从而出现骨髓抑制。化疗药物对造血干细胞的影响，主要是损伤其 DNA，对抗细胞有丝分裂，导致造血干细胞高度持久性细胞周期停滞，即造血干细胞衰老。化疗药物导致造血干细胞衰老通常是直接导致持久性 DNA 损伤反应或引起造血干细胞过度增殖、氧化损伤、端粒磨损等间接导致 DNA 损伤反应，并引起造血干细胞停滞于 G_1 期，细胞周期停滞，则造血干细胞衰老，骨髓造血功能损伤。关于化疗药物对造血祖细胞的影响，在化疗药物打击下，快速增殖的造血祖细胞发生 DNA 损伤后，也发生细胞凋亡导致急性骨髓抑制。引起造血祖细胞凋亡的原因有各种细胞因子的作用，如转化生长因子 –β 和肿瘤坏死因子 –α 等促使造血祖细胞凋亡；Bcl–2 蛋白家族促凋亡基因和抗凋亡基因之间的动态平衡失衡也会引起造血祖细胞凋亡。

（二）化疗破坏造血微环境导致骨髓抑制

在造血部位，骨髓基质细胞是骨髓的主要组成细胞，作为滋养层支持造血干细胞产生血细胞，几乎均具有三谱系分化潜能，即成骨、成软骨、成脂的功能。脂肪细胞下调 CXCR4 的表达，分泌大量转化生长因子 –β1，诱导造血干细胞 / 造血祖细胞凋亡负性调节造血功能。成骨细胞为造血干细胞提供场所，并能分泌多种细胞因子正向调控造血活动。因此，骨髓基质细胞的分化平衡对造血稳态至关重要。有研究表明，化疗会导致骨髓基质细胞老化，成骨分化减少和脂肪分化增加，抑制骨髓造血。另外，有研究发现，常用化疗药物如环磷酰胺、表柔比星等也会影响骨髓基质细胞的功能，氟尿嘧啶、柔红霉素等可诱导其凋亡，因而影响造血功能，出现骨髓抑制。除去对骨髓基质细胞的影响，外周血的生成还会受到多种细胞因子的调控，如正性造血调控因子、负性造血调控因子、黏附因子、趋化因子等。化疗导致正性造血因子匮乏，多种细胞因子紊乱，从而影响造血干细胞 / 造血祖细胞分化，导致骨髓抑制。另有研究表明，化疗会破坏正弦血管，消耗基质细胞，导致造血"土壤"贫瘠，影响造血。

二、西医治疗骨髓抑制的方法及不足

（一）内服药物治疗

若患者表现为红细胞和血红蛋白减少，可选用重组人促红细胞生成素；若患者出现白细胞、血小板数量严重降低的表现，需要及时采取针对性治疗，可服用粒细胞集落刺激因子或人粒细胞刺激因子、利血生、鲨肝醇等药物，可以加快外周血白细胞的恢复，促进骨髓粒细胞的增生。但粒细胞集落刺激因子类药物起效虽较快，但药效维持时间短，易诱发骨痛、发热等症状；利血生、鲨肝醇等升白药物起效较为缓慢。

（二）输液治疗

当患者在化疗过程中出现红细胞减少或血小板减少等骨髓抑制现象，进而引发贫血，应在化疗间期进行输液治疗，可针对患者实际情况输入红细胞悬液或是血小板等，并配合粒细胞集落刺激因子和重组人白介素等，刺激骨髓造血，缓解骨髓抑制的情况。

（三）造血干细胞移植

若通过输液治疗和口服药物治疗皆无法缓解的严重骨髓抑制的相关症状，此时可通过造血干细胞移植的方式进行改善，但可能引发排斥反应并增加肿瘤风险。

（四）危急情况治疗

化疗骨髓抑制的患者可能会出现感染性休克、颅内出血、腹腔出血等紧急情况，可能危及生命，则需要紧急救治。

1. 抗休克治疗

抗休克治疗常用生理盐水、5% 葡萄糖等，通过静脉大量补液维持生命体征，保护脏器，减少后遗症，避免疾病进一步恶化。

2. 紧急手术治疗

紧急手术治疗通过开颅手术、开腹手术等，寻找出血部位并止血，避免导致患者死亡。

（五）一般治疗

白细胞减少的患者要吃熟的食物，不要吃剩饭剩菜、冷饭、海鲜等；血红蛋白减少的患者要多吃富含铁的食物，因为铁是生产血红蛋白的原料，比如动物内脏、蛋类、牛奶等；同时多吃维生素 C 的食物，如番茄、甜椒、橙子等，可以促进铁吸收；血小板减少的患者要吃易于消化的食物。

日常应注意休息，保证充足的睡眠；减少户外活动，以免磕碰出现外伤造成出血；饮食方面应避免食用坚果、骨头、鱼刺等质地较硬的食物，以免造成出血；注意保暖，避免着凉，以免加重病情。

在接受化疗期间，应做好防护隔离措施（如出门戴口罩、勤洗手），避免去人群聚集地，不与任何患有可能传播疾病的患者接触，避免发生感染而加重病情。

（六）不足之处

上述治疗手段对于骨髓抑制有一定疗效，为化疗患者提供了一定保障，但远期效果不明显，不良反应较多，且价格较为昂贵。

三、中医学对骨髓抑制的认识

（一）病因病机

中医古籍中并没有明确记载"化疗后骨髓抑制"的病名，但根据其贫血出血、乏力、头晕、免疫力下降等临床表现，将其归于"虚劳""血虚"等范畴。"虚劳"出自《金匮要略·血痹虚劳病脉证治》，包括因气血、脏腑虚损所致的多种病症。"血虚"出自《黄帝内经素问·举痛论》，指血液亏虚，脏腑百脉失养，表现全身虚弱的症候。

骨髓抑制的患者主要表现为面色萎黄、神疲气短、少气懒言、舌淡苔薄、脉细弱等症状。恶性肿瘤患者本就属于正气不足，考虑到化疗药物的特性，化疗药物在中医学的观念中属大寒或大热之性，药物毒性进入体内，体内正气与之对抗，正邪交争于中焦，影响中焦气机升降，日久则伤及脾肾，脾虚则气血生化乏源，肾虚则精髓不足、髓不能满，血不能化生，从而导致"虚劳""血虚"，即现代医学中的骨髓抑制。因此骨髓抑制患者的病因主要为内在癌毒之邪伤正、化疗药物之毒积聚，患者久病后生理功能衰退，机体阴阳气血紊乱，因虚致瘀，因虚致毒。

（二）治疗原则

中医理论认为骨髓抑制以虚证为主，病位在脾肾累及气血。从中医理论阐述化疗所致骨髓抑制是在恶性肿瘤正气不足的基础上受化疗外来"毒邪"侵犯，更耗伤人体正气，导致脏腑亏虚，气血阴阳不足。脾胃虚弱，水谷不运，气血则生化乏源；肾虚不能温煦脾土，则气不能化血生精而益肾。中医认为精髓是产生血液的关键物质，《黄帝内经》提出肾主骨生髓理论，《诸病源候论》言："精者，血之所成也。"肾精充盈，骨髓充足，气血方可化生。故化疗中因以补虚为主，重在健脾补肾，补气养血为法，先补脾益肾，后天之精充实，气血生化不竭，可减轻化疗反应，保护骨髓，促进造血功能恢复。同时由于癌毒与药毒并存，在治疗过程中还可以辅助以解毒化瘀、化痰泄浊之法。

如能在化疗前及化疗后配合使用中医药预防，不仅可以使其作用持久、稳定，而且可以减轻西药的毒副反应，减少药物的使用剂量，两者具有协同作用，相得益彰。

四、中医药治疗化疗后骨髓抑制

（一）单味中药

根据骨髓抑制的病因病机特点，中医治疗化疗后骨髓抑制主要从益气养血、补脾益肾、活血化瘀等方面着手。益气养血的中药有人参、党参、太子参、西洋参、白术、白芍、黄芪、山药、当归、熟地黄、阿胶等；补脾益肾的中药如白术、山药、芡实、枸杞子、茯苓、黄芪、红景天、黄精、菟丝子等；有活血化瘀功效的中药如红花、丹参、川芎、桃仁、当归、三七、鸡血藤等。上述药物同时可辅以甘草、大枣等调和补益之药。

在具体药物选择方面，因人而异，如红细胞减少者一般多累及脾肾之阳，甚或阳损及阴，药用紫河车、仙灵脾、鸡血藤、当归、红枣；血小板减少者分为脾虚血失统摄，予仙鹤草、三七、红枣、藕节；骨髓受损造成全血细胞减少，应用人参、西洋参、炙黄芪、仙灵脾、枸杞子、紫河车、红枣、女贞子等。

现代研究表明，人参的主要成分为人参多糖和人参皂苷，其中人参皂苷的生物活性成分人参二醇皂苷具有造血生长因子样活性，可通过促进小鼠造血祖细胞增殖和造血祖细胞分化，从而逆转化疗所致的骨髓抑制和全血细胞减少。黄芪的活性成分黄芪皂苷能通过升高化疗后小鼠血清中白细胞介素白介素 –2（IL–2）、白介素 –4（IL–4）的含量，降低白介素 –6（IL–6）的含量，从而改善骨髓抑制情况；黄芪甲苷则可以激活 JAK2/STAT5 信号通路，促进骨髓造血损伤修复。当归的活性成分：当归多糖则可以增加骨髓损伤小鼠的外周血和骨髓有核细胞数，并使 G_0/G_1 期细胞比例及细胞凋亡率降低，从而促进骨髓造血，还有研究表明当归多糖可以增强化疗后的免疫功能。川芎嗪可能通过增加骨髓基质细胞黏附分子的表达，动员造血干细胞，促进骨髓造血细胞的增生，从而改善化疗后骨髓抑制的症状。

（二）经典方剂

应用经典组方治疗骨髓抑制在临床上已被广泛应用，现代医家应用传统方剂治疗骨髓抑制多见于应用益气养血、健脾益肾、解毒化瘀等方法。益气养血的方剂如八珍汤、十全大补汤、四物汤、归脾汤等；健脾益肾的方剂如真武汤、参苓白术散、附子理中丸等；解毒化瘀的方剂如桂枝茯苓丸、补阳还五汤、大黄䗪虫丸、桃核承气汤等。

八珍汤是治疗气血两虚的经典方剂，有补益心脾、养血安神之效，由当归、川芎、白芍、熟地黄、人参、白术、茯苓、炙甘草组成，患者表现为心悸、气短、疲倦乏力、头晕、食少、面色不华、寐差、舌质淡、有齿痕、苔薄白、脉细弱。研究表明八珍汤可以促进骨髓细胞增殖，影响骨髓造血生长因子促红细胞生长素的分泌，从而促进骨髓造血功能的恢复。

四物汤由熟地黄、当归、白芍、川芎组成，有补益气血兼以祛瘀的功效，研究提示在四物汤的影响下，小鼠外周血红细胞数量增加明显，Bim 基因表达下调，证明其可以改善骨髓造血微环境，促进骨髓造血功能的恢复。

参苓白术散由人参、白术、茯苓、扁豆、山药、薏苡仁、陈皮、甘草、莲子肉、砂仁、桔梗组成，适用于脾气虚弱、肢倦乏力的患者，有补气健脾之效。有临床数据表明，参苓白术散可有助于调节患者血细胞水平和免疫功能。桂枝茯苓丸由桂枝、茯苓、牡丹皮、赤芍、桃仁组成，临床研究表明，桂枝茯苓丸对宫颈癌等化疗后骨髓抑制有较好的改善作用，并可以进一步加强患者的免疫功能。

六味地黄丸由熟地、山茱萸、山药、茯苓、泽泻、牡丹皮组成，有滋补肝肾之效，适用于肝肾阴虚型的患者，患者表现为头晕、耳鸣、腰膝酸软、手足心热、失眠、多梦、舌质偏红、少苔、脉细数。知柏地黄丸与归芍地黄汤对于肝肾阴虚型的患者也有相近的功效。

方剂可以把不同的中药相配伍，产生多成分、多系统、多靶点的综合效应，达到更好的治疗效果。

（三）中成药

相比较经典方剂而言，中成药因其便捷等特性，在临床使用更加广泛，最常见的中成药剂型包括胶囊、片剂、散剂、丸剂、口服液、注射液等。临床中有些中成药对化疗后骨髓抑制有着较好的防治效果，如地榆升白片、芪胶升白胶囊、生血宁片、血复生胶囊、康艾扶正胶囊、生血宝颗粒、益血生胶囊等，市场上还有诸多药品和剂型。

现代研究表明，地榆升白片可以促进造血干细胞的增殖分化、保护骨髓造血组织、提高外周血白细胞水平，从而对骨髓抑制有较好的疗效。芪胶升白胶囊亦对化疗后白细胞减少症的患者具有良好的临床疗效，其可以明显缩短白细胞、血红蛋白及血小板升至正常水平所需时间。生血宁片在化疗后骨髓抑制患者中也有积极作用，粒细胞系及巨核系对生血宁的治疗具有敏感性，可以促进骨髓粒系及巨核系增殖、分化、成熟。可见中成药的治疗不仅便利，且具有临床有效性。

（四）针灸疗法

针灸疗法作为我国传统医学的有效治疗手段之一，主要包括针刺和艾灸两个方面，具有安全性高、操作便捷、疗效显著等优势。

化疗后骨髓抑制的针灸治疗涉及经脉较多，最常见的是足阳明胃经和足太阳膀胱经上的腧穴，足太阴脾经和任督二脉次之。足阳明胃经起于鼻旁，沿鼻外侧下行，循行于胸腹第二侧线，止于足趾，其上的穴位多主治胃肠道疾病。胃为水谷之海，人以胃气为本，胃气充盈则五脏六腑皆壮，针灸足阳明胃经上的穴位，既可以补益气血，又可以通过胃经将气血输布全身，针对脾胃虚弱性质的疾病效果较好。足太阳膀胱经起于目内眦，循行于人体背腰腿部，止于足小趾外端，通过背俞穴联络人体脏腑组织，艾灸背俞穴具有补益阳气，提高脏腑功能的作用。督脉为"阳脉之海"，循行于人体背部，总督一身阳气，艾灸督脉上的穴位可以调节脏腑功能。

基于中医理论对骨髓抑制的认识，针灸还可以选择足少阴肾经、足太阴脾经上的腧穴，以达到健脾益肾、益气养血的目的，常选择足三里、三阴交、气海、关元等穴位。基础研究表明，针刺可以提高细胞 DNA 碱基切除修复能力，对抗化疗所致的细胞 DNA 损伤，减轻骨髓抑制。除此之外，针灸还可以改善造血微环境，具体机制是通过骨髓基质细胞 G_1 期向 S 期、S 期向 G_2 期的转化，并可延长 G_2 期，保护骨髓造血微环境，重建骨髓造血功能。另有研究发现，针灸可以下调 Notch 信号中 Jag1、Notch2 的蛋白表达，提高外周血白细胞水平，改善骨髓抑制的症状。

电针相比于普通针刺，具有刺激量可控、刺激性强、易于得气、经气传导快、见效快等优点，电针治疗化疗后骨髓抑制可选取较多穴位，一般为补益性穴位，如足三里、阴陵泉、膈俞、关元、涌泉、太溪、气海、中脘、天枢等。电针疗法对于改善化疗后骨髓抑制症状的疗效确切，具有激活免疫功能、帮助恢复造血功能的作用，在临床上广泛应用。

艾灸可以通过激发局部穴位经气的活动来调整全身的生理功能，具有温经散寒、益气升阳、预防保健的作用。研究表明，艾灸足三里可以激活被抑制的 Notch 通路，改善骨髓抑制。在实际的临床应用中，针刺常与艾灸联合使用，是治疗化疗后骨髓抑制最常见且有效的治疗方法之一。

（五）穴位贴敷与穴位注射

穴位贴敷是中医的传统外治技术，是基于经络学所开展的特色治疗手段，将药物贴敷于人体穴位并进行良性刺激，进而达到防治疾病的目的。对于化疗后骨髓抑制的患者，常用的贴敷穴位是关元、肾俞、脾俞、足三里、气海等，可选择益气健脾、补肾填精之药物，健脾温中，补肾温阳。临床研究表明，穴位贴敷能有效改善患者面色少华、气短自汗、头晕眼花等症状。穴位贴敷在临床中常与艾灸联合使用，可以有效缓解患者"血虚"的症状表现，为化疗后骨髓抑制的发生提供有效的治疗。

穴位注射在改善化疗后白细胞减少的症状中也有明显作用，通常可以选择足三里穴位注射地塞米松、肌苷混合液治疗化疗白细胞减少的患者。还可以通过足三里和血海注射黄芪注射液，对白细胞减少也有疗效。

中医治疗化疗后骨髓抑制以补虚为其根本，健脾补肾，补气养血为法，治疗手段要内服外用、药物针灸并施，还当配合饮食护理，以求最大限度地发挥中医药综合治疗疗效。

综上，对于化疗后骨髓抑制的治疗，中西医疗法各有优势，西医疗法直观、起效快，中医疗法手段较多，长期疗效也较为显著。因此中西医结合治疗骨髓抑制的症状有较好的疗效，在临床上应根据患者的不同情况、不同病程、不同体质选择适当的疗法。

第三节　化疗所致肝肾功能的损伤

化疗是中晚期肿瘤治疗的基石，且可覆盖肿瘤辅助治疗、新辅助治疗和解救治疗等不同阶段，但长期的化疗引发的毒性反应极易对脏器造成损伤。肝脏作为主要的代谢器官，肾脏作为主要的排泄器官，均易受到化疗药物的损害。

一、化疗引发肝损伤的症状及机制

（一）化疗引发肝损伤的症状

化疗所致的肝功能损伤，轻则引发肝细胞损伤、坏死，重则导致化疗周期推迟甚至中断，影响到整个肿瘤治疗的疗效。个别患者会出现更严重损伤，如急性重型肝炎和肝功能衰竭，增加患者死亡的风险。目前化疗药物的肝损伤类型主要为肝细胞坏死、肝细胞脂肪变性、肝线粒体损伤、胆汁淤积及肝血管损害等，患者可表现为皮肤粗糙或蜡黄色、肝掌、蜘蛛痣、面部水肿、食欲减退、全身无力等，在肝功能的检测中会出现 ALT、AST、ALP、GGT 的升高以及 TBIL 的变化。引起肝损伤的药物主要为蒽环类、氟尿嘧啶类、紫杉类和铂类化疗药物。

根据中华医学会肝病学分会《药物性肝损伤诊治指南》，药物造成的肝损伤可分为下述几级：①轻级：血清转氨酶和（或）碱性磷酸酶呈可恢复性升高，但血清总胆红素 < 2.5mg/dL，没有凝血障碍（INR < 1.5）。②中级：血清转氨酶和（或）碱性磷酸酶升高，伴有血清胆红素水平升高（TBIL ≥ 2.5mg/dL），或无高胆红素血症但有凝血障碍（INR ≥ 1.5）。③重级：血清转氨酶和（或）碱性磷酸酶水平升高，伴有血清胆红素水平升高（TBIL ≥ 5mg/dL）和（或）INR ≥ 1.5，并因药物性肝损伤需要住院或导致住院时间延长。④急性肝衰竭：血清转氨酶和（或）碱性磷酸酶水平升高，伴有血清胆红素水平升高（TBIL ≥ 10mg/dL 或每日上升 ≥ 1mg/dL），INR ≥ 2.0 或凝血酶原活动度 < 40%，并伴有以下

情况之一者：Ⅰ.腹水或肝性脑病；Ⅱ.因药物性肝损伤引起的其他器官功能衰竭。⑤致命：因药物性肝损伤导致病人死亡或需要肝移植。

（二）化疗引发肝损伤的机制

大多数抗肿瘤化疗药物诱导的肝毒性通常是由于特异性的反应导致，不可预测，根据遗传变异性、年龄、性别和肝脏适应性，这种损伤可能是可逆的或永久的通常在给药后1~4周观察到，多次接触后更常见。化疗药物所引发肝损伤机制可能有以下两种：①直接损伤肝细胞，化疗药物及其代谢产物直接导致细胞应激，通过直接的毒性作用损害肝细胞或者干扰肝细胞的代谢，破坏肝细胞的结构。②药物代谢因素，化疗过程中及联合用药使得药物毒副作用增加，药物之间相互作用还可以降低肝脏解毒功能导致药物毒性增加，加重肝细胞损伤。

不同化疗药物的肝脏毒性机制有所不同，①氟尿嘧啶类药物与线粒体膜塌陷和膜电位降低有关，可能会损害脂质酸氧化并导致肝细胞内 ROS 蓄积，造成肝细胞死亡，氟尿嘧啶也与微粒体细胞色素 P450 酶产生 ROS 有关；而且氟尿嘧啶的分解代谢物可能会降低肝细胞代谢药物和脂质等物质的能力。②甲氨蝶呤引发的肝损伤则是直接的肝脏毒性，甲氨蝶呤会使血清氨基转移酶升高，还可以在肝脏中抑制 DNA 和 RNA 的合成并产生细胞停滞。③铂类药物，如奥沙利铂会导致肝脏窦状隙阻塞、内皮细胞凋亡率增加引发血管壁渗漏；顺铂引发肝毒性则是通过氧化 / 亚硝化，它可以增加 ROS 的产生和减少抗氧化防御成分，包括抗氧化酶与非酶促分子谷胱甘肽，从而损伤肝细胞。

二、西医对化疗后肝损伤的治疗

（一）诊断并停药

一般来说，医生在为病人选择方案时会评估患者的肝功能，选择患者可耐受的药物进行化疗，化疗过程中也会对肝功能进行监测，在患者出现肝损害时及时调整方案，所以患者出现的肝损伤通常不严重。当怀疑患者出现了肝损伤，患者多会表现出乏力、食欲下降、腹胀、黄疸、肝区隐痛等症状表现，并出现以下情况之一，诊断后就要立即停止使用可疑的肝损伤药物：①血清谷丙转氨酶（ALT）或 AST 大于最大参考值的 8 倍。②血清 ALT 或 AST 大于最大参考值的 5 倍，且持续 2 周。③血清 ALT 或谷草转氨酶（AST）大于最大参考值的 3 倍，且总胆红素大于最大值的 2 倍或者 INR > 1.5。④血清 ALT 或 AST 大于最大参考值的 3 倍，且伴有逐渐加重的疲劳、恶心呕吐、右上腹疼痛、发热、皮疹和（或）嗜酸性粒细胞增多（> 5%）。

停用了药物后，有 95% 的患者肝损伤会自行改善，甚至痊愈，只有少数患者会发展成慢性肝损伤，极少数进展为急性 / 亚急性肝衰竭。

（二）药物治疗

化疗期间可预防性选用肝泰乐，对于轻 – 中度肝细胞损伤型和混合型肝损伤，炎症较轻的患者可以用水飞蓟素，炎症较重者可以用双环醇和甘草酸制剂。如果是胆汁淤积型肝功能损伤，可使用熊去氧胆酸或腺苷蛋氨酸来治疗；重型患者或急性肝衰竭患者可选择使用 N- 乙酰半胱氨酸。对于肝窦阻塞综合征或肝小静脉闭塞病早期可应用低分子肝素等抗凝治疗。

（三）手术治疗

对于出现肝性脑病和严重凝血功能障碍的急性 / 亚急性肝衰竭，或失代偿肝硬化，可考虑肝移植。

（四）一般治疗

肝损伤急性期宜卧床休息，以清淡饮食为主，宜多摄入富含维生素、矿物质的食物；恢复期可予以高蛋白、高维生素、低脂肪饮食，高脂肪及高糖类食物易加重肝脏负担，不宜多摄入。

（五）化疗中肝损伤的预防

医生在化疗前要认真评估基线肝功能和嗜肝病毒感染情况，包括乙肝五项、丙肝抗体，必要时查甲丁戊型肝炎抗体；要严格把握化疗适应证；要充分结合患者的年龄、性别、既往有无肝损伤或肝脏基础疾病和肿瘤分期、病理类型，制定合适剂量水平的单药或联合用药治疗方案；作为患者来说要提供全面准确的疾病信息，并积极配合医生进行相关检查；在化疗期间要密切监测肝功能的变化，对于有药物性肝损伤高危因素的患者，建议化疗第 7 ~ 14d 复查肝功能 1 次，以便尽早发现肝损伤的发生，及时对症治疗。

三、化疗引发肾功能损伤的机制及症状

随着抗肿瘤药物使用时间增长，累积剂量增高，肾脏损伤的发生率也在增加。常见的抗肿瘤药物可引起肾损伤，可导致急性肾功能衰竭、慢性肾功能衰竭或肾小管损伤。抗肿瘤药物的肾毒性多为剂量依赖性，或在联合用药后加重，而且临床表现轻重不一，出现时间长短不等，有的甚至可延迟至停药后的数年。

（一）化疗引发肾功能损伤的机制

通常来说抗肿瘤药物引起肾损伤的机制主要有两种。

1. 直接肾毒性

抗肿瘤药物通过肾脏排泄时，在肾脏中高浓度，造成肾小管损伤和肾小球损伤。抗肿瘤药物引起的肾损伤可表现为肾小管功能障碍、肾梗阻、急慢性肾衰竭、溶血性尿毒症综合征等。

2. 肿瘤细胞的快速破坏导致肿瘤溶解综合征

对抗肿瘤药物敏感的肿瘤，由于肿瘤细胞的快速破坏，核内核酸在短时间内释放，导致高尿酸血症、高脂血症、高磷血症和高钾血症，导致急性肾功能衰竭。

（二）化疗引发肾功能损伤的症状

常见的引发肾损伤的化疗药物有很多，但症状与临床表现不同。

1. 顺铂

30%顺铂治疗患者出现急性肾损伤（表现为血肌酐升高），机制为急性肾小管坏死。肾毒性与剂量相关，并有蓄积作用，可表现为急性肾衰竭、肾小管酸中毒、低镁血症。

2. 卡铂

卡铂的肾毒性较顺铂少见，发生率为10%，多表现为低镁血症。

3. 奥沙利铂

奥沙利铂的肾毒性少见，表现为急性肾小管坏死。

4. 环磷酰胺

环磷酰胺的主要不良反应是出血性膀胱炎，可以增加抗利尿激素（ADH）活性导致低钠血症，多见于大剂量用药时，急性发作，停药24h缓解。

5. 异环磷酰胺

异环磷酰胺的肾毒性较环磷酰胺常见，易发生出血性膀胱炎、低磷血症、低钾血症。

6. 甲氨蝶呤

大剂量甲氨蝶呤可引起代谢产物堵塞肾小管，引起急性肾衰竭。

7. 其他

吉西他滨、博来霉素、丝裂霉素联合顺铂可能出现溶血性尿毒症，可能在治疗停止后几个月出现。

肾损伤的主要表现为尿液及肾功能改变，尿异常是发现早期肾损伤的重要指标，也是临床肾损伤筛查的重要途径。尿液外观颜色变浅，或出现茶色、洗肉水色、血色等血尿症状，尿量变化，夜尿增多，初期尿量增加，后期尿量减少，患者可能出现水肿，还可出现高血压。肾功能异常，检查血肌酐、血尿素氮、胱抑素C升高，可引起食欲不振、恶心、呕吐、乏力、面色苍白或泛黄、心悸、气短等。超声检查初期外观正常或增大，后期可引起肾萎缩变化。

四、西医对化疗后肾损伤的治疗

（一）药物治疗

当病人化疗之后，出现肾功能受损，可以在医生的指导下调整用药，必要时降低化疗药物的用量或暂停化疗。应进行水化治疗、降低尿酸水平（别嘌呤醇或拉布立酶）并口服碳酸氢钠碱化尿液。还可以使用相应的保护肾脏、利尿的药物，如卡托普利、贝那普利、缬沙坦等，注意多饮水，促进药物排泄。也可以根据病人对于化疗的整体耐受情况，与病人具体的肌酐清除率，更换其他的治疗方案。

（二）透析治疗

当病人肾功能损伤较为明显，肌酐水平急剧升高，甚至达到急性肾功能衰竭状态时，为缓解肾脏功能急性障碍，在进行化疗后，可能需要行透析治疗。透析治疗包括血液透析、腹膜透析两种，可以改善病人肾功能状态，促进体内代谢物的排出，但该类严重情况发生率相对较低。

（三）手术治疗

如果经过透析也无法恢复肾功能，导致病人出现一系列并发症，可以进行肾移植治疗。

（四）一般治疗

病人化疗出现肾功能受损时，应避免过度焦虑，保持良好心态，保持均衡饮食，多吃新鲜水果蔬菜，以及少吃或不吃嘌呤含量、氮含量较高的食物，以免由于肾功能下降，而导致代谢物无法及时排出体外，加重肾脏负担。

（五）化疗中肾损伤的预防

慎用肾毒性药物，如必要使用需遵医嘱大量饮水，并记录排尿量，一般每日口服及排尿量达到 3000mL 以上有助于预防肾功能损害；治疗过程中注意监控血压、肾功能、电解质和尿常规情况；积极纠正呕吐、腹泻、进食不足等诱因；发生膀胱出血时及时就医，以免血块阻塞引起肾后性肾损害。

五、中医对于化疗后肝肾损伤的认识

（一）肝损伤

中医认为化疗所致肝损伤，为"湿邪"损伤所致，属中医"黄疸"范畴，始于《素问·平人气象论》。脾为后天之本，喜燥恶湿。湿邪损伤脾胃，运化失常，肝失疏泄；湿邪内蕴，郁而化热，湿热熏蒸而发病。癌症的基本内因是正气不足、瘀血内结，故化疗所致肝损伤的基本病机是本虚标实、正气不足、瘀血内结，而湿热内蕴、损伤脾胃，肝失疏泄为其病机。"湿热""脾虚""瘀血"为其病机要点。患者临床表现为纳差、黄疸、乏力、胁痛为主，或伴尿黄、肝区不适、便溏、发热等，舌淡红、黯红或有瘀斑，或白腻。治法当以疏肝健脾、清利湿热，兼活血化瘀。

（二）肾损伤

中医认为化疗所致的肾损伤，属中医"药毒""水肿""关格""癃闭""肾劳"等范畴，其本质是肾气不足。化疗药物进入体内，且多次用药累积，药物之毒性留滞膀胱，壅积在肾，导致肾气耗伤。肾气不足，则精血生化不足，从而可表现为肾阴阳两虚之证。因此，化疗所致肾损伤的病机特点为本虚标实，根本病机则在于正气亏虚，湿热、痰浊、血瘀、浊毒停滞是其重要的病理环节。患者临床表现为水肿、小便不畅、排尿困难、呕吐、乏力、腰脊痛等。治法当以健脾益肾、利水消肿、清热泄浊为主，兼以活血化瘀。

六、中医药治疗化疗后肝肾功能损伤

（一）中医药对化疗后肝功能损伤的治疗

1. 单味中药

根据化疗后肝损伤的病因病机，可选择疏肝健脾类的中药，如柴胡、半夏、白术、白芍、青皮、陈皮、香附、枳壳等；还可选择清热解毒、化浊利湿的中药，如茵陈、川楝子、石菖蒲、蒲公英、郁金、连翘、赤小豆等；另可根据患者症状选择活血化瘀的桃仁、红花、三棱、莪术、丹参、赤芍、川芎等。

2. 中药复方

逍遥散有疏肝理气、健脾和胃之效，可应用于肝功能异常的治疗，可在此基础上佐以解毒利湿的药品，如茵陈、蒲公英等，临床上若有口苦者，可加牡丹皮、栀子，合并手足心发热可加生地，大便秘结可酌加大黄，胁下胀痛可加丹参、川楝子；对于以黄疸为主症的患者，可选用茵陈蒿汤加减，有疏肝清热、利湿退黄之效，治黄必先活血，可酌加鳖甲、龟板、丹参、土鳖虫、益母草等软坚散结、活血通络之品。对于水肿、肢体倦怠的患者可选用三仁汤，有清利湿热、宣畅气机之功效，可加减赤小豆、石菖蒲、茵陈、郁金等，有呕吐者加竹茹、陈皮。

3. 中药针剂

口服是中医传统的给药途径，但化疗后的患者有很多会出现进食困难的表现，限制了口服中药的正常使用，此时可选用静脉用药。岩舒注射液，是从苦参等中药中提取并经现代技术加工而成，其有效成分苦参碱和氧化苦参碱，具有保护肝细胞，减少肝细胞坏死的作用。黄芪注射液可促进各项肝功能指标恢复。醒脑静注射液对降低谷丙转氨酶有明显效果，有一定的保肝作用。

4. 中成药

护肝片是由柴胡、茵陈、板蓝根、五味子等药物组成，具有疏肝健脾、理气消食的功效，可以降低转氨酶，用于治疗慢性肝炎以及早期肝硬化等；清肝利胆胶囊为处方药，主要由茵陈、栀子、山银花、防己、厚朴中药材组合而成，具有清热、利胆的功效，适用于湿热郁结肝胆所致的疲倦、乏力、尿黄、苔腻、胁痛、纳呆等病症；垂盆草颗粒、五脂胶囊、复方益肝灵等，都可以降低转氨酶，来保护肝脏。

5. 针灸

针灸治疗化疗后肝损伤常选取足厥阴肝经上的穴位，如期门、太冲、三阴交等给予针灸刺激，具有保肝疏肝、解毒排毒的功效。有黄疸者可针刺章门、脾俞、肝俞、劳宫等穴；若倦怠嗜卧者，可针刺手五里。亦可以结合艾灸以清利湿热，选择肝俞、期门、足三里、太溪、太冲、行间等穴位。

6. 穴位贴敷

当患者黄疸严重或较为顽固时，穴位贴敷也有较好的疗效。通常化疗后肝损伤所致的黄疸属"阴黄"范畴，治宜健脾祛湿，并酌以清热、化痰、疏肝。选择神阙穴为主穴，合以脾俞、肝俞、章门、期门、京门。以茵陈、酒大黄为主药，有祛湿清热之效，柴胡为足厥阴肝经的引经药，辅以丹参、川芎活血化瘀，以醋调和诸药，对化疗后造成的药源性肝损害有较好的治疗效果。

（二）中医药对化疗后肾功能损伤的治疗

1. 单味中药

根据化疗后肾脏损伤的治则，可以选择健脾益肾类的中药，如党参、人参、白术、枸杞子、西洋参、麦冬、山药、黄芪等；还可以选择利水消肿、清热泄浊的中药，如蒲公英、茯苓、猪苓、泽泻、薏苡仁、车前子、金钱草、石韦、海金沙、香加皮等，另可酌加桃仁、红花、益母草、川芎等活血化瘀类药物。

2. 中药复方

小柴胡汤有和解少阳之功，可改善正虚邪入、邪犯少阳之证，还具有疏肝解郁、调和脾胃的作用。小柴胡汤可以减轻细胞氧化损伤，抑制细胞凋亡，对化疗引发的肾细胞损伤有保护作用。黄连阿胶汤有滋阴降火、养心安肾之效，可以修复受损伤的肾小管，活跃小管上皮增生，从而减轻化疗药物诱导的肾小管及间质的损伤，延缓肾纤维化，从而发挥肾保护作用。若患者膀胱湿热之证较盛，表现为小便点滴不通，或量少而短赤灼热，可选用八正散，有清利湿热、通利小便之效。长期的化疗药物刺激，会使得肾功能损伤的虚证较多，比如患者有尿少滴沥，排出无力，面色晦暗，精神疲惫，气息欲绝等症状，属气阴虚竭之证，可用生脉散以益气固脱、敛阴生津。若患者表现为气短，语声低微，时欲小便不得出等表现，属脾气不升之证，可选补中益气汤加减，有益气健脾、化气利尿之效。若患者有小便不通或点滴不爽，排出无力，畏寒怕冷，腰膝冷而酸软无力等肾阳衰惫之证，可选用济生肾气丸加减，有温补肾阳、化气利尿之效。

3. 中成药

肾复舒颗粒，有利湿泄浊、活血祛瘀的功效，可以改善肾功能损伤的症状，尿毒清颗粒、海昆肾喜胶囊可以促进血液中毒素通过肾脏和肠道排出体外，百令胶囊和金水宝胶囊具有补益肾气的功效，可以有效控制肾纤维化，黄葵胶囊则可以降低尿蛋白，均对肾功能损伤有一定疗效。

4. 针灸

针灸对化疗后肾功能损伤的改善有一定作用，但一般作为辅助疗法在临床上应用。常见的治疗肾功能损伤的穴位有肝俞、肾俞、太溪、膻中等穴位，其中肾俞穴位于膀胱经，能起到补益肝肾、活血化瘀的效果，可以缓解肾功能损伤引起的尿频尿急、小便不畅等症状。若患者出现水肿，可针刺阴陵泉，起到祛湿消肿、健脾益肾的功效。艾灸虽无特异性治疗肾功能损伤的功效，但可缓解肾功能损伤所致的腰部疼痛、乏力、水肿等症状，也可以应用于尿频、尿急、尿量减少等症状。可通过艾灸肾俞、大肠俞、腰阳关等穴位缓解腰部疼痛。艾灸脾俞、膈俞、足三里等穴位，可健脾益气、升阳通络，从而改善乏力的症状，艾灸足三里、阴陵泉、丰隆等穴位，可以健脾利湿、通经活络，改善水肿的症状，艾灸脾俞、大肠俞、气海、关元、三阴交等穴位，可以起到补脾益气、调补肝肾的作用，改善尿频、尿急的症状。

5. 传统功法

五禽戏是秉承"动则不衰，内练凝神"理念，以经络脏腑、筋经气血等中医理论为基础，通过观察和亲身实践，模仿虎、鹿、熊、猿、鸟5种动物活动及神态的中医传统功法。五禽戏中鹿戏主肾，尾闾是任督二脉的交汇之处，运转尾闾可以锻炼肾脏功能，使气血充盈全身，达到补肾益气的目的。

化疗所致的肝肾功能损伤在临床上较为常见，影响患者生活质量和临床疗效，因此在化疗期间应注意预防药物所引发的肝肾损伤，尽可能提前预防，如若发生应暂停用药并根据症状及指标及时治疗，中西医结合的疗法可对不同程度的肝肾功能损伤有较好疗效，临床中可根据患者的症状表现选择适当的治疗方法。

第四节　化疗所致心肺功能的损伤

恶性肿瘤患者长期化疗后因药物毒性蓄积会导致心肺功能的损伤，尤其是具有肺部基础疾病的患者，化疗药物的毒副作用可能进一步加剧呼吸紊乱、肺组织容量减少、膈肌运动障碍等症状，加重心肺负担，严重者导致心肺功能损伤。

一、化疗引发心功能损伤的机制和症状

很多的化疗药物都存在心脏毒性，其所导致的心脏损害可表现为冠状动脉病变、心脏瓣膜病变、心肌病变和心脏传导系统异常等，有可能会导致患者出现心律失常、心肌缺血、心肌收缩或舒张功能受损，导致患者出现心脏功能损伤的情况。由于化疗药物心脏毒性导致心力衰竭等心血管相关并发症的发生，已经成为仅次于肿瘤本身的影响患者长期病死率的第二大病因。

化疗药物心脏毒性，指具有下面的一项或多项表现，但不包含化疗/靶向药物使用早期发生的亚临床的心血管损伤。左心室射血分数（LVEF）降低的心肌病，表现为整体功能降低或室间隔运动明显降低：①充血性心衰（CHF）相关的症状。② CHF 相关的体征，如第三心音奔马律、心动过速，或两者都有。③ LVEF 较基线降低至少 5% 至绝对值 < 55%，伴随 CHF 的症状或体征；或 LVEF 降低至少 10% 至绝对值 < 55%，未伴有症状或体征。

根据心脏损害能否逆转，将化疗后的心脏损害分为两型：I型为永久性损害，发生在细胞水平；II型为可逆性损害，发生在线粒体和蛋白质水平。可引起I型损害的化疗药物有蒽环类药物、环磷酰胺、紫杉醇、多西他赛等，可引起II型损害的化疗药物有曲妥珠单抗、贝伐珠单抗、索拉非尼、苏尼替尼等。

临床上发生I型损害的病例更多，大部分由蒽环类药物导致。蒽环类药物心脏毒性的机制，是铁介导的活性氧簇（ROS）的产生及促进心肌的氧化应激，蒽环类药物螯合铁离子后触发氧自由基，尤其是羟自由基的生成，导致心肌细胞膜脂质过氧化和心肌线粒体 DNA 的损伤等。心脏比其他脏器或组织更容易遭受蒽环类药物损伤，是由于此类药物具有亲心肌特性，更易在心肌细胞停留，而心脏组织缺少过氧化氢酶，抗氧化活性较弱。另外，心肌细胞

富含线粒体，也是产生 ROS 的根源；蒽环类药物对于心磷脂的亲和力较高，可进入线粒体，结合心磷脂从而抑制呼吸链，造成心脏损伤。

因为心脏负责人体各器官的血液供应，所以当心脏受损时，病人会因为血液供应不足而发生麻木的手和脚和其他症状，少数患者还会出现脑血供不足，甚至伴有舌麻等症状。心脏受损的患者还会出现心悸、胸闷等症状，也会出现心肌血不足，这样的患者会伴随身体虚弱、厌食、嗜睡等症状。病情严重时，患者甚至会感到心脏有麻痹感，长时间不愈合很容易导致患者在睡眠中出现心脏骤停，危害很大。除此之外，心脏受损后，心脏自调节的能力会下降，甚至会出现供氧不足等情况，所以这类患者常出现深呼吸的行为。

临床上可根据心功能的不同表现将化疗后心功能损伤分为 0～4 级。0 级：无心律失常表现，无心衰表现，无心肌缺血或心肌梗死，无高血压或低血压，无心包炎；1 级：一过性心律失常，往往不需要治疗，无明显心衰症状，静息时 LVEF 比化疗前降低 < 20%，非特异性心肌缺血，T 波低平，舒张压呈一过性升高，且不需要治疗，无心包炎及炎性积液，一过性体位性低血压；2 级：经常发生或持久的心律失常，静息时 LVEF 比化疗前降低 ≥ 20%，ST 段及 T 波改变，经常或持续出现高血压，有心包炎表现，如肋骨痛等，低血压需扩容治疗；3 级：心律失常症状明显，需要治疗，有轻度慢性心功能衰竭，有心绞痛，高血压需要治疗，有心包积液，需抽液治疗，低血压需住院治疗；4 级：心律失常症状明显，需监护，严重或难治性慢性心功能衰竭，有急性心肌梗死，有高血压危象，心包填塞急需抽液，低血压需住院治疗。

二、西医对化疗后心功能损伤的治疗

（一）基线评估和检测

（1）记录标准十二导联心电图，并计算 Q—T 间期。

（2）做超声心动图，评估心脏结构。

（3）如果患者有心血管基础疾病，尤其是高血压和冠心病，化疗过程中需要严格管理，可选择 β 受体阻滞剂和血管紧张素转化酶抑制剂来保证冠脉血供。

（二）药物治疗

1. 营养心肌细胞类药物

在化疗时可能会使用毒性较高的药物治疗，易造成心肌受损，出现心肌功能下降。营养神经类药物对于心肌细胞会起到一定的滋补作用，缓解心肌受损造成的影响，建议在医生指导下使用辅酶 Q10 胶囊、曲美他嗪片等营养心肌细胞类药物治疗。

2. 扩张冠状动脉血管类药物

在化疗过程中也有可能对冠状动脉血管产生影响，出现冠状动脉突然收缩，造成胸闷、呼吸不顺畅等症状。建议配合医生使用硝酸甘油气雾剂、单硝酸异山梨酯片等扩张冠状动脉血管内药物治疗。

3. 降低心脏频率类药物

若在化疗结束后出现心肌受损，此时可能会对左右心室正常跳动功能产生影响，造成心肌细胞跳动频率异常，引起心动过速。需要遵医嘱使用盐酸比索洛尔片、酒石酸美托洛尔注射液等降低心脏频率类药物治疗。

4. 预防性给药保护心肌

化疗时可同时服用维生素 E 或同时辅以能量合剂、氨基酸等心肌营养及保护药物，以减轻化疗药物的心脏毒性。

（三）手术治疗

如果化疗药物严重影响了心脏的收缩舒张功能，可以选择介入治疗；如果有血管损伤和破损，必要时可以植入支架治疗。

（四）一般治疗

要养成良好的作息习惯，保证充足的睡眠，饮食方面要多吃一些清淡有营养的食物，避免吃辛辣刺激以及过于油腻的食物，比如辣椒、大蒜、生姜等，同时不宜吸烟和饮酒，有利于身体健康，加快病情的恢复。不良的情志刺激可以加重或诱发心功能损伤，故应避免怒、喜、悲、恐等情志过极。以利于疾病的康复。

三、化疗引发肺功能损伤的机制和症状

化疗药物的肺损伤，会使患者出现咳嗽、痰多的现象，随着病情的加重，患者会出现呼吸困难的现象。发病机制主要表现为内皮细胞和上皮细胞变性。血管损害表现为内皮细胞肿胀、液体渗入间质和肺泡间隔，I 型肺泡上皮细胞破坏脱落和Ⅱ型肺泡上皮细胞增生，单核细胞浸润，纤维母细胞增生，纤维素沉着。

目前药物性肺损伤无明确诊断标准，主要为排除诊断，满足下列条件可诊断为药物性肺损伤：①出现症状前均有化疗药物使用史，症状出现与药物应用有明确时间关系。②症状主要表现为发热、刺激性干咳、胸闷、气促等。③大多数表现为血氧下降、低氧血症、I 型呼吸衰竭等。④影像学胸部 CT 以间质改变为基础，主要表现为双肺均匀、广泛、弥漫性磨玻璃影、肺纤维化、肺间质改变等。⑤排除心源性肺水肿、肺栓塞、支气管哮喘等。⑥排除肺部感染，真菌、细菌、非典型致病菌的病原学检测均阴性，无典型特殊病原学感染表现、广谱抗生素治疗无效。⑦停用可疑药物、机械通气辅助呼吸、糖皮质激素治疗后症状快速缓解。

药物诱导肺损伤的组织病理学表现变化多样，但通常可以分为弥漫性肺泡损害、非特异性间质性肺炎，细支气管闭塞性炎症并机化性肺炎、嗜伊红粒细胞性肺炎、肺出血、静脉阻塞性疾病、胸膜渗出、非心源性肺水肿、肺泡蛋白质沉积症以及包括支气管痉挛的过敏性反应等。导致肺功能损伤，出现咳嗽、咳痰，胸部疼痛，可能还会出现放射性的疼痛及严重的呼吸不畅。一般在化疗后的两个月左右出现。其病理类型与药物之间没有特异性，不同的化疗药物攻击靶点不同，因此会出现从微小到致命、直接与间接、早期与晚期的不同肺毒性，

也会导致可逆或不可逆的肺损伤。

常见的肺损伤表现及相应诱导的化疗药物如下：

1. 急性间质性肺炎

急性间质性肺炎多由甲氨蝶呤、环磷酰胺、博来霉素、平阳霉素等药物诱发，常见于化疗初期或几个月后，干咳少痰多见，少数有低热，症状进行性发展，影像可见间质浸润或间质与肺泡浸润，一般可恢复。

2. 急性肺水肿

急性肺水肿多由阿糖胞嘧啶类、环磷酰胺、长春新碱等药物诱发，是较为严重的并发症，与呼吸窘迫综合征相似，常在化疗后几个月到几年间出现。

3. 支气管痉挛

支气管痉挛多由长春新碱、环磷酰胺、甲氨蝶呤等药物诱发，常表现为呼吸困难、缺氧、哮喘等。

4. 肺纤维化

肺纤维化常由甲氨蝶呤、博来霉素、平阳霉素、丝裂霉素等药物刺激诱发，属于晚期肺毒性范畴，化疗后两个月多见，最初为干咳，活动后呼吸困难，时有发热，随着病情进展，出现静息时呼吸困难，呼吸急促甚至发绀，X 线提示双肺间质呈弥散性网状密度改变，预后较差。

5. 胸腔积液

胸腔积液常由甲氨蝶呤等药物诱发，有较明显的胸闷、气促等呼吸障碍，影像学提示肋膈角不锐利甚至消失，肺下缘有液平面。

临床上可将化疗后肺损伤分为 0 ~ 5 级。0 级：无变化；1 级：轻度干咳或劳累时呼吸困难；2 级：持续咳嗽需麻醉性止咳药，稍活动即呼吸困难，但休息时无呼吸困难；3 级：重度咳嗽，对麻醉性止咳药无效，或休息时出现呼吸困难，间断吸氧，或需要类固醇药物治疗；4 级：严重呼吸功能不全，持续吸氧或需要辅助通气治疗；5 级：致命性。

四、西医对化疗后肺功能损伤的治疗

化疗后肺损伤的治疗是一个复杂的过程，在发现肺功能损伤之后应停用化疗药物，并给予治疗，包括药物治疗、营养支持、抗凝治疗、气道清理、功能康复及手术治疗。

（一）药物治疗

根据病情选择抗炎药物、血肿消融剂、抗感染药等，给予针对性的治疗。甲泼尼龙是一种糖皮质激素，用于抑制非感染引起的炎症；若有细菌感染现象，则可以选用头孢、左氧氟沙星等药物抗炎治疗；盐酸氨溴索、乙酰半胱氨酸等可用于咳嗽咳痰严重的患者；如果患者出现明显发热，可以进行血常规、血培养等检查。可使用阿奇霉素进行治疗。

（二）营养支持

若患者出现营养不良和代谢紊乱，可根据患者营养状态选择体外营养支持或静脉营养支持。

（三）抗凝治疗

抗凝治疗是化疗后肺部功能损伤治疗的重要组成部分，可根据患者的凝血功能情况，使用抗凝药物进行治疗，如华法林、肝素等。

（四）气道清理

患者应定期排痰，以防止呼吸道感染，同时要注意给予抗生素治疗。

（五）功能康复

对于慢性坏死性肺损伤，应避免接触有害物质，按照物理康复的方法，采取深呼吸、快速颤式呼吸等功能康复措施，以及适度的体育锻炼，促进肺部功能恢复。

（六）手术治疗

在严重的情况下，可考虑手术治疗，比如气胸和肺水肿等急性并发症，应尽快进行穿刺引流等抢救性治疗，尽可能减少损伤范围，提高患者生存率和生存质量。

五、中医对于化疗后心肺损伤的认识

（一）心功能损伤

化疗后心功能损伤常见的症状有心肌炎、心力衰竭、心肌缺血等，患者常表现为胸闷、气短、胸痛、四肢乏力、心慌等症状，属于中医的"心悸""怔忡""胸痹""眩晕"等范畴，在脉象上表现为结、带、迟、数脉等。心悸是指心跳不宁时做时休，怔忡为心跳永无宁时，不能自主，如有惊恐而发者称为惊悸，心悸与怔忡在病因及程度上有差别，前者多因惊恐、恼怒所诱发，全身情况良好，发作时间短，病情较轻。后者则外无所惊而自觉心悸不安，稍劳即发全身情况较差，病情较重。

我国古代通过切脉来观察心率的变化，后医世家通过临床实践将脉象描述为结、带、促、数、迟等。胸痹，所谓痹者有痹堵不通之意，胸痹指胸中被病邪阻滞、气血痹阻，塞滞不通而导致心脏机能失调，不通则痛，出现胸盈满闷，不舒疼痛时做滞发之证，眩晕是目眩和头晕的总称，目眩即眼花发黑、视物模糊，头晕是感觉自身或外界景物旋转、站立不稳，因此心血亏虚，神不藏者或心血亏耗，不能容头目所致。

现代中医认为，心脏的收缩舒张和功能减退，多属于气虚阳虚。气虚和阳虚，不仅在于心，还涉及脾肾。临床也有阴血不足，不能荣养心脉，而导致心功能减退的患者，血液循环障碍，水液代谢滞留，多为血液淤滞和水饮内停，尤其是血不利则为水，在水液代谢中具有很重要的作用。

化疗后的心功能损伤需要辨证论治。

1.心肺气虚证

心悸怔忡，面色青灰，肢倦乏力，咳嗽喘促，短气自汗，动则加剧，舌淡或青紫，苔薄白，脉沉弱或结代。

2.气虚血瘀证

心悸怔忡，胸胁作痛，腹胀痞满，咳嗽气短，两颧暗红，口唇发绀，水肿尿少，舌质紫黯或有瘀点、瘀斑，脉涩或弦或结代。

3. 痰饮阻肺证

心悸气短，咳嗽气喘，不能平卧，咳出白痰或泡沫样痰，尿少水肿，腹胀纳呆，苔白腻，脉弦滑。

4. 痰热壅肺证

发热口渴，咳嗽喘促，不能平卧，痰多黏稠色黄或痰白黏稠难咳，心悸，发绀，尿黄量少，水肿，舌红苔黄，脉滑数。

5. 气阴两虚证

心悸怔忡，头晕目眩，气短乏力，口干舌燥，失眠盗汗，舌红苔少，脉细数或结代。

6. 心肾阳虚证

心悸气短，面色青紫，精神不振，畏寒肢冷，尿少水肿，腰以下肿甚，唇青舌黯，苔白，脉沉细或弱或结代。

7. 阳气虚脱证

气喘吸促，呼多吸少，尿少水肿，烦躁不安，不得平卧，面色苍白或灰暗，张口抬肩，汗出如油，昏迷不醒，四肢厥逆或昏厥谵妄，舌质紫暗，苔少，脉微细欲绝或沉迟不续。

（二）肺功能损伤

肺伤，是肺脏损伤的疾患，症见咯血、咳痰、吐血、少气、咳嗽、鼻鸣、喘息等，根据其临床表现可归为"咳嗽""痰饮""肺胀""喘证"等范畴。《脉经》卷六："肺伤者，其人劳倦则咳唾血，其脉细紧浮数，皆吐血。此为噪扰嗔怒得之，肺伤气壅所致。"《诸病源候论·虚劳病诸候》："形寒寒饮伤肺，肺伤，少气，咳嗽，鼻鸣。"

肺为娇脏，最易受邪，《医学源流论·伤风难治论》则指出："肺为娇脏，寒热皆所不宜。太寒则邪气凝而不出，太热则火烁金而动血，太润则生痰饮，太燥则耗精液，太泄则汗出而阳虚，太涩则气闭而邪结。"强调了肺脏娇嫩而易受诸邪侵犯为病之特点。此外，肺为脏之长，心之盖，其气贯百脉而通它脏，其他脏腑发生病变均可波及于肺，导致肺气上逆而咳。故内伤诸因，除肺脏自病外，他脏有病亦可影响到肺。恶性肿瘤患者经化疗后，五脏皆存在邪盛正衰之象，如肝火犯肺、水寒射肺等，乃系他脏之功能失调而导致肺气宣降失司，出现咳嗽等症状，又因肺脏受累，卫表失固，亦易使外邪入侵，从而诸症蜂起。

化疗后的肺功能损伤临证时常须辨证论治，采用宣肺发表、降逆止咳、培土生金、佐金平木、金水相生等诸法施治。

1. 痰浊阻肺证

咳嗽痰多，痰涎黏稠，不易咳出，喘促气短，胸中窒闷，脉滑数，舌苔白或微黄。

2. 脾肾阳虚证

咳喘、胸闷、心悸、动则尤甚，肢体水肿、尿少、面颊及四肢末端发绀，脉沉弦或结代，苔薄白微黄。

3. 痰蒙神窍

咳喘，语无伦次，神志恍惚，昏睡、昏迷，面发绀，脉滑数，舌质紫、暗或紫绛，苔白腻或黄腻。

4. 肺肾两虚证

咳嗽已减轻，气短，动则越甚，语言怯弱，身倦无力，易感外邪，脉沉细，舌质淡，苔薄白，或口咽干燥，五心烦热，盗汗，脉细数、舌红或绛紫，苔少或薄白少津。

5. 阳微欲绝证

呼吸浅表，面色晦暗，自汗，四肢逆冷，烦躁不安，表情淡漠或面泛红，脉沉细无力或脉微欲绝，舌紫暗，苔薄白少津。

六、中医药治疗化疗后心肺功能损伤

（一）中医药对化疗后心功能损伤的治疗

1. 单味中药

中药能调节身体的阴阳平衡、气血流畅、疏通经络，从而改善心脏病的症状，减轻心脏负担。常用药物有丹参、川芎、黄连、山药、芡实、葶苈子、夹竹桃、山楂等。

2. 中药复方

心肺气虚证可选用养心汤、补肺汤加减，有养心补肺之效；气虚血瘀证可用补阳还五汤合五苓散加减，达到益气活血、利水消肿的目的；痰饮阻肺证可用小青龙汤与葶苈大枣泻肺汤，有温化痰饮、宣肺平喘之效，若兼有气虚者，加用党参、黄芪等益气，兼有畏寒肢冷者，加用附子温阳散寒；痰热壅肺证可选用麻杏石甘汤合千金苇茎汤，清化痰热，宣肺行水，若痰热重，痰稠难咳者，加全瓜蒌、鱼腥草化痰清热；气阴两虚的患者可用生脉散与炙甘草汤，治以益气养阴；心肾阳虚的患者可用真武汤合五苓散，治以温阳利水，若气虚重者，加生晒参、黄芪补气，若水肿重者，加北五加皮利水消肿；阳气虚脱者可用参附龙牡汤加减，有回阳固脱之效，若神昏不醒者，加麝香、苏合香等芳香开窍。

3. 中成药

口服复方丹参滴丸、芪参益气口服液、人参养荣丸等中成药，达到理气活血、益气养心功效。

4. 针灸

针对心功能损伤的患者，选取手少阴心经和手厥阴心包经的腧穴，主穴选内关、间使、通里、少府、心俞、神门、足三里等。若水肿者，取水分、水道、阳陵泉、中枢透曲骨，或三阴交、水泉、飞扬、复留、肾俞，二组穴位可交替使用。咳嗽痰多，加取尺泽、丰隆；嗳气腹胀者，加取中脘；心悸不眠者，加曲池；喘不能平卧者，加取肺俞、合谷、膻中、天突。

也可在心脏附近进行温灸或艾灸，达到疏通经络，促进局部血液循环，可能会对改善心脏供血不足等症状有所帮助。

5. 饮食调节

宜食清淡，富含营养而宜消化的食物，避免浓茶、咖啡及辛辣之品，应以粗粮、新鲜蔬菜和瘦肉为主，多吃水果。可熬制黄芪粥、人参粥等，有辅助养心益气之效。

(二) 中医药对化疗后肺功能损伤的治疗

1. 单味中药

半夏可燥湿化痰，降逆止呕，消痞散结，治痰多咳。天南星可燥湿化痰，祛风止痒，散寒止痛，治顽固性咳嗽。桔梗有清肺利咽、化痰排尿之功效；甘草可清肺润燥，化痰利湿，利气宽中；川贝粉可用于肺燥咳嗽，肺虚久咳，阴虚咳嗽；麦冬、百合也可以达到养肺滋阴功效。

2. 中药复方

痰浊阻肺证可用二陈汤合三子养亲汤加减，有化痰降气，宣肺平喘的功效；脾肾阳虚证的患者可应用真武汤合五苓散，温肾健脾，化湿利水；痰蒙神窍证患者可用涤痰汤以涤痰开窍，息风止痉；肺肾两虚证可用补肺汤合参蛤散，有补肺益肾，纳气平喘之效；阳微欲脱证可用独参汤，益气温阳，固脱救逆。

3. 中成药

补肺丸、玉屏风颗粒、人参保肺丸、清肺消炎丸、百令胶囊等可用于补益肺气；通宣理肺丸、杏苏止咳糖浆、川芎茶调散等可用于止咳化痰。

4. 针灸

针灸治疗有益气健脾，止咳祛痰，解痉平喘等疗效。患者可以选取手太阴肺经的腧穴，如合谷，曲池，外关为主穴来进行针灸治疗。若患者有痰热之证，可辅以太渊、肺俞、中府等穴位；若患者虚证较重，可辅以足三里、中脘、膻中、脾俞、章门等穴位。

化疗所致心肺功能损伤不可忽视，严重可危及患者生命，近年来采用中西医结合治疗本病，其预后已改观，死亡率在逐年下降。急性期在常规西药治疗的同时配合中药可提高疗效，需密切观察患者的舌、脉象及症状体征，根据病情的发展变化确定立法及方药。缓解期病情稳定可服扶正固本中药或中成药以巩固疗效。

第五节　化疗所致周围神经病变

化疗引起周围神经病变是使用化疗药物的常见并发症之一，在癌症患者中总发生率大于60%，其中30%～40%会转变为慢性神经不良反应，其具有剂量依赖性。周围神经病变可引起患者感觉、运动和自主神经系统功能障碍，常伴有神经病理性疼痛，常于夜间加重，难以忍受，对患者的治疗效果和生活质量造成不良影响，严重者使患者减轻用药量甚至不得不终止化疗，增加疾病复发风险，降低患者生存率。铂类（如奥沙利铂、顺铂、奈达铂、卡铂等）、紫杉醇类（如紫杉醇）、长春花碱类（如长春新碱）等化疗药物均会导致不同程度的神经病变。

根据周围神经毒性对人造成的影响大小，可将其分为5级。0级：无明显症状；1级：轻度感觉异常，腱反射消失或感觉麻木（包括针刺感），但不影响功能；2级：中度感觉异常，感觉缺失或感觉麻木（包括针刺感），不影响日常工作，但影响功能；3级：重度感觉异常，感觉缺失或感觉麻木（包括针刺感）严重影响日常工作生活；4级：长期感觉缺失，影响功能。

一、化疗引发周围神经病变的机制和症状

神经功能紊乱是化疗常见的不良反应之一，可表现为手足麻木，疼痛，感觉障碍，四肢腱反射消失等。主要症状包括慢性、远端、对称性的感觉异常、异常性疼痛和痛觉过敏，多呈"袜子－手套"分布。

铂类对神经系统的影响主要集中于外周神经系统，可表现为麻木、刺痛、温度敏感等。铂类药物的作用点主要集中在周围神经系统和背根神经节中，其与DNA形成链内和链间交叉联结，破坏DNA功能，阻止DNA复制，DNA和蛋白质合成受到抑制，轴突胞质转运能力下降，进而影响神经传导。铂类药物具有剂量依赖性，低剂量时开始出现周围神经症状，包括感觉异常、麻木、腱反射消失、步态不稳、精辨觉和本体感觉敏感度下降等，当累积剂量加大时出现感觉性共济失调等自主神经系统症状。顺铂类药物引发的周围神经病变具有可逆性，一般在停药后3~6个月恢复。其中奥沙利铂引起的周围神经病变表现分为急性和慢性两类，出现急性概率为49.3%~84.5%，慢性概率为58.0%~80.7%。急性症状主要为冷刺激引起的口周感觉异常、咽喉部感觉异常以及下巴僵硬，发病时间中位数为21（1~84）d；慢性症状主要为四肢感觉异常、麻木、精辨觉和本体感觉敏感度下降等，发病时间中位数为105（42~168）d。

紫杉醇类药物主要通过与微管的P蛋白结合，抑制微管解聚，破坏微管与微管蛋白的动态平衡，导致纺锤体无法形成，最终抑制有丝分裂使肿瘤细胞死亡。紫杉醇类药物引起神经病变的机制包括干扰以微管为基础的轴突运输，激活外周神经和脊髓背根神经节的巨噬细胞和脊髓小胶质细胞。紫杉醇类药物引起的周围神经病变主要体现在感觉异常上，运动系统及自主神经系统症状临床上少见，但在一些病情严重的病例也可出现。

长春新碱类药物引起的神经病变，与微管蛋白的高结合力导致细胞停止分裂和细胞死亡。早期表现为对称性的感觉异常、远端感觉减弱、肌肉痉挛和轻度远端肌力减弱，往往伴有自主神经功能障碍，包括直立性低血压、便秘等。长春新碱类药物引起的周围神经病变多发生在用药后6~8周，症状在停药后逐渐消失。

周围神经病变与剂量强度、累积剂量、给药持续时间、年龄及遗传因素等有关。此外，高体重指数、贫血、低镁血症、饮酒也与周围神经病变的发生有关。大多数患者3~6个月

内周围神经病变相关症状可以缓解，但是有些严重的病例化疗结束 6 个月后甚至 2 年后仍存在有效手段。

二、西医对化疗后周围神经病变的治疗

（一）药物治疗

1. 全身药物治疗

全身药物包括抗癫痫药、抗抑郁药，选择性 5- 羟色胺再摄取抑制剂、去甲肾上腺素再摄取抑制剂、三环类抗抑郁药及阿片类药物等，以上均为减轻症状的治疗药物。现推荐度洛西汀作为治疗 CIPN 神经病理性疼痛的一线药物。全身药物治疗需从低起始剂量缓慢滴定，直至达到最佳疗效和可控不良反应的剂量，同时需关注合并用药的影响。针对某些 CIPN 特定病理机制分子的单克隆抗体，如白介素 6 和基质金属蛋白酶 9 单克隆抗体的临床前研究结果显示了潜在疗效。

（1）5- 羟色胺再摄取抑制剂和去甲肾上腺素再摄取抑制剂：对除 CIPN 外的周围神经病变，度洛西汀已显示明确疗效，推荐度洛西汀用于 CIPN 治疗。在 231 例合并神经病理性疼痛的 CIPN 患者中，与安慰剂比较，使用度洛西汀 5 周（第 1 周度洛西汀 30mg/d，第 2 周 ~ 5 周度洛西汀 60mg/d）后疼痛程度显著减轻。156 例合并神经病理性疼痛的 CIPN 患者中，度洛西汀（30mg/d）比文拉法辛（37.5mg/d）更能有效地减轻化疗诱导的周围神经和运动神经病变症状。但必须注意度洛西汀和其他经肝脏代谢相关药物的相互作用。小样本病例报道显示，文拉法辛用于 CIPN 的治疗效果优于安慰剂。

（2）γ- 氨基丁酸（γ-aminobutyric acid, GABA）受体阻滞剂：普瑞巴林是一种新型 GABA 受体阻滞剂，在 CIPN 神经病理性疼痛治疗中呈现良好疗效。在一项随机 II 期临床研究中，82 例紫杉醇诱导的周围神经病变患者合并神经病理性疼痛，普瑞巴林（150mg/d）治疗组和度洛西汀（60mg/d）治疗组均显示出缓解神经病理性疼痛的良好疗效，但度洛西汀的疗效（38.1%）低于普瑞巴林（92.5%）。

（3）三环类抗抑郁药：阿米替林的两项随机安慰剂对照研究结果为阴性，其中一项随机双盲、安慰剂对照研究评估了小剂量阿米替林对 44 例 CIPN 合并神经病理性疼痛患者的治疗疗效，阿米替林治疗 8 周（起始剂量为 10mg/d，如耐受，则将剂量逐步提高直至 50mg/d，然后稳定剂量 ≥ 4 周），结果显示，阿米替林并未改善神经病理性疼痛症状。此外，一项关于顺铂诱导的周围神经病变（$n=51$）的 III 期研究结果显示，去甲替林仅有轻度获益，但差异无统计学意义。

（4）抗惊厥药：尽管加巴喷丁已被证明可有效治疗多发性神经病，但在 CIPN 治疗方面的数据非常有限。一项 III 期随机双盲安慰剂对照研究显示（$n=115$），加巴喷丁在疼痛强度和感觉神经病变等方面均无改善。由于证据不足和不良反应严重，一般不推荐卡马西平用于治疗神经性疼痛，偶尔可用于三叉神经痛。

（5）阿片类药物：化疗期间使用羟考酮能降低 CIPN 相关疼痛的发生率。德国神经病学学会推荐阿片类药物作为治疗神经性疼痛的三线选择。

（6）非阿片类止痛药：非甾体抗炎药、安乃近或扑热息痛等非阿片类镇痛药在治疗神经性疼痛方面的疗效有限，还可能出现多种潜在的不良反应。但是，当慢性静脉功能不全导致手足肿胀引起组织压力增加导致外周神经损伤和神经性疼痛时，非甾体抗炎药可有效减轻肿胀和疼痛。

2. 局部药物治疗

局部药物包括贴剂和各种凝胶制剂。利多卡因贴剂可用于治疗带状疱疹后神经痛以及其他病因导致的局部神经性疼痛，包括CIPN。利多卡因贴剂可推荐作为治疗CIPN的二线选择，尤其是在口服药物不耐受的情况下。

（二）冷冻疗法和压迫疗法

冷冻疗法和压迫疗法对治疗紫杉醇诱发的周围神经病变的疗效已有报道，耐受性和安全性良好。临床试验也显示，使用外科手套的压迫疗法是一种安全且潜在有效的疗法。

（三）护理措施

针对使用奥沙利铂的患者禁止饮用冷水，禁止接触冰冷物品，防止遇冷引发急性神经毒性反应；从化疗当天开始指导患者戴毛绒手套，避免接触床栏、输液架等金属物，以免遇冷而加重肢端麻木感；指导患者用热水洗漱，水果用热水浸泡加温后食用，避免低温刺激而诱发喉肌痉挛；加强保暖，防止受凉，药物外渗时不能按常规冰敷；肢端麻木较重者，可采用按摩、热敷等措施来减轻四肢的麻木刺痛感；建议患者使用 PICC 或深静脉留置导管给药；加强患者配合，输注前告知患者，输注过程中有疼痛、局部隆起、肿胀应立即告知护士。

（四）一般治疗及预防

患者要注意手脚的保暖，平时多使用暖手宝和手套，避免接触冷水、冷空气和金属物品等；饮食清淡，忌辛辣刺激性食物；尽量不涂抹刺激性液体（如酒精、肥皂水等）、油膏（如硫磺软膏），并减少四肢皮肤的摩擦；避免从四肢大静脉输注化疗药物，尽量从中心静脉输液；延长静滴给药时间；如果出现了周围神经损害，可根据损害的严重程度选择延长化疗时间、减少药物剂量、停药等措施，对症处理后再恢复原先的化疗方案。

三、中医对化疗后周围神经病变的认识

化疗药物所致的周围神经毒性表现主要为手足麻木、刺痛，与中医的肌肤麻木不仁相对应，可归属于中医学"痹证""血痹""不仁"的范畴。《素问·痹论》曰："其不痛不仁者，病久入深，荣卫之行涩，经络时疏，故不通。皮肤不营，故为不仁。"古代医家已认识到"不仁""痹证"的发生主要是由气血津液输布不畅，痹阻脉络，进而肢体筋脉失于濡养以致发。这也与大部分肿瘤化疗患者素体亏虚，内有癌肿，气血津液运行艰涩导致筋脉肌肤

失养的临床实际相符合。且化疗药物本就多为峻烈攻伐之品，极易耗损人体气血，使正气愈加亏虚，形成恶性循环。

中医认为，气血不足、阴寒凝涩、脉络痹阻、四末不荣是痹症的病机，临床上应根据患者的表现辨证论治。气血虚弱，营卫失和之证，表现为四肢对称性麻木，疲倦，气促，失眠等症状，应以益气活血、调和营卫、和血通络为主要治法；气虚血瘀，脉络痹阻之证，患者四肢末端疼痛明显，或刺痛，或灼痛，入夜尤甚，或有肌肤甲错及脱屑，伴神疲懒言，气短乏力，治以补气活血，通络行痹；阳虚寒凝，脉络痹阻之证，患者多见四肢末梢疼痛，遇寒则加重，或见手足不温，肤色不红，肢冷屈伸不利，治宜温阳通脉，散寒宣痹；脾肾两虚，筋脉失养之证，患者可见肢端麻木，痹痛，甚至四肢痿软无力，活动受限，治宜益气健脾，补肾填精。

四、中医治疗化疗后周围神经病变

（一）单味中药

根据病机及临床表现，可选用益气养血之类的中药，如黄芪、生姜、白芍、桂枝、大枣等，可以酌情加入党参、当归、鸡血藤、红花、川芎、牛膝、地龙、木瓜、络石藤等药物。

（二）中药复方

气血虚弱，营卫失和之证，可选用黄芪桂枝五物汤，益气养血，调和营卫，可以缓解化疗导致的气虚血弱，筋脉失养；气虚血瘀，脉络痹阻之证，可选用补阳还五汤，补气活血，通络行痹；阳虚寒凝，脉络痹阻之证，可选用当归四逆汤、阳和汤等，有益气温阳之效，瘀滞较重者可加川芎、红花、鸡血藤，寒湿痹阻者可加川乌、木瓜、威灵仙，寒痰凝滞者加半夏、天南星；脾肾两虚，筋脉失养之证，可选用六味地黄丸、左归丸、右归丸等。

（三）中药外洗

中医认为"外治之理即内治之理，外治之药即内治之药，所异者法耳"。中药外洗是指将患处浸泡于药液中发挥热与药的协同作用，促进末梢血液循环与药物的吸收，使药物通过皮肤进入循环的同时也可直接作用于患处开通玄府而发挥药效，正所谓"疏其血气，令其调达，而致和平"。

选用艾叶、细辛、威灵仙、红花、透骨草、鸡血藤、桂枝等药物，煎取热药汁泡洗防治周围神经毒性，能明显改善麻木、刺痛、冷感等症状，有疏经通络、益气温阳、活血化瘀之效。

（四）中药敷贴

中药敷贴是利用敷在肌肤体表的中药改善局部血液循环，同时药物达到皮下，提高局部药物浓度，从而更好地发挥药理作用。此外，将药物贴敷于穴位之处，能刺激相关经络而发挥作用。可选用黄芪、川芎、当归、桃仁、木瓜、鸡血藤、赤芍、牛膝等药物，起到益气活血之效；还可应用大黄、姜黄、蜈蚣、土鳖虫等药物，达到通络止痛之效；并可将上述药物应用至阳池、中渚、商丘、太溪、足三里、阳陵泉、阳谷等穴位。

（五）针灸

针刺作为非药物的中医特色诊疗技术，也能起到很好的防治周围神经毒性的作用，现代研究表明，针刺可以调节神经、肌肉的离子浓度，抑制自由基引起的神经元细胞凋亡，提高受损伤神经元的细胞能量代谢及其微循环，从而促进损伤修复。针刺取穴多以足三里、合谷、曲池、三阴交、阳陵泉为主穴，配合四肢局部取穴，临症加减，早期行泻法以活络通经，晚期行补法以养血柔筋。针刺放血疗法通常选取十宣、十二井穴、气端等，按摩疗法多选取外关、五虎或沿四肢末端经络循行走向，可有调和气血，疏经通络之效。

目前在周围神经病变的防治手段上，中西医结合的疗法已广泛应用，中医综合治疗手段减轻化疗药物所致的周围神经毒性需要提前应用，若等化疗结束，神经损伤已经形成之时，再用中药干预就会疗效欠佳，所以在化疗的同时及时应用中药显得尤为重要。

第六节　化疗所致的感染

化疗所致的感染，往往是在其他化疗并发症基础上产生的症状，如骨髓抑制导致中性粒细胞损伤或减少，患者免疫力下降，则容易并发感染和发热；或由于脏器功能损伤产生炎症，从而诱发感染和发热。也就是说，由于绝大多数抗肿瘤化疗药物会降低人体免疫力，导致感染，因而在接受化疗的过程中，预防感染极为重要。

一、化疗引发感染的机制和症状

化疗会抑制患者的骨髓造血功能，使人体内抗感染的白细胞计数偏低、中性粒细胞减少，从而抑制巨噬细胞功能，破坏免疫系统。免疫系统的失衡会增加人体受感染的风险。因肿瘤病人的免疫功能下降，加之化疗对机体免疫功能的影响，使患者对感染的抵抗力很低，感染成为恶性肿瘤患者最常见的并发症和重要的死因之一。感染科分为原发和继发两大类。①原发感染：指正常人体内携带的隐性致病菌/病毒，它们可长期潜伏于体内，每当机体抵抗力下降的时候，体内潜伏的致病菌/病毒有可能被激活而发生原发感染。②继发感染：当患者患病后机体抵抗力下降时，较容易受到外来致病菌/病毒的侵袭，从而出现继发感染。

对感染的易感因素表现在以下方面：①粒细胞减少。②细胞和体液免疫功能的缺陷。③因肿瘤因素所致的屏障和防御机能的破坏。④中枢神经系统功能障碍和某些医源性因素等，主要与粒细胞的减少有关，一些机会致病菌或无致病性的细菌在机体免疫功能低下时成为致病菌，如大肠埃希菌、克雷伯氏杆菌、绿脓杆菌等，主要来自肠道。

长期使用广谱抗生素的患者，可以感染真菌如念珠菌、曲霉菌和新型隐球菌等。近年来革兰阳性菌的感染也在增加，尤其是对青霉素类耐药的葡萄球菌和表皮葡萄球菌引起的感染；内置导管的广泛使用也增加了感染此类病菌的可能性，常发生肺炎、败血症、腹膜炎或口腔、泌尿系统感染等。

肿瘤患者在化疗后出现感染的概率高达 68%，在临床化疗后出现感染的患者中，上呼吸道感染的发生概率最大，其他依次为下呼吸道感染、泌尿系感染、血液感染、皮肤软组织感染、肠胃感染等。

化疗后感染的症状一般会出现发热、食欲不振、体温低等不良反应。①发热：化疗后感染主要是由于患者免疫力低下造成，也可能跟化疗副作用有一定关系，虽然化疗能够抑制体内的肿瘤细胞，但是也会伤害到体内的正常细胞，容易出现身体发热。②食欲不振：当患者体内的白细胞减少到一定程度时，就会出现身体感染，同时患者也会伴随着食欲不振和精神倦怠。③体温低：主要是由于化疗会导致机体下降，当免疫力下降时，患者就会出现体温偏低。除了以上症状，还会伴随着全身乏力、皮肤黏膜感染等症状。

二、化疗后感染的相关因素分析

导致肿瘤患者化疗后易感染的因素主要包括年龄、侵袭性操作治疗、环境交叉感染、生物化学治疗、白细胞数量下降、长期卧床、饮食受限等。

年龄较大的患者，如大于 60 岁的肿瘤患者，更容易在化疗后发生感染。这是由于老年患者体质较弱、免疫力较差，且患者化疗后一般会出现如前文所述的食欲减退的症状，一般表现为咀嚼肌与咽喉吞咽肌无法协调引起呛咳，使得患者被迫进食量和进水量减少，引起营养不良的表现，患者机体免疫力逐渐降低。而肿瘤属于慢性消耗性疾病，患病之后由于对机体防御系统的长期慢性消耗，使得病菌更容易侵入体内，从而出现感染。

从呼吸道感染角度来看，很多肿瘤患者化疗后会出现肺功能减退的表现，患者自主咳嗽、自主排痰能力降低，患者无法通过咳嗽将咽喉、呼吸道的黏性分泌物排除，导致呼吸道内大量细菌滋生，增加了呼吸道感染的风险。

不同的化疗药物和化疗方案会对机体造成不同程度的破坏，尤其是大剂量的化疗药物或长期化疗之后，对机体的影响尤为严重，会增加患者发生糜烂和溃疡的可能，这更容易诱发感染。在化疗药物的影响下，骨髓生长及功能会受到抑制，最明显的表现就是患者白细胞数量下降，甚至发生中性粒细胞短缺，因此患者发生感染的概率会大大增加，白细胞数量越低，发生感染的风险越大。

有糖尿病这种基础疾病的患者，化疗后发生感染的风险也会加大，糖尿病患者机体长期处于高糖状态下，会影响中性粒细胞、巨噬细胞等白细胞的功能，导致防御功能下降，可能会引起上呼吸道、肺部、泌尿系统的感染。

另外，肿瘤患者化疗后一般会长期卧床修养，患者处于卧床状态会影响机体内部循环状态，尤其会造成肺部功能循环不畅，严重者会影响消化系统，出现胃食管反流等表现。长期卧床的患者由于缺乏锻炼，皮肤表面长期不透气，皮肤软组织周围空气不流通，皮肤容易出现感染，严重者出现坏死，形成褥疮。

环境因素也易对化疗患者产生不良影响，比如院内和家里环境消毒不到位，产生环境交叉污染，因此住院时间越长，往往越容易发生感染；另外，家属探望、家养宠物等因素，也容易造成患者感染。

三、西医对化疗后感染的治疗

（1）衡量感染的严重程度，调整化疗治疗方案，必要时暂停使用化疗药物。

（2）抗感染：尽早使用抗生素，联合用药，足够的疗程，静脉给药，在所有感染症状消失后，停止用药。

（3）注意双重感染的发生：如真菌感染可合并使用氟康唑；病毒感染则使用奥司他韦等。

（4）消毒隔离措施，防止交叉感染，住单间、层流室或无菌床，避免侵入性检查和治疗。

（5）增强患者的抗病力，对症支持，调节免疫功能（BRM），输新鲜血或成分输血，升白药或 CSF 的应用，以提高粒细胞数。

四、化疗后感染的常规预防

（1）不要去人员很集中的场所，减少会客。

（2）保持室内清洁和阳光充足，还要保持室内的空气新鲜流通，定期消毒，病友或亲戚之间要尽量减少探视。

（3）当白细胞的数值低于 500 时，就要做保护性的隔离，要把室内严格的消毒，并且要谢绝探视。

（4）应注意个人卫生，勤擦洗，更换衣物，防止皮肤的感染。

（5）有皮疹或紫癜时，尽量不要使用肥皂，一定要加强外阴部及肛周的清洁消毒，每天用温水加高锰酸钾一片，配成 1：5000 的稀释液来坐浴，每一次排便之后都要用水来冲洗。

（6）在每天进食前后、起床、睡前都要漱口，用软毛牙刷来刷牙，防治伤害口腔黏膜。

（7）在医生指导下自主咳嗽及排痰，及时清除咽喉或其他部位分泌物，防止细菌滋生，避免增加感染风险。

（8）不要抠鼻孔，可以用滴鼻液或香油来保鼻腔的滋润和清洁。

（9）尽量避免与动物接触（不去动物园、动物博物馆、宠物商店、宠物集市等），家里养宠物的病人，需要避免直接与宠物接触，请家人代为及时做好宠物清洁工作。

（10）在这几种情况下必须洗手：

①手脏时。

②与患者、家人或医务人员发生接触前及接触后。

③吃饭、饮水或做饭前后。

④接触脏东西后。

⑤触碰鼻子、打喷嚏或是大小便前后。

⑥外出回家后。正确的洗手方法是用洁净的流动水打湿双手，肥皂搓手至少15s，尤其指缝、指甲与手指间，而后用流动水冲洗干净。洗手时间对效果十分重要，洗得越久，就会有越多脏物和病原体被去除。

五、中医对化疗后感染的治疗

在传统医学中并无"感染"一词，肿瘤患者易发生化疗后感染，在中医范畴内可大致归属于"疫气"。又称"疠气""疫毒""杂气""异气"等，可通过空气、接触等途径，经口鼻、皮肤侵入人体而致病。"疫气"常因气候因素、环境因素、饮食和卫生因素、预防隔离不力、社会因素等原因发生。"疫气"常夹火热、湿毒、瘴气等秽浊之气侵犯人体，疾病过程中容易内陷生变、扰神、生风、动血、损害肺、肾等重要脏腑。但发生在肿瘤患者化疗后的"疫气"与平日所说的"瘟疫"并不相同，"瘟疫"是大部分人均易感，且传播性较强，但现在所说的发生在肿瘤患者化疗后的"疫气"，是由于患者自身免疫力下降，也就是"正气虚衰"所致。

而对于感染，也就是"疫气"的中医防治，主要从"扶正"和"祛邪"两个方面着手治疗。

（一）扶正法

化疗后出现感染的肿瘤患者，应以补益为基本原则，可根据患者症状及表现不同，分别以益气、温阳、养血、滋阴之法予以治疗，重视补脾益肺、益肾填精。扶正之药一方面可以提升并固护正气，加强了祛邪的能力；另一方面可以减轻化疗药物对内脏的损耗。中药方面可以适量使用一些补益气血的药物，如阿胶、鹿角胶等，但此类药物偏热燥且滋腻，易伤阴出现湿热之证，故而不宜长期使用。所以应选择清补类的中药，如西洋参、太子参等平和补气之品，或生地、熟地、玄参、麦冬、赤芍、白芍等滋阴清热之剂，并佐以调理脾胃之品，如白术、茯苓等理气健脾。

（二）祛邪法

化疗后肺部出现感染者应加用祛湿解毒，清热化痰之品。有风热者，可加连翘、金银花、芦根、桔梗清轻上扬、疏风清热；有热痰者，可加贝母、桔梗等利肺化痰；有湿热者加用薏苡仁、冬瓜仁清热利湿；恢复期可加强清养补肺，如沙参、麦冬、百合等；若患者有较严重的发热症状，可选用竹叶石膏汤，反复发热者可选用小柴胡汤；出现泌尿系感染者可选用车前草、白花蛇舌草、八正散、五苓散等；皮肤黏膜出现感染可选择地榆、木蝴蝶等，有皮肤瘙痒表现可选用消风散。

对患者应进行教导，注意防护，嘱咐患者慎起居、适寒温，避免感受外邪，饮食有节，戒烟酒，劳逸适度，动静结合，并保持情绪稳定。

第七节　化疗所致静脉炎

静脉给药为化疗最常用的给药方式，但化疗药物对血管壁的局部刺激可引起静脉炎。有资料显示，化疗药物输液性静脉炎发生率可达 50% ~ 70%。尽管临床工作者进行了多种尝试，如经外周静脉的深静脉置管（PICC）、锁骨下静脉置管等，但当这些置管有禁忌证时，静脉炎的预防还需要依靠化疗前、后血管保护药物的应用、给药部位冷、热敷以及局部给予糖皮质激素、非甾体抗炎药、抗组胺药、局部麻醉药、抗凝溶栓以及活血化瘀类等药物外敷的措施。即便如此，但由于缺乏相应基础研究支持，使这些措施针对性不强，作用机制不确切，给药剂量、方法及时机不明确，临床效果不明显，同时当出现静脉炎后，种类繁多的处置会使患者治疗成本进一步上升，因此临床上有时为了避免其发生，甚至不得不减少输液给药而延误治疗。

一、化疗性静脉炎的定义

静脉炎是指输入高浓度、刺激性强的药物或静脉内长期放置刺激性较大的输液导管而引起局部静脉内膜的炎性反应，包括在输液过程中护理人员操作不规范引起局部静脉损伤与感染。外周化疗性静脉炎是指在外周静脉输注化疗药物引起的静脉炎。临床表现为输注药物后输液部位沿静脉走向出现条索状红线、疼痛、触痛、红肿、血管外观改变等两种或两种以上症状。患者化疗当日或化疗后 3 ~ 5d，在化疗静脉穿刺点上方约 1cm 处有轻微疼痛或发红、肿胀、局部发热，并沿静脉走向出现条索状红线、深褐色色素沉着，静脉管壁弹性降低或消失，可触及条索状硬结，严重者穿刺处有脓液，伴有畏寒、发热等全身症状。

化疗性静脉炎的分级目前国内尚无统一标准，参照美国静脉输液护理学会（INS）标准，分为 5 级。0 级，无症状；Ⅰ级，输液部位颜色变红，伴或不伴有疼痛症状；Ⅱ级，输液部位疼痛，伴有颜色发红或水肿；Ⅲ级，输液部位疼痛，局部色红并水肿，按压静脉呈条索状改变；Ⅳ级，输液部位疼痛，局部色红并水肿，按压静脉呈条索状改变并能触及硬结，且条索状改变长度大于 2.5cm，按压时流出脓液。

静脉炎在病理学的表现：通过 HE 染色，光镜下可观察到不同程度的血管内皮肿胀、血管周围水肿、炎细胞浸润、血管扩张、管壁增厚、管腔充血、周围血管出血、纤维增生、血栓形成等表现。化疗性静脉炎发生的严重程度，主要与化疗药物的刺激性有关。化疗药物根据输液外渗后对局部皮肤的损害程度，分为发泡剂、刺激剂和非刺激剂 3 类。如吡柔比星（THP）是常用的发泡剂类化疗药，属蒽环类广谱抗肿瘤药，该药对急性白血病、恶性淋巴瘤、头颈癌、尿路上皮癌、乳腺癌、卵巢癌、子宫癌、胃癌等有较好的疗效，但对血管刺激性大，外周静脉注射一旦渗漏于血管外，可引起局部皮肤及软组织的化学性损伤。THP 引起静脉炎常见原因为：药物 pH 为 5.0 ~ 6.5，偏酸性，可干扰血管内皮细胞正常代谢和机能，药物浓度高，输入速度快，超过了血管缓冲应激能力，或在血管受损处堆积，均可使血管内膜受刺激导致静脉炎的发生。此外，吉西他滨、顺铂、诺维本等发泡剂类化疗药静脉注射时都会出现不同程度的静脉炎。

二、西医对化疗性静脉炎的认识

（一）化疗性静脉炎的发生机制

Lu 等通过动物实验方法发现化疗性静脉炎形成过程中炎症发生是必然存在的，作为血管无菌性炎性反应，化疗性静脉炎发生涉及血管内皮细胞损伤，血管壁及周围组织炎性细胞浸润，周围组织水肿甚至炎性反应，血管血栓形成等病理改变。虽然目前相关机制尚未完全清楚，但近年来对抗炎新靶点的深入研究为解决本问题带来了很多启发。Watanabe 等发现，肿瘤坏死因子 $-\alpha$（TNF$-\alpha$）和白介素 -1（IL-1）、白介素 -6（IL-6）、内皮细胞表达细胞间黏附分子（ICAM-1）等是重要的早期炎症因子，在促炎症因子脂多糖的刺激下，心、肺、肾等组织 TNF$-\alpha$ 的 mRNA 表达显著增加，血中极低浓度的 TNF$-\alpha$ 就可激活库弗斯细胞、中性粒细胞、血管内皮细胞等造成肝和其他组织损伤。近期更有研究证实，TNF$-\alpha$ 和 IL-1 均可以引起血管内皮细胞损伤。Takeda 在内毒素、免疫复合物和物理因子引起的炎症反应研究中，通过上调内皮细胞黏附分子 ICAM-1，促进嗜中性粒细胞表达 CD11b/CD18，从而增强白细胞与内皮细胞的黏附，促进白细胞的渗出。

王淑敏等发现受损的血管内皮细胞和炎性细胞均可产生多种炎性因子，从而激活炎症相关的信号通路，介导炎症的发展。与此相反，有一类保护性细胞因子或其他蛋白可抑制炎症的发生发展，维持血管的稳定状态，例如酪氨酸蛋白激酶 -2（Tie2）。Tie2 是血管生成素家族蛋白（Ang）的受体，其介导的 Ang/Tie2 轴调节出生后的血管生成、血管重塑、血管通透性和炎症，以维持血管的稳态。化疗性静脉炎主要是由于刺激性药物对内皮细胞（ECs）的刺激而引起血管壁炎症，产生 ECs 破坏，血管扩张瘀血、间质水肿、炎细胞浸润、表皮角化等一系列症状。当 ECs 暴露于炎性细胞因子时，Ang-2 的反应是削弱细胞间的连接，导致 ECs 激活，促进血管活化、血管炎症、微血管渗漏。有研究表明，在脓毒症小鼠模型中使用抗 Ang-2 抗体时，可以增强内皮糖萼、减少细胞因子、防止血管渗漏、减轻器官损伤使得存活率提高。相反 Ang-1 作为抗炎剂发挥血管封闭作用，促进内皮细胞存活、血管生长和稳定，抑制炎症发生发展。有研究表明，用 Ang-1 预处理新生小鼠可以减弱脓毒症诱导的肺部炎症，减少炎症因子和黏附分子表达、降低毛细血管通透性，通过保护内皮屏障功能改善器官功能障碍、延长生存时间。由此可知 Ang-1/2 与 Tie2 协同维持 ECs 稳态，Ang-1/Ang-2 的失调是化疗性静脉炎的基础，静脉内膜受药物刺激快速释放 Ang-2，其拮抗 Ang-1 与 Tie2 结合阻断生理性 Ang-1/Tie2 轴介导的下游级联反应影响 ECs 黏附分子、细胞间紧密连接蛋白的表达及血管活性因子的合成与分泌，诱导 ECs 功能障碍发生红肿热痛。

（二）化疗性静脉炎的治疗方法

主要从用药指导、药物不良反应观察、心理护理、健康宣教、病情观察、导管护理等方面进行，并使用 50% 硫酸镁湿敷化疗穿刺部位，将 50% 硫酸镁浸湿纱布，敷于患处皮肤，范围超过患处皮肤的 3 ~ 4cm，上面覆盖一层透明薄膜，以防水分蒸发及衣被受污染，30 ~ 60min/ 次，2 次 /d。

（三）TDP 理疗仪应用于化疗性静脉炎

特定电磁波谱（specific electromagnetic wave，TDP）治疗仪是一种理疗仪器，通过局部照射产生温热效应，可促进血液循环，减轻疼痛与肿胀。TDP 理疗仪是通过特定的电磁波谱对患者进行治疗的一种物理方式，人体组织吸收电磁波后，体温可因热效应而升高，增强组织细胞通透性和白细胞吞噬作用，从而发挥显著的消炎功效；同时，TDP 理疗仪还能提高大脑的脑啡肽水平，达到镇痛的效果；此外，TDP 治疗仪的热效应可扩张局部组织的血管，加快血液循环，改善机体酶活性，有助于炎症、水肿的消退。

三、中医药对化疗性静脉炎的认识

（一）病因病机

中医古籍并无静脉炎病名，依据临床表现将其归属于："恶脉""疮疡""脉痹"范畴。历代医家有着较为详尽的相关论述，《素问·痹论》中指出："痹在于骨则重，在于脉则血凝而不流。"晋《肘后备急方》记载："恶脉病，身中忽有赤络脉起如蚓状。"《医宗金鉴》曰："脉痹则脉中血不流行，而色变也。"葛洪《肘后备急方·卷五·治痈疽妒乳诸毒肿方第三十六》记载："恶脉者，身中忽有赤络脉起如蚓状。"虽然古代文献所述脉痹与现今的化疗性静脉炎不尽相同，但可参考其致病机制而灵活施治，肿瘤患者化疗要长期多次输液，而化疗药物多为辛热之品，在特定条件下转化为火热毒邪、耗伤阴血津液，继而产生瘀血痰浊，使气血受阻，故其基本病机为经脉创伤、火热毒邪侵袭、气血瘀滞，使热、毒、瘀相互博结，阻于脉络而发病。

"血不利则为水"，血瘀气滞，影响津液代谢，出现肢体肿胀；热毒煎熬，同时瘀血内蕴，蕴久化热，则局部发热；脉络损伤，血溢肌肤或血热内蕴则局部发红。归纳其病因病机当为"湿、热、瘀"夹杂为病，治疗应以清热利湿、活血化瘀、消肿散结为主。

（二）中医药对化疗性静脉炎的治疗方法

近年来，恶性肿瘤患病率逐年上升，化疗药物大多毒性大、对血管刺激性强，再加上化疗疗程往往需多个周期，因此，化疗性静脉炎是最常见的化疗并发症，影响肿瘤患者的疗效，并随着化疗疗程的增多，化疗性静脉炎不断加重，甚至造成血管闭锁不显，静脉穿刺困难，影响化疗的顺利进行。西医对于化疗性静脉炎主要采取局部给予糖皮质激素、非甾体抗炎药、抗组胺药、局部麻醉药等药物外敷的措施，但这些措施针对性不强、超出药品适应证范围、作用机制不确切、疗效不佳。而运用中医外治法防治化疗性静脉炎，可以有效预防其发生，在延缓化疗性静脉炎的发生时间、降低发生率方面具有明显优势。

中医外治法是中医学的重要分支，包括耳穴压豆、中药熏洗、穴位贴敷、穴位注射、中药封包治疗、中药塌渍治疗、中药涂擦、中药熨贴、电磁波热疗、导引、针灸推拿等诸多治法。中医外治法治疗范围广，遍及内、外、儿、妇、五官、肛肠、皮肤、骨伤、乳房、岩、瘤等多个学科，包括以单味中药或中药复方为主的药物治疗，还包括以导引、物理、音乐、针刀、推拿为主的非药物治疗。由于中医外治法直接作用于患处，操作简单，起效迅速，对消化道刺激小，患者乐于接受，具有非常显著的优势及特色。

1. 以清热解毒立法

基于火热毒邪侵犯脉络的病因病机，许多学者以清热解毒立法来防治化疗性静脉炎。临床上，有学者采用以黄芩、黄柏、黄连、地龙、罂粟壳为主要成分，具有清热解毒、止痛生肌功效的湿润烧伤膏外涂静脉穿刺部位，防治化疗性静脉炎疗效较好。有学者采用以黄连、苦参、丹参、薄荷、赤芍等为主要成分，具有清热解毒、散瘀消肿功效的中药金黄散加减湿敷静脉注射部位，同样对化疗性静脉炎起到了很好的防治作用。有学者采用由天花粉、姜黄、大黄、黄柏等组成的金黄散加减中药湿敷治疗化疗性静脉炎，对比硫酸镁局部湿敷。研究结果显示，用金黄散加减中药湿敷治疗化疗性静脉炎疗效显著，在治疗的同时配合恰当的护理干预，临床效果更好。还有学者采用以鸡血藤、地龙、黄连、黄柏等组成的凉血通脉膏联合常规护理来治疗化疗性静脉炎，对比单纯常规护理。研究结果显示，联合护理组静脉条索、局部红肿、局部疼痛消失的时间均较对照组缩短，说明联合护理对于化疗性静脉炎治疗效果确切，可加速症状消失并减少并发症。

2. 以活血化瘀遣方

基于瘀阻脉络、不通则痛的病因病机，许多学者以化瘀通络遣方来防治化疗性静脉炎。有学者采用康复新液湿敷静脉注射部位，发挥活血通脉、养阴生肌功效，很好地起到了防治化疗性静脉炎的作用。有学者采用赤芍、山慈菇、全蝎、威灵仙等组成的自拟瘀结散外敷治疗重度化疗性静脉炎，其疗效优于湿敷硫酸镁，可明显降低化疗性静脉炎的严重程度。有学者采用以白芷、紫草、地榆、当归等药物组成的散结化瘀散外敷静脉注射部位，同时口服地奥司明片，对比硫酸镁湿敷同时口服地奥司明片，结果提示散结化瘀散外敷治疗化疗性静脉炎效果显著，且成本低、取材方便、患者容易接受。还有学者采用丹参、三七、大黄、延胡索等制成的中药塌渍液外敷静脉注射部位，对比硫酸镁外敷，研究结果提示中药塌渍液能够有效降低化疗性静脉炎发生率，并且过敏反应、刺激性、疼痛、灼烧感等不良反应发生率也明显降低，表明中药塌渍液对化疗性静脉炎有显著的预防作用。

3. 中医外治法的多样性

有学者采用多源治疗仪照射、中医透贴、中药熏洗、外用喷雾剂、半导体激光外照射、红光照射、特定电磁波谱理疗仪等中医外治法治疗该病，发现可以提高中药的渗透性及利用度，达到事半功倍的效果。中医外治法可以有效降低化疗性静脉炎的发生率，延缓化疗性静脉炎的发展进程，减轻化疗性静脉炎的发生程度，改善患者血管损伤的症状，提高肿瘤患者的生活质量，达到清热解毒、活血消肿的目的，缩短化疗性静脉炎康复的时间。

（三）中医药对化疗性静脉炎的常用方剂

1. 清热凉血散结方外用

阚士宇老中医根据其病因病机，认为首先需"泻热毒、宁血络"，运用性质寒凉、具有清热燥湿解毒作用的药物，可以减轻热毒药物对机体造成的损伤。其次要"行气血、散结肿、通血络"，运用行气活血、祛瘀通脉、软坚散结的药物，改善局部血液循环，增加局部血流量及血流速度，改善组织缺血所致的代谢障碍，减轻组织水肿，促进损伤血管的恢复。基于此机制组方的清热凉血散结方应用于临床取得了不错的疗效。

清热凉血散结方：大黄 60g、芒硝 30g、地榆 30g、紫草 20g、槐米 30g、醋莪术 30g、醋香附 30g、冰片 10g。中药首煎 30min，二煎 20min，每付药两煎共取汁 600mL，兑入芒硝、冰片，灌装，密封，200mL/袋。从穿刺点上方 2～3cm 处开始沿静脉走向使用浸透中药液的纱布湿敷，纱布大小为 8cm×20cm（双层折叠后），覆盖范围为静脉两侧各 4cm，长度为沿静脉走行方向 20cm。首敷药液温度为 35～40℃，每次湿敷半小时，每日 2 次，连续 5d。治疗后血管弹性恢复如常，血液循环良好，疼痛感消失，静脉炎周围组织红肿完全消失，可以顺利进行静脉输液；①显效：输液静脉疼痛感消失，血管颜色恢复正常，红肿面积消退＞70%。②有效：治疗后患者疼痛消失或减轻，静脉血管发红减轻，70%＞红肿面积消退＞50%，但仍不能作为输液置管使用。③无效：无变化或合并感染，局部病情进展，肿胀消退＜50%，或疼痛不能缓解。

该方重用大黄为君，因其苦寒，具有清热利湿、泻火解毒、活血祛瘀的功效。现代药物化学研究显示，具有清热解毒作用的中药通常有抗菌、抗病毒作用。体外抑菌试验显示，大黄中的大黄素、大黄酸能抑制嗜血杆菌、白色葡萄球菌、金黄色葡萄球菌等细菌的生长。芒硝咸、寒，外用可清热解毒、破血行血、散结消肿，尤其适用于化疗性静脉炎出现条索硬结者。紫草甘、咸，寒，具有清热、解毒、凉血、活血的功效。莪术性温，味辛、苦，具有较强的破血祛瘀、行气止痛的功效。静脉炎后期或体质虚弱者，津液阴血为热毒耗伤，此时津血不足、血脉不畅为主要病机，临床表现可能出现患肢局部颜色紫暗、条索硬结疼痛，辅以温通血脉药物，促进气行血行，旨在改善局部血液循环。药理学研究表明，莪术在抗炎镇痛、抗氧化、抗肿瘤等多方面具有广泛的作用。地榆味苦，性微寒，具有清热凉血、泻火解毒、敛疮生肌等功效。现代药理研究证实：地榆可降低毛细血管的通透性，减轻软组织水肿。而且该药还具有收敛作用，能显著减少渗出，止痛效果好。槐米味苦，性微寒，具有凉血止血功效。上 5 药共为臣药，发挥清热利湿、凉血解毒、活血消肿、软坚散结等作用。醋香附具有行气解郁、调经止痛的功效。而且该药的行气作用非常强，被称为血中之气药。"气行则血行，气滞则血瘀"，方中诸药佐以醋香附加强行气活血功效。唐代《新修本草》中记载，冰片味辛、苦，性微寒，具有开窍醒神、清热止痛之功效。《本草纲目》载，冰片可以"通诸窍，散郁火"。在我国古代，冰片常作为佐使药应用，且应用范围颇广。其功效恰如《本草衍义》所论述："独行则势弱，佐使则有功。"冰片参与外用制剂组方中可作为"引经药"广泛配伍应用，能有效提高药物经皮吸收的生物利用度。诸药外用，共奏清热利湿、凉血解毒、活血祛瘀、消肿散结之功效，促进化疗性静脉炎的消退。

2. 金黄散汤剂湿敷

采用金黄散（大黄 160g、黄柏 160g、姜黄 160g、白芷 160g、天南星 64g、陈皮 64g、苍术 64g、厚朴 64g、甘草 64g、天花粉 320g）汤剂湿敷：中药（温度 2 ~ 8℃为宜）将纱布浸湿，饱和度以不滴水为宜，沿静脉走向湿敷于穿刺点的上方，3 次 /d（时间点位为 10:00、16:00、22:00），每次持续时间为 1h，7d 为一个疗程，要保持纱布的湿润。

马燕等认为化疗性静脉炎的病因病机在于毒血内生，气血功能受损，津液运行受阻，凝结于肌肤，出现水肿，积聚转化引起局部发热，血热内生，静脉损伤引起局部发红，在脉络中，气血功能受损，血行受阻，最终引起局部疼痛。目前，西医在临床上使用 25% 硫酸镁治疗各种类型的静脉炎，主要是利用硫酸镁的高渗作用，增加血管收缩，扩张毛细血管，促进水肿消退，减轻水肿，缓解疼痛。但是硫酸镁吸收缓慢，极易挥发，需经常更换纱布，患者依从性较差，且部分患者临床效果欠佳，会延长化疗性静脉炎治疗的周期。金黄散湿敷组在疼痛缓解、局部效果及起效时间上优于硫酸镁组，金黄散可改善局部血流循环状况，从而减少药物对局部组织及血管的继发性损伤有关，此外，金黄散还可通过保护血管内皮细胞、减少血管通透性、激活巨噬细胞等起到抗菌的作用。

3. 复方紫草通络散

甘肃省肿瘤医院研制的防治 PICC 置管后机械性静脉炎的纯中药外用散剂。PICC 即经外周静脉穿刺中心静脉置管术，是指经外周静脉穿刺并插入中心静脉导管，使其头端能置于上腔静脉或右心房入口。PICC 置管能够很大程度地减少手臂静脉直接接触化疗药物，能够明显降低化疗药物对血管的刺激，可有效避免上述不良事件的发生。故 PICC 置管目前已成为肿瘤患者化疗时常用的手段之一。虽然 PICC 有许多优点，但若护理和处理不当，亦存在一些并发症和危险。其中机械性静脉炎是置管后常见的并发症之一，研究发现，PICC 置管后机械性静脉炎的发生率为 5.7% ~ 32.3%，其中机械性静脉炎发生率高达 18.0% ~ 26.7%，多发生于置管后 5d 内，最常发生于穿刺后的 48 ~ 72h，穿刺点上方的 8 ~ 10cm 处。PICC 置管致机械性静脉炎是由于导管对血管壁的摩擦导致血管内膜损伤，从而发生静脉炎，局部皮肤表现为红、肿、热、痛，以及局部坏死。主要有以下 3 方面原因：一是导管因素，如导管在血管内机械刺激、导管材质不佳或型号不符等；二是术者因素，如操作不规范、术后护理不当等；三是患者因素，如未遵医嘱功能锻炼穿刺侧肢体，或过度活动等。PICC 置管后机械性静脉炎的临床表现首先是穿刺点局部不适或有轻微疼痛，进而局部组织发红、肿胀、灼热，并出现沿静脉走向条索状红线，按之可触及条索状硬结，严重者穿刺处有脓液，伴有畏寒、发热等全身症状。其不仅增加患者痛苦，延长住院时间，甚至可能发展为深静脉栓塞、败血症等严重并发症。

现代医学认为 PICC 置管所致机械性静脉炎是由于置入导管管壁的反复摩擦刺激，刺激静脉壁发生炎症反应，血液黏稠度增高所致，置管后机械性静脉炎主要表现为皮肤血管呈条索状改变，中医将其归为"恶脉""青蛇毒""血痹""脉痹""肿胀""血瘀"的范畴。《肘后备急方》："恶脉病，身中忽有赤络如蚓状""皮肉卒肿起，狭长赤痛名"。中医理论认为PICC置管，伤及局部脉络，气血不畅，气滞血瘀，不通则痛，则肌肤肿痛；瘀血内阻，蕴而化热，则局部肌肤发红、灼热。其病机在于血瘀气滞。临床防治多从破血化瘀、消肿止痛、清热解毒入手。

复方紫草通络散是在甘肃省肿瘤医院多年采用复方紫草通络汤涂擦防治PICC置管致静脉炎基础上，经优化组方、改进剂型后制备而成的纯中药散剂。复方紫草通络散的制备方法，将紫草1.5份、姜黄1份、乳香1份、没药1份、白芷1份、苍术1份、薄荷0.5份。以上7味，烘干，粉碎，上述粉末过筛（100目），混匀，即得，置于玻璃器皿内，避光保存，备用。用香油将复方紫草通络散5g调制成膏，于置管后1h内（输注化疗药物前），在PICC置管穿刺点上方沿静脉走向涂抹中药膏，面积约7cm×7cm，厚底1mm左右，然后用3层无菌纱布覆盖，再用保鲜膜包裹后，胶布固定；每日1次，湿敷2h后取下，并将皮肤清洗干净。该方由紫草、姜黄、乳香、没药、白芷、苍术、薄荷组成。方中姜黄破血行气、通络止痛，为君药；乳香、没药破血化瘀、消肿止痛，为臣药；紫草凉血活血、解毒消肿，白芷、苍术祛风除湿、散邪通络，以加强臣药之功效，为佐药；薄荷性凉透皮，引诸药直达病所，是为使药。诸药合用，共奏破血行气、消肿通络之功效。

通过中药湿敷，复方紫草通络散有效药物经局部皮肤吸收，可达活血通络、消肿止痛、清热解毒等作用，从而起到防治PICC置管后机械性静脉炎的目的。该方法透皮易吸收，作用直接，又不伤及肠胃功能。既可使药物持续发挥作用，提高了疗效；又可节省药材、降低医疗成本。该方法采用湿敷安全性高、操作简单，患者依从性好，对于减轻医务人员工作量及增进医患情感沟通有积极的意义。

4. 散结化瘀散

该方应用于中晚期肺癌化疗性静脉炎，对于缓解化疗性静脉炎效果显著。散结化瘀散方药组成包括：白芷、紫草、地榆、当归、赤芍、三七粉、大黄、黄柏按2:2:3:2:2:2:2:2，上药粉细末，过80目筛，陈醋调匀后敷于患处，纱布固定，每日1次、4～6h/次，连续给药5d。袁亚琴对37例肺癌患者进行用药观察，研究发现肺癌化疗性静脉炎中医学属于"脉痹""恶脉"等范畴，该病病因病机为患者素体亏虚，长期受肺癌的消耗，气血不足，接受化疗常使脾胃功能受损，水液代谢异常，久则水湿停滞；又化疗药物多为辛热毒物之类，易耗伤机体津血津液，通过静脉给药后，首先侵犯肢体经脉，使局部经脉受火热毒邪侵袭，与血互结成瘀，湿、热、毒、瘀相互影响而致血脉不通，局部红肿疼痛，其则瘀结出现硬结或肿块。治宜清热解毒、燥湿散结、活血散瘀。本文运用自拟散结化瘀散治疗肺癌化疗性静脉炎，方中白芷消肿散结止痛，紫草清热凉血、活血消肿，地榆解毒消肿、凉血敛疮，当归活血化瘀通脉，赤芍清热散瘀、消肿止痛，三七化瘀止痛，大黄解毒逐瘀、清热泻火，黄柏清热燥湿解毒；全方共奏清热解毒、化瘀散结、消肿止痛。散结化瘀散外敷治疗肺癌化疗性静脉炎效果显著，且成本低、取材方便、患者容易接受，也可作为化疗性静脉炎的预防用药。

5. 其他

叶丽红应用碘伏联合马应龙麝香痔疮膏外敷治疗外周输液性静脉炎，与 50% 硫酸镁湿敷相比，总治愈率分别为 75% 和 13%，其原理与马应龙麝香痔疮膏含人工麝香酮、人工牛黄、珍珠等药理成分有关：麝香酮有活血通经、消肿止痛的作用，牛黄、珍珠等有不同程度活血化瘀的功效。与该研究相对应的基础研究中，Liang 等就麝香酮在治疗血管炎症机制方面取得了进展，证实麝香酮可抑制大鼠 IL-1β 和 TNF-α、一氧化氮合酶（NOS）、NO 等炎症因子的产生，对细胞外信号调节激酶 ERK1/2 和 c-Jun 氮末端激酶 JNK 信号通路有明显抑制作用；此外麝香酮还能明显抑制血管内皮细胞与中性粒细胞黏附及其表面 ICAM-1 和 VCAM-1 的表达，从而抑制中性粒细胞黏附血管内皮细胞，发挥抑制炎症反应作用。王安素等用喜疗妥乳膏涂抹与 50% 硫酸镁湿敷治疗静脉炎进行了 Meta 分析，纳入 2007—2014 年的 21 个研究，共计 1669 例静脉炎患者，证实喜疗妥总有效率和治愈率均高于硫酸镁，分析喜辽妥为多磺酸基黏多糖类，具有很强的抗炎、抗凝血、抗血栓、抗渗出、促进伤口愈合及缓解疼痛的功效。

潘春玲等应用利百素涂抹的方法来预防外周化疗性静脉炎，与空白对照组比较，在化疗第四疗程结束后，静脉炎发生率分别为 18% 和 84%，认为其预防机制与药物成分中的七叶皂苷和二乙胺水杨酸有关：七叶皂苷有抗炎、抗渗出、抗水肿、改善局部血液循环等作用，二乙胺水杨酸具有抑制前列腺素、白三烯等炎症介质的作用。王砚丽等使用水胶体和喜辽妥合用与单独使用喜辽妥涂抹来预防 PICC 化疗性静脉炎，结果在化疗 3 个疗程后，两组静脉炎发生率分别为 31.7% 和 55%，认为与水胶体良好吸收性和自黏性辅助喜辽妥发挥作用有关，水胶体可刺激释放巨噬细胞及白细胞介素，促进局部血液循环，从而减少疼痛和静脉炎的发生，但其结论没有得到基础研究支持。

谌永毅等将 216 例肺癌初次行诺维本化疗患者随机分 3 组，在外周静脉注射药物后，分别使用康惠尔溃疡贴、自制青黛、肝素钠软膏 3 种不同药物外敷，结果化疗第一疗程结束时静脉炎发生率康惠尔溃疡贴组为 23.94%，青黛软膏组为 37.50%，肝素钠软膏组为 32.88%，低于张超男等同样化疗方案静脉炎发生率（93.3%），说明 3 种方法均可降低静脉炎的发生率，原理与所用材料和药物都有不同程度改善局部组织微循环、活血化瘀、通经止痛等作用有关。

6. 大黄素

大黄具有泻热通肠、凉血解毒等作用，常用于治疗炎症相关疾病，其具有调节血管炎症的作用。大黄素（emodin，EMO）是大黄中的主要有效单体活性成分，除了对胃肠道的作用外，还具有血管舒张、抑制血小板聚集、改善微循环、抗氧化、抗菌抗炎、抗癌等作用。建立化疗性静脉炎兔模型，通过实验观察 EMO 湿敷穿刺部位对化疗性静脉炎的预防作用。

长春新碱（VCR）是夹竹桃科植物长春花中提取出的生物碱，是重要的抗癌化疗药物，VCR通常通过周围静脉注入，并引起严重的局部静脉毒性，例如血管痛、静脉炎和静脉血栓栓塞。连续48h静脉输注后，在受VCR攻击的兔耳组织中观察到严重静脉炎，其特征是静脉内皮细胞丢失、通透性过高、间质水肿、炎性细胞浸润等。

接受EMO的治疗不仅可以逆转炎症反应，还可以降低血清TNF-α、IL-6、VEGF和bFGF的水平。这表明生物活性化合物EMO对VCR引起的静脉炎具有明显的治疗作用。NF-κB信号通路的激活可加速炎症介质（如TNF-α，IL-6）的过度释放，而EMO能抑制炎症反应中的NF-κB信号通路的激活。赵佳祎等研究发现，VCR上调了兔耳组织中p-p65、p-IκBα、p-IKKβ的表达，表明VCR加速了NF-κB信号通路的激活。但是，EMO可以逆转NF-κB信号通路的激活。EMO可以通过抑制NF-κB信号通路抑制炎症因子和血管生成因子的增加，从而改善化疗药物诱发的静脉炎。即EMO可以通过抑制NF-κB信号通路减少体内促炎和内皮相关细胞因子的生成，而减轻VCR引起的静脉炎。

（四）中医药对化疗性静脉炎的优势

1. 局部外用，直达病所

中医外治的内容非常丰富，据有关文献记载，中医外治法多达400余种，概括起来可分药物外治法与非药物外治法两大类。不管是中药外治还是非中药外治，或者二者联合外用，终归是作用于患处局部，以中医辨证施治、中医辨证施护为总体治疗原则，兼顾寒热虚实、气血阴阳、经络脏腑，为患者制定最适宜的中医外治处方。与内治法相比，具有"殊途同归，异曲同工"之妙，对"不肯服药之人，不能服药之症"，尤其对于危重病症，更能显示出其治疗特色，故有"良丁不废外治"之说。

2. 联合治疗，提高疗效

中医外治法运用中药塌渍、中药涂擦、中药熏洗、艾灸、外照射、低频脉冲血管治疗仪等方法，对化疗性静脉炎进行联合防治，在通过局部用药让药物直接作用于静脉炎发生部位的同时，可联合超声波、半导体激光、直流电等治疗手段，利用先进的仪器设备，促进局部药物的导入吸收，取长补短，提高疗效。

3. 预防为主，防治结合

由于局部用药以预防为主，防治结合，可以使药物直达病所，收效迅速，并且外用中药的剂量比内服剂量稍大，且不通过消化道吸收，可减少胃肠道刺激，尤其是对于化疗后消化道反应比较重的患者来说，中医外治法更是简便、效廉的不二选择。

四、化疗性静脉炎的预防护理

化疗性静脉炎如同躲在癌症背后的一个隐形杀手，在肿瘤患者的治疗期间，常规治疗方式是静脉输液，然而在反复的化疗过程中由于治疗药物含有生物碱，往往会引起肿瘤患者的身体出现机械性的损伤，从而引发患者出现化疗性静脉炎的病症。选择合适的护理方法可以让患者可以拥有良好的心态去接受治疗，对患者身体在术后的恢复是十分重要的，一般通过预防护理措施对肿瘤患者进行治疗。

（一）患者饮食的护理

患者的健康饮食要有专业的临床护理人员密切把关，根据患者每日身体状况进行调整，适当增加患者饮食中豆制品、蛋类和蔬菜的量，但要谨慎控制好肉类食物的摄入量，严格禁止患者食用生冷、辛辣等具有刺激病情加重的食品，多喝热水。

（二）患者的环境护理

每日按时打扫病房，进行消毒杀菌处理，以免环境滋生细菌感染病人。每天注意对病房进行通风换气处理，控制好病房的温度和湿度。严禁探病人员在病房的喧哗打闹，保证病人的休息和舒适。

（三）患者心理问题的辅导

护理人员与患者要进行适当的沟通和交流，当患者遇到难题或者出现焦虑、紧张、不安等情况时要及时与病人进行心理沟通交流，防止患者的不良情绪对疾病治疗产生影响，同时也要为患者耐心讲解此病的病理知识，增强患者的信心，早日恢复康复。

化疗性静脉炎和普通疾病不同，对于这类疾病的护理方法对于疾病的预防具有很大作用，经过本次实验探究发现采用预防护理服务的临床效果可以有效地降低化疗性静脉炎的发生，护理人员通过特别嘱咐患者一些饮食方面的注意事项，做到对病房环境的防护和对患者的心理问题进行疏导的方式使得患者保持轻松愉悦的心态，从而积极面对疾病，对医务人员的治疗起了很大帮助，值得进行进一步的临床探究推广。

（周宗萌）

参考文献

[1] 赫捷，魏文强 .2019 中国肿瘤登记年报 [M]. 北京：人民卫生出版社，2021：208-215.

[2] 沈镇宇，师英强 . 肿瘤外科手术学 [M]. 2 版 . 南京：江苏科学技术出版社，2008.

[3] 刘春英，高原 . 肿瘤的发生、转移与耐药 [M]. 沈阳：辽宁科学技术出版社，2018.

[4] 刘春英 . 现代肿瘤病理学 [M]. 沈阳：辽宁科学技术出版社，2013.

[5] R.A. Weinberg.The biology of cancer [M]. 北京：科学出版社，2009.

[6] 吴秉铨 . 肿瘤转移机制及其阻断—癌扩散的基础和临床 [M]. 杭州：浙江科学技术出版社，2005.

[7] 马文丽 . 分子肿瘤学 [M]. 北京：科学出版社，2003.

[8] 王居祥，徐力 . 中医肿瘤治疗学 [M]. 北京：中国中医药出版社，2014.

[9] 卢祖洵，姜润生 . 社会医学 [M]. 北京：人民卫生出版社，2013.

[10] 沈雁英 . 肿瘤心理学 [M]. 北京：人民卫生出版社，2010.

[11] 翟双庆 . 内经讲义 [M]. 北京：中国中医药出版社，2016.

[12] 魏于全 . 肿瘤学 [M]. 2 版 . 北京：人民卫生出版社，2015.

[13] 郁仁存 . 中医肿瘤学（上册)[M]. 北京：科学出版社，1983.

[14] 曾益新 . 肿瘤学 [M]. 3 版 . 北京：人民卫生出版社，2012.

[15] 朱雄增，蒋国梁 . 临床肿瘤学概论 [M]. 上海：复旦大学出版社，2005.

[16] Bray F, Ferlay J, Soerjomataram I, et al.Global cancer statistics 2018：GLOBOCAN estimates of incidence and mortality worldwide for 36 cancers in 185 countries[J].CA Cancer J Clin, 2018, 68(6):394-424.

[17] SRIPLUNG H, SONTIPONG S, MARTIN N, et al.Cancer incidence in Thailand, 1995-1997[J].sian Pac J Cancer Prev, 2005, 6(3):276-281.

[18] LU B, LI N, LUO C Y, et al.Colorectal cancer incidence and mortality：the current status, temporal trends and their attributable risk factors in 60 countries in 2000-2019[J].Chin Med J(Engl）, 2021, 134：1941-1951.

[19] Sung H, Ferlay J, Siegel R L, et al.Global cancer statistics 2020：GLOBOCAN estimates of incidence and mortality worldwide for 36 cancers in 185 countries[J].CA：A Cancer Journal for Clinicians, 2021, 71(3):209-249.

[20] Xia Y, Jin R, Zhao J, et al.Risk of COVID-19 for patients with cancer[J].The Lancet Oncology, 2020, 21(4):e180.

[21] NIH.National Cancer Institute, Surveillance, Epidemiology, and End Results Program, Cancer Stat Facts：Melanoma of the Skin[EB/OL].2017.

[22] Sung H, Ferlay J, Siegel RL, et al.Global cancer statistics2020：GLOBOCAN estimates of incidence and mortality worldwide for 36 cancers in 185 countries[J].CA Cancer J Clin, 2021, 71(3):209-249.

[23] Mohammadian M, R Pakzad, A Mohammadian-Hafshejani, et al.A study on the incidence and mortality of leukemia and their association with the human development index (HDI) worldwide in 2012[J].World Cancer Res J, 2018, 5(2):7.

[24] 魏矿荣，余元龙，杨有业，等 . 中国鼻咽癌流行概况 [J]. 实用预防医学，2010，17 (4)：828-830.

[25] 王燕，田晓康，费倩，等 . 颈部淋巴结阴性鼻咽癌的治疗现状及进展 [J]. 肿瘤学杂志，2019，25 (2)：91-96.

[26] 赫捷 .2018 年中国肿瘤登记年报 [M]. 北京：人民出版社，2019：178-179.

[27] KARIM-KOS HE, DE VRIES E, SOERJOMATARAM I, et al.Recent trends of cancer in Europe:a combined approach ofincidence,survival and mortality for 17cancer sites since the 1990s[J].Eur J Cancer, 2008, 44:1345-1389.

[28] CHI Z, LI S, SHENG X, et al.Clinical presentation, histology, and prognoses of malignant melanoma in ethnic Chinese:a study of 522 consecutive cases[J].BMC Cancer, 2011, 11(1):85.

[29] 蔡建强 . 肿瘤个体化综合治疗时代外科的重新定位 [J]. 肝癌电子杂志，2014，1 (3)：1-3.

[30] 高文，张智 . 肺癌的外科治疗进展 [J]. 中华胸部外科电子杂志，2017，4 (4)：234-238.

[31] 徐向明，林建江.早期直肠癌的局部外科治疗 [J].中华结直肠疾病电子杂志，2017，6（6）：515-518.

[32] 院存珍，樊晨.原发性肝癌的外科治疗进展 [J].中国现代普通外科进展，2016，19（2）：155-157.

[33] 梁晓华.铂类抗癌药物的发展历程 [J].上海医药，2013，34（23）：1-5.

[34] 张百红，岳红云.肿瘤化疗药物10年 [J].现代肿瘤医学，2019，27（1）：175-177.

[35] 杨华，黄文荣.新型抗肿瘤药物的临床应用及研究进展 [J].中国新药杂志，2010，19（6）：480-485.

[36] 吕青.恶性肿瘤生物化疗的原理与临床应用 [J].中国肿瘤临床，2016，43（23）：1061-1065.

[37] 杨凡，谌伦华.卡铂和紫杉醇化疗联合放疗治疗高危子宫内膜癌患者的效果及对血清炎症因子和肿瘤标志物的影响 [J].中外医学研究，2023，21（15）：1-5.

[38] 曹亮，周建军.蒽醌类化合物的研究进展 [J].西北药学杂志，2009，24（3）：237-238.

[39] 魏继武.肿瘤生物治疗进展 [J].医学研究生学报，2016，29（9）：897-901.

[40] 王青青，熊佳.恶性肿瘤免疫生物治疗的现状及展望 [J].2019，41（17）：1803-1807.

[41] 王欣茹，原继荣.宫颈癌的生物治疗 [J].新医学，2016，47（4）：214-217.

[42] 冯亚辉，涂文玲.电离辐射在肿瘤放射治疗中的应用与放射生物学效应研究进展 [J].同位素，2023，858（2）：1-9.

[43] 田静，韩丹.肿瘤放射治疗技术的发展及应用研究 [J].中国医刊，2022，57（10）：1064-1067.

[44] 林洁涛，林丽珠.肿瘤的姑息治疗与中医药临床优势 [J].中医杂志，2015，56（14）：4. DOI:CNKI:SUN:ZZYZ.0.2015-14-012.

[45] 张永琴，韦艾凌.活血化瘀法治疗恶性肿瘤的思考 [J].广西中医药大学学报，2014，17（2）：3. DOI:CNKI:SUN:GSZB.0.2014-02-037.

[46] 冉剑波，唐丽君.中医药对恶性肿瘤的临床应用，作用机制及实践的研究进展 [J].现代医学与健康研究电子杂志，2023，7（1）：123-127.

[47] 刘声，王晶，王笑民，等.软坚散结中药辅助治疗中晚期肺癌的系统评价 [J].世界中医药，2021，16（20）：7. DOI:10.3969/j.issn.1673-7202.2021.20.012.

[48] 逯敏.试论《千金方》清热解毒法对于恶性肿瘤治疗的指导意义 [J].中国中医急症，2010（8）：2. DOI:CNKI:SUN:ZYJZ.0.2010-08-066.

[49] 刘洪瑞，齐元富，刘寨东，等.运用清热解毒药治疗恶性肿瘤经验 [J].中华中医药杂志，2022，37（7）：4.

[50] 华海清.扶正培本法治疗恶性肿瘤探讨 [J].南京中医药大学学报，2008，24（1）：3. DOI:10.3969/j.issn.1000-5005.2008.01.003.

[51] 毕蕾，陈卫平.扶正培本法在肿瘤治疗中的应用初探 [J].江苏中医药，2016，48（9）：2. DOI:CNKI:SUN:JSZY.0.2016-09-029.

[52] 宋振民，宋会群.中医中药在肿瘤姑息治疗中的作用研究 [J].中医临床研究，2015，7（25）：3. DOI:10.3969/j.issn.1674-7860.2015.25.005.

[53] 谷家立，刘健，马莹，等.论中医药与恶性肿瘤的姑息治疗 [J].中医药导报，2013，19（12）：4. DOI:10.3969/j.issn.1672-951X.2013.12.003.

[54] 叶峰.从恶性肿瘤的病理性生物学基础谈软坚散结通痹法并结合临床辨证治疗恶性肿瘤 [C]// 世界中医药学会联合会急症专业委员会第三届学术年会、第三届国际中西医结合急救医学学术大会暨中西医结合心血管病规范化治疗研讨会.世界中医药学会联合会，2016.

[55] 钱彦方，房家毅.中医药预防恶性肿瘤复发和转移的研究进展（1）[J].河北中医药学报，2005，20（4）：3. DOI:CNKI:SUN:HZYX.0.2005-04-015.

[56] 钱彦方，孙士然.中医药预防恶性肿瘤复发和转移的研究进展（2）[J].河北中医药学报，2006，21（1）：3. DOI:10.3969/j.issn.1007-5615.2006.01.022.

[57] 董海玲，郭顺星，王春兰，等.山慈菇的化学成分和药理作用研究进展 [J].中草药，2007，38（11）：1734-1738.

[58] 刘存，刘丽娟，周超，等.基于"蛋白质相互作用网络 - 分子对接技术 - 体外实验"三维模式分析青黛对慢性粒细胞白血病的作用机制 [J].中国实验方剂学杂志，2017，23（21）：206-211.

[59] 杜薇，王文萍，曹莹.经方、时方防治肿瘤放、化疗副作用的机制及研究进展 [J].中国中药杂志，2022，47（23）：6297-6307.

[60] 白璐，钱军.治气三法理论在恶性肿瘤治疗中的应用 [J].光明中医，2023，38（16）：3206-3209.

[61] 王院春.基于"癌毒"病机理论的复肺解毒方治疗非小细胞肺癌临床及代谢组学研究 [D].南京中医药大学，2023.

[62] 刘雪梅，刘慧敏，马乐乐，等.基于心理应激视角探讨中医七情内伤与乳腺癌发病机制的相关性 [J].中

国中药杂志，2021，46（24）：6377-6386.

[63] 韩得婷，宋鲁成.情志与肿瘤的相关性探讨 [J].山西中医，2015，31（09）：1-3.

[64] 张诗军，林佑武，孙保国.肿瘤患者家庭营养与药食同源 [J].中国临床保健杂志，2016，19（05）：460-463.

[65] 孙苗苗.感知食盐摄入与原发性肝癌发病风险的关系 [D].华北理工大学，2022.

[66] 龙麟，梁欣，张叶熙，等.基于虚劳"三本两统"理论辨治肺癌探析 [J].中国中医基础医学杂志，2023，29（08）：1391-1393.

[67] 张艳，王栋，李玉，等.基于"脾主肌肉"论健脾法在肿瘤恶病质肌肉萎缩中的应用 [J/OL].中华中医药学刊：1-9.

[68] 孙月蒙，徐书，鹿艺星，等.徐书教授基于肝"体阴而用阳"理论治疗原发性肝癌临床经验 [J].河北中医，2023，45（04）：551-553.

[69] 丁聚贤，谢兴文，许伟，等.从中医"肺脾肾"三脏探讨"瘀"与骨恶性肿瘤的关系 [J].中国中医基础医学杂志，2021，27（03）：396-397+417.

[70] 苏剑飞，李小江，刘筱迪，等.基于"治未病"思想探讨"黜浊培本"理论在肿瘤防治中的应用 [J].天津中医药，2023，40（07）：860-863.

[71] 欧阳灿，张振，王华中.热奄包对消化道恶性肿瘤患者气滞血瘀型腹痛干预效果及机制探析 [J].中国处方药，2022，20（11）：129-132.

[72] 涂钰，张文彤，姜丽，等.基于湿相关疾病的薏苡仁药理作用研究进展 [J].光明中医，2023，38（15）：3070-3073.

[73] 孙哲拯，张培彤."毒证"证候与"癌毒"病机的概念辨析 [J/OL].北京中医药大学学报：1-7[2023-08-31].

[74] 白娟，洪术霞.基于网络药理学和分子对接研究"白花蛇舌草 – 半枝莲"药对治疗前列腺癌的作用机制 [J].广东化工，2023，50（16）：40-44.

[75] 孙成静.丹参茎叶酚酸和黄酮有效部位研究及其改善微循环障碍作用 [D].南京中医药大学，2020.

[76] 俞佳峰，胡翠，吴先昊，等.温性活血化瘀中药及其活性成分抗血小板聚集的作用机制 [J].中兽医医药杂志，2023，42（03）：34-40.

[77] 王静，张海林，聂克.不同类别活血化瘀中药对肿瘤生长及转移的影响 [C]// 中华中医药学会中药实验药理分会.中华中医药学会中药实验药理分会第八届学术会议论文摘要汇编.[出版者不详]，2009：2.

[78] 胡人杰，陈鸿英，姚嫱，等.软坚散结抗肿瘤方剂的优化研究 [J].时珍国医国药，2014，25（02）：348-349.

[79] 顾寄树，许春明，陈志云，等.中医扶正培本联合化疗对晚期非小细胞肺癌患者免疫功能及循环肿瘤细胞水平的影响 [J].中国肿瘤临床与康复，2018，25（11）：1304-1307.

[80] 张智珍.右归胶囊对老年男性肾阳虚患者垂体肾上腺皮质轴功能影响的研究 [D].山东中医药大学，2016.

[81] 熊家青，徐基平，李逶，等.中医药辨证调控骨髓造血微环境的机制研究 [J].湖南中医药大学学报，2020，40（11）：1421-1426.

[82] 徐晓莉，李晓森，王钦，等.人肝肿瘤细胞 SMMC-7721、HepG2 对去甲斑蝥素 – 半乳糖修饰壳聚糖纳米粒的摄入及 S180 荷瘤小鼠在体抗肿瘤活性的影响 [J].中国老年学杂志，2017，37（15）：3661-3664.

[83] 张锦宏，曾军，谢天炽，等.眼镜蛇毒细胞毒素对 S180 荷瘤小鼠抗肿瘤作用的研究 [J].中国医学创新，2012，9（20）：1-3.

[84] SUNG H, FERLAY J, SIEGEL R L, et al.Global cancer statis-tics 2020：GLOBOCAN estimates of incidence and mortality world-wide for 36 cancers in 185 countries [J]. CA Cancer J Clin, 2021, 71:209.

[85] CAO W, CHEN H D, YU Y W, et al.Changing profiles of cancer burden worldwide and in China：a secondary analysis of the global cancer statistics 2020[J].Chin Med J (Engl), 2021, 134:783.

[86] 曹毛毛，陈万青.中国恶性肿瘤流行情况及防控现状 [J].中国肿瘤临床，2019，46（03）：145-149.

[87] 刘宗超，李哲轩，张阳，等.2020 全球癌症统计报告解读 [J].肿瘤综合治疗电子杂志，2021，7（2）：1-13.

[88] 戴丹，许精巧，贺琴，等.安徽省 2016 年肿瘤登记地区恶性肿瘤发病与死亡特征分析 [J].安徽预防医学杂志，2021，27（4）：255-260，329.

[89] Zhang T, Chen H, Yin X, et al.Changing trends of disease burden of gastric cancer in China from 1990 to 2019 and its predictions: Findings from Global Burden of Disease Study[J].Chinese Journal of Cancer Research, 2021, 33:11.

[90] 杜奕奇，李兆申.我国消化道早癌筛查的挑战和展望 [J].第二军医大学学报，2020，41（01）：1-5.

[91] 孙可欣，郑荣寿，张思维，等.2015 年中国分地区恶性肿瘤发病和死亡分析 [J].中国肿瘤，2019，28（1）：1-11.

[92] Sung H, Ferlay J, Siegel RL, et al. Global cancer statistics 2020:GLOBOCAN estimates of incidence and motality worldwide for 36 cancers in 185 countries[J]. CA Cancer J Clin, 2021, 71:209.

[93] He F, Xie JX, Liu CL, et al.The relationship of lung cancer with menstrual and reproductive factors may be influenced by passive smoking, cooking oil fumes, and tea intake:a case-control study in Chinese women[J]. Medicine(Baltimore), 2017, 96:46.

[94] Radriguez-Lara V, Hernandez-Martinez JM, Arrieta O.Influence of estrogen in non-small cell lung cancer and its clinical implications[J].J Thorac Dis, 2018, 10:482.

[95] 丁贤彬，吕晓燕，焦艳，等.2019 年重庆市 30 岁及以上人群归因于吸烟的肺癌疾病负担研究 [J]. 中国慢性病预防与控制，2022，30（8）：578-581.

[96] 倪雪，许宁，王强 . 基于贝叶斯时空模型探索中国女性肺癌发病风险及其影响因素 [J]. 环境卫生学杂志，2022，12（6）：407-414.

[97] Sung H, Ferlay J, Siegel RL, et al. Global Cancer Statistics 2020: GLOBOCAN Estimates of Incidence and Mortality Worldwide for 36 Cancers in 185 Countries. CA Cancer J Clin., 2021, 209:249.

[98] BrittKL, Cuzick J, Phillips KA.Key steps for effective breast cancer prevention. Nat Rev Cancer. 2020, 20:417.

[99] Blüher M. Obesity: global epidemiology and pathogenesis. Nat Rev Endocrinol. 2019, 15:288.

[100] 张宝双，周欢娣，王国辉，等.MGMT 启动子甲基化状态与 IDH1 及 1p/19q 对脑胶质瘤患者假性进展的诊断价值 [J]. 中国肿瘤临床，2022，49（11）：583-587.

[101] 查震球，刘志荣，郑荣寿，等.2008—2012 年中国肿瘤登记地区脑及神经系统肿瘤发病与死亡分析 [J]. 中华疾病控制杂志，2018，22（11）：1101-1105.

[102] 韩苏军，张思维，陈万青，等.中国膀胱癌发病现状及流行趋势分析 [J]. 癌症进展，2013，11（01）：89-95.

[103] 左婷婷，郑荣寿，曾红梅，等 . 中国食管癌发病状况与趋势分析 [J]. 中华肿瘤杂志，2016，38（09）：703-708.

[104] 肿瘤资讯 [J]. 肿瘤防治研究，2022，49（10）：1093-1094.

[105] 陈万青，郑荣寿，曾红梅，等 . 1989—2008 年中国恶性肿瘤发病趋势分析 [J]. 中华肿瘤杂志，2012，34（7）：517-524.

[106] 韩尽斌，李斯文 . 从杂气病因学谈恶性肿瘤的发病与治疗 [J]. 中国中医药信息杂志，2011，18（04）：91-92.

[107] 赵智强，李嘉 . 略论周仲瑛教授的 "癌毒" 学说及其临床运用 [J]. 新中医，1998，30（10）：6-8.

[108] 刘萍 . 论中医肿瘤病因 [J]. 中国误诊学杂志，2007（24）：5792-5793.

[109] 王三虎 . 燥湿相混致癌论 [J]. 山东中医杂志，2005，24（1）：3-5.

[110] Syngal S, Brand RE, Church JM, et al. ACG clinical guideline: Genetic testing and management of hereditary gastrointestinal cancer syndromes[J]. Am J Gastroenterol, 2015, 223:263.

[111] CARNEIRO F. Familial and hereditary gastric cancer, an overview[J]. Best Pract Res Clin Gastroenterol, 2022, 58:59.

[112] VALASTYAN S, WEINBERG R A. Tumor metastasis: molecular insights and evolving paradigm[J]. Cell, 2011, 147:275.

[113] 房元章 . 浅谈癌症及其治疗方法 [J]. 生物学教学，2005（01）：61-62.

[114] HAO S X, SHOU M Y, MA J, et al. Correlation analysis of serum pepsinogen, interleukin, and TNF-α with hp infection in patients with gastric cancer: a randomized parallel controlled clinical study[J]. Comput Math Methods Med, 2022, 2022:9277847.

[115] DUFFAUD F, THERASSE P. New guidelines to evaluate the response to treatment in solid tumors[J]. Bull Cancer, 2000, 87:881.

[116] 吴一龙 . 靶向时代药物疗效评价的思考 [J]. 循证医学，2013，13（1）：1-3.

[117] VAN DER VELDT A A, MEIJERINK M R, VAN DEN EERTWEGH A J, et al. Choi response criteria for early prediction of clinical outcome in patients with metastatic renal cell cancer treated with sunitinib[J]. Br J Cancer, 2010, 102:803.

[118] 王琳 . 靶向时代药物疗效评价标准的探索 [J]. 中国肿瘤临床，2015，42（6）：366-370.

[119] HUI R, GARON E B, GOLDMANJW, etal. Pembrolizumab as first- line therapy for patients with PD- L1- positive advanced nonsmall cell lung cancer: a phase 1 trial[J]. Ann Oncol, 2017, 28:874.

[120] 白日兰，崔久嵬 . 实体肿瘤免疫相关疗效评价标准的研究进展 [J]. 中国肿瘤生物治疗杂志，2018，25(7)：663-668.

[121] WOLCHOK J D, HOOS A, O'DAY S, et al. Guidelines for the evaluation of immune therapy activity in solid tumors：immune related response criteria[J]. Clin Cancer Res, 2009, 15:7412.

[122] HODI F S,BALLINGER M,LYONS B,et al. Immune-Modi-fied Response Evaluation Criteria In Solid Tumors（imRECIST）：Refining Guidelines to Assess the Clinical Benefit of Cancer Immu-notherapy[J]. Journal of Clinical Oncology,2018,36:850.

[123] 熊慧，张明霞，等 . 中药抗肿瘤侵袭、转移及逆转肿瘤耐药性的作用机制研究进展 [J]. 中国实验方剂学杂志，2022，28（22）：224-230.

[124] 李锦毅 . 中药诱导细胞凋亡抗肿瘤转移治疗中的可能机制 [J]. 辽宁中医杂志，1998，25（9）：398-400.

[125] 李春雨，王琪．中药单体成分抗肿瘤侵袭转移的作用机制研究 [J]. 药物评价研究，2017，40（8）：1168-1172.

[126] 李星卓，李蕊洁．中药抗肿瘤侵袭转移机制的研究进展 [J]. 云南中医中药杂志，2015，36（8）：80-82.

[127] 周天，李泉旺．活血化瘀类中药干预恶性肿瘤转移的作用机制与 Twist 节点及其下游信号通路的相关性 [J]. 中华中医药杂志，2017，32（4）：1662-1665.

[128] 修丽娟，魏品康．化痰中药抗肿瘤复发转移机制研究进展 [J]. 中华中医药杂志，2014，29（9）：2886-2889.

[129] 陈玉娟，王君．中药抗肿瘤转移的分子机制研究进展 [J]. 陕西中医，2010，31（6）：762-764.

[130] 戴婷婷．中药抗肿瘤侵袭转移的分子机制研究进展 [J]. 肿瘤防治研究，2010，37（3）：348-351.

[131] 杨凡，谌伦华．中药抗肿瘤及其转移机制研究进展 [J]. 中国中西医结合杂志，2007，21（2）：178-181.

[132] 吴涛，张爱琴．中西医结合治疗脑肿瘤的临床研究进展 [J]. 中国肿瘤，2014，23（12）：1014-1017.

[133] 吕霞．中西医结合治疗恶性肿瘤化疗骨髓抑制的效果观察 [J]. 实用妇科内分泌电子杂志，2020，7（29）：186-187.

[134] 刘德承．中西医结合治疗恶性肿瘤化疗骨髓抑制的效果观察 [J]. 临床合理用药，2023，16（16）：158-161.

[135] 于姣姣，王杰，陈超．化疗引起骨髓抑制的机制及中医药防治的研究进展 [J]. 中国医药导报，2023，20（22）：47-50.

[136] Sun X, Zhao YN, Qian S, et al.Ginseng-Derived Panaxadiol Saponins Promote Hematopoiesis Recovery in Cyclophosphamide-Induced Myelosuppressive Mice: Potential Novel Treatment of Chemotherapy-Induced Cytopenias[J].Chin J Integr Med, 2018, 24(3) =):200-206.

[137] 梁可，马进，曲怡，等．黄芪皂苷对小鼠化疗贫血模型白介素 -2、白介素 -4 和白介素 -6 的影响 [J]. 中国医药导报，2015，12（18）：16-18.

[138] 崔运浩，初杰，范颖，等．黄芪甲苷、毛蕊异黄酮及其配伍对化疗性骨髓抑制小鼠骨髓干细胞 JAK2/STAT5 信号转导通路的影响 [J]. 中华中医药学刊，2016，34（7）：1576-1580.

[139] 何晓莉，张雁，吴宏，等．当归多糖对辐射损伤小鼠造血系统保护作用的研究 [J]. 重庆医学，2012，41（35）：3734-3736 ＋封 4.

[140] 丁学兰，赵信科，邱勇玉，等．当归多糖对环磷酰胺致骨髓抑制小鼠外周血细胞、免疫功能的影响 [J]. 卫生职业教育，2016，34（16）：153-155.

[141] 王征，耿平，左丽，等．川芎嗪对肿瘤化疗患者血小板功能的影响 [J]. 吉林中医药，2014，34（2）：166-168.

[142] 刘曾敏．八珍汤对骨髓抑制小鼠造血调控的实验研究 [D]. 成都：成都中医药大学，2008.

[143] 胡琦，张亚楠，郭平．四物汤对小鼠骨髓基质细胞凋亡及 Bim 基因表达的影响 [J]. 山东中医杂志，2018，37（9）：764-767 ＋771.

[144] 马永利，李镜辉，姚学清．参芪白术散辅助化疗治疗结直肠癌疗效和安全性的 Meta 分析 [J]. 暨南大学学报（自然科学与医学版），2022，43（5）：532-546.

[145] 龚星，陈国庆．生脉饮合桂枝茯苓丸对宫颈癌术后放化疗患者近期疗效及免疫功能的影响 [J]. 现代中西医结合杂志，2018，27（20）：2241-2243.

[146] 杜子伟，戎成婷，侯环，等．地榆升白片同步化疗对胃癌患者增效减毒效果及免疫机制调节作用的研究 [J]. 广州中医药大学学报，2022，39（6）：1241-1247.

[147] 严华，张星，李娟．芪胶升白胶囊联合化疗对直肠癌造口术后骨髓抑制和免疫调节的影响 [J]. 湖北中医药大学学报，2020，22（4）：70-73.

[148] 徐祥梅，刘福蓉，温婷，等．生血宁治疗恶性肿瘤化疗后血细胞减少临床观察 [J]. 光明中医，2022，37（4）：610-612.

[149] 石健菲，焦丹丽，胡丹，等．针灸治疗肿瘤化疗后骨髓抑制的最新研究进展 [J]. 世界中医药，2022，17（22）：3270-3274.

[150] 于冬冬，路枚，滕迎春，等．针灸对 CTX 荷瘤小鼠骨髓细胞中 Notch 信号通路的影响 [J]. 时珍国医国药，2020，31（10）：2556-2558.

[151] 叶强，高彤，梁花花，等．艾灸足三里对化疗后骨髓抑制小鼠 Notch 信号通路的影响 [J]. 中国中医基础医学杂志，2020，26（12）：1803-1807.

[152] 刘先娣．生姜泻心汤对伊立替康 + 亚叶酸钙 +5- 氟尿嘧啶化疗后胃肠道反应的影响 [J]. 中国药物经济学，2021，16（7）：108-110.

[153] 赵欣，杨忠．中医药防治化疗相关性恶心呕吐临床研究 [J]. 光明中医，2023，38（14）：2859-2862.

[154] 方青芳．化疗相关性腹泻的发生机制和治疗策略 [J]. 中国临床药理学与治疗学，2009，14（3）：351-355.

[155] Sabharwal A, Kerr D.Chemotherapy for colorectal cancer in the metastatic and adjuvant setting:past, present and future[J].Expert Rev Anticancer Ther, 2007, 7(4):477-487.

[156] 罗芳丽，雷枭，廖伯年，等．术后胃肠功能紊乱的中医治疗进展 [J]. 中医药导报，2022，28（4）：197-200.

[157] 李奕，刘福栋，庞博，等．中医药防治化疗相关性腹泻临床用药规律研究 [J]. 中成药，2023，45（2）：671-674.

[158] 米金霞，艾纯颖，叶泰玮，等．经典复方防治化疗性恶心呕吐大鼠的作用及机制研究 [J]. 时珍国医国药，2023，34（6）：1281-1284.

[159] 苗瑞恒，蔡立，姜敏．针灸对胃癌手术、放化疗后胃肠功能紊乱的临床治疗研究进展 [J]. 中医肿瘤学杂志，2021，3（6）：107-112.

[160] 刘先娣．肺癌患者化疗后药物性肝损伤的临床特点 [J]. 中国医药指南，2022，20（16）：22-25.

[161] 张惠娟，史祖宣，赵兰芳，等．56 例抗肿瘤药物致肝损伤临床特点分析 [J]. 临床肝胆病杂志，2019，35（3）：574-578.

[162] 张博，郭代红，刘思源，等．1374 例铂类抗肿瘤药相关严重药品不良反应报告分析及风险信号挖掘 [J]. 药物流行病学杂志，2021，30（2）：105-110.

[163] 章晨怡，茹清静．浅议"药毒"与药物性肝损伤 [J]. 中西医结合肝病杂志，2020，30（2）179-181.

[164] 翁思颖，王磊，柴可夫，等．益气养阴活血汤调控 SIRT1/AMPK 通路改善短暂高糖所致肾损伤作用机制研究 [J]. 浙江中医杂志，2018，53（8）：25-27.

[165] 孙俊平，马金柱，张信来．岩舒注射液对大肠癌腹腔积液化疗增强作用临床研究 [J]. 中西医结合研究，2014，6（1）：13-15.

[166] 杨丽华，宫园，郑娟，等．五禽戏之虎鹿双戏联合隔药饼灸对紫杉醇联合卡铂方案化疗患者肝肾功能损伤的影响 [J]. 中医药导报，2022，28（7）：111-115.

[167] Chang H M, Okwuosa T M, Scarabelli T, et al.Cardiovascular complications of cancer therapy: best practices in diagnosis, prevention, and management: part 2[J].J Am Coll Cardiol, 2017, 70(20):2552-2565.

[168] Henson K E, Reulen R C, Winter D L, et al.Cardiac mortality among 2000000 five-year survivors of cancer diagnosed at 15 to 39 years of age: the teenage and young adult cancer survivor study[J].Circulation, 2016, 134(20):1519-1531.

[169] 王素丽，詹成创，苏梦琦，等．化疗药物致心脏毒性的机制及防治进展 [J]. 临床与病理杂志，2021，41（1）：203-209.

[170] Zhang S, Liu X, Bawa-Khalfe T, et al.Identification of the molecular basis of doxorubicin-induced cardiotoxicity[J].Nat Med, 2012, 18(11):1639-1642.

[171] 杜瑜，刘默，周宏伟，等．淋巴瘤化疗致急性弥漫性肺损伤六例并文献复习 [J]. 白血病·淋巴瘤，2016，25（9）：553-556.

[172] 周红升，戴敏，孟凡义．血液肿瘤患者急性药物性肺损伤的临床特征、诊断及治疗 [J]. 白血病·淋巴瘤，2013，22（3）：144-146.

[173] 李崇慧．中医药防治化疗后心脏毒性研究进展 [J]. 中医药临床杂志，2012，24（7）：697-698.

[174] 张永飞，崔久嵬．化疗药物所致心脏毒性的研究进展 [J]. 中国肿瘤临床，2018，45（24）：1243-1247.

[175] 李东旭，高宏，周立江．化疗药物致心脏损伤作用机制及中医药防治研究进展 [J]. 云南中医中药杂志，2022，43（3）：84-88.

[176] 郭松霖，乔元勋，于淼，等．中医药防治化疗药物心脏毒性研究进展 [J]. 中医学报，2021，36（8）：1668-1673.

[177] 王筱，李嘉旗，施俊．六字诀在呼吸系统疾病导致的肺功能损伤中的应用现状 [J]. 中国中医药现代远程教育，2022（1）：201-204.

[178] Banach M, Juranek J K, Zygulska A L.Chemotherapyinduced neuropathies-agrowing problem for patients and health care providers[J].Brain and Behavior, 2017, 7(1):e00558.

[179] 戈应群，叶容，孙秋艳，等．PICC 置管与外周静脉输注奥沙利铂局部神经毒性反应对比的 Meta 分析 [J]. 护理研究，2020，34（2）：249-254.

[180] Li T, Mizrahi D, Goldstein D, et al.Chemotherapy and peripheral neuropathy[J]. Neurol Sci, 2021, 42(10):4109-4121.

[181] Hershman D L, Lacchetti C, Loprinzi C L.Prevention and management of chemotherapy-induced peripheral neuropathy in surviviors of adult cancers:American Society of Clinical Oncology Clinical Practice Guideline Summary[J]. J Oncol Pract, 2014, 10(6):e421-e424.

[182] 史海霞，饶志璟，祝利民，等．益气温阳通脉方对化疗致周围神经病变患者的临床疗效 [J]. 上海中医药大学学报，2022，36（2）：13-19.

[183] 曹璐畅，李杰，吴静远，等. 基于脏腑风湿论治化疗后周围神经病变 [J]. 环球中医药，2022，15（4）：614-617.

[184] 巫燕芬，刘心悦，马子骞，等. 基于数据挖掘探讨针灸治疗化疗所致周围神经病变的取穴规律 [J]. 北京中医药，2021，40（3）：291-295.

[185] 刘晨溪. 恶性肿瘤患者的中医病机及化疗后感染的临床观察及治疗方法研究 [J]. 环球中医药，2014，7（S1）：73-74.

[186] 李慧敏，王昆，郝梦迪，等. 老年恶性肿瘤患者医院感染的危险因素分析 [J]. 医学信息，2023，36（4）：175-178.

[187] 韩建庚，路佳，张洁. 恶性肿瘤患者多重耐药菌感染危险因素的研究进展 [J]. 现代药物与临床，2021，36（7）：1541-1544.

[188] 邢琳，陈微微. 老年肺癌患者继发侵袭性真菌感染的危险因素及预后分析 [J]. 老年医学与保健，2023，29（5）：960-963.

[189] 谢丽丽，胡亭钰，张丽. 预防性护理联合情绪疗法对白血病化疗患者自我效能、遵医行为、感染预防的效果观察 [J]. 护理实践与研究，2023，20（18）：2762-2767.

[190] 甘东辉，潘志群，林君，等. 淋巴瘤化疗后继发感染患者病原菌及耐药性分析 [J]. 中国微生态学杂志，2023，35（9）：1045-1049.

[191] 中国抗癌协会肿瘤支持治疗专业委员会，中国抗癌协会肿瘤临床化疗专业委员会. 化疗诱导的周围神经病变诊治中国专家共识（2022 版）[J]. 中华肿瘤杂志，2022，44（9）：928-934.

[192] 中华人民共和国国家卫生健康委员会医政医管局. 原发性肝癌诊疗指南（2022 年版）[J]. 中华肝脏病杂志，2022（4）：367-388.

[193] 刘翔. 三黄散结胶囊联合 TACE 治疗原发性肝癌疗效及对免疫功能的影响 [J]. 现代中西医结合杂志，2017，26（18）：1996-1998.

[194] 张景涛. 中药联合微波消融治疗肝癌的临床观察 [J]. 中医肿瘤学杂志，2020，2（1）：47-52.

[195] 方良，林祖庆. 八珍汤合化积丸加减结合肝动脉化疗栓塞术治疗中晚期原发性肝癌临床研究 [J]. 新中医，2020，52（18）：57-59.

[196] 中华医学会内分泌学分会，中华医学会外科学分会甲状腺及代谢外科学组，中国抗癌协会头颈肿瘤专业委员会，等. 甲状腺结节和分化型甲状腺癌诊治指南（第二版）[J]. 中华内分泌代谢杂志，2023，39（3）：181-226.

[197] 陈晓晓，黄挺. 黄挺对甲状腺癌术后的辨证论治思路 [J]. 江西中医药大学学报，2015，27（1）：25-28.

[198] 俞菲菲，朱永康. 朱永康辨治甲状腺癌术后经验 [J]. 山东中医杂志，2018，37（12）：1013-1014，1017.

[199] 周计春，邢风举，颜新. 国医大师周仲瑛教授治疗癌毒五法及辨病应用经验 [J]. 中华中医药杂志，2014，29（4）：1112-1114.

[200] 陈锐深，张伦. 肺癌 578 例辨证论治 [J]. 亚洲医药，1997，12（5）：21.

[201] 周玟. 食管癌中医藏象辨证规律研究 [D]. 南京：南京中医药大学，2023.

[202] 张玉双，高静，史会娟，等. 加味启膈散对食管癌根治术后患者复发转移及生存质量的影响 [J]. 中国全科医学，2018，21（10）：1239-1243.

[203] 徐粤娟，梁健. 中西医结合治疗胃癌的现状及进展 [J]. 按摩与康复医学，2021，12（19）：65-67+70.

[204] 魏小曼，李柳，王俊壹，等. 癌毒病机理论辨治胰腺癌探讨 [J]. 中华中医药杂志，2022，37（04）：2062-2065.

[205] 苗璐，田劭丹，罗美，等. 胰腺癌全程中医论治思路 [J]. 世界中医药，2023，18（10）：1464-1468.

[206] 马燕，周玉梅，杨莉娟，等. 金黄散汤剂湿敷治疗化疗性静脉炎患者的疗效观察 [J]. 新疆中医药，2023，41（05）：1-3.

[207] 王淑敏，冯玛莉，吉海杰. 基于内皮细胞 Ang/Tie2 轴抗炎作用探讨化疗性静脉炎发病机制 [J]. 中国医药科学，2023，13（18）：18-22. DOI:10.20116/j.issn2095-0616.2023.18.04

[208] 童小芳. 特定电磁波谱治疗仪照射联合硫酸镁湿敷对乳腺癌术后化疗患者化疗性静脉炎发生率的影响 [J]. 医疗装备，2023，36（16）：136-138.

[209] 米小红. 清热凉血散结方外用治疗化疗性静脉炎疗效观察 [J]. 基层中医药，2022，1（04）：72-76.

[210] 周映伽，温伟波，沈红梅. 中医外治法在化疗性静脉炎中的作用及优势 [J]. 西部中医药，2022，35（04）：155-157.

[211] 廖双梅，罗燕. 中药湿敷结合离子导入疗法治疗化疗性静脉炎的临床研究 [J]. 深圳中西医结合杂志，2021，31（24）：47-49. DOI:10.16458/j.cnki.1007-0893.2021.24.016.

[212] 杨丽君，周红，耿敬，等.中药对化疗性静脉炎防护机制的研究进展 [J]. 当代护士（下旬刊），2021，28（08）：32–34. DOI：10.19793/j.cnki.1006–6411.2021.24.010.

[213] 孙岩.TDP 理疗仪在化疗性静脉炎患者中的应用效果 [J]. 医疗装备，2021，34（14）：172–173.

[214] 张彩琳，王娟，李婷.复方紫草通络散湿敷防治经外周静脉穿刺中心静脉置管后机械性静脉炎的临床观察 [J]. 中医临床研究，2021，13（15）：43–45.

[215] 罗章梅，鲍金霞.中药湿敷对化疗性静脉炎治疗作用的临床研究 [J]. 四川中医，2021，39（02）：73–76.

[216] 赵佳祗，沈晓怡，黄雅芳.大黄素通过 NF–KB 信号通路调控化疗性静脉炎兔静脉穿刺点 VEGF、bFGF、TNF–α、IL–6 的表达 [J]. 健康研究，2023，43（02）：193–197+241. DOI：10.19890/j.cnki.issn1674–6449.2023.02.016.

[217] 袁亚琴.散结化瘀散外敷治疗中晚期肺癌化疗性静脉炎 37 例 [J]. 中国中医药科技，2021，28（6）：951–952.

[218] 孙可欣，郑荣寿，张思维，等.2015 年中国分地区恶性肿瘤发病和死亡分析 [J]. 中国肿瘤，2019（1）：1–11.

[219] 陈万青，李贺，孙可欣，等.2014 年中国恶性肿瘤发病和死亡分析 [J]. 中华肿瘤杂志，2018（1）：5–13.

[220] 孙燕.肿瘤治疗的新里程碑：靶向药物治疗 [J]. 肿瘤药学，2011，1（1）：1–5.

[221] 冯林，徐志宁，程书钧.癌症：一种分子网络疾病 [J]. 癌症·畸变·突变，2010，23（1）：1–3.

[222] 高燕宁.肿瘤分子分型研究及其对检验医学的启迪 [J]. 中华检验医学杂志，2008，31（4）：365–368.

[223] 时瑛.肿瘤标志物检测技术的研究进展 [J]. 新疆医学，2011，41：38–46.

[224] 柯念咏.肿瘤标志物的应用浅析 [J]. 中外健康文摘，2012，09（4）：59–60.

[225] 周敏，唐良莆，基于肿瘤相关自身抗体策略的抗原芯片与肿瘤标志物识别 [J]. 中华内分泌外科杂志，2012，6（1）：55–61.

[226] 陈荣，刘光辉，周总光.外周血 microRNA 作为肿瘤标志物的研究进展 [J]. 中国普外基础与临床杂志，2012，19（9）：1020–1023.

[227] 任若冰，许颖，李亚芬，等.血清胸苷激酶 1 在乳腺肿瘤中的表达及其临床意义 [J]. 中国癌症杂志，2014，24（1）：41–45.

[228] 张文超.联合应用 HE4 和 ROMA 诊断卵巢癌的研究进展 [J]. 检验医学与临床，2014，11（4）：518–519.

[229] 中国医师协会检验医师分会妇科肿瘤检验医学专家委员会 [J]. 妇科肿瘤标志物应用专家共识.山东大学学报（医学版），2018，56（10）：3–8.

[230] 巩晓瑞，马锐.肿瘤标志物的临床意义及研究进展 [J]. 医学与哲学，2018，39（12B）：48–52.

[231] 李东航，姚颐，耿庆，等.中国临床肿瘤学会肺癌诊疗指南（2018 版）更新解读 [J]. 临床外科杂志，2019，27（1）：36–39.

[232] 周贷翰.中医肿瘤学 [M]. 北京：中国中医药出版社，2011.

[233] 吕广振.中药学 [M]. 济南：山东科学技术出版社，1990.

[234] 杨金坤.现代中医肿瘤学 [M]. 上海：上海中医药大学出版社，2004.

[235] 耿良，花宝金.人参皂苷 Rg3 抗肿瘤实验研究进展 [J]. 北京中医药，2011，30（07）：544–548.

[236] 严春花，张大力，安昌善.人参皂苷 Rg3 诱导肺癌细胞株凋亡的机制研究 [J]. 时珍国医国药，2016，27（11）：2634–2637.

[237] 韩萍，罗阔，蒋青松，等.人参皂苷 Rg3 对结肠癌 Caco–2 细胞增殖和迁移的影响 [J]. 免疫学杂志，2014，30（08）：722–726.

[238] 王洪羽，金宏，刘威，等.人参皂苷 Rg3 抗肿瘤作用的研究进展 [J]. 世界最新医学信息文摘，2018，18（68）：50–51.

[239] 高船舟，曲淑贤，吕广艳，等.20（R）– 人参皂苷 Rg3 对 K562/ADM 细胞凋亡诱导的研究 [J]. 大连医科大学学报，2001，（03）：171–173.

[240] 石雪萍，李静，冉建华，等.人参皂苷 Rh2 调控 PI3K/AKT/GSK–3β 信号通路诱导人结肠癌细胞凋亡[J]. 中国药理学通报，2017，33（01）：114–119.

[241] 冯子强，左国伟，石庆强，等.人参皂苷 Rh2 抑制肝癌 HepG2 细胞迁移的实验研究 [J]. 中国免疫学杂志，2015，31（01）：61–65.

[242] 贺晓静，陈广伟.人参多糖体外抑制人非小细胞肺癌 A549 细胞作用研究 [J]. 中华实用诊断与治疗杂志，2013，27（11）：1097–1098.

[243] 范家铭，李静，姜蓉，等.人参多糖对鼻咽癌细胞 CNE–2 裸鼠移植瘤的放疗增敏作用及其可能的机制 [J]. 中国生物制品学，2014，27（04）：538–543.

[244] 李芳，杨扶德.党参多糖提取分离、化学组成和药理作用研究进展 [J]. 中华中医药学刊，2023，41（04）：

42–49.

[245] 李瑞燕，高建平.党参粗多糖抗 S180 腹水瘤小鼠肿瘤的初步研究 [J].长治医学院学报，2011,25（02）：94–96.

[246] 陈嘉屿，胡林海，吴红梅，等.党参多糖类对荷瘤小鼠免疫应答及抑瘤作用研究 [J].中华肿瘤防治杂志，2015，22（17）：1357–1362.

[247] 杨瑾，董兴高，袁德培，等.板桥党参多糖抗肿瘤活性实验研究 [J].湖北民族学院学报（医学版），2014，31（01）：6–8.

[248] 胡建燃，李平，雷海英，等.潞党参多糖对宫颈癌细胞 SiHa 增殖和迁移的影响 [J].生物技术通报，2017，33（05）：159–163.

[249] 邱晓，宫晓庆，李学涛，等.党参总多糖提取工艺优化及其对胃癌细胞的抑制作用考察 [J].中医药导报，2019，25（03）：74–79.

[250] 虞跃跃，俞瑶帅，汪铱宇，等.黄芪多糖免疫调节和抗肿瘤作用机制研究新进展 [J].世界中医药，2023，18（20）：2998–3003.

[251] 杨琪，段俊颖，王雪林，等.黄芪多糖对肺癌 A549 细胞自噬的作用及机制研究 [J].中国临床药理学杂志，2022，38（12）：1329–1333.

[252] 梅洁，王小嫚，谢蕾，等.黄芪多糖抑制肝癌 Bel–7402/5–FU 耐药细胞株增殖及对耐药基因的影响 [J].中西医结合肝病杂志，2020，30（04）：326–329.

[253] 李津津，杨金颖，孙芳芳，等.黄芪多糖对 Lewis 荷瘤小鼠 PD–1/PD–L1 表达的影响 [J].天津药学，2022，34（05）：9–13+37.

[254] 陈静，田伟平，韦小白.黄芪总皂苷对肺腺癌细胞增殖、迁移、凋亡能力及 HIF–1α/VEGF 信号通路蛋白表达的影响 [J].山东医药，2023，63（23）：11–14.

[255] 徐敏，程迎迎，李鹏飞，等.黄芪皂苷对不同类型乳腺癌细胞的作用效应及机制研究 [J].世界中医药，2023，18（06）：783–787.

[256] 银瑞，王俊钢.白术多糖对肺癌模型大鼠免疫功能的调节作用及机制研究 [J].中国医药生物技术，2019，14（06）：527–533.

[257] 冯子芳，杨瑞宾.白术多糖通过 TLR4 信号通路对结肠癌 CT26 荷瘤小鼠肿瘤生长及免疫调节的影响 [J].中成药，2022，44（01）：231–235.

[258] LIU H, ZHU Y, ZHANG T, et al. Anti–tumor effects of atracty lenolide I isolated from Atractylodes macrocephala in human lung carcinoma cell lines [J].Molecules, 2013, 18(11):13357—13368.

[259] 张雪青，邵邻相，吴文才，等.白术挥发油抑菌及抗肿瘤作用研究 [J].浙江师范大学学报（自然科学版），2016，39（04）：436–442.

[260] 任伟钰，郑宜鋆，张月梅，等.当归多糖药理作用的研究进展 [J].时珍国医国药，2020，31（10）：2484–2487.

[261] ZHANG Y, ZHOU T, WANG H J, et al.Structural chara cterization and in vitro antitumor activity of an acidic polysaccharide from Angelica sinensis (Oliv.) Diels[J]. Carbohydr Polym, 2016(147):401–408.

[262] 唐治蓉，龙琼先，刘欣雅，等.当归多糖通过调节 p38 通路抑制宫颈癌 Hela 细胞生长、迁移和侵袭 [J].中国免疫学杂志，2020，36（03）：332–337.

[263] 曾炜炜，钱江潮，周海霞，等.当归多糖诱导 K562 白血病细胞凋亡的实验研究 [J].现代中西医结合杂志，2007，16（02）：165–166+170.

[264] Liu W, Li W, Sui Y, et al.Structure characterization and anti — leuke—mia activity of a novel polysaccharide from Angelica sinensis (Oliv.) Diels[J]. Int J Biol Macromol, 2019, 121:161.

[265] 华自森，王建伟，宋姝丹，等.当归多糖对 K562 白血病细胞 JAK2、STAT3 表达和活化的影响 [J].解剖学杂志，2009，32（01）：8–11.

[266] 张国强，戴海蓉，高军太.当归挥发油对肺腺癌 A549 细胞增殖、迁移及细胞周期的影响 [J].今日药学，2021，31（05）：343–348.

[267] 马欣宇，徐蓓蕾，宋辉，等.灵芝化学成分及防治肿瘤的研究进展 [J].中国药学杂志，2023，58（16）：1437–1446.

[268] Wang P Y, Zhu X L, Lin Z B.Antitumor and immunomodulatory effects of polysaccharides from broken — spore of Ganoderma lucidum[J]. Front Pharmacol, 2012, 3:135.

[269] 许晓燕，罗霞，宋怡，等.灵芝多糖通过调节内皮细胞 ICAM–1 表达促进 T 淋巴细胞肿瘤浸润的研究 [J].中国中药杂志，2021，46（19）：5072–5079.

[270] 蔡蕤.灵芝三萜通过 Wnt/β–catenin 信号通路对肝癌细胞增殖和凋亡的影响 [J].中成药，2020,42（05）:1320–1324.

[271] WU J, CHEN J, SONG Z, et al. Anticancer activity of polysaccharide from Glehnia littoralis on human lung

cancer cell line A549 [J]. Int J Biol Macromol, 2018, 106(1):464–472.

[272] 王振飞，刘丽，梁琳，等. 北沙参抑制肺癌细胞迁移侵袭能力的研究 [J]. 中医药通报，2018, 17 (03): 62–64+72.

[273] 彭鹏，赵逸超，郑建兴，等. 穿心莲内酯对 HepG2 细胞增殖、凋亡和 MDR1、GST-π 表达的影响 [J]. 中药材，2014, 37 (04): 649–652.

[274] 黄华坤，袁晓慧，张平，等. 穿心莲内酯对骨肉瘤 143B 细胞的抑制作用及其机制 [J]. 中国病理生理杂志，2020, 36 (04): 628–636.

[275] 高瑞雲，王宽宇. 夏枯草及其有效成分抗甲状腺癌作用机制的研究概述 [J]. 中国中医药科技，2023, 30 (06): 1247–1249.

[276] 黄海斌，张朵，宋佳，等. 夏枯草水提物活性成分促进人甲状腺乳头状癌细胞自噬性死亡 [J]. 中国中西医结合杂志，2022, 42 (07): 856–862.

[277] 刘晓宇，张红. 半边莲煎剂对肝癌的抑制作用及对 P27 和 BCL-2 表达的影响 [J]. 大连医科大学学报，2016, 38 (01): 20–23.

[278] 王洪燕，全康，蒋燕灵，等. 木犀草素抗肿瘤细胞增殖及增敏抗肿瘤药物作用研究 [J]. 浙江大学学报（医学版），2010, 39 (01): 30–36.

[279] 任守雷，郭晓晓，陈翠翠，等. 半枝莲总黄酮对非小细胞肺癌细胞增殖及迁移的影响 [J]. 安徽医药，2019, 23 (10): 1939–1942+2122.

[280] 袁辉，孙健，徐吉雨，等. 半枝莲多糖对宫颈癌荷瘤小鼠抑瘤作用的实验研究 [J]. 中医临床研究，2020, 12 (32): 5–7.

[281] WANG M L, MA C Y, CHEN Y, et al.Cytotoxic neoclerodane diterpenoids from Scutellaria barbata D.Don[J]. Chem Biodivers, 2019, 16(2):e1800499.

[282] 郝晓杉，冯盼盼，张云云，等. 半枝莲碱 B 抑制胶质瘤 U251 细胞增殖并诱导 DNA 损伤与凋亡的实验研究 [J]. 中国病理生理杂志，2022, 38 (06): 1001–1007.

[283] 王昕雯，朱国光. 大黄素对人肝癌 SMMC7721 细胞增殖的抑制作用 [J]. 中国药房，2016, 27 (01): 58–60.

[284] 胡立娟，王丰. 大黄酸对胰腺癌细胞增殖和迁移的影响及机制研究 [J]. 中国中西医结合外科杂志，2021, 27 (02): 171–175.

[285] 王晓辉，王伊林，靳小石. 芦荟大黄素对肝癌 HepG2 细胞生长、迁移及纤维状肌动蛋白的影响 [J]. 中国实验方剂学杂志，2018, 24 (11): 111–116.

[286] 王宏伟，田欣圆，于蕾. 山慈菇的化学成分及其抗肿瘤作用机制研究进展 [J]. 内蒙古医科大学学报，2022, 44 (03): 305–309.

[287] 王洋，唐娟，孙鹏，等. 山慈菇提取物对人结直肠癌 SW480 细胞增殖和凋亡的影响 [J]. 中国中医基础医学杂志，2021, 27 (11): 1754–1758+1842.

[288] 方健，王辰男，孟庆刚. 山慈菇提取物对肝癌细胞 Huh7 增殖、凋亡的影响及其机制 [J]. 山东医药，2020, 60 (11): 11–15.

[289] 张楠，曹晓东，刘颖，等. 山慈菇酯提物对 4T1 乳腺癌免疫微环境的影响 [J]. 科学技术与工程，2021, 21 (10): 3940–3949.

[290] 蔡红蝶，刘佳楠，陈少军，等. 鱼腥草化学成分、生物活性及临床应用研究进展 [J]. 中成药，2019, 41 (11): 2719–2728.

[291] 薛兴阳，付腾飞，邵方元，等. 鱼腥草总黄酮对人肿瘤细胞的抗肿瘤活性作用 [J]. 现代中西医结合杂志，2013, 22 (23): 2509–2511.

[292] 张壮丽，赵宁，赵志鸿，等. 鱼腥草挥发油抗淋巴瘤细胞谱效关系 [J]. 郑州大学学报（医学版），2015, 50 (03): 378–381.

[293] 邬琪，孙薇，王力玄，等. 鸦胆子中苦木素类化学成分及其药理作用研究进展 [J]. 中草药，2021,52(20): 6431–6441.

[294] Fan J J, Ren D M, Wang J X, et al. Bruceine D induces lung cancer cell apoptosis and autophagy via the ROS/MAPK signaling pathway in vitro and in vivo [J]. Cell Death Dis, 2020, 11(2): 126.

[295] 罗琦，杨静. 鸦胆子油乳制剂对宫颈癌 Hela 细胞的抑制效果及作用机制研究 [J]. 现代中西医结合杂志,2015,24(06):574–576.

[296] 赵珍，李明花. 丹参酮ⅡA 对人肝癌细胞 Huh7 增殖与凋亡的影响 [J]. 中医肿瘤学杂志，2020, 2 (02): 33–38.

[297] 宁玉明，潘一帆，李范珠. 丹参酮ⅡA 对阿霉素耐药人乳腺癌细胞的多药耐药逆转作用及机制研究 [J]. 中草药，2021, 52 (22): 6890–6896.

[298] 毕明慧，陈坚. 丹参素诱导人肝癌细胞株 SMMC7721 凋亡的研究 [J]. 胃肠病学，2011, 16 (04): 222–225.

[299] 谭国耀，蔡珮蘅，曹霖，等.隐丹参酮对肺癌细胞铁死亡相关基因表达的影响[J].中国药理学通报，2019，35（12）：1654–1659.

[300] 陈晓军，韦洁，苏华，等.莪术药理作用的研究新进展[J].药学研究，2018，37（11）：664–668+682.

[301] 蒋钰为.莪术油对人乳腺癌细胞株MCF-7增殖以及细胞周期阻滞的影响[J].亚太传统医药，2019，15（12）：13–15.

[302] 曹知勇，陈静芹，吕挺，等.莪术油对卵巢癌VEGFA，STAT3，mTOR的调控机制[J].中国实验方剂学杂志，2021，27（14）：70–80.

[303] 赵悦辰，郭杰，李云峰，等.莪术联合放疗对宫颈腺癌Hela细胞凋亡的影响[J].中国实验诊断学，2020，24（12）：2015–2019.

[304] 谌新兴，李艳，杜紫阳，等.赤芍总苷抗肿瘤作用机制的研究进展[J].内蒙古中医药，2017，36（18）：125–126.

[305] 张立广，王军，胡潺潺，等.赤芍总苷对肺癌模型大鼠抑癌相关基因表达的影响[J].中国药房，2016，27（16）：2218–2221.

[306] 许惠玉，陈志伟，周丽，等.赤芍总苷非受体依赖途径诱导K562肿瘤细胞凋亡及相关基因变化的实验研究[J].中国中药杂志，2010，35（24）：3377–3381.

[307] 冯娅茹，张文婷，李二文，等.三棱化学成分及药理作用研究进展[J].中草药，2017，48（22）：4804–4818.

[308] 孙杰，王芍，郭斌，等.三棱黄酮体外诱导A549及MCF-7细胞S/G2周期停滞的研究[J].天然产物研究与开发，2011，23（02）：224–227+282.

[309] 孙杰，王芍，郭斌，等.三棱黄酮抗HeLa宫颈癌：降低分裂期细胞比率诱导细胞凋亡[J].食品科学，2011，32（01）：210–214.

[310] 田雪飞，孙婧，方圆，等.水蛭提取物对肝癌HepG2细胞DNA去甲基化作用研究[J].湖南中医药大学学报，2011，31（09）：8–11+22.

[311] 陶义丰，黄玲莎，刘冬华，等.水蛭素对人鼻咽癌细胞增殖的影响及机制[J].山东医药，2018，58（33）：43–46.

[312] 刘迪，张冰洋，姚铁，等.乳香化学成分及药理作用研究进展[J].中草药，2020，51（22）：5900–5914.

[313] 倪效，梁晓强，张静喆.乳香提取物抑制裸鼠胰腺癌生长的作用及机制研究[J].中国中西医结合外科杂志，2015，21（04）：376–379.

[314] 肖娟，刘选明，颜冬兰，等.乳香挥发油抑制人肝癌SMMC-7721细胞株增殖及诱导凋亡的作用[J].中国天然药物，2007，5（01）：68–72.

[315] Li W, Liu J, Fu W, et al.3-O-Acetyl-11-keto-β-boswellic acid exerts anti-tumor effects in glioblastoma by arresting cell cycle at G2/M phase.[J] Exp Clin Cancer Res. 2018;37:132.

[316] 陈芳，杨李，王晓昆，等.半夏生物碱对人肝癌细胞Bel-7402增殖的影响[J].中国药房，2011，22（43）：4048–4050.

[317] 谷杭芝，郑飞云，周莉，等.掌叶半夏总蛋白诱导人卵巢癌SKOV3细胞凋亡的实验研究[J].海峡药学，2009，21（09）：160–162.

[318] 曹书立，孟宪泽，魏品康.半夏多糖对希罗达干预下小鼠腺癌细胞MHC-Ⅱ分子表达的增效作用[J].现代生物医学进展，2010，10（11）：2034–2036.

[319] 金鑫，李春楠，张辉.贝母属药材中生物碱类化学成分及其药理活性研究进展[J].中药材，2022，45（09）：2273–2279.

[320] 王云飞，顾政一，聂勇战，等.贝母素乙增强阿霉素对胃癌多药耐药裸鼠移植瘤的抑制作用及其机制研究[J].中草药，2014，45（05）：686–690.

[321] 谌海燕，陈信义.贝母素甲抑制人乳腺癌细胞MCF-7/TAM增殖及其对细胞凋亡的影响[J].中医药学报，2012，40（04）：12–15.

[322] 张岩，王帅，包永睿，等.天南星提取液抗肺癌细胞活性研究[J].中国当代医药，2013，20（12）：80–81+83.

[323] 杨宗辉，尹建元，魏征人，等.天南星提取物诱导人肝癌SMMC-7721细胞凋亡及其机制的实验研究[J].中国老年学杂志，2007，27（02）：142–144.

[324] 罗天裕，黄展彬，王忠.昆布提取物褐藻糖胶对膀胱癌细胞体内外抑制作用研究[J].中药材，2021，44（03）：686–691.

[325] 徐贵颖，张连波，王英丽，等.昆布多酚通过调控Wnt/β-catenin信号通路抑制MCF-7乳腺癌细胞增殖侵袭的研究[J].中国实验诊断学，2022，26（09）：1359–1363.

[326] 周清安，余海滨.猫爪草皂苷对结肠癌LoVo细胞凋亡和线粒体电位的影响[J].中华中医药学刊，2009，27（05）：1079–1081.

[327] 尹春萍，樊龙昌，张立冬，等.猫爪草皂苷抑制乳腺癌的机制研究[J].中国医院药学杂志，2008，28（02）：93–96.